杜自明 段胜如正骨按摩经验合集

杜自明段胜如正骨按摩经验合集

● 杜自明 段胜如 著

学苑出版社

图书在版编目（CIP）数据

杜自明、段胜如正骨按摩经验合集/杜自明，段胜如著. —北京：学苑出版社，2020.8

ISBN 978 - 7 - 5077 - 5956 - 3

Ⅰ.①杜…　Ⅱ.①杜…②段…　Ⅲ.①正骨疗法－中医临床－经验－中国－现代　Ⅳ.①R274.2

中国版本图书馆 CIP 数据核字（2020）第 102587 号

责任编辑：黄小龙

出版发行：学苑出版社

社　　　址：北京市丰台区南方庄 2 号院 1 号楼

邮政编码：100079

网　　　址：www.book001.com

电子邮箱：xueyuanpress@163.com

销售电话：010 - 67601101（销售部）、010 - 67603091（总编室）

印　刷　厂：北京兰星球彩色印刷有限公司

开本尺寸：710mm×1000mm　1/16

印　　　张：28

字　　　数：457 千字

版　　　次：2020 年 8 月第 1 版

印　　　次：2020 年 8 月第 1 次印刷

定　　　价：128.00 元

内容提要

　　本书系统整理了我国著名中医骨伤专家杜自明和段胜如先生的正骨按摩经验。

　　本书分为上、下两篇。上篇为《杜自明正骨经验概述》，下篇为《段胜如正骨按摩临床经验》。段胜如老先生是上、下两篇的主要作者。两篇先后于不同年代出版，在内容上有一些重复。本书并未删改两篇之间重复的内容，意在让读者窥见杜、段二老在师徒传承过程中对正骨按摩理论与技术的提升，请大家见谅。

　　上篇《杜自明正骨经验概述》分为四章：总论、软组织损伤、骨折、关节脱臼。下篇《段胜如正骨按摩临床经验》分为四章：软组织损伤的诊治、骨折的诊治、脱位的诊治、养生诸法。在写作过程中注重突出中医特色，突出作者比较成熟的经验，重点内容论述较为详明，本书对中医骨伤科临床、科研工作者有较大的参考价值。

　　注：

　　1. 书中的单位"寸"，有些指骨度分寸或同身寸，有的指英寸，请根据上下文理解，不另出注。

　　2. 书中"X线片""X线照片"，即现在的"X光片"。可能杜自明老先生所处年代所用的成像和洗片技术与现在不同。为保留当时特色，"X线片""X线照片"皆不改成"X光片"，不另出注。

　　3. 书中图片，因年代久远等原因，质量不高，又因杜自明老先生已仙逝，段胜如老先生今年也已百岁高龄，不便重拍，请读者见谅。

杜　序

　　我学习正骨科，乃得自家传。由于我家世代习武，因此从小就随父练习武术，并学到了一般伤科治疗知识。及长，乡里邻人，每遇跌损伤残，无钱就医者，辄来求治。当时只是作为救急或方便病人看待，及至求治者日多，始以行医为业，迄今已五十余年。

　　从前，为了提高正骨技术，我也曾寻师访友，拜过许多拳师和正骨科医生为师；为了传授正骨经验，我也收过一些徒弟。由于旧社会制度影响，束缚和限制了祖国医学的发展，虽然拜师求教，也只能学到一星半点的东西。我自己收徒，也不肯全盘教人，总是恐怕"教好学生，饿死先生"。1949年中华人民共和国建立后，经过党不断教育，认识到医学是为人民服务的。特别使我感动的是党一贯重视中医，号召传承发扬祖国医学，对中医培养、关怀，并在政治上提高了中医的地位，这就使我愈加愤恨国民党反动统治的黑暗时代，痛恨旧社会不管人民的死活痛苦。

　　我从光绪二十八年（1902年）就开始医病，几十年中，治好跌打损伤病人成千上万。成都附近各县人民，多曾找我治过病，但是国民党反动政府，却不承认我是医生，始终不发给我行医执照，我就这样做了大半辈子不受承认的医生。1949年以后，我得到党的重视、关怀，1951年聘请我为成渝铁路工地的特约医生，以后又吸收参加成都铁路医院工作，1956年又调我来中华人民共和国卫生部中医研究院工作，要我带西医徒弟。这是我从前做梦也不敢想的事情，使我万分感动。因此，我抱定决心，一切听党的话，跟着党走。

　　来院后，我教了许多徒弟，有的已经走上工作岗位，能够单独处理病人。在教授过程中，全心全意、毫无保留地尽我所知，手把手教授给他们；为了传授练功，我亲自带领他们练功，坚持两年之久。在他们的勤学苦练之下，现在已经掌握了我的一些技术，并且整理了我的经验。在这个基础上，再吸收其他正骨老中医的经验，也就比较容易了。这将为今后系统全面地整理祖国医学的正骨学打下一定的基础，这是我感到非常愉快的事情。

医学是无穷无尽的，需要我们不断学习、钻研、提高。本书的内容，仅是个人的一些浅薄经验，经过同志们的整理，能和读者见面，冀得大家的指正和教益，互相提高，共同进步，这是我最迫切的希望。

杜自明

1959 年 10 月于北京

段 序

我 1948 年毕业于江西医学院，留附属医院外科任住院医师。1952 年参加抗美援朝，任江西手术医疗队队长，赴朝鲜中国人民志愿军一分部第一基地医院工作两年。朝鲜停战后，参加战争创伤工作总结，1954 年回国，被任为江西医学院外科教研室讲师兼附院外科主治医师。1955 年调北京中医研究院参加第一期西医学习中医班学习，后留中国中医研究院广安门医院，拜四川成都骨伤科名老中医杜自明为师，继承抢救杜老的临床经验。1960 年与全科合作，主编杜氏《正骨经验概述》一书，在人民卫生出版社出版。杜老认为一个中医骨伤科医师，首先要自己身强体壮，双手有力。为此，他每晚亲自传授一种外练筋骨内练气的"达摩老子洗髓易筋经"功术，整整教练了一年。此后，我不论寒冬酷暑，或出国医疗，从不间断练功，受益匪浅。由此，我深深体会到一个中医骨科医师坚持练功之重要，它不仅能强壮身体，而且与手法治病的疗效密切相关，它是中医正骨医师的一门基础课，故愿以此相告后人。

在随师临床学习的同时，我自学了历代中医骨伤科书籍，力求理论与实践结合，以加速继承工作，并利用专访学习及外出开会的机会，向北京、天津、上海、河北、山东、福建等地的一些骨伤科名老中医学习，以博采众长，丰富自己。我是一个西医学习中医的人，在继承发扬祖国医学过程中，牢记前人名言："古法之佳者守之，垂绝者继之，不佳者改之，未足者增之，西方医学可采者融之。"50 年来，我应用现代医学科学知识，结合自己的临床实践，深感中医骨伤科的特点在手法，治疗是以手法为主，配合功能锻炼，辅以药物。手法对筋的紧张、痉挛甚至挛缩，以及关节运动范围的受限，或错骨缝，都有独到的较好疗效。我认为一个错了位的新鲜骨折，一个离开了正常位置的脱臼，一条伤后挛缩的肌肉，只有及时用手法，方能使其归还原位，恢复正常，绝不是单纯药物所能奏效，也不是手术所能全包的，这就给了中医骨伤科医师活动空间与用武之地。

在晚年，我曾于1979年奉命赴尼泊尔参加全尼医学会议，并在会上宣读了《纸板加压垫法治疗腕舟骨骨折》的论文，获得与会者好评，此项研究1982年获卫生部科技成果奖。1984年我应邀赴沙特阿拉伯为重要人物治病，1987年及1989年两度应香港中医治脊学会及骨伤科学会邀请，前往讲学并指导临床治疗。由于在医疗实践中做出了一些成绩，我享受了国务院批准的政府特殊津贴。我在主持北京中医学会和中西医结合研究会的正骨按摩学术委员会的十余年间，每年办学习班一次，为培养提高青年医师的技术和理论水平做出了一点贡献。

我写这本书的重点，是手法治疗筋伤，这是中医骨伤科的特长。对于骨折和脱臼，不泛泛而论，只叙述自己治疗的有其独到之处者，此外还有个人练功健身的一些感受。我只想将自己亲身体会的成功与失败的经验教训，实事求是地记录下来，不照抄书本。我深信实践是检验真理的唯一标准，这本书若经得起历史的检验，方不负妻子吴淑容的再三催促和鼓励，帮助我誊写之情。她要我写下自己的经验、体会，为后世留下一点有用的东西。这也是我写作此书的目的。

我坚定地认为，中医正骨手法，是祖国医学精华的一部分，是中医特长之一。虽然，目前的核磁共振也不能诊断软组织陈旧性损伤或粘连，但不等于就没有这些病。现在西医医院有些骨科大夫，当影像学上看不出问题，立即就说休息休息就会好的，甚至武断地说，不许按摩，越按摩越坏。其实这正是中医的用武之时，因为我们中医是用手法治疗的，查得清，摸得准，治得好。正如中医正骨先人所云："一旦临证，机触于外，巧生于内，手随心转，法从手出。虽在肉里，以手扪之，自悉其情，法之所施，使患者不知其苦。"病人愿找中医治疗，是有亲身体会的。虽然手法治疗较辛苦又累，赚钱也少一点，但我辈恰逢承担发扬祖国医学的历史使命，绝不能抛弃中医按摩推拿的特长与精华，愿与同道共勉。

段胜如

2006年5月

中医正骨按摩推拿面临失传危险
（代前言）

祖国医学是一个伟大的宝库，中医正骨按摩推拿传统疗法是祖国医学的重要组成部分，因其具有简便验廉、疗程短、疗效高、病人痛苦少、经济负担轻等优越性，为广大患者所乐于接受。

我是1955年响应党的号召第一期调京学习中医的西医。曾系统学习中医理论，参加抢救高龄老中医宝贵临床经验，并拜四川成都正骨名中医杜自明（当时他是周总理的保健大夫）为师，迄今从事中医科教研工作50年，对祖国医学深有感情。

中医和西医是两种不同学术体系，中医正骨按摩推拿是中医理论指导下的一种传统疗法。远在《黄帝内经》中就有"按跷"的记载，唐朝有蔺道人写的正骨专著，清代由皇家修撰出版的《医宗金鉴》著有《正骨心法》，民间老中医手中也蕴藏有大量正骨推拿按摩的宝贵临床经验。我后来还向天津的李墨林，上海的魏指薪、石筱山，福建的林如高，北京双桥老太太罗有名等正骨老中医学习过。他们治疗骨折，先用手法整复，再用夹板固定。对软组织损伤，如颈椎病、腰椎间盘突出症、膝关节老年骨性关节炎等，均用手法按摩推拿，由于没有在原来的病情上再增加手术创伤，恢复快，疗效好，中医正骨按摩推拿的独到疗效绝不是现代各种先进仪器或手术所能替代的。

令我深感忧虑的是，中医手法正骨按摩推拿这一传统疗法正面临失传的危险。在市场经济大潮的涌动下，一些中医医院的领导只注重经济效益，忽略发扬祖国医学的历史使命；很多医生只考虑创收，不愿运用疗效好、花费少的中医正骨按摩推拿疗法为病人治疗。例如颈椎病，中医按摩推拿治疗一次只许收费25元。以一周三次计算，一个月治疗12次，费用只有300元，就算病情较重，在门诊连续治两个月，也只有600元；而手术治疗收费1466元，还不包括住院费和药费。腰椎间盘突出症，中医推拿治疗一次，也只收费25元；若手术治疗要1279元，住院费和药费也是一笔不小的开支。

由于中医正骨按摩推拿收费过低，许多本会应用手法正骨按摩推拿的中医，改用手术治疗或内服药治疗。而以上所举的两种病是物理压迫性疾病，非内服药所能解决；而且，这类脊柱手术必须凿开椎体的骨环才能摘出髓核，创伤较重，常留后遗症。这种收费政策也使一些中医大学毕业的青年中医不愿学习传统的中医正骨按摩推拿，而热衷手术，导致中医正骨按摩推拿疗法后继乏人。

因此，我呼吁拯救祖国医学精华——中医正骨按摩推拿，尽快建立鼓励应用手法接骨及对软组织疾病采用按摩推拿疗法的机制，要制定有利于继承发扬中医正骨按摩推拿疗法的收费政策。中医药高等院校应广招人才，聘请有中医传统正骨按摩推拿专长的人为老师，传授理论与技艺，培养具有中医特色的骨科医师。医院也应聘请有真才实学的中医骨科退休人员临床带徒传艺，对肯于钻研、学有所长、临床治疗水平高、治疗效果显著的医师，应给予相应的荣誉。

在近代，中医发展是很坎坷的，1914 年中华民国教育总长汪大燮明言："余决意今后废去中医，不用中药。"1924 年通过余云岫提案："旧医需要登记，有执照营业，也要再接受补充教育。禁止旧医学校，禁止报章媒体介绍宣传旧医。"1949 年后时移与势易，党对中西医一碗水端平，就看我们中医们如何发扬祖国医学了。

段胜如
2006 年 5 月

目　录

上篇　杜自明正骨经验概述

上篇
杜自明正骨经验概述

第一章

总论

第一节 概 述

中医正骨科，有着悠久的历史和宝贵的临床经验，古代文献历有记载，兹不多赘。现仅将个人几十年的临床经验，记述总结如次，借供参考。

中医正骨科，在旧社会彼此各有师承，各守秘传，互不交流，从而未能得到很好的系统整理，分散掌握在许多正骨科医生手中，各有所长，但又均不全面。究其根本原因，这是由于反动统治阶级不关心人民疾苦，轻视、排挤中医所致。今天，在共产党的英明领导下，中医正骨学得到了发扬光大，对保障广大劳动人民的健康，进一步发挥了作用。

根据个人长期在临床和带徒弟工作中的经验，体会到作为一个中医正骨大夫，首先一点，必须练功（练功方法见后）。因为，练功可以强筋骨，健体力，手法有劲；而在治疗中，又可应用功的某几项动作，作为病人的体功疗法，对于治疗有一定的帮助。其次是结合临床学习手法（手法见后）。只有手法熟练，才能取得预期的效果。手法虽然有各自的经验、体会及沉、稳、巧、快的不同（沉是沉着，稳是稳准），但有它的一般规律，通过练习即可掌握。不过，如果认为只是手指捏捏，看似很容易，这是不够正确的。练习手法，必须经过一个苦练的过程，才能达到熟练。再次，配方制药应该直接参加（制药法见后）。因为药是治疗的武器之一，所以掌握药物的炮制是非常必要的。

伤症的临床分类，可分为硬伤与软伤两类。根据受伤原因的不同，硬伤中分为：卡、崩、砥、碰、骨折伤等。软伤中分为：忍、摁、闪、凝四种，这些都是筋方面的疾病，故称软伤。一般来讲忍伤是气阻病变，摁伤是血凝不行，闪伤是关节受损，凝伤是筋起疙瘩。

伤症的治疗，最重要的手法，而药物和体功操练，也是不可缺少的。

在治疗方面，概言之，治疗硬伤有四大手法，即：牵、卡、挤、靠。软伤手法，比较复杂，但也可归纳为四种手法，即：理筋分筋、点穴按摩、滚摇升降与弹筋拨络。此外药物的外敷内服，也有助于散瘀、消肿、续断、生新。体功操练，又能增强体力而提高疗效。

对脱臼的治疗，首要是及时送回窝子，凡脱臼有脱出来的路，就有回去的路，关键是要审查清楚。

总之，卡、砥、崩、碰和忍、摁、闪、凝诸伤，并不常常单纯出现，而是错综复杂的。所以必须根据患者的病态现象，以辨证论治作为指导，在临床上灵活运用。

第二节　十　要

十要是我在几十年的治疗过程中，摸索出来的一点体会，用以指导治疗，尚属实用，特提出以供参考。

一、认识结合思想为要。

二、大胆结合细心为要。

三、诊察结合按摩为要。

四、治疗以辨证为要。

五、脱臼以合榫为要。

六、骨折以对口为要。

七、敷药以对症为要。

八、包扎以起作用为要。

九、固定以多考虑为要。

十、服药以配合为要。

十要的解说:

一、认识结合思想为要 这是患者来就诊时,对病人的初步观察。即通过望诊来了解病人的年龄、身体和阴阳虚实情况(面红耳赤为阳盛火旺之体,属身强;面黄肌瘦为阴盛之体,属虚弱;面乌黄者为肾虚)。从患者的姿态行动中,可以判定受伤的部位。从患者的面部表情上,可以看出伤势的轻重。总之首先一定要初步分清是骨折、脱臼,还是扭挫伤(即硬伤与软伤),然后进一步把病因病情弄清楚,才能确切进行治疗。在治疗时,通过认症及思考,尚须时刻注意施术的轻重缓急,以免贻误病人。如患者外强,施术时应用急重手法,可立见功效;反之以急重手法,施于体弱患者,则不但无益,反而有害。所以治疗前,一定要考虑到病人身体各方面的条件。人是统一的有机体,伤在一部,即能影响全身,因此要部分治疗,全盘考虑,并且要详细周到,才能达到预期的治疗效果。当然这需要有丰富的经验和熟练的技术,才能做到。但初学者,通过细心体会、刻苦钻研,逐渐也就会做到的。

运用手法治疗过程中,必须手、眼、心三官并用,集中精力,不可分散,做到得心应手,而后灵活应用施治。总地来说,心做主意,手做引导,然后体会出病之所在。如发现患者晕厥,应立刻急救。急救的简单方法是:先掐人中,再弹横梁筋、背筋,待病人恢复知觉,可喂些热开水,休息片时,然后根据情况,继续施术或暂停治疗。

二、大胆结合细心为要 在治疗过程中,既要大胆又要细心检查和施用手法。如果单凭大胆,随便使用手法,就会使伤势加重;单凭细心,而不敢应用重手法,当然病也不会治好。这就是说,胆大才能有勇气运用与病相适应的手法去治疗,但必须与细心紧密结合,两者相兼,才能避免不应有的差错发生。特别在临床实习时,需抱着胆大心细的态度,去多摸索,自然多能生熟,熟能生巧,巧能生智,智能生慧,这样才会取得更大的收获。

三、诊察结合按摩为要 诊断骨伤,除了利用 X 线摄片,获得确诊外,而望诊和按摩法也是诊断的主要方法。如筋病不能伸,骨病不能屈,畸形、瘀血、肿胀等情况都可以通过望诊观察出来。例如按摩法(指正骨按摩而言)使用两手的拇、食、中、环几个指头,巧力配合去检查骨折、脱臼或筋肉损伤等,通过仔细寻摸,即能了解到较确切的病情。如骨伤中的骨折,则会有骨擦音,同时患者有敏锐痛感;骨折断、错位的则有明显的凹凸不平；有掉下来的碎骨片，就可能触到点状签状物；如果是筋伤，则可触到条状或橄榄状的硬块，等等。总地来说，凡有伤病，按之与正常人有所不同。皮肉里疙瘩不平，一般都是有病的现象。《内经》上说："通则不痛，痛则不通。"人身无论发生了骨折、脱臼还是扭挫伤等，都是因为机体和正常生理作用受到破坏，局部气血遇有阻滞，因而肿胀疼痛。按摩的作用，就是打开通路；闭塞者使其复通，错落者使其复位。而另一方面，由于按摩时医者之手触及患部，也是一个诊察的过程，两者同时进行，所以说诊察结合按摩为要。

四、治疗以辨证为要 治病之前，先要辨清症候和伤情的轻重，然后根据症候，来决定治疗方法。重病轻治，固属无效，轻病重治，也非所宜。必须结合患者的体质强弱以及精神状态，整体考虑辨证施治，这是中医治病的优良传统。例如折骨后筋也会受到损伤，在这种情况下，既要治骨伤，也要治筋伤。所以不能肯定用一种手法，而是要灵活一些。因人的体质各有不同，伤有大小，病有轻重，如果规定手法，则不但无益，反而有害，务须心灵手巧，辨证施治。无论什么方法，都得灵活运用。所以说方（药方）是死的，法（方法）是活的。什么病用什么方法最为合理，在施行手法之前，必须予以考虑。在治疗过程中，也可能发现新的问题，那么就可以随时改变或增加新的治疗方法，务求手法与病情相适应，所以说治疗要以辨证为要。

五、脱臼以合榫为要 脱臼有各种不同情况，一般分为全脱臼和半脱臼两大类。在一个关节脱臼中，又分几种不同类型，如髋关节有前脱、后脱、侧脱等情形。不同类型应采用不同手法，目的是要使脱出之骨，回纳入臼中而复位。不管任何关节脱臼，凡是由哪一条路脱出来，还必须经哪一条路才能回去。关键是要审查清楚，要用巧劲，病人并不受多大痛苦。脱臼的治疗，以愈早送回窝子愈好，复位以后，必须检查关节的活动功能，并与健侧相比较，两侧完全一样，才算是合榫。

六、骨折以对口为要 骨伤折断后，接连整体的叫母骨，离开整体即远侧断端叫子骨。接骨时，是以子骨去找母骨对口。在骨折整复术中，根据不同的伤状，运用牵、卡、挤、靠等手法，使移位或驾迭的骨折断端对口起来，再捏挤平整，最后敷药用夹板靠紧，不让断端再有移动，以免再度错位变形。复诊时，仍须注意骨缝是否对正，倘发觉骨缝仍有凹凸不平，再用牵、卡、挤手法，以达到平整为止。断口对的平整，愈合就快，而且预后良好。因此治疗骨折，注意对口，是异常重要的。

七、敷药以对症为要 骨折接上以后，外敷接骨散或活血散。根据临床观察，敷上药物以后，首先痛止，其次肿消，然后瘀散，并有促进骨痂生长的作用。敷药要对准伤处，也要认清症候，什么症敷什么药。如接近关节的骨折，只敷 1～2 次接骨散，即改用活血散。因敷接骨散后，骨痂容易长牢，不利逐渐恢复关节的活动。如果不是靠近关节的骨折，要多敷接骨散，促使骨痂早日生长。总地来说，治疗骨折，是以手法为主，药物为辅。

八、包扎以起作用为要 包扎是为了要起到固定作用，所以要注意包扎的效果。如胫骨干骨折，在包扎时，先在断口以上扎几圈，然后将绷带缠到断口的下方，使十字交叉点正好在断口表面，反复上下缠裹，这样绷带就不会因为活动而发生松弛的情形，同时也可给两断端以一种互相接近的拉力，使之不易移位。另一方面，骨折突起处加一大小适合、包了棉花的硬纸片于其上，再绑以夹板，起到杠杆作用。这样，骨折断端就固定得更紧更牢。不过使用时，要灵活掌握，不要使皮肤受到过分的压迫或引起水泡。总之，包扎时不要随随便便，必须使包扎起到应有的作用。

九、固定以多考虑为要 治疗骨折，在对正断口、外敷药物以后，就要以夹板固定。这时应考虑怎样发挥夹板固定的作用，而不致影响关节的功能。根据伤势的轻重，一般固定骨折断端下一关节，也可不固定关节。骨折断口的愈合是容易的，关节僵硬了，即较难治。所以在治疗骨折过程中，应多考虑患肢的功能问题。尤其是关节附近的骨折，应于第一次治疗后，隔三、四天复诊检查一次，并轻柔按摩关节，适时地及早解除夹板，使骨折治愈，关节也不受影响。这就是固定时应多考虑的地方。

十、服药以配合为要 治疗骨伤，除手法整复、外敷接骨散以外，并内服药物。在中医理论指导下，内服药在正骨临床上，同样起到活血、散瘀、止痛、消肿、促进骨痂生长的作用，它和手法、固定、体功操练相辅相成，缺一不可。内服伤药，要注意患者的体质、年龄和伤势轻重。因为正骨科所用的药物，多是攻血破气的（当然也有活血补气的），这些药物都不宜多服。所以七岁以下儿童，虽有外伤，一般不给予内服药。

以上十要，无论是哪一条，都应灵活运用，不要生搬硬套、墨守成规，只有辨证论治，才能提高疗效。

第三节 练功与体功疗法

一、练功

过去的正骨医生，多擅长国术武功；而擅长国术武功者，又多能正骨。究其原因：凡操练武功国术者，平素容易遭遇跌扑金刃诸伤，久之则熟悉救治方法，此其一；凡做正骨科医生，必须身强力壮，方能牵开错位，整复骨折，故平素多习武功国术，以图身强而胜任工作，此其二。二者互为因果，所以练功可以说是正骨医生的基础，是学者必须练习的功课。

古代华佗有五禽戏，达摩有洗髓易筋经，以及八段锦、十三太保、太极拳，其他气功等，均为健身壮体之法。特别是达摩的洗髓易筋经，具有内外兼修之长。洗髓为内养，易筋为外壮，行动之际，功术结合，动静并施，动中有静，外动而内静。静而收心纳意，意守丹田；动而强壮筋肉，活动关节，促进血液循环与新陈代谢。如此意、气、体三者紧密结合，则能练精化气而生神。若能坚持不懈，可使年虽迈而体格不衰，人虽老而耳目聪明。

我自幼习武，各家拳术略知一二。因宗少林拳，故深知洗髓易筋经之妙，六十余年来，坚持练习不懈，对自身健康，大受裨益。体会到练功确能增强体质，却病延年。我虽年逾八旬，然身体素健，耳目聪明，纳谷健旺，步态稳健，毫无衰意，仍能鼓起干劲，为社会主义贡献自己的一份力量，此皆长久练习洗髓易筋经的功效。有鉴于此，所以我带徒弟首先强调必须练功，通过练功可以强筋壮骨，方能担当正骨医生的任务。

（一）练功的注意事项

练功有别于目前之体操，有其独特之要领。如不按规则进行，专注外表姿势优美，实际并不能真正收到练功之应有效果。现将应注意的事项，结合个人的体会，叙述如下：

1. 澄清思虑，调整呼吸：行功之际，要清除一切思虑，心地平静，精神集中，呼吸调匀。默数呼吸之次数，谓之"数息"。唇微闭，舌尖上顶颚盖，谓之"鹊桥高架"。

2. 肌肉放松，端正姿势：行功之前，先放松全身肌肉，特别是胸腹部肌肉尤其重要，否则会影响呼吸。身体各部，按功势要求，摆布稳当，不可挺胸凸腹，歪头斜颈，以期姿势准确。

3. 持之以恒，长期练习：练功需要有恒心和信心。一年春、夏、秋、冬四季，无论风雨阴晴，均需坚持不懈。冬练三九，夏练三伏，绝不可一曝十寒，也不能急于求成，否则就达不到练功强体的目的。

4. 宽舒衣着，节制饮食：练功时，所着衣物要注意宽窄适度，过宽、过窄均所不宜。行动之前，必须解衣宽胸，放松腰带。饮食宜有节制，不可偏嗜，保持定食定量，过饱过饥皆非所宜，食后休息片刻，方可行功。

5. 环境清静，空气畅通：行功环境，最宜清静，窗户洞开，空气畅通，以利真气内守。户外行功，应选安静避风的地方。

（二）练功的季节与时间

1. 练功与季节的关系：内养功，根据一年中时令不同，练功之久暂，亦应随之增减。春秋为活丹季节，每次可行功一小时左右；夏季为养丹季节，每次可行功半小时左右；冬季为练丹季节，每次行功两小时左右。外壮功，则宜终年如一，即冬练三九，夏练三伏，大暑不惧，大寒不畏。但是这些亦应根据身体强弱、年龄长幼、工作忙闲，伸缩和选择行功的时间。

2. 每日练功时间的选择：一日之中，十二个时辰，均可练功，一般多在早晚练功。但应根据个人情况，选择适当时间，不必呆板拘泥。

（三）功势说明

1. 韦驮献杵第一势①

（1）二脚并立，相距一拳，挺膝收腹，头颈端正，二目平视，唇齿并拢，舌顶上腭。

（2）手由身侧曲肘提至胸前，左手并指翘掌在上，掌心向右，指尖向上，距胸约一拳，同时右手并指在下，掌心向下，由胸前下按，稳于小腹前一拳处，眼垂视左手。做到收心纳意，以鼻调息。一呼一吸为一字数，默数三十字数（如图 1 - 1 - 1）。

2. 韦驮献杵第二势：接前势，两手灌劲，右手提上，翘掌与左手同时向前推移，旋即分向二翼，成侧平举位，直掌，右掌心朝上，数三十字数（如图 1 - 1 - 2）。

3. 韦驮献杵第三势：接前势翘掌，两臂升提至前斜上方，肘伸直而灌劲翘掌，如托天状，指尖相对，勿相碰相嵌，相距一拳。两膝挺直，十指

---

① 前十二势为洗髓易筋经十二势。图为杜自明老先生亲自演示，因原图不存，故不甚清晰。网络上相关资料很多，读者朋友可参照阅读。

抓地，眼仰视指尖，字数同前（如图1-1-3）。

4. 摘星换斗势：接前势，两臂用力，向两侧下降成侧平举位，钩掌曲肘，左臂移向后背，其前臂尽量上提，掌心向背，诸指紧贴同侧肩胛骨内侧，下体不动，上体半面左转。同时右手翘掌，指尖朝上，向左前上方推出，然后向内钩掌，两目注视右手掌心，数三十字数（如图1-1-4）。左侧功毕，上体转正，将右手收回至胸前，再沿右侧胸廓横行移至后背，如上述左臂姿势。然后左臂自后背移至胸前，翘掌做上述右手姿势，三十字数毕。然后两臂均收至后背，手背相碰，掌心相背。

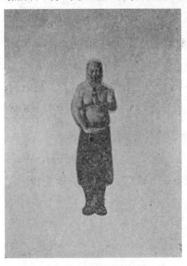

图1-1-1　韦驮献杵第一势

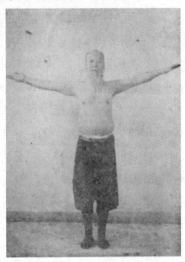

图1-1-2　韦驮献杵第二势

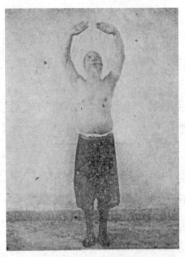

图1-1-3　韦驮献杵第三势

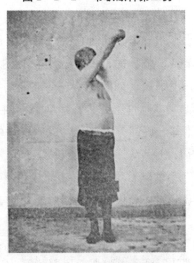

图1-1-4　摘星换斗势

5. 出爪亮翅势：接前势，掌心朝外，两臂后伸，经两侧向前平举，待两臂于正前方相平行时，两掌心转面向上，两臂用力前引，两目视手，腿挺直，足灌劲，蹬地，呼吸字数同前（如图1-1-5），最后用力握拳曲肘，收至腰间。

6. 倒拖九牛尾势：接前势，取左弓箭步，前踏后蹬，右臂灌力握拳，向右上左下运行，提于腰之后侧，曲肘拳眼对腰部，如提千斤重物。左臂在胸前灌力握拳，曲肘，上臂外展与肩平，前臂仍保持垂直，灌力勾拳，拳心向内，同时头徐徐转向左方，两目注视拳心，字数同前（如图1-1-6）。功毕两臂收回，于小腹前叉，换为右弓箭步，左臂之姿势如前述右臂之姿势，右臂姿势如前述左臂之姿势，再数三十字数。最后两臂收回，握拳于小腹前交叉。

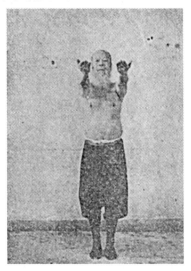

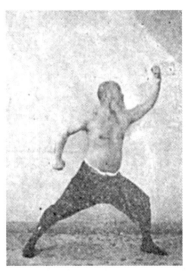

图1-1-5　出爪亮翅势　　　　图1-1-6　倒拖九牛尾势

7. 九鬼拔马刀势：接前势，开拳，左手灌劲上举，向侧方下降，放于背后，如摘星换斗左臂姿势，然后右手上举过头，绕至头后，掌心抱头，头随向左转，四指紧贴对侧耳门，颈用力使头向后倾，而右手又用力压头使之向前，二力互相对抗，右肘则尽力后张。二目向左平视，数三十字数（如图1-1-7）。随即头向前转正，同时右手滑至头部右侧，伸右臂呈侧平举，钩掌曲肘，继作上述左臂姿势，数三十字数。最后左臂外展呈侧平举，钩掌，收至胸前，与此同时右臂亦自背部收至胸前。

8. 三盘落地势：接前势，两腿呈骑马式，两足分开，相距三脚许，足尖稍向内关，膝向外开，髋膝屈曲，均近九十度角，十指抓地，两足站稳。两手从胸上提，自耳旁翻掌向下，悬空放于两大腿外方，灌劲至手，目瞪口呆，数三十到四十字数（如图1-1-8）。然后弯腰俯首，两臂入胯，其肘过膝，掌心相对，两臂进退五至八下，握拳灌力，直腰，将臂平举胸前，掌心向上，用力如托重物，收至两乳外侧，握拳起立，两足并拢。

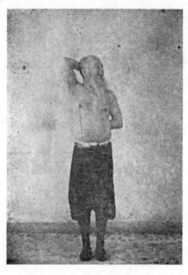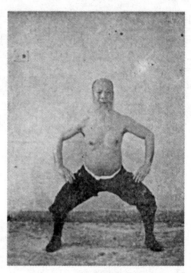

图1-1-7　九鬼拔马刀势　　　　图1-1-8　三盘落地势

9. 青龙探爪势：接前势，右拳提至乳外上方，灌劲握拳，然勿将拳紧压于胸部。上体左转，右手开拳，五指并拢，掌心向上，用力伸向左前方，二目注视手掌，数三十字数（如图1-1-9）。继翻右手，掌心向下，直臂降落，腰随手弯，右臂顺势经膝前外展，直腰，收拳至右乳胸侧。上体右转，左手开拳，伸向右前方，如上述右手姿势，呼吸数同前，最后直立，两手握拳于腰侧。

10. 饿虎扑食势：接前势，两手握拳，取左弓箭步，两足踏实躬腰，同时五指微屈分开，掌心向上，自两侧托举平顶，缓缓勾掌，使掌心向下，五指无须并拢，经头部两侧向前落于左足前，五指尖分开着地，直臂灌力，昂头前视，如虎扑食，数三十字数（如图1-1-10）。功毕上身起立，向后转身，换成右弓箭步姿势，呼吸数如前，最后起立站直。

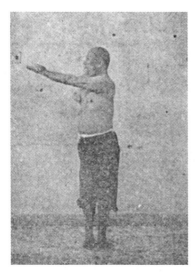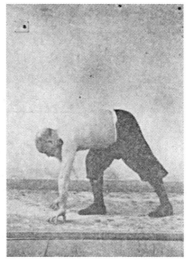

图 1 - 1 - 9　青龙探爪势　　　　图 1 - 1 - 10　饿虎扑食势

11. 打躬势：接前势，两足平立，相距一拳，两手抱头，掌心紧贴耳门，躬腰直膝俯首，尽量使头接近两膝，数二十至三十字数（如图 1 - 1 - 11）。最后挺身直立，手仍抱头。

12. 躬尾势：接前势，两手上移至头顶，十指相嵌，抱头，继而手心翻转向上，两臂尽力伸直，旋即手心由向前转而向下，贴胸前缓缓滑下，挺膝弯腰，掌心尽量使之贴附脚尖（或地面），昂头前视，足不起踵，数三十字数（如图 1 - 1 - 12）。若不能贴附地面者，须配合足跟起落动作，随后挺身直立，两臂前平举，掌心向前，指仍相嵌。

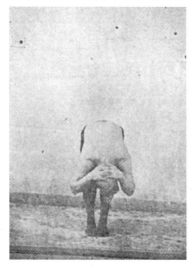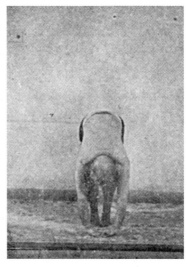

图 1 - 1 - 11　打躬势　　　　　　图 1 - 1 - 12　躬尾势

13. 大鹏展翅势：接前势，两臂向左右分开，呈侧平举，翘掌灌力，推向两翼，指尖向前，数三十字数，最后勾掌，收回前臂，贴于腰际。

14. 翻掌运臂势：接前势，掌心向上，伸左手向前平举，继翻掌向下，直臂回向左侧后方，画半圈，再经腰际，向前成前平举。如此重复七次，左右同姿，交替运行。最后两手勾掌，提至胸前，手背相对，指尖向下，贴胸前垂下，至少腹下，臂伸直后，分向两侧，又上提至胸前，如上述动作三次，最后两手握拳，掌心向上，由二大腿外侧上提至胸乳侧，同时挺身起踵，随即开拳翻掌向下，灌力缓缓下压，同时足跟徐徐落地，此谓收功。然后再做以下功势（亦可练到此为止，以下功势亦可单独操练）。

15. 鹰爪建力势：呈骑马桩势，上体端正，两目平视，两手于腰际，开拳并指微屈，掌心向上，左臂灌力前伸，随即翻掌用力，收回腰际，再出右手，左右同姿，两臂交替伸出收回，共做三十至五十次。

16. 一指鞭法势：接前势，肩及两肘放松，两手握拳，食指直伸，屈肘交臂于胸前，旋即两臂灌力，迅速向两翼弹出，再迅速收回，交于胸前，反复行三十至五十次。

17. 豹掌势：接前势，肩肘放松，五指微屈，取豹掌式，掌心向前，用力迅速推出，劲力不松，旋即掌心向上，迅速收回，反复做三十至五十次。

18. 子午拳势：接前势，屈肘握拳置腰间，拳心向上，然后左拳翻转猛力向前击出，瞬时开掌抢拿，握拳收回原处，再出右手，左右同姿，交替施行三十至五十次。

19. 怀中抱月大小缠丝手势：两脚开立，相距三脚，左转呈弓箭步，前臂交于胸前并指，掌心朝上，斜向外上方弹出，瞬时收至胸前，手翻转向两侧击出，迅速收至胸前，左右同姿上下交替，共做三十至五十次。

20. 反转子午拳势：接前势，左转呈左弓箭步，两手握拳，贴于胸侧，同时左臂屈肘，拳心向内猛力挂肘使上臂呈外展，肘与肩平，继而拳心向下拇侧附靠左乳部外前方，同时右手拳心向下迅速向前击出，收回，上臂外展约80度角，拳心向下附靠右乳部处前方，瞬时左拳击出，收回，然后换右弓箭步，左右同姿，交替反复行之，共行三十至五十遍。

21. 反盖六合掌势：接前势，取骑马桩，上体左转，左臂微屈，手心向上，与转身同时迅速拦成侧平举，迅速收回腰间，右手自右向左上方迅速压下，左手顺势翘掌推出，左右同姿交替行之，做三十至五十次。

22. 风拳势：两足并立，迅速蹲下，勿须起踵，同时握拳屈肘，并肘并拳挟于胸股之间，以两膝反弹之力起立，同时两拳翻转，拳心向下，向两侧弹出，再迅速蹲下如初，反复行之，做三十至五十次。

23. 静坐：继作少林功后，坐于床或椅上，盘脚直腰或两小腿自然踏地，双手迭倚丹田（脐下一寸五分）。闭目静坐，调息，吸气时自觉气从丹田上提，上至巅顶。呼气时，气从巅顶下至丹田，如此循环往复，意、气、神三者合一。所应注意者，呼吸时如丝如线，平静均匀，自然精神恬淡，胸腹舒畅，至此即称练功完毕。

二、体功疗法简介

在硬伤与软伤的治疗过程中，运用体功锻炼，帮助治疗是非常必要的。关节筋肉有如一架机器，机器经常地运转和不断的擦洗加油，才不至于生锈；关节筋肉，经常活动，才能灵活健壮而有力。正如古语所说："流水不腐，户枢不蠹，常动故也。"人体亦然，如关节筋肉，一旦受伤，则活动受限制，加之骨折、脱臼的固定常要较长的时间，因此难免有筋痿无力，关节粘连强直、运动障碍等情况发生。另外经络伤损，轻则气血不通，经络机窍壅阻，重致血不归经，溢于脉络之外，再外感风寒湿气，形成临床上所常见的筋缩、筋硬化，一遇变天即发生酸痛等症。因此，不仅局部疼痛不已，肢体活动也随之受到障碍，给患者带来了精神上及肉体上的长期痛苦。若治疗中配合体功锻炼，就可以活气血、通关窍，减除不应有的痛苦，既能防病，又可治病。古代医家如达摩的洗髓易筋经、华佗的五禽戏以及八段锦等著述，就是我们今日应用的理论依据。

体功锻炼与现代的体育疗法，有相近之处。但体功锻炼，更多一些具体可行的办法及适宜伤肢的措施，甚获伤员的欢迎。我学识很浅，谨怀抛砖引玉之愿，将数十年行医中运用体功治疗的体验介绍出来，以资互相交流，互相学习，共同提高。

根据损伤部位，伤状的轻重，及治疗骨伤时的老嫩火候，谨慎地进行体功锻炼，可以活动关节筋肉，增强血液循环，促进新陈代谢，而恢复健康。治疗中，可选择不同的功势，灵活运用，以达到治疗的目的。兹指常用体功简介如下。

（一）**打躬势** 说明详上节。如锻炼适宜，功力尤彰，适于防治腰痛伤患。初行功时，可以视能弯程度进行，久久即弯腰至正常状态。

（二）**躬尾势** 说明详上节。防治疾患同打躬势，不过比打躬势更进一步，做到了弯腰，久久即可强壮腰肌。

（三）**大运转** 取骑马桩，微倾其腰，右手随上体摇动，自左下左上、右上右下运转，左手跟随运转，两手交替一前一后，上身向左前倾时，右臂在前，上身向右前倾时，左臂在前，两手随上身翻转而画大圈，各十至二十次为一遍。或两臂平行运转画圈，左右同姿同数。适于治疗腰部伤患。

（四）**荡腿** 站立，患侧手扶台（或椅），患腿提起，做前后游荡，渐次增大幅度，劲力不可太大及过猛，每遍做二十至三十次，适于治疗髋部伤患。

（五）**起落升降（下蹲）** 两脚分开与肩同宽，脚尖内关，两手扶台，蹲下（跟不起踵）旋即起立，亦可不扶台，蹲下时两手平举呈前伸。二十起数，支持力尚够者可以逐渐增加其次数，适于治疗髋膝踝部伤患。

（六）**阴阳磨势** 两足开立比肩略宽，两手撑腰，拇指点压脊侧痛点；上体左右旋而转动，宜稳缓，每次十转，左右同姿同数，适于治疗腰部伤患。

（七）**大圆手** 骑马桩，全臂灌力，上身不动，两手自胸前向内上外下翻转，左起右落，相继运行，次数不限，适于治疗肩肘腕部伤患。

（八）**旱地拔葱**

1. 双手拔葱势：骑马桩，躬腰俯头，两臂入胯纣过膝后，直臂握拳，拳心相对，状如拔葱。挺腰抬头，两臂灌力，抬呈前平举时开拳，掌心朝上，如托千斤重物，徐徐收至胸前，握拳放置腰间，重复数次为一遍，适宜治疗腰膝部损伤疾患。

2. 单手拔葱势：右手为例，两足开立，与肩同宽，两手握拳提至两胁，右手开拳，自右乳部斜向左脚尖外侧，徐徐插下，并自左脚外侧，移至右脚外侧，与此同时，作深呼气，继之擒拿如拔葱，右脚用力下蹬，右臂灌劲上提，收至腰间，做深吸气，重复数遍，宜于治疗右腰膝部损伤疾患。

3. 双合势：单手拔葱式做一遍，再按双手拔葱式做一遍，如此二势结合施行，适于治疗腰部、髋腿部伤患。

（九）**一指鞭法** 说明详上节，适于治疗肩肘部伤患。

（十）**九鬼拔马刀势** 说明详上节，适于治疗颈项部伤患。

（十一）**翘拳** 两臂前平举，尽量翘掌，静心平息，默数一百至二百字数，尽力保持平举，翘掌姿势。适于治疗腕部伤患。

（十二）**豹拳** 说明详上节，适于治疗腕掌指部伤患。

（十三）**青龙摆尾** 两臂前平举，掌心朝下，两手向内外徐徐摆动，各数十次，适于治疗腕关节疾患。

（十四）**荡臂**

1. 一式：站立，健手扶台，患臂用力，于身侧前后摆荡，幅度逐渐增大，二十起数。

2. 二式：弓箭步，两臂垂于身侧，一手在前，一手在后，做协调摆荡，幅度亦由小而逐渐增大。适于治疗肩关节部伤患。

（十五）**跟子腿** 右腿为例，右手扶凳，左手撑左膝（或两手同撑左膝），身微向左侧前倾，右腿屈髋膝迅速向后蹬收回，二数落地。如右腿能单独支持站立，则可左右同姿，适于治疗髋膝部伤患。

（十六）**风拳** 说明详上节，适于治疗腰膝肩肘部伤患。

（十七）**转膝** 两脚并立，上身前倾，微躬其腰，双手分撑膝上，沿身体之纵轴，旋转活动膝关节，左右同数，适于治疗膝部伤患。

（十八）**金龙戏水势** 两足站立，足尖内关，挺腰、膝，两臂伸直灌力，贴于大腿前，渐次顺腿下滑，躬腰，手至足尖时翘掌，臂直线上升，呈前平举位，目视指尖，然后掌心向面收至耳侧，再顺鬓旁下压，臂复原位为一遍，适于治疗腰部伤患。

（十九）**阴阳反掌（滚筋）** 坐或站立，两臂前平举。取阳掌（掌心向上）或阴掌（掌心向下）势，迅速翻掌，反复行之若干遍，适于尺桡骨折后遗症及腕部伤患。

（二十）**白马分鬃势** 骑马桩，躬腰，两手相抱方向交叉于膝前，挺腰两臂随之上升，于头前方两腕适成交叉，旋即掌心朝外，翘掌向两翼分开为一遍，可连续数遍，适于治疗肩关节伤患。

（二十一）**万字车轮功** 取骑马桩势，左手勾掌，左臂后伸，右臂灌力，掌心向上伸向左前方，上身微向左转，继之右臂自左前方旋向右前方，掌心朝外，随即勾掌右臂后伸，左臂随之，掌心朝上，伸向右前方，上身微向右转，顺势躬腰左手下压并拉回，左侧勾掌后伸，右手自身后升至左前方，掌心朝上，回复初势，如此做数遍。继改右手取左手姿势，左手取右手姿势，并恰同前式相反的方向旋转，左右同数。掌心朝外，随即钩掌后伸，酌情增加，适于治疗腰部及肩、肘、腕诸关节损伤。

（二十二）**原地踏步** 两手叉腰或一手扶台（或椅），交替提腿，做踏步运动，提腿愈高愈好，适于治疗膝关节。踝关节损伤。

（二十三）**白鹤展翅** 弓箭步，两肩放松，两臂侧平举，屈肘，一手搁于对侧肩上，另一手搁于对侧腋下，旋即复至侧平举位，两手一上一下，交替行之，二十起数，日行三次，成为常课，适于治疗肩关节伤患。

以上诸势，根据伤情，由小范围活动到大范围活动，由做一个动作，到做数个动作，不可拘泥、要灵活掌握应用，应用适宜，对治疗很有帮助。

第四节　伤科用药概述

临症所见，软、硬诸伤的治疗，除运用牵、卡、挤、靠（硬伤）、点穴、按摩、弹筋、拨络（软伤）等治疗外，尚须配合药物的外敷或内服，使疗效更为卓著。我接受祖传秘方及参阅古代医籍，结合个人数十年的临床效验，特提出一贯应用的几个方剂供研究和运用。几十年来，我深深体会到这些方剂是有效验的。如伤部敷上活血散，疼痛即感减轻，数日痛止，肿胀亦明显消退，一周或十日一般即可完全消退，瘀血也能较快由紫变青，由青变黄而消失。敷上接骨散于骨折处，粘固于皮肤上甚牢，待早期骨痂形成，药即不粘皮上。近来结合 X 线照片，证明的确能促进骨痂生长。

（一）接骨散

处方：当归　白芷　续断　川乌（制）　草乌（制）　乳香　没药蜣螂　土鳖　广七　虎骨　苏木　碎蛇　海马　木瓜　青皮　五加皮　台乌　甲珠　伸筋　血竭（生）　自然铜　小茴香　柴胡　羌活　泽兰　大黄（生）　桂尖　杜仲　茯神　明雄黄　桃仁　木通　甘草　麝香　鸡血藤

主治：骨折。

炮制：以上三十六味共研细末即成。

作用：续骨生新，活血散瘀，消肿镇疼。

用量：外用视伤状而酌量，一般四肢闭合骨折，用 3～5 钱。

用法：开水冲调呈糊状，外敷，用热酒调也可。

禁忌：洗冷、生气、房事。

（二）活血散

处方：乳香　没药　血竭（生）　贝母　羌活　南木香　厚朴　川乌（制）　草乌（制）　白芷（生）　麝香　紫荆皮（生）　生香附　炒小茴　甲珠　煅自然铜　独活　续断　虎骨　川芎　木瓜　上安桂（去皮）　当归（酒洗）

炮制：以上二十三味共研细末即成。

主治：久伤不愈，经血不和，创伤出血，伤后肿胀，疼痛瘀血。

作用：止血舒筋，活血散瘀，理气镇痛。

用法：①开水冲调呈糊状外敷。②内服：药末五钱配白酒一斤备用。

用量：外敷视伤状而酌量，一般扭挫伤用2至5钱。

禁忌：上焦有热，出现口干舌燥等症者不用。

（三）玉真散

处方：明天麻　羌活　防风　南星（姜汁炒）白附子　白芷

炮制：上药共研细末。

主治：伤后破溃或成水泡、血泡，擦伤等。

作用：预防破伤风。

用量：临症视状而酌量。

用法：一两玉真散加四两基础膏，调和即可应用。

〔附〕基础膏：香油　川蜡　白蜡　熬成

（四）内伤丸：

处方：广七　桃仁　泽兰　大黄　明雄黄

炮制：以上五味药，分别研成极细末拌匀（桃仁去油后入），以适量蜂蜜，加入米汤内（糯米或普通米之黏稠煮液）搅和，倒入备好之药末内，调成软硬适度，为丸。每丸重八分。

主治：伤后吐血咳血，三焦瘀血，及咳嗽、喷嚏、呼吸引起胸痛，用之适宜。

作用：清热明心去内瘀（瘀血于下焦，服后则下出；瘀血在上焦，服后则上越）。

用量：每次一丸，日服一至二次，饭后睡前白酒送下。

用法：白酒少许浸泡丸药连酒服，或以童便一杯送服。

不饮酒者，以白酒化开丸药后，除去余酒，用白开水送服。

（五）活络丸

处方：略

主治：瘫痪、凝筋、软伤、无名肿毒。

作用：通经活络。

用法：内服。

用量：成年人每次服一丸，日服二至三次，老幼弱者酌减。

禁忌：孕妇和五岁以下儿童不服用，服药前后一小时内禁用甜食。

〔附〕副作用解救办法：服本丸药后，出现头晕、燥渴、鼻热、咽干、浑身发紧等，可冲服白糖冷开水以解之。

（六）除湿酒

处方：虎胫骨 防己 独活 云苓 杜仲 草乌 晚蚕沙 松节 茄根 木瓜 苍耳子 枸杞子 秦艽 桑枝 牛膝 狗脊 续断 伸筋草 豨莶草 白酒

炮制：虎胫骨炙酥为面，防己等十八味药共研粗末，再将虎胫骨面混入粗面中，用消毒纱布包好，用绳悬于酒中泡两周备用（冬季泡一月）。

主治：风寒湿痹。

作用：除湿通经。

用法：内服。

用量：每日服两次，每次服三至五钱，无须多服。

禁忌：孕妇禁用。

（七）活血酒

处方：活血散 白酒

炮制：将活血散泡于白酒中，七至十天即成，日久益佳。

主治：陈旧性扭挫伤，寒腰寒腿诸症。

作用：通经活血。

用法：外用和内服。

用量：外用以棉花蘸活血酒于患部擦摩，至局部充血最佳。内服每日一至二次，每次三至五钱。

第二章

软组织损伤

第一节　基本概念

（一）综述　这里所指的软组织损伤，包括肌肉、神经、韧带和关节周围组织等的损伤。对此等损伤，我是采用手法为主，并配合药物及体功操练来进行治疗的。中医治疗跌打损伤，具有悠久的历史，早为广大人民所欢迎。因此这些软组织伤，早成为中医伤科学中一个组成部分。若与现代医学治疗此等损伤的方法比较，是有其独特之点，值得我们来研究整理提高的。要整理提高，当然首先必须学习。

在学习这一问题上，虽在总论中已经提出了十大要点，但为了能够更快，更好地掌握这门科学，须再提出以下几点，作为参考：

1. 要有正确的学习态度：中医对软组织损伤的认识和治疗，在某些方面，是与西医的观点和方法有着很大的出入。因此就要有虚心研究的态度，本着实践、认识，再实践、再认识的精神，来钻研这门科学，才能学得下去。

2. 学习骨伤科必须有耐心：初学骨伤科的人，特别是在学软组织损伤期间，有时容易产生一种"没有什么，只不过用指头捏捏而已"的看法。不知道各种"捏捏而已"的手法中，要掌握其轻重缓急，要会灵活运用，若不经过深入细心的体会，是不会得出其中的要领的，所以千万不能产生"没有什么"的思想，以免影响学习效果。

3. 要有强健的身体：骨科工作比较吃力，因此就要求每个骨科工作者必须具有强健的体力和指劲，否则就担负不起这项工作。但这并不等于说，身体瘦一点的人，就不能学习伤科，而是强调学习伤科的人，必须有恒地锻炼。体力强壮与指劲有力，都是完全可以从练功中锻炼出来的。

（二）损伤的原因　中医伤科在观察软组织损伤发病原因上，也有自己的辩证看法，认为"筋为气之主，气为筋之辅，筋气两相宜，损伤何所惧"。也就是说，如果筋强骨健，神气饱满，首先不容易受伤，伤后亦易痊愈。

1. 内因：经常不注意锻炼，肌肉和韧带不够强壮，致使身体支持力较差，而易于受伤。或由于在极度疲劳情况下，仍进行剧烈操作，稍一不慎，便易受伤。其次因某种职业关系，经常在一个固定姿态下过久或剧烈地操作，虽无外力冲击，亦可致病，如钢琴家、抄写员、运动员等，所发生的肘、前臂及腕部的逐渐疼痛便是如此。

2. 外因：分为外力作用和六淫侵袭两种。

（1）外力作用：由外力的打击和挤压，损伤发生于外力接触的局部或远隔部位，以致使身体某一部分受伤，气血阻滞，发生疼痛肿胀，影响功能。

（2）六淫侵袭：主要为风寒湿气。人体筋肉，在疲劳后（甚至不疲劳时）如遭受外界风寒湿等的侵袭，可使筋脉凝聚，气血流行不畅，若不及时发散疏通，久之则可产生软组织的病变，在经穴机窍处发生筋结，引起疼痛及功能障碍。

第二节　软组织损伤的分类

（一）按中医伤名分类

1. 忍伤：力之产生，必先以意行气，谓之运气。气运而产力，气力和调，则能运用自如。如需大力，而运气不足，则不能完成使命。若只需小力，而运用力气太过，则必忍回余气，反作用于人体，此反作用能使组织受伤。谓之忍伤，譬如以足踢球，已充分运气，准备将球踢出，但未及于球，迅速将腿收住之际，体内回窜之气，阻于组织，影响气血周流，造成忍伤，局部组织出现痉挛、疼痛及关节运动障碍等症状。亦有当时无明显症状，而日后逐渐发病的。其治疗以理筋顺气的手法为主，配合药物内服、外用或武功锻炼。

2. 摁伤：窄小钝器接触人体之某一点，由外力与人体重量的挤压而致。如肩荷重物，脚踩于小石子砖瓦碎片之上，因摁而致局部肿胀、疼痛，扪之有硬块者，即谓之摁伤。此伤虽无皮肤破裂，然其组织已失常态，瘀血结聚，宜逐瘀散结之法治之。

3. 闪伤：骤然之间，人体由于闪躲外力的冲击，跳起跌落于地，或急行时踩于不平地面，而致关节及其周围组织受伤，谓之闪伤。闪伤之后，关节附近发生疼痛、肿胀，功能受到限制，治疗以理筋、分筋活动关节等手法为主，辅以内服、外敷药物，并配合武功操练。

4. 凝伤：遭受忍、摁、闪伤之后，没有很好地活动经络、疏通气血，日久凝聚于经脉之间，在经穴机窍处形成核块，疼痛酸胀，谓之凝伤。亦有人体为线风所吹或寒湿侵袭，未及时治疗，日久经穴机窍之处形成核块，亦谓之凝伤。此种核块，临床上可以检查出来，治法以点穴按摩为主（治疗的时间较长）。

忍、摁、闪、凝诸伤，各有所属：忍属气，摁属血，闪属关节，凝属筋。但在实际临床中，往往几种伤状同时出现，故于临症时，须加以鉴别注意。

（二）按中医病理变化分类 软组织损伤，除了具有疼痛、肿胀及功能障碍等一些共同症状之外，还由于受伤的时间长短和六淫侵袭与外力冲击的情况不同，而有痕、迹、核、块等的区别。

1. 痕：人体受钝器伤损后，诊查时发生皮下软组织中有大小宽窄不等的高突索状物，经久不能复原的谓之痕，这是一种组织的痉挛现象。治疗这类疾病，常采取在痕之四周进行分理按摩手法，以促其症状消除。

2. 迹：一般来说是指皮下瘀血。其范围大小深浅及色泽情况，视受伤的轻重和时间的久暂而定。临床上遇到这种情况，除进行按摩手法之外，尚须敷活血散，以散其瘀。

3. 核：外伤后，在损伤的部位，或其上下方，常可触及一较小节结，不与皮肤粘连，指下感觉微滑动，按之疼痛，即谓之核，此乃由于伤后气血阻滞所致。治法于其核之上，重点给予分筋按摩，多能消散获愈；但也有症消而核不全消的情况，仍应视为恢复正常现象，而结束治疗。

4. 块：为核之大者。原因是受伤后治疗不当，或未经治疗，核久即能成块。此块状物，于按摩检查之际，其移动性可较核为小（甚至不移动）。治疗是先于块之边缘部分，犹如蚕食般的，给予分、理、按摩手法。核和块在进行分筋按摩治疗时，如配合药物外敷则疗效更佳。

（三）按伤的时间分类

1. 新损伤：凡伤后未超过半月者，无论伤情如何，均属新损伤。但治的时间长短，则因受伤轻重、发生部位、体质、年龄及曾否进行不适当的处理等而不一致。

2. 陈旧性损伤：受伤后超过半月以上者，无论曾经治疗或未经治疗，均属本类。

（四）按筋的性质分类

1. 筋长：乃因为外伤后，筋被牵拉所致。如失足内翻扭伤，则其踝部外侧筋，就会被过分牵拉，而发生筋的弛缓。如再重复受伤，即可发生关节不稳，这就是由于外踝部筋弛长所致。

2. 筋短：因外伤后筋缩所致。如足踝内翻扭伤，长期才能恢复，习惯于不良步态走路，其内侧筋就会因收缩而显短。

3. 筋硬化：长久进行单一不变的体位操作，或受伤后未经适当治疗，气血壅滞不行，久之则该部筋络在强直基础上，发生硬化而引起疼痛及活动受碍，谓之筋硬化。

4. 筋出槽：于损伤后，局部筋脉脱离原来位置，且不能自动恢复其原有位置者，谓之出槽。

5. 筋移位：情况与筋出槽相仿，但能经活动后自动恢复原来位置，或恢复不全，此谓之筋移位。

6. 筋绞：急剧外伤后，两筋交错紊乱，谓之筋绞，触诊可触到索状绞样物。

7. 筋结：即前述之核或块。

8. 筋缩：与筋短症状相似，发病部位较筋短广泛，不限于关节部位。

9. 筋软：外伤后，常感部分肌群无力，不能随意运动（多因神经受损所致），谓之筋软。

10. 筋萎：由于受伤后，长期未予治疗或治疗不当，或不活动锻炼而引起的，另外筋软也可进而发展为肌肉萎缩。主以按摩，辅以滚摇，配合体功锻炼，日久即可痊愈。

以上现象，非有丰富临床经验者，不易分别。但也不是不可捉摸，只要临床用心体会，细心诊察，久之自然可以清楚地分辨出来。

第三节　症状与诊断

诊断损伤要点，首先以望、闻、问、切四诊作为基础，再根据骨科的特点加以补充。另外 X 射线的检查亦有助于鉴别诊断。今将症状与诊断简述如下：

（一）望诊

1. 一般情况：注意面部，有无精神紧张及痛苦表情，是否有面色苍白、呼吸短促、瞳孔散大等现象。如发现晕厥，应先治疗晕厥，并追溯其原因。另外身体强弱亦应注意，以便在治疗时掌握手法之轻重和用药剂量之大小。

2. 体态的改变与功能情况：一般来讲，四肢部损伤，要注意“筋伤不能伸，骨伤不能屈”这样一个规律。如膝关节扭伤后，则膝不能伸直，股骨骨折后则不能屈膝。当然也有伸屈均属不能者，那就可能是筋、骨俱伤。

至于躯干部损伤也会出现不同程度与不同形状的体态改变。通过望诊，也能初步判定其受伤部位。在功能方面，由于损伤亦产生不同程度的障碍。如腕关节伤损，则掌屈或臂屈受限，手的握力亦会减退等。

3. 局部情况：人体受伤后，局部组织由于气血凝滞不通，会产生肿胀，分为血肿、气肿。血肿是由于细小血管破裂所致，多发生于新伤。症状为局部有青紫血斑，按之肿硬。气肿一般多因气机不行，局部浮肿如棉，皮肤色泽不变。如兼气阻血肿者，则局部肿胀硬如石，常见于严重的外伤患者。另外在望诊的时候，尚须观察有无外敷药或付木等固定物，有无外敷药所致的皮肤反应（如皮肤疹子或炎性变）及固定物压伤等情况，以供治疗中的参考。如果是陈旧性损伤，还要注意，有无肌肉萎缩、关节强直等情况。总之，我们从望诊中所见到的情况，无论其严重程度如何、均须谨慎小心，绝对禁止慌乱或粗枝大叶。

（二）闻诊　一般须注意患者是否有呻吟不已、不敢咳嗽、呼吸不匀以及骨与关节的异常音响等。新鲜重伤如有呻吟、不敢咳嗽及呼吸不匀等，多有内伤；骨擦出现，说明有骨折存在。

（三）**问诊**　中医对问诊非常重视，兹简要分述如下：

（一）损伤的原因：首先应当询问有无外伤史，以及外伤时的体位和外力的着力方向，由此可初步判定患者受伤的程度和有无生命的危险。如无外伤史，则应询问是否曾受风寒、湿气，以鉴别疾病的种类，便于治疗。

2. 职业：往往因职业不同，而所受到的损伤部位及疾病种类亦有不同。例如舞蹈工作者，踝、膝、腰、髋等部位损伤较多，炊事员下肢湿热凝筋者较多，机械工人轧伤较多，搬运工人腰背扭伤较多，居住潮湿环境的人寒湿凝筋者较多等。

3. 病史：首先应了解发病的准确时日及病程长短，是新伤还是老伤复发，如为复发伤，则须追溯最初发病的原因情况，曾否进行过治疗，用过哪些疗法，效验如何等，这对于诊断与治疗都会有所帮助。

4. 发病情况：询问其主要症状是骤然发生，还是逐渐出现。一般来讲，由于外伤所致多是突然发病，受风寒湿等侵袭则常是逐渐发展而来。

5. 自觉症状：疼痛是伤科病员的主要症状，但由于疾病的不同，可分为下列几种：

（1）酸麻痛：受风寒湿侵扰，以致筋络血气壅滞，则有此痛，与外伤疼痛性质不同。

（2）针刺痛：一般新伤多有刺痛的感觉，敏锐拒按。

（3）钝痛：此痛多系陈旧性关节扭伤。

6. 既往症：了解以往和伤科有关病症，及其诊疗的情况。

（四）**切诊**

1. 切脉：切脉可辨患者的虚实。如外伤后，若无出血现象，仅因伤后气血阻滞者，脉则多见弦紧或弦实，此为实症。反之如有出血或陈旧性损伤，合并有其他关节疾患以致六气伤损者，则当见虚、弱、细、芤等脉，此为虚症。

2. 局部切诊：中医伤科在诊断上以局部切诊最为重要，它常和治疗手法同时进行。切诊方法是循经络路线，以拇指或拇食指循经按切。切诊必须由浅及深，也就是说，手法开始时要轻一点，渐渐加重指力，方能辨别筋软、筋硬、筋短、筋长、筋起核块等情况。也可查出压痛处及骨擦音。中医的局部切诊，既可作为诊断手段，也可作为治疗方法，寓诊察于治疗之中，在治疗中又可诊察，这是中医伤科的特点之一。

在切诊中往往还可以遇到一些外观无异常，亦无明显压痛及筋脉异常改变的患者（病在里）。此时，我们就需要根据患者所述的疼痛部位及各部损伤的好发位置，来进行治疗。

（五）**X 线检查** X 线检查，更能帮助诊察损伤的明确情况，这在骨伤科中，是一种非常必要的诊断方法。现代医学书籍中，已有专论，兹不赘述。

第四节 手 法

中医治疗软组织损伤，主要依靠手法的适当运用，方能获得预期的效果。在谈手法操作步骤以前，首先应当明确，中医是依据病情和病员身体强弱等不同的情况，来区别轻重缓急、选择合宜手法，否则将会延长治疗日期。

手法中我们以点穴、理筋、分筋、弹筋、拨络、滚摇、升降、按摩、镇静等为主，其他尚有根据不同部位与不同病情的变法，分述于各节中，此处不予多述。若能掌握这些手法，应用自如，就会临机应变，运用于临床。现分别概述如下：

（一）**点穴** 以拇指（或食指或中指）深点受伤局部之穴位（有时亦根据经络循行，做远距离部位的点穴如图1-2-1），或加镇定，或加按摩，根据需要而定。一般久伤主用按摩，新伤主用镇定，其作用在于通关开窍，以通定痛。

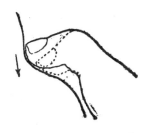

图1-2-1 点穴操作示意图

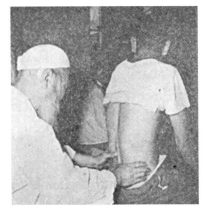

图1-2-2 双拇理筋，一指在前，另指跟随的操作法。

（二）**理筋** 根据部位不同，常以一手或双手的拇指球部（或拇、食二指，或食、中、环三指）自上而下或自上而斜下，保持按压深度，以平稳的劲力缓缓移动，舒理其筋，不可中途松劲，以免作用不确实。进行理筋时，一般两侧同时施理，也可一指在前，另一指跟随，增加其强度，或弥补指力不足（如图 1-2-2）。理筋完毕后给予镇定，以巩固其效果。至于理筋部位的选择，则须依照受伤部位而定。一般以伤部筋络为主，但要注意从近到远，且伤部上下方也要按理，此法作用在于调和气血，生力定痛，顺筋归位。

（三）**分筋** 用单手或双手拇指甲部（甲勿过长或尖突，以免疼痛或伤破皮肤）深压筋结之上，（筋结多于伤部见之，为发生疼痛及功能障碍等症状之症结所在），或按于压痛明显处。由筋结或压痛点之边缘部，用相应之力，进行平稳的按摩，约 20~30 下，按摩时指尖不离开皮肤，随皮肤之活动而上下，移上时不用力，拖下时用力（如图 1-2-3）。此种手法，有助于解除筋结，为治疗软组织损伤中应用较广泛的一种手法。

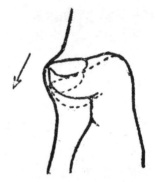

图 1-2-3　分筋操作示意图

（四）**弹筋** 医者以拇、食二指或拇、食、中三指，用平稳的力量，将肌肉、肌腱或神经提起，然后迅速自拇食两指之间弹出（如拉弓弦状），即谓之弹筋（如图 1-2-4）。每处每次弹 1~3 次即可。弹筋后，并给予理筋，以解除不适之感觉。弹筋的作用是使血脉流畅，筋络宣通。由于受伤部位及伤状不同，弹筋的部位亦有所不同，分述如下：

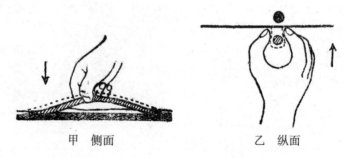

甲　侧面　　　　　　　乙　纵面

图 1-2-4　弹筋操作法示意图

1. 颈部：可弹颈侧筋（相当于胸锁乳突肌、肩胛提肌处，如图 1 - 2 - 5）、横梁筋（相当于斜方肌锁骨后的部分，如图 1 - 2 - 6）、项筋（相当于斜方肌的颈项部分及头项夹肌等）。

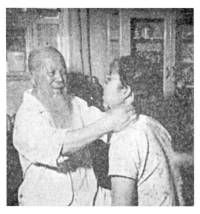
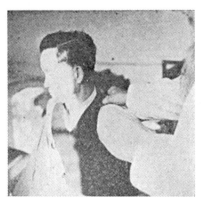

图 1 - 2 - 5　弹颈侧筋操作法　　图 1 - 2 - 6　弹横梁筋操作法

2. 胸部：可弹胸筋（相当于胸大肌、胸小肌外缘处）、腋后筋（相当于大圆肌、小圆肌及背阔肌外侧缘）、海底筋（相当于腋窝内各神经）、腹筋（相当于腹内外斜肌处）。

3. 背部：可弹背筋（相当于大小菱形肌、斜方肌胸椎两旁的部分，如图 1 - 2 - 7）。

4. 腰部：可弹背筋及腰筋（相当于腰方肌及髂嵴上方腹外斜肌、腹内斜肌外侧部分）。

5. 肩部：可弹背筋、横梁筋、海底筋、胸筋及腋后筋等。

6. 上臂及肘部：可弹肘筋（相当于肱骨内髁附近尺神经及肘下桡侧肱桡肌部分）、海底筋。

7. 前臂腕及手部：可弹肘筋、海底筋。

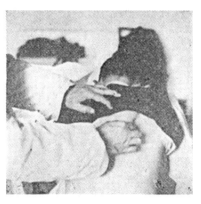

图 1 - 2 - 7　弹背筋操作法

8. 髋部：可弹髋部诸筋（相当于股直肌、缝匠肌与内收长短肌上 1/3 部分）。

9. 臀部：可弹臀下筋（相当于股二头肌、半腱肌上 1/3 部分）。

10. 膝与小腿部：可弹股筋（股直肌下 1/3 处）及膝窝内侧筋（相当于股二头肌、半膜半腱肌下 1/4 部分）。

（五）拨络 是拇指与其他四指成相对方向，抓紧伤部附近不能提起的肌束或神经，拇指不动，其他四指与肌束成垂直的方向，施力左右拨动，谓之拨络。作用在于振奋筋络，止痛缓痉。例如肘踝关节及足部的诸伤，可拨内踝后下方之筋（相当于胫神经在内踝下分成足底内外侧神经的部位），还可拨小腿肚内侧的筋（相当于腓肠肌及比目鱼肌的内缘）。

（六）升降 应用范围较广，全身各关节均可使用。以肘关节损伤为例，其做法是医者一手固定肱骨内外髁部，另手握住腕部，以肘关节为中心，缓缓进行屈伸活动，谓之升降。

（七）滚摇 是配合升降用以活动各个关节的一种手法。仍以肘为例，使用时术者左手握定患者肱骨内外髁部，右手握定腕关节，自内向外旋转滚动，再自外向内旋转滚动，摇数左右相等，谓之滚摇。

（八）按摩 古医籍上，已有详细解释。"按者，谓以手往下抑之。摩者，谓徐徐揉摩也"。它是中医治疗手法中用得较广泛的一种，也是一种专科，称之为按摩科。其作用是理通经络，摩散结肿。

（九）镇定法 分指压镇定与掌握镇定两种。前者是在点穴、分筋、理筋等手法终结时，不立即放松指劲，而静止不动，停留片刻。后者乃是医者以手握住患部的远端，在行上述多种手法后，将患者伤部固定于一种利于恢复的姿态，停留片刻。但本法镇定的形式应根据患病部位不同而有所差异，例如腕部伤，须行被动性掌屈（或背屈）镇定；腰部损伤，则须行绷腿镇定（患者下肢置术者膝上，医者用一手固定膝部，不令弯曲，另一手稳力推足底尖部，令踝关节背屈，助手配合，压患者两肩，令前屈其腰）。做时应缓缓进行，不可粗暴。作用在于展筋定痛。

（十）捏按 用于四肢部的辅助手法，常于手法完毕时，如此从上往下，捏按 3~5 遍。嘱患者松弛患肢，医者一手拿定其末端，另一手拇指与其余四指相对，用平稳压力，自上而下，一松一紧，捏按筋肉，可促使血流通畅，经络舒展，有利于伤状恢复。

由于伤科手法甚多，不能一一列述，以上仅举一些重要而常用的手法。

第五节　伤后一般注意事项

（一）**安情志**　郁闷、怒气均有损于筋骨，故伤后情志宜安。

（二）**禁房劳**　房事太过，能令精竭髓枯，身弱神疲，筋痿骨松，故一般疗伤期间，严禁房事。

（三）**避寒湿**　寒湿能令气血滞涩，影响伤情恢复，故无论冬夏均宜避寒湿，以免延误痊愈日期。

（四）**戒疏懒**　体功操练能强体却病（即精胜邪却之义），根据不同受伤部位，锻炼体功，能较快恢复伤部功能，故禁忌疏懒，必须遵嘱锻炼。

第六节　各　论

一、失枕

失枕、又名落枕，早在隋代《诸病源候论》中就有失枕的病名。它认为失枕的原因是"头项有风，在于筋脉间，因卧而气血虚者，值风发动，故失枕。"但实际临床上所指的失枕，范围较为广泛，包括像颈部扭伤、痛痹、筋僵等症。因症状大致相同，统称之为失枕。其治法也大致相同，故一并介绍。

（一）**病因**

1. 筋僵：多由卧姿不良，产生筋肉僵持而得。

2. 扭伤：在工作中或运动时，无意中颈部骤然扭转和摆动，使局部筋脉蒙受不同程度的损伤，称为扭伤。

3. 痛痹：晚间开窗睡觉，风寒侵袭肩颈，或当身热汗出皮毛洞开之际，贪纳风凉（如风扇），致使冷风寒气侵入肌腠，犹如烧红之铁淬入冷水之中，使气血凝滞，筋络闭塞，俗称遭受"风箭"或称"寒凝"，这都是得痛痹的原因。

（二）**症状和诊断**

1. 疼痛：疼痛是所有失枕病人的普遍症状。一般疼痛明显，痛的部位多在颈部一侧，另侧亦受到影响，甚至上臂，有时头部亦受其影响。

2. 颈部运动障碍：失枕的另一特点是颈项强直，脖子往往偏向一侧，活动受阻，不能俯仰，不能转摇。少数患者甚至不能自由咳嗽和喷嚏，奇异之状往往一见便知。

除上症状外，在触诊时可发现多数患者在一侧肩项部有大小不等之硬结（筋结）或条索状硬块（筋硬化），按之非常疼痛。

（三）治疗

（一）手法治疗：患者取坐位，术者站于患者背后。

（1）点穴按摩：找出最痛点，以拇指按压擦摩，局部有筋结者，则以拇指甲部点其上而按摩，这叫分筋法。有筋硬化者，除用按摩外，还可用拇指或中指在索条状硬块上，左右上下拨动，这叫拨络法。若大片筋肉有僵硬现象者，则用拇指掌面作按摩理顺。

在治疗时令患者自动转摇，若颈左转作疼，则证明其左转道路不通，不通则痛，故术者一手使其头颈左转，一手按摩痛处，在其左转的位置上，予以按摩，打通不通之处，这是一种"以通定痛"的手法。即取最痛的部位，施以最痛的手法，能起到以痛定痛，以新痛代旧痛的作用，待按摩完毕，新旧痛就都同时消失。

（2）弹筋：弹筋是用拇指和食指将相应侧的胸锁乳突肌以及斜方肌提起、快放，借以弹动经络，使气血流畅，舒通筋肉，以达到痊愈目的。弹筋的部位有颈筋、项筋、横梁筋、背筋等处，弹筋一般 2 ~ 3 下。次数多寡和手法的轻重，因人因时有所不同。体壮者手法重些多些无妨，体弱者手法宜轻宜少；上午手法可以重些，下午手法则须轻些。下午弹横梁筋，每侧不应超过 3 下。

（3）理筋：理筋手法是紧接着弹筋而施的。自上向下，平稳施压。

以上手法做过之后，让患者活动颈部，体会是否仍有疼痛或转动受到限制。若疼痛减轻不大，可按序重复手法一遍。一般患者多能在一遍手法之后，症状减其大半或完全消失。个别患者亦有术后症状消失，半日后重现者；但较前为轻，此等患者再治一次可期痊愈。一般二三次大都痊愈，以一日一次较为合适。

2. 药物治疗：失枕病人一般不须用药。若遇慢性患者，病期在十日以上者，可酌情内服活络丸。病情中有明显随气候变化而加重，或酷怕风寒者，可酌情内服活络丸或活血酒等。活络丸日服两次，早晚各 1 ~ 2 丸；活血酒每日服两次，早晚各 2 ~ 5 钱。

附 病例

马×× 女性 25岁 工人 门诊18552号 初诊1958年11月11日

主诉：颈后侧疼，不敢活动已一周。

现病史：7天前因睡觉时翻身，将颈部扭伤，右侧颈部疼痛，不敢活动，俯仰疼引头额，曾在某医院治疗两次未见效果。

检查：颈右转右倾时，右侧肩颈部疼痛，可摸出有纵行硬化条索，压痛明显。

诊断：失枕。

治疗手法：点穴按摩，理筋分筋，弹两侧横梁筋、背筋。手法完毕，其病若失。予活络丸6粒，3日分服，再来复查，云治疗后即未再疼痛。

二、肩部寒凝气聚（肩关节周围炎）

（一）病因 此类患者，常发生于40~50岁成年人，由于感受风寒或寒湿，积久筋凝气聚而引起。

（二）症状 疼痛是本病的主要症状，可以分为钝痛、酸痛或刀割样痛（有时向肩胛及上臂放射），以夜晚及气候转变时为重。有的是急性发作，但多数是逐渐加重。病期可为数周、数月甚至数年。于肩部云门穴处有压痛，个别病例有时在肩胛冈上曲垣穴附近或臑俞穴部，可能找到痛点。肩关节主动或被动外展与前举均受限制，因此患者脱衣穿衣亦感困难，肩部疼痛，肩部筋络发僵。

（三）治疗 此类疾病疗程较长，一般须1~2月，就诊之初，须向患者说明，使建立长期治疗的信心。

1. 手法治疗：患者取坐位，医者立于患侧。先点压云门、曲垣、臑俞等穴位，同时拨动云门处筋络，再理肩部横梁筋及肩背部诸筋。在理筋时，发现有筋结者，可再行分筋法。然后依次行白蟒吐舌（手臂前伸动作，如图1-2-8）、太极磨子手（左右旋转滚动肩关节动作）、缠丝磨子手（同前动作，活动范围较大以及上举通臂，如图1-2-9）、过胸通臂（如图1-2-10）和屈肘反背翻掌通臂（反手于背部动作）等手法。最后弹胸筋、背筋、海底筋并点曲池、合谷诸穴以通其窍。在治疗中常须配合治疗健侧（左病治右，右病治左），以防健肩继发本病（健侧手法可以简单，有时仅行白蟒吐舌，点曲池、合谷穴，配合通臂手法即可）。

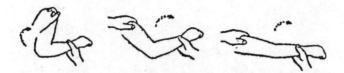

图1-2-8　白蟒吐舌的手法操作

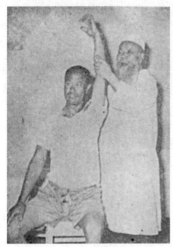

图1-2-9　上举通臂操作法　　　图1-2-10　过胸通臂操作法

（二）药物治疗：

（1）内服活络丸。一般患者均宜服用，先由少量开始，以后酌量递增（但不能一次超过2丸以上）。

（2）外敷活血散。如患者疼痛剧烈，症状较重时，可外敷活血散（热酒调或开水调均可）。

（3）内服活血酒。如在冬季能饮酒而病情又较重的患者，可与活络丸交替服用（晨服药丸，晚服药酒）。

3. 体功操练：在初次治疗后，即可教患者做1～2个动作。一般宜先作荡臂练习（手臂前后自然摆动），待病情好转，关节运动范围增大时，再加做白马分鬃（双手手背相对，自腹胸尽量上举过头，手臂灌力，如托重物，然后手掌向外，再向两翼降下，又收至腹前如前势），至疾病接近痊愈时，加做大圆手（左右手一上一下分开如前式运动，且较快速）。每个动作每次作20～30下，一日三次，必须坚持到治愈为止，切忌疏懒中断。

三、肩部扭伤

（一）**病因**　肩部扭伤多发生于体力劳动者（尤以不经常参加重体力劳动的人，突然剧烈劳动）及运动员。原因是猛烈运动，使肩部肌肉遭受损伤。

（二）**症状**　主要症状为肩痛、肩关节运动障碍及肩部肌肉痉挛，且压痛点亦较明显。因其受伤时体位不同，而压痛亦各不同，一般以云门穴、肩髃穴和臑俞穴等部位为最多。发病情况一般有下列两种：

1. 急性：可因肩部突然扭伤或运动过度而引起局部锐痛，有些可能有慢性肩痛史而不明原因成急性发作。疼痛剧烈，有时向臂部放射，影响患者休息及睡眠，局部肌肉多呈痉挛现象，甚至发生红肿，患肢外展外旋运动受到严重限制。

2. 慢性：多因长期肩部活动使肌肉劳损所致。病初起缓慢，偶因肩关节外展、内旋或内收发觉肩部有轻微疼痛，有时还向颈部及手部放射。疼痛夜晚加重，于肩髃、臂臑穴部有明显压痛。本病疼痛如不发展严重，数日后可以自愈，但却易反复发作。

（三）**治疗**

1. 手法治疗：

（1）急性：患者取坐位，医者立于患侧。首先按摩云门穴 30～50 下，手法不可过重，然后用拇指压于该处，另手拿住患臂腕部，令患肢前伸后缩的摆动 10 下（名曰白蟒吐舌）。其次改拿定肘关节，由右向左及由左向右各活动肩关节 10～20 下（名曰磨子手），再提臂上举，至不能上举为度，镇定 1～2 分钟（名曰上举通臂），拇指一直压于云门穴处不动。然后改一手扶定肩关节，另手将患臂反于腰背，拿定患肢腕关节，缓缓上升，至不能再上升为度，镇定 1～2 分钟，令患肢反手于腰背。这一动作，最为疼痛，因此术者在做此手法时，一定要缓缓施术，小心进行，最后弹横梁筋、腋后筋、背筋，手法即告完毕。局部有肿胀者，初期手法应轻柔、简单，一般先于伤肿下方理筋或局部取穴、再配合上述通臂手法，点曲池、合谷穴，弹上述各筋。

（2）慢性：慢性者继外磨（各 50～100 转）准备手法后，一般以点穴及分理压痛点为主，配合用白蟒吐舌及三种通臂，弹肩部所属诸筋。

2. 药物治疗：

（1）内服活络丸，一般除轻伤外都可内服。

（2）外敷活血散，肿痛者宜用之。

（3）外擦活血酒，一般患者（尤以慢性患者）均可给予活血酒外擦，一日4~5次，以辅助手法之不足。

3. 体功操练：同寒凝气聚。

附　病例一

伍×　女性　45岁　缝纫工人　门诊9994号　于1958年8月13日来诊

主诉：左肩疼痛已年余。

现病史：1年前因左手提重物不慎扭了一下，当时即感疼痛，唯不甚剧烈，曾做针灸治疗未见效。以后经常有痛感，关节活动受到限制，左侧睡卧时亦疼，抬举患肢和干重活则疼痛增加。

检查：患肩外展100°，上举40°，翻摸背可以触及肩胛下角，肩部发僵欠柔软，肩髃穴压痛，云门、臑俞亦然。

诊断：肩关节周围炎。

处理：点按云门、天府、肩髃等穴，重按云门、臑俞及肩髃，继行白蟒吐舌、太极磨子手、缠丝磨子手、屈肘反背、翻掌通臂、弹横梁筋、腋后筋及海底筋等。内服活络丸，并教给体功练习，日行荡臂三次，每次30~50下。10日后肩痛减轻，关节活动进步，增加体功大圆手练习。20日后，抬举及持重物，疼痛显著减轻，向左侧卧睡亦不疼。40日后，肩部疼痛消失，自己穿脱衣服，抬举、外展、后伸诸功能恢复正常。唯提熨斗过久、稍现隐疼，60日后痊愈停诊。

病例二

康X　男性　45岁　机关干部　门诊9895号　于1958年8月12日来院就诊

主诉：左肩疼痛5月余，于5月前无任何外伤原因，突然发现左肩疼痛，且逐渐加剧，以致肩关节活动受到限制，左手摸不到头，外展后伸均不利落，每日穿脱衣服，要人帮忙。曾经烤电、针灸、按摩未见效。

检查：左肩外展70°，后伸反背，指尖仅触及三四腰椎突部，云门、肩髃有压痛，三角肌发僵。

诊断：肩关节周围炎。

处理：点穴按摩，取中府、云门、天府、臑俞、肩髃、尺泽、合谷诸穴，其中云门、肩髃、尺泽、合谷为其重点。继作白蟒吐舌、太极磨子手、缠丝磨子手，提弹横梁筋、腋后筋及海底筋。内服活络丸，亦教与体功荡臂练习，日行3次，一次30~50下。

8日后疼痛较前减轻，肩关节活动有明显改善，外展增加至85°，后伸反背指尖能触及第一腰椎棘突部。13日后，增加做体功大圆手，半月后可以自己穿脱衣服。28日后，肩关节外展至90°，上举至130°，后伸反背指尖可触及第十二胸椎棘突部。58日后，肩疼完全消失，活动范围与健侧一样，痊愈停诊。

四、肘部扭伤附：肘关节挛缩

（一）病因 多由间接外力使肘关节外旋和过度伸直而致。

（二）症状 主要为肘外侧桡肱关节的前后方疼痛，尤以前臂有阻力做伸直或外旋活动时为甚。压痛点在肱骨外上髁及桡肱关节前后方，重症患者局部有肿胀，关节屈曲及外旋活动亦常受限。慢性伤员，其少海穴部可显僵硬感，肱骨鹰嘴窝处有压痛。

（三）治疗

1. 手法治疗：患者取坐位，医者坐于对面。此部损伤，多伴有骨缝错动，故应先点尺泽、曲池，再理筋、分筋（分压痛点或上、下筋结）、按摩、拨络，最后进行外磨（即被动旋转肘关节，左右数相等）、屈伸肘关节及弹海底筋、肘筋及点按合谷穴。

如屈伸受限者，当进行完外磨手法后，行被动屈曲镇定和中流砥柱（左肘为例，医者站于患侧，以左腋夹紧患肢之腕向后牵拉，并以手掌用力上托患肘鹰嘴部，右手扶置患肩，以牵引向反推，但应注意劲力，必须缓稳柔和），最后再行外磨法，如此重复2~3次即可。

2. 药物治疗：

（1）外擦活血酒。一般患者均可外用。

（2）外敷活血散。在肿胀显著或伤势较重者应用，但无须固定关节。

（3）内服活络丸。大部患者均可服用。

3. 体功操练：可行豹掌、一指鞭法及自动屈伸活动。

附：肘关节挛缩

肘关节挛缩，在临床上虽不很多，然而还是较常见到。原因多系伤后失治或治疗不当、延误而造成的一种筋络粘连与关节功能障碍的损伤后遗症，不同程度地影响着患者的劳动能力和日常生活。此时若抓紧时间治疗，虽肘关节挛缩已成，亦有不少患者获得痊愈的。所以医患双方均须重视起来，建立信心和耐心，坚持稍长的治疗时间，忍受一些治疗初期的痛苦，常可得到满意的效果。

（一）**病因**　往往由于肱骨髁、鹰嘴突、桡骨小头等折伤后治疗不当而形成的后遗症。肘关节脱臼整复后，由于没有很好重视肘关节活动，或因关节夹及其周围组织的撕裂，出血肿胀，消散不全，筋络粘连而引起肘关节的挛缩，或偶因关节附近软组织受伤后固定过久而引起挛缩，这些都能使关节活动受到影响导致本病。

（二）**症状**　病人自述肘关节受伤后，虽经治疗，但关节的屈伸功能受限，甚至受限程度逐渐加剧，连洗脸、梳头、穿衣等简单的日常操作也感到困难。又于检查时可见到肘关节自动和被动的屈伸幅度有不同程度的变化，肘关节四周软组织都变硬而缺乏弹性，甚至附近的组织发僵成死板状，与深部组织互相粘连起来。

（三）**治疗**　一般以手法治疗为主，同时配合药物和坚持体功操练。药物方面可予活血药酒，每日自擦2～3次，晨、晚饭后吞服活络丸。锻炼方面，则可根据病人情况，练习各种活动量不同的体功或体育疗法，如开始可做些广播操，以后可做单杠上的悬吊牵拉及俯卧撑等运动，以改变其屈伸的幅度。亦可练习登掌、一指鞭法、双飞手等体功。手法方面，可隔日施行一次。在病人开始接受本法治疗时，初期手法必须轻一些，经过数次至十数次治疗，病人开始适应后，才逐渐加重其手法。但即使已能适应，仍须注意手法的轻重，以病人能忍受为准。在治疗时，最好和患者交谈，以分散其注意力，而减轻疼痛。本病必须能坚持治疗，才是获得功能恢复的保证。

手法操作的大致顺序：

1. 分筋按摩：用拇指轻压皮肤，向上推移少许，使皮肤移向上方，然后用力深压并向下拖拉，以便深部组织受到指部的力量。操作时，拇指始终保持深压按擦与分筋二法同施。宜缓宜匀（酌情单行分筋手法亦可）。

最常按擦分筋的部位，是肘关节屈面的内侧和外侧，相当于曲池和尺泽穴位，一般在这两处可触及大小不等的痛性硬块，筋缩、筋结即存于此。此外在相当于少海、天井穴位及其他肘关节周围的筋硬化之处，亦一一予以分筋按擦，每个部位可行 20~40 下。

2. 内磨法：患者坐于凳上，术者立于患侧，一手握住腕部微加牵引，另一手抓住患肘后侧，以上肢长轴为轴心，做肘部正反旋转磨动各 30~50 次。这种内磨，从外表上看不见肘关节旋转活动，但实际鹰嘴与鹰嘴窝在磨动。或术者立于患者后面，两手分抱托于患肘内、外两侧，行内磨手法亦可。

3. 外磨法：较内磨幅度为大，患者须屈曲患肘，然后术者以一手握患肘后侧固定不动，另一手握其腕部，做大范围的正反画圈动作各 50~100 次。

4. 肘关节的屈曲镇定：患者取坐位，术者立于对侧，一手握其患肘之后侧，一手推其腕部，使其肘部渐渐屈曲，直到病人不能忍受时为度。避免操之过急，适度时则停止不动，镇定一分钟左右（如图 23），然后渐渐将其伸开。

5. 肘关节的伸展镇定（中流砥柱法）：患者仍取坐位，将患者腕部挟于术者腋下，以做缓缓牵引，并以该手掌托于肘后，稳力向上托起，使肘部渐渐伸直。另一手扶什患肩向后推压，以起相对牵引作用，直到患者将不能忍受时，镇定约一分钟左右（如图 24），然后渐渐松劲放回。以上四五手法做完后，理筋掐按即算完毕。或再重复 1~2 遍也可，最后配弹海底筋及自上往下的掐按手法，患者可觉松快灵活。

附：病例

康×× 女性 6 岁 门诊 26864 号 初诊日期 1959 年 1 月 9 日。

主诉：患儿左肘关节屈伸受限约 44 天（其母代诉）。

现症：74 天前自小车上摔下，左臂肱骨骨折，在县医院全麻下切开整复，石膏固定。1 月拆除后，患侧肘关节不能伸展，屈亦受限，来治。

检查：局部有术后愈疤一块（2cm×2.5cm），折口部不平，患肘伸 110°，屈 90°。X 线检查：左肱骨远端 1/3 段陈旧性骨折，已完全愈合，因对位不佳，骨干略呈畸形，肘关节及所属其余诸骨未见异常。

诊断：左肘关节外伤失用性不全僵硬。

处理：局部点穴按摩，继行内磨外磨及伸屈镇定，外擦活血酒。1 月

24 日 4 诊：手法治疗后，测患肘伸 140°，屈 70°，进步。手法仍重复，重点在内、外磨及伸屈镇定。4 月 23 日 15 诊：伸 150°继续进步，屈 75°较前差。

从 5 月 6 日起改每周治疗 3 次，及至 7 月 23 日因患儿母亲急需回原单位工作，迫使停诊。于此期间中途因事因病二次中断治疗约 3 周，故总计近半年时间，测量进步情况为：伸达 175°，明显进步，屈仍 70°。

五、腕关节扭伤

（一）**病因** 此病发生于钢琴家及家庭妇女者居多。原因是长期过劳，加之遭受寒湿侵袭所引起，故中医又名为寒凝气聚，但有些患者是因外力打击而引起的。

（二）**症状** 病初起缓慢，逐渐加重。主要症状为腕部疼痛，疼痛部位多位于阳谷、阳池或阳溪穴部，少数可位于大陵穴部，压痛点与疼痛部位多相一致。腕关节背屈或向尺侧倾斜受限，有时拇外展亦有妨碍，外伤引起者疼痛明显。

（三）**治疗**

1. 手法治疗：令患者坐于医者对面，先于局部点按痛点穴位，再自肘向下理筋，直至掌指关节，理筋中若遇到筋结则予分筋，然后在腕关节重用内磨（或外磨）手法，最后提弹海底筋及肘筋，并行腕背屈曲镇定。如兼有拇指部屈曲受限或欠灵活者，可于局部增加内磨、外磨手法，四围理筋及屈曲镇定，或点鱼际穴，或弹鱼际筋。

2. 药物治疗：同肘关节扭伤。

3. 体功操练：可根据疼痛部位不同，选择青龙摆尾、翘掌等功练习。

附 病例

沈×× 女性 19 岁，学生 门诊 5842 号 初诊日期：1958 年 5 月 30 日

主诉：左腕被挫伤已 3 天。

现症：3 日前练习舞蹈时，从 1 米高处跌下，左手着地而致伤。当晚疼痛肿胀，局部发青紫，校医按摩一次，并敷黑色药膏，今日疼痛减轻，但活动时疼痛、无力，来诊。

检查：左腕轻度肿胀，活动关节时疼痛，以向桡侧运动为著，压痛与之符合。

诊断：左腕关节扭伤（错骨缝）。

处理：手法理筋内磨并行小升降，外敷活血散。6月2日2诊：肿痛均减，压痛仍存，处理同前。6月5日3诊：肿胀及瘀血消失，背屈支撑尚觉无力，用力屈腕还疼，处理同前。6月9日5诊：压痛锐减，近愈停诊。

六、指关节与掌指关节扭伤

（一）**病因**　多由于外力使掌指关节或指关节过度屈伸而造成，如球类运动员被球触伤或倒地后，手指着地致成本伤。

（二）**症状**　主要症状是疼痛，关节屈伸活动受到限制，局部肿胀及压痛，检查时注意排除骨折的损伤。

（三）**治疗**

1. 手法治疗：如肿胀严重剧痛者，手法宜轻，多采理筋、内磨及屈曲镇定法。如疼痛肿胀均不严重者，可加用局部分筋法。但无论分筋或理筋，均须于关节四周进行，不可忽略任何一侧。

2. 药物治疗：肿胀者可外敷活血散，一般外擦活血酒亦可。如为陈旧性损伤，还可加服活络丸。

附　病例

满××　女性　18岁　工人　门诊29808号　初诊日期：1959年12月12日

主诉：右拇指触伤已3日。

现病史：3日前打篮球触伤右拇指，疼痛，晚间肿胀，前臂麻木感。在外曾贴膏药及揉按见轻，现拇指仍疼，不能拿筷子等物，来诊。

检查：患拇指中等度肿胀，外展及伸展严重受到限制，掌侧压痛。

诊断：右拇掌指关节挫伤。

处理：手法重内磨患指关节，并弹拇筋（即鱼际筋），当即外展近于健侧，伸展恢复，压痛减轻，热敷活血散包扎，嘱咐活动练习。12月14日2诊：活动正常，压痛尚存但轻，手法重内磨，敷药同前，并约随诊。12月16日3诊：压痛消失，仅有微不适感，活动完全恢复，痊愈停诊，未经处理。

七、胸背部损伤

附：八卦穴部与灵台穴部损伤

（一）**病因** 胸背部损伤，亦为软伤四因中之忍、搋、闪三因所引起。本伤多发生于重体力劳动者、运动员等。如建筑工人自高处坠下，有时虽未引起骨折伤，但可发生重度内伤，甚至瘀血流入脏腑，处于重危濒死的状态中。亦有由低处坠下而仅擦破肌肤的轻度外伤。又如举重运动员虽平日训练有素，但在过重的挺举或操练时精神不够集中，运气不足也易造成胸背部损伤。所以在考虑伤因之际，亦须多面顾及，有外在的不同，也有内在的殊异；伤因相似，致病不同，必须辨证。

（二）**症状** 内外两伤本常兼并，为叙述方便起见，兹分述如下：

1. 外伤：较多见，比内伤为轻。损伤所引起的变化多可由医者检查得到，其受伤部位可为一处或数处；或肤肌擦裂，或局部肿胀瘀血、疼痛（有时亦可有呼吸痛及咳嗽痛），活动受限，压痛亦属必发之症，故诊断较易。

2. 内伤：较少见，除有明显之呼吸咳嗽痛及喷嚏痛外，常伴有胸部闷满，气息低微，甚至咯唾鲜血，不省人事，伤势缓解后亦常以疼痛咯血连绵不止为苦。诊断时必先排除骨伤。内伤的诊断多需依靠问诊。在检查是否有内伤时，可令病员闭口鼓气，医者用手捏紧患者鼻孔，数秒钟后患部出现剧痛，放手后仍诉疼痛者则可诊为内伤。但如无上述情况，而仅有咳嗽痛、胸闷、胸痛、活动障碍者，亦可诊为内伤，后者往往为内伤中之较轻者。内伤之症尚有暗伤和映伤二种，较为特殊，多于伤时未介意，而伤后经过一定时候才缓慢出现症状。这二种伤在痛的方面有所不同，暗伤隐痛深伏，难能定位；而映伤则是伤部在前痛映于后，或伤在后部而痛映于前，其痛隐隐但浮现体表而可指出隐痛部位。外表视诊均无所见，映伤可有压痛，暗伤缺如。无论内伤或外伤，对各种不同性质的疼痛加以鉴别在诊断上是很必要的。现将临床上常见的几种疼痛介绍如下：

（1）片痛：为损伤后气阻之特征，可有肿胀、疼痛及压痛。

（2）线痛：痛呈线状分布，亦有按压痛，并于指下可触知筋起硬化、筋纵或筋挛等情况，此为伤及筋部之特征。

（3）点痛：痛限一点，或锐或隐，皆伤血所致；锐痛浅浮，隐痛深伏，为其特点。

（4）串痛：为气伤之征，走串不定，或现抽痛，或现跳痛，亦常做不定。

（三）治疗 检明伤状后，随症治之。

1. 外伤：对一般疼痛症状，以点局部诸穴、理筋、弹背筋、腋前筋、腋后筋诸法为主，多能使疼痛消减而获愈。如有瘀血肿胀，则于肿胀部向四周理筋，外敷活血散，敷药之热用或凉用视伤之久暂而定；如有肌肤破伤可于创口部加敷玉真散油膏。内服药可用活络丸早晚饭后各 1 次；如兼有呼吸痛、咳嗽痛，可改为晨服内伤丸、晚服活络丸。必要时亦可结合荡臂、白马分鬃等体功锻炼。

2. 内伤：以药物治疗为主，点穴、弹筋等手法亦可配合施用。药物方面，新症出血者可用童便急送内伤丸 1 粒，继嘱每晨用童便送服内伤丸，晚用白开水送服活络丸；待咯血停止后改用白酒三钱送服内伤丸。若又重现咯血时，医者亦不必惊惧，可再改为用童便送服内伤丸，此为伤后瘀血在上，外越之象。如服药后发现便血者，此为瘀血在下，下溢之象，皆属常态，无须惊惧，但须密切注意观察，不可疏忽。待呼吸痛、咳嗽痛等锐减时，即可停服内伤丸改服活络丹，日服 2 次，病愈为止。

3. 暗伤与映伤：治以气血双调，术药并施，随症为治；映伤处理，尤须标（现症处）本（受伤处）兼顾，方能取得良好效果，是谓治病伏其所主之意。

附：八卦穴部与灵台穴部损伤

（一）解剖部位 八卦穴居于第 4、5 胸椎棘突旁，靠近肩胛骨内侧；灵台穴在第 2、3 胸椎棘突旁。

（二）病因 此两部位损伤原因，皆以过重抛物之"闪"、举重失手之"砥"、与猛力转身或弯腰所致之"忍"为多见。八卦穴部之损伤，常为扭筋阻气。

（三）症状与诊断 主要症状为疼痛、项部活动及弯腰活动均因疼痛而有不同程度的限制，甚则呼吸引痛。

灵台穴部之损伤，其伤情较重，伤后垂头不得上仰，周身无力，轻者尚能缓慢行动，重者卧床不起。本病预后：重者三日能治，四日勉强治，五日难治，及至七八日后则当视病体强弱而定。如患者已婚，经常泄失元阳，形体亏极则少有治愈者；如体强元阳不亏者，尚有治愈之机。

（四）治疗

1. 八卦穴损伤：治以手法为主，佐以药物。手法首先施以理筋、分筋、点按局部穴位及两侧曲池、合谷（点穴、分筋以八卦穴为主）；再弹腋后筋、背筋、横梁筋及项筋（弹筋以弹背筋为主），以舒筋理气、通调气血；最后加施白蟒吐舌及四种通臂手法以结束之。

病轻者无须服药，重者配服活络丸。

2. 灵台穴损伤之治疗：患者取坐位，医者对面站立，医者以两手拇指第一节掌面部自患者前额部眉上起推理至两侧太阳穴，镇定片刻，继续推到两耳廓上方，换食、中二指向枕下推理，经玉枕、天柱穴，然后顺延向下推理至颈根部两侧镇定（如图25）。如此重复手法3～5次后，再在灵台穴部行理筋、点灵台等手法，最后提弹背筋、横梁筋结束手法治疗。

局部如有肿胀者，可外敷活血散；如伴有内伤者（有呼吸痛、胸闷等症），内服活络丸及内伤丸；无内伤者，单服活络丸即可。体功方面，可嘱患者坚持每日数次练习狮子摇铃功式（缓缓点头及转头）及犀牛望月功式（头颈部作缓缓旋转动作）。

附 病例

颜×× 男性 30 岁 舞蹈学校教师 门诊号 27352 1959 年 4 月 6 日以背疼 2 日之主诉来诊

现病史：2 日前练功时，做"后甩弯腰"动作过劳，当晚半夜突被疼醒，次日增剧，不敢活动，坐立不安，今日依然不减轻，不能练功乃来诊。

检查：背脊右侧肿胀，灵台及八卦穴区有压痛，指下触知硬性疼块。

印象：右侧八卦穴损伤，（凝筋阻气）

处理：理筋后，点按灵台、八卦二穴，并行分筋，分筋毕提弹背筋及横染筋，外敷活血散，内服活络丸。

2 诊：术后疼痛锐减，下午即参加练舞 2 小时，次日加至 4 小时，今日于手法点穴之际加颈部转动配合。

3 诊：八卦穴部尚存在轻微痛感，已不影响每日练功，手法同前。

4 诊：为伤后第 18 天，伤愈痛消，完全恢复正常练功。

八、腰部损伤 附：寒腰

（一）**病因** 此病多见于劳动人民，多在做推、抬、担、提动作的过程中发生，如建筑工人、搬运工人等发生腰部损伤者较多；此外，运动员、舞蹈工作者、杂技演员等在操练过程中伤及腰部的亦属多见。致伤的原因，多是身体受到外来物体冲击时躲闪不及失去平衡，或急跑扭转身躯过急，或弯腰取物时肌肉瞬间强烈收缩和过度牵扯。在分类上仍不外为忍、摁、闪、凝四伤范畴，但由于受伤时的情况变化多端，所以在临床上又有闪腰扭筋、气血闭塞筋络、筋硬化、筋绞等种种病理现象出现。

（二）**症状与诊断** 伤处出现剧痛，重者呼吸、咳嗽、喷嚏亦痛，患者腰部俯仰、侧弯活动受到限制，抬腿时腰部作痛，言语声弱，行走时双手撑腰，上体倾斜，脊柱多向患侧弯曲，在腰椎棘突与棘侧膀胱经部位之腰眼穴或髋眼穴等处有明显压痛，有时局部还能出现红肿现象。轻伤者尚能行动，重伤者则卧床难起，辗转困难。诊断时须谨慎排除骨折，并要密切注意有否内伤。

（三）**治疗** 以手法为主，用药为辅。

1. 手法治疗：患者取坐位（或俯卧位），医者于其身后（或身旁）施术。

施术时，医者以双手拇指在脊柱两旁一寸许，患者主诉疼痛部位上方（约2~3寸处），做自上而下或自内上斜向外下的方向进行理筋，理至髋眼穴部（即髋部）给予镇定；如此交替进行数次以散壅滞。在理筋过程中往往可以发现有痛性条索状肿物（或筋结），此时可于肿物局部施行分筋法并理顺之。此种筋结肿物最多出现在髋眼穴附近，所以在检查时须特别注意这个常发病的部位。操作时亦可边分筋边理顺，分而理之，理而分之，相辅而行，使停滞之气血宣散畅通，继分筋之后可采用腰部外磨法以活动其关节；行此法时患者取坐位，医者则在患者背后，医者一手以拇指按压腰后病变处，另一手置患者肩上以推动患者做腰部旋转活动，在外磨过程中手指往往会摸到有物（如筋结、筋移位、筋硬化等）往来滑动。进行这项手法便能促使不正常的筋变恢复正常，以解除痛苦。外磨后再行弹筋法，一般腰部多采用背筋、腰筋等处，但如因筋过于僵硬提弹不起，不能运用弹筋手法时，可以拨络代之。最后再行下肢滚摇手法以疏通筋络，最后以踝膝镇定法（医者将患侧下肢搁置医者之腿上，一手按压患膝，一手握患侧足跖前部，两手同时用力，迫使足踝背屈而膝关节保持直伸，停留片刻）结束。

2. 药物治疗：一般轻伤可不予服药，伤重则每日早晚各服活络丸1丸。若呼吸痛者晨起可改服内伤丸，有肿胀者外敷活血散，一般伤重者尚可每日在患部擦敷活血酒3~5次。

3. 体功锻炼：对腰疼剧烈的患者，宜先嘱其行踏步动作、下蹲，以后逐渐可加做打躬式、踢腿、躬尾式等练习。腰疼较轻者，可嘱其进行躬尾式、大运转、旱地拔葱等操练。

附 病例

患者许×× 女性 33岁 于1958年7月19日以腰部疼痛5日之主诉来院就诊。

现病史：5天前因搬家时不慎将腰部扭伤，当时剧疼，窜至两小腿部，以右侧为重。目前腰部活动障碍，不能直立，大便时不能下蹲，右腿抬举不便，出现跛行步态，便秘腹胀。曾到某医院诊为"腰椎间盘脱出症"。

检查：向前弯腰中度受限，后伸明显受限，侧弯尚可，向右弯有痛感，腰眼部有明显压痛，右髋眼穴有一蚕豆大筋结，按之剧痛且窜至右小腿，其他未见异常。

印象：髋眼穴部筋移位

处理：1. 自腰眼穴上部开始向下理筋至髋眼穴镇定，如此重复2~3次；在右髋眼穴筋结处分筋；腰眼、髋眼诸穴点按；然后行外磨手法左右各10次；弹背筋、腰筋；最后行腿部按摩、滚绕及踝膝镇定。

（2）每日早晚饭后各服活络丸1丸。

（3）每日早晚行荡腿及大运转各20~30次。

经用类似手法，每周治疗两次，及至8月5日患者症状即减轻大半，已能坚持全天工作，唯行路过久时感腰腿疼痛；9月30日病情大为好转，每天可工作十余小时而不感痛苦，但每至晚间觉腰部乏累；10月24日来诊时症状已完全消失，遂停诊观察。3月后随诊复查时，仍无异常改变。

附：寒 腰

（一）**病因** 遭受寒湿邪气侵袭腰部，偶又遭受轻度外伤者；或腰部遭受轻度外伤后又感受寒湿邪气者（但亦有少数无明显外伤史），均可发病。军人、林业工人、勘察人员等，因其长期行军露营或居住深山密林，冬冒大雪，夏冒季雨，风吹日晒，于身体虚弱时易发生本病。

（二）**症状** 多是逐渐开始（亦有偶受外伤而突然发病的），最初腰部酸疼、身重，继之引腿作痛，遇气候骤变则加重，甚者有时下肢有不同部位麻木，坐卧不安，活动障碍，食欲不振，检查局部有筋结等现象。其病程长短不一，可自数月至数十年，在此长期患病过程中，往往曾接受各种治疗，而效果不大。

本症常与风湿症相混淆，故需加以鉴别：一般风湿症每遇潮湿或感风寒，患者即明显感到自足心开始麻胀，向上窜至腰部（或其他部位），自觉麻木剧痛，且常游走不定；而寒腰则常为身重且疼，麻木者较少，疼着一处，无四散之意。

（三）**治疗** 以手法为主，药物、体功辅之。

1. 手法治疗：病员与医者的位置同腰部损伤。手法操作中一般与腰部损伤大致相同，唯外磨与弹筋手法可适当予以加强。腿部手法是医者坐于患者侧方，将病员之腿搁置医者大腿上，先自膝部向下进行按摩，然后再以同方向沿股外侧线施行理筋与拨络手法，再点酸麻穴（大腿外侧下端）、滑囊穴（髌骨上部）、合阳穴以及承山穴等，然后行按摩法 2 ~ 3 次，最后以滚摇、被动弹腿、踝膝镇定结束。

2. 药物治疗：一般患者夏季均需内服活络丸，其他季节则改服活血酒，或晨服活络丸，晚用活血酒亦可。

3. 体功锻陈：一般同腰部损伤。

附 病例

患者魏×× 男性 58 岁 于 1958 年 10 月 31 日以腰疼八九年之主诉来院求诊。

现病史：患者于 1949 年受寒凉后发现腰部酸疼，当时未予治疗，嗣后逐渐加重，腰部活动发生障碍，1953 年更加严重，不能继续工作，曾在其他医院接受针灸、电疗、内服虎骨酒等治疗，虽稍有好转，但仍为所苦。目前疼痛剧烈，腰部转动困难，坐、立、行走、下蹲均受疼痛限制。

检查：腰部活动明显受限，抬腿受限，髋眼穴部触知痛性筋结。

印象：寒凝阻闭髋眼穴（寒腰）

处理：（1）自腰眼穴上部向下理筋并相应进行分筋，点腰眼、髋眼诸穴，弹腰筋、背筋，滚绕下肢并行踝膝镇定。

（2）继续服用虎骨酒。

（3）活血酒 1 斤，外擦患部，每日 3~5 次。

（4）逐步进行踏步、下蹲、打躬式等练习。

以同样方法处理八次后，1958 年 11 月 26 日来诊复检时，自诉腰部功能活动已完全恢复，照常工作，无不适感觉；检查时一切征象消失，停诊观察。

九、髋部的软组织损伤

（一）病因 各项体育、舞蹈、杂技和京剧武生练功时，往往因准备活动不够，或加大髋部的活动量做过度的踢摆、转身、劈叉、飞腿或压腿时，促使髋部诸筋受到突然的过度牵拉，或做超出髋部正常活动范围的动作而致伤。

（二）症状 髋部损伤可分为三类：第一类损伤严重者，痛剧卧床不敢翻身；第二类损伤后可轻微活动，平常走路时患腿不能支持，出现跛行，活动则痛；第三类损伤后平时无明显疼痛，亦无跛行，但每于动作操练时影响动作的协调和灵活，或练习中出现疼痛逼使不能继续操练。

（三）检查和治疗 患者坐于凳上，医者坐于患侧矮凳上，将患腿伸展置于医者大腿上。此时医者根据望、闻、问、切初步了解的情况，及髋部损伤特点加以判断。受伤部位一般以髋前内侧损伤居多，后侧次之，外侧少见。

1. 手法治疗：

（1）髋前内侧扭筋的治疗手法：患者取坐位或仰卧位。医者的拇、食二指深点髋前内侧筋，检查有无不正常的表现，然后再将其筋轻弹；再检查有否臁肿、筋翻、筋移位、筋硬、筋绞、筋结等现象。为了更明确诊断，可与健侧对照。如遇筋绞以分理法治之；筋结、筋硬则以分筋法治之；筋移位施以分理、弹、拨、升降法即可归位。

（2）髋后和髋外侧扭筋的治疗手法：患者取俯卧位或坐位。医者以拇指深点髋眼穴，向下擦摩滑动，缓缓移行按摩，指下可发现"疙瘩"和压痛点。当发现压痛点窜至股外侧时，一般可从其局部痛点做分筋、理筋、按摩、弹髋后筋；再沿股外侧（风市穴部）下行加点犊鼻、滑囊等穴，弹股内侧阴筋和外侧阳筋，弹筋、分筋、理筋后可做踝膝镇定、滚摇、被动弹腿以结束手法。

2. 药物治疗：

（1）外敷药：活血散用于瘀血胀痛者。

（2）内服药：活络丸每日早晚饭后各服1粒，白开水送下。

3. 体功治疗：配合治疗髋部损伤的体功可采用荡腿、压腿、跟膝镇定、起落升降势、五心合一势。

附 病例

蔡×× 女性 14岁 舞蹈学校学生 于1959年3月来诊。

主诉：左髋扭伤疼痛2天。

现病史：两天前练习舞蹈时不慎致伤左髋部，横劈岔动作时突然发生疼痛，以后屈膝、抬腿时均疼，影响练舞。

检查：左大腿前髋眼有筋结如黄豆大，压痛，无肿胀，髋后伸则疼痛。

诊断：左大腿前髋眼部扭筋。

处理：用分筋、理筋、弹髋筋、后压腿等手法，并练大升降20次。

同年3月30日患者称治疗后疼痛已大减，练习舞蹈时仅偶有微疼，但对练习影响不大。检查患处筋结已基本消失，但稍有压痛。再以同样手法处理后接近痊愈，回校继续参加练习未再来诊。

十、膝关节扭伤

（一）病因 膝关节扭挫伤，其损伤的主要部分是关节囊、附骨筋（即韧带）及骨骺面（即关节面）。前二者统称筋带，筋带有阴阳之分，阴筋细弱，阳筋强大，所以阴筋受伤者远比阳筋为多。致伤原因虽有"凝""闪"之别，但实际上单独因"凝"或因"闪"而致伤者极少，多系"闪"、"凝"伤同时存在，也就是说筋带和骨骺面往往是混合受伤。

扭闪未加防备的膝关节，而使其发生异乎寻常的活动，即可导致本伤。如当跳高时身体前倾，落地之际往往会由于不正常的侧方冲力而引起膝关节扭闪；足球运动员踢球时，因踢球的脚突然受到意外的外力阻挡，致小腿外展外旋，大腿内收内旋可使膝关节内侧附骨筋扭伤，甚至断裂（关节囊亦多与附骨筋同时受伤，有时也可单独受伤）。损伤的轻重随扭闪的程度和体位姿势不同而各异。骨骺面的损伤常于"凝""闪"之际参入触磨因素所致，此为软伤中之重者。

（二）症状及体征 （一）疼痛：是受伤后最早出现的症状，一般新伤为持续性锐痛，而陈旧性伤则多为钝痛，它可因强行活动和揉摸而暂时缓解，但休息后再活动则疼痛更重。

2. 压痛点：在一般情况下，压痛点就是受伤的部位，这是每个受伤者共有的体征，只是程度轻重不同而已。其部位多在关节面的上下方，也就是附骨筋的附着处。

3. 肿胀和瘀血：除极轻微的损伤外，大多有肿胀的存在。肿胀可在伤后数分钟或数小时出现，不红，按之绵绵无凹陷者，称为浮肿，是伤气；发紫，肿大而坚实按之下陷，为实肿，是伤血。瘀血的出现一般较肿胀为晚（瘀血停积的部位越深，透发出来的时间越晚），瘀血的多少、面积的大小，通常与血管损伤成正比。

4. 运动障碍：受伤后由于疼痛的限制，伤侧膝关节往往固定于半屈曲状态，开始活动该关节时疼痛明显，被动伸展时更疼，故患者多有不同程度的跛行，甚至患肢完全不能站立。

5. 损伤的关节囊内部有积液或瘀血者，可使髌骨出现漂浮现象，及时治疗多能使积液或瘀血迅速吸收和疏散；若治不及时，一再延误，则成瘀血内结，治之较难。

6. 骨骼损伤反复磨损，常因旧伤未平新伤继起，长期瘀血不能运化，损伤不能恢复，血凝气滞，愈合愈趋缓慢。在体征方面的特点是跛行步态，局部可无肿胀（或有肿胀历史），在象鼻穴部（即犊鼻穴）或髌骨上缘内外两侧可触及筋结。自觉膝关节在特定姿势下疼痛锐利，平日疼痛连绵不休，上下阶梯时疼痛益剧，日久患肢肌肉不丰，膝髌废弛，成为劳伤。若能安心医治，遵嘱调养，多有转机以致康复。

（三）**诊断** （一）望诊：患者来诊时除一般的辨别出骨折或脱髌外，通过观察步态和体位，察看局部肿胀和变形，按"筋伤不能伸，骨伤不能屈"的道理，多能对受伤的性质（骨伤或筋伤）、部位和轻重做出初步判断。一般说，膝关节的软伤以关节蜷缩、伸展受限为特点。

2. 问诊：详细询问受伤经过、原因、当时情况、体位和受伤后的自觉症状。按"筋伤疼痛、骨伤麻"的道理，若伤后马上出现剧痛者一般多为扭闪的软组织伤；若伤后疼痛不重反觉局部有麻木感者，当考虑该处有骨折发生。

3. 触诊：诊查要与按摩相结合，故触诊常与按摩同时进行。按摩可以止痛和解除局部肌肉紧张，在肌肉放松的情况下，便于发现确实的压痛点和筋的变化。筋聚者有硬结，筋断者关节动摇。陈旧性损伤通过触诊一般可在髌骨的上内角和上外角处找到大小不等的硬结，小者大如黄豆，大者大如花生米，且有压痛。重伤而有附骨筋断裂者，可摸到断裂之筋中间凹陷，两端突起，用推、理手法觉有高低不平之感。

4. 在肿胀严重，触诊不能完全达到目的，检查有疑问的情况下，可结合 X 线摄片以鉴别有无骨折。

（四）治疗

1. 治疗原则：以辨证为要。治疗必须以细致的检查、明确的诊断为基础，分清轻重缓急，采取不同的治疗方法。

（1）重伤：疼痛、肿胀、瘀血显著者，初期以外敷药及适当的体功为主，内服药和手法为辅。待肿胀和瘀血减退，疼痛不消时改为手法和体功治疗为主，内服药和外敷药为辅；甚至完全不敷药只凭手法治疗结合体功练习，亦可达到治愈目的。

（2）轻伤：肿胀、瘀血轻微或功能轻度受限者，以手法、体功、外敷、内服药物四者并重治疗，亦应根据当时情况分别主次。

（3）陈旧性损伤和原因不明性膝关节疼痛者，则多以手法治疗为主，体功练习为辅，结合内服、外敷药。

2. 手法治疗：

（1）位置：患者坐于普通板凳或椅子上，施术者坐于伤肢之侧，所坐之凳应较患者坐位低 15～20 厘米，将患者伤腿轻轻伸直放于术者同侧大腿上（即，如患者左腿受伤则放在术者左大腿上）。

（2）手法操作：①按摩理筋：手法开始首当理筋顺气，首先揉理大腿内侧，次理合阳部（即腘窝上中下），再理大腿前侧和外侧，最后理顺膝关节受伤最重处。理顺手法要自上而下，不可自下向上推。筋伤当顺，反之为逆，倒推则起包，横推则起埂。肿胀和疼痛之重点处，可自中心部向外做放射状分理，以宣通气血、消肿散瘀。

②点穴：主穴：痛点穴（也叫阿是穴，在压痛最著处）。配穴：滑囊、泉眼（又名象鼻穴，即犊鼻穴）、合阳、酸麻、丘墟、昆仑等。继理筋之后开始点穴。点穴以痛点为主，手法宜先轻后重，避免粗鲁以防晕厥。点穴的顺序与理筋相同，也是自上而下，按次施行。点穴同时遇有筋结者则行分筋法。

③前盘、后屈、伸腿镇定（以伤左膝为例）：

前盘腿：术者左手持伤肢踝上，右手扶于膝部使其膝关节尽量屈曲使足跟达到对侧腹股沟处，右手再次点按痛点，镇定约 1 分钟，镇定后将患肢缓缓恢复原位。

后屈腿：术者右手持伤肢踝上，屈膝，用力使其足跟与同侧臀部接触，左手扶持膝部，镇定约 1 分钟，将患肢缓缓恢复原位。

伸腿镇定：以患肢小腿下 1/3 处放置医者大腿上，术者左手手掌握于足跖远端，右手按于膝部，两手同时用力，迫使足踝背屈和膝关节完全伸直，镇定 1 分钟左右。

④转膝、弹腿（均属被动运动，由医者引之，仍以左侧为例）：

被动转膝：手法基本上可分为两个步骤，即屈和伸。具体操作法是：屈——术者左手持伤肢踝上，右手扶于膝部，左手持踝将足送于髋部（小腿内收外旋），右手扶膝使（大腿外展外旋）膝关节呈屈曲状态。伸——左手牵拉踝部（同时小腿内旋），右手推膝（大腿内收内旋）使膝关节伸直，此种动作先缓后快，反复十数次。转膝之前须嘱伤者放松筋肉不要紧张，否则不易做好。

被动弹腿：继转膝之后紧接施行。左手持踝右手扶膝，使膝关节一伸一屈，伸时将小腿用力迅速向前上弹出，操作时宜先轻缓，后劲捷，反复十数次。

实施以上手法旨在活动关节，使气血流畅、筋位平复、疼痛减轻，临床治疗中须灵活采用，或多或少或轻或重，随伤之轻重、患者体质强弱等具体情况变化加减。

3. 药物治疗：

（1）活血散：适用于有肿胀和瘀血者，重症每日换药 1 次，轻症可间日或 3 日换药 1 次。

（2）活络丸：适用于新旧诸伤。

（3）活血酒：可以内服也可以外用涂擦患处，适用于陈旧性损伤兼见痹痿症状者。

4. 体功锻炼：体功练习对于伤后迅速恢复膝关节正常运动功能作用显著，可使气血流通，筋肉舒展，防止大腿肌肉萎缩和关节粘连。常用的练习法有以下几种：

（1）起落升降（下蹲）：两脚分开与肩同宽，足尖内关，两手扶桌缘、椅背或两臂悬空向前平伸，下蹲（脚跟不起踵）旋即立起，往复 20 ~ 30

下，并可以逐渐增加，每日早中晚各行 1 次，适用于新旧诸伤。

（2）弹腿：并足站立，两手叉腰，屈髋膝跷足，迅速蹬出收回，左右交替往复。每日 2 ~ 3 次，每次 20 ~ 30 下。适用于陈旧性伤。

（3）转膝（指自动练习，与手法中的转膝不同）：两腿并立，脚尖内关，腰微前倾，两手撑于膝上，两膝同时以先左后右的方向旋转，左右同数，每日行 3 次，每次 20 ~ 30 下，适用于陈旧性损伤、关节粘连和关节强直的患者。

附 病例一

吴×× 男 16 岁 学生 门诊号 19089 初诊 1958 年 11 月 14 日

主诉：左膝部摔伤 1 日。

现病史：今晨拂晓于上学途中被石头绊倒，绊倒时左侧小腿向内，膝部首先落地而致伤，当时很疼，自己揉摸后慢慢站起，勉强行走，刚走数步痛重，后来好些，约经 1 小时后出现肿胀，以半屈位置较为舒适。

检查所见：望：左膝周围肿胀（内外侧皆有），皮色稍红无明显瘀血，跛行，关节运动障碍，伸达 170° 即有较重的疼痛产生，屈勉强可达 40°；触：膝关节内侧和外侧髌骨前下角处有明显压痛，分离试验阳性（外侧）。

诊断：左膝关节扭筋阻气（伤筋错位）。

处理：1. 手法：点穴按摩痛点，理筋顺气，内磨合榫，外磨活动关节，前盘、后掤、伸腿镇定。

（2）活血散外敷。

11 月 17 日 2 诊：症状大体同前，肿痛皆稍有减轻，处理与初诊同并加服活络丸，每日 2 次，早晚各 1 粒。

11 月 19 日 3 诊：肿减，痛轻，跛行仍在，膝关节屈伸皆恢复正常，内外侧压痛仍明显存在。处理同前。加嘱体功起落升降，每日练习 3 次，每次 20 起数。

11 月 26 日 5 诊：肿胀完全消失，屈伸皆达常态，只在完全下蹲时膝关节内侧稍病，压痛大减，走路无不适，处理同前。

11 月 29 日 6 诊：一切恢复正常，痊愈停诊。

病例二

倪×× 男性 28 岁 军人 门诊号 3451 初诊 1958 年 4 月 1 日

主诉：左膝扭伤 7 日。

现病史：在上星期前因下楼梯，左脚下落，身体向左闪动而蹲倒，左小腿盘坐于臀下，当时左腿发麻，被人扶起，不能行走，站起20分钟后才敢行走，并感到左膝关节屈伸时疼痛，肿胀逐渐加重。第二日肿痛又增，行动不便，扶拐勉强可以移步。某医院照片检查未发现骨折，诊断为："内侧半月板损伤"，命卧床休息，内服止痛、消炎片，数日来肿痛皆不减轻，疼痛反日渐加剧，故来本院求诊。

检查：望：左膝关节周围肿胀，皮色稍红，无瘀血，关节运动障碍，屈伸皆有疼痛产生，扶拐跛行，足不敢着地，触：膝关节内外侧皆有明显压痛，髌骨外上角有筋结，外侧腓骨小头内下方，有筋僵现象，按之疼痛。

诊断：左膝关节扭筋阻气。

处理：1. 手法：点痛点穴、泉眼、合阳等穴，理筋，分筋，滚摇，前盘，后掤，跟膝镇定。

（2）体功治疗：当即行起落升降下蹲20下，回家后日行3次，每次20~30下。

以上手法施后疼痛大减，可以弃杖自行，跛亦减轻。

（3）活络丸14粒日服2次，早晚各1粒。

（4）活血散外敷。

4月6日3诊：肿胀减轻，屈膝上下楼，行路仍有疼痛但较前为轻，微跛，处理同前。

4月11日5诊：肿痛全消，一切运动恢复正常，痊愈停诊。

十一、踝关节损伤

（一）**病因**　踝关节损伤是软组织伤中最为常见的一种，一般发生在扭转和跃落之际，其致伤机理是：足部踏于不平的地面或滚动的物体上，使体重的力线与体轴发生变化，而使足部呈过度的内翻或外翻，致该部之肌肉、血管和附骨筋产生程度不等的伤害。

此类损伤，据临床所见，以青壮年为多，这和劳动强度之大、运动范围之广有关；在职业上以建筑工人、运动员、舞蹈工作者的发生率为最高，此与他们的运动急剧、工地道路不平等方面有关。

踝关节的损伤，绝大部分是因足内翻引起的外侧附骨筋的损伤，足外翻所引起的损伤较少（并且很少是单纯性的伤筋），因为内侧附骨筋相当粗壮有力，在强大的外力作用下，才能致伤，而外力强大又常易并发内踝撕脱骨折和腓骨下端骨折（当然有时也有不并发骨折的情况）。

（二）**症状** 踝关节损伤后其症状不一，轻者局部出现疼痛、压痛、运动痛、跛行及轻度浮肿等；重者伤后即现肿胀（血肿及皮下瘀血）、剧痛及运动功能障碍，甚至不能着地行走等等，如有附骨筋撕裂、骨缝错动还能出现畸形。

（三）**诊断**

1. 望诊：肤色、肿胀程度及运动功能的障碍等，一般可以说明疼痛的轻重及损伤的程度，部分患者也有足部内翻内收的偏斜畸形，这与外侧附骨筋薄弱常致断裂损伤有关。

2. 问诊：1. 查询受伤当时的体位姿势（内翻或外翻）等等情况。

（2）自觉苦痛症状：疼痛的性质、肿胀的变化及功能受限情况。

（3）是否曾经拍摄 X 线照片或进行其他处理。

3. 触诊：扭挫伤在触诊方面的特点是"外肿而内乱"。内乱是指伤部周围之筋或有结聚，或有弛缩，或软或硬，或凹或凸等。压痛明显处亦常与以上病变部位吻合，踝关节的压痛点多在踝之下方及前方。

4. X 线检查：对肿胀严重或疑有骨伤而触诊也受到限制时，X 线照片是必要的。X 线检查可以帮助我们准确诊断，以便于治疗。

（四）**治疗**

1. 治疗原则：1. 重伤：手法、药物、体功并重，换药宜勤，手法以理顺点穴为主。

（2）轻伤：以手法、体功治疗为主，药物为辅，手法以点穴为主，分筋外磨为辅。

2. 手法治疗：1. 位置：患者坐高凳，术者坐矮凳于伤侧，将患者伤肢置于术者大腿上，若伤在右踝则放在术者之左大腿上。

（2）手法：①理筋：手法开始首先理筋顺气，自上向下依次施行，约 4～5 遍后，改行点穴手法。

②点穴：点穴之前应在理筋时有目的地找到压痛最显著的地方，以此作为点穴重点。手法操作的要求：a. 点穴轻重，既要达到医疗有效的强度，又要使患者能够忍受；b. 点穴手法宜缓慢有力，若手法过快，其力仅在肤表，既不能收效，又使患者疼痛不适，徒劳无益，因此手法必须稳力深压、力透肌肤才能收到很好的效果（施之得法患者可有既酸且胀又疼又舒服的感觉）。点按后气通肿减，轻症即可恢复正常活动，重症亦能减轻

痛苦。

通常所取穴位，按主次先后的顺序有：a. 踝关节外侧损伤取丘墟、申脉、昆仑、商丘、解溪等；b. 踝关节内侧损伤则取太溪、照海、商丘、昆仑等。有时外侧伤加阳陵、足三里、承山；内侧伤加地机、蠡沟、三阴交。点穴的时间无硬性规定，须根据病人体质、受伤的程度而有所不同，一般按至患者感到疼痛减轻或不疼即应停止。点穴完毕再行理顺手法 2 ~ 3 遍。

③内磨外磨与镇定法：内磨合榫，外磨活动关节囊，镇定伸筋，各有目的。以左踝为例（坐位与前同），术者右手握于患者小腿下端，紧靠踝关节处，左手手掌与足跖相对，握于足跖远端，以小腿长轴为轴心作内外旋转各 10 ~ 20 下（新伤少转，旧伤多转），最后用力使踝背屈，镇定 1 分钟，同时并连续屈伸 5 ~ 6 次，治疗手法至此告终。镇定时也可配施小腿拨络手法（如图 26）。然后让患者站起来做下蹲、踏步及行走，行走时足必须放平，身体重量平均放于两腿，保持端正步姿。

3. 药物治疗：1. 活血散外敷，肿胀严重者每日或隔日换药 1 次，肿胀轻微者可 2、3 日换药 1 次。有些患者敷活血散数次后，外表看来已无肿胀，但活血散外敷仍与皮肤黏附很紧，这证明内部还有瘀血未至消尽，仍须续敷。若外观肿消活血散已不黏着则可停敷。

（2）内服活络丸。陈旧性踝关节损伤患者冬季可加服活血酒。

4. 体功锻炼：踝关节扭挫伤初期，重症患者大多失去工作能力，一般主张休息，但完全不动更使气血受阻，故非良策，因此即使肿胀未消，也要给予一定的功姿，令其遵嘱练习，这样可以促进血脉流畅，帮助肿胀瘀血提早消退和吸收，防止瘀血凝结关节生垢之弊。临床观察，大部分患者经此种治疗后，疼痛及活动等自觉症状即大有改善。

（1）踏步：新伤肿胀瘀血显著、关节功能受限者适用，开始练习可以单手扶于桌缘或椅背（左踝扭伤，左手扶桌），借以支持部分体重。两脚提放，协调进行，提脚由低到高，放脚务须平稳，日行 3 ~ 5 次，每次 20 ~ 30 下，逐渐疼痛减轻，就逐渐增加练习。这一练习可增强患者信心，为接受活动范围更大、活动量更强的操练准备良好基础。

（2）起落升降（下蹲）适用于初期或中期关节活动障碍、腿部无力、关节不稳的患者，做法见膝关节损伤部分。

（3）转膝：适用于后期患者，如关节僵硬，旋转和屈伸活动不灵，每日 3~4 次，每次左右转动各 30 起数。认真练习能较快地恢复关节的灵动程度，做法见膝关节损伤。

5. 禁忌：凉水浸洗及好逸恶劳。

附 病例一

王×× 男性 19 岁 摩托车运动员 门诊号 28226 初诊 1959 年 7 月 2 日

主诉：右踝关节扭伤 1 日。

现病史：1 天前开摩托车时，右脚滑下，脚尖着地但车仍前进，使足背强度跖屈，而致伤其踝关节。当时未肿，只有轻度疼痛，仍坚持运动，两小时后踝关节微肿，本单位医生予以封闭治疗，封闭后肿胀加剧，疼痛如前，下午来本院治疗。

检查：患者痛苦表情，扶双拐明显跛行，右足背轻度肿胀，肤色正常，外踝前方有明显压痛和筋僵现象，关节活动轻度障碍，屈伸疼痛加重。

诊断：右踝关节扭伤。

处理：1. 点按痛点穴，并于局部行分筋、理筋及外磨手法；2. 外敷活血散；3. 内服活络丸，1 日 2 次，早晚饭后各服 1 粒。

7 月 4 日：于 7 月 2 日手法治疗后已能弃拐行走，然仍跛行。目前痛锐减，昨日已参加篮球练习，局部无明显肿胀，压痛仍存，但亦大为减轻。处理同前。

7 月 6 日：肿痛全消，参加一切运动（跑步、跳高、篮球等）皆正常，无不适感，痊愈停诊。

病例二

赵×× 男性 43 岁 北京市原宣武区生产队队员 门诊号 19639 初诊：1958 年 11 月 19 日

主诉：右踝肿痛 20 余日。

现病史：20 天前义务劳动后，发现右踝部肿胀，走路时右踝关节内部胀痛，曾到中医正骨诊所治疗无效，后又经西医治疗，曾注射盘尼西林，肿胀消减，但效果不大明显。目前仍有疼痛，不能参加工作，扶拐勉强可以走路。

检查：右足踝关节周围呈重度肿胀，按之凹陷，内踝下方压痛极为明显，屈伸和内收（胫斜）、外展（腓斜）动作皆有轻度障碍。

诊断：右侧踝关节扭伤（痰湿下坠）。

处理：1. 自下腿中部两侧开始向下理筋直至趾部，约4~5次。

（2）点穴：痛点穴、合阳、三阴交、昆仑、申脉、丘墟、照海、商丘、太溪等穴，并镇定涌泉穴。

（3）内外磨法及屈伸镇定。

（4）外敷活血散。

11月16日3诊：肿消大半，已弃杖行走，且不现跛行，外踝后下方尚有中度压痛，按之足背发热作胀，处理同前。

12月3日5诊：肿已全消，压痛轻微，平时除觉关节稍欠灵活外，别无其他不适，已参加工作。处理同前，加练起落升降，日行3次，每次30下。

12月13日第8诊：一切症状消失，痊愈停诊。

第三章

骨折

第一节　正骨概述

（一）**正骨的意义**　骨折乃出于卡、砥、硼、碰几种直接或间接外力所引起的骨骼的折断或发生裂隙。骨折的发生在国民党反动派统治时期，由于资本家的残酷剥削，广大劳动人民在极简陋而危险的条件下工作，因而发病率极高。1949年后，在共产党领导下的人民政府非常重视劳动人民的劳动条件，从各方面加强了安全措施，大大减少了骨折发病率。虽然如此，由于我国工农业、交通运输业以及体育等各项事业的不断飞跃发展，在劳动和生活上的偶然不慎，有时还免不掉有骨折的发生。发生骨折如得不到及时正确的治疗，轻者延迟病人的痊愈时间，重则变为残废，这不但对个人造成终身痛苦，而且对国家建设也带来了损失。因此，一个骨科医生必须掌握一套熟练的正骨手法，将已断之骨迅速整复，以便减轻病人痛苦、缩短病程，使患者早日恢复健康，回到工作岗位上去。

（二）**骨折的愈合时间**　一般人骨的性质在3岁前为血质，3~6岁为血质与胶质，6~16岁为胶质与石灰质，16岁后石灰质渐渐增多，高龄时大部分为石灰质所组成。因此，儿童时期因其血质和胶质多，且正在生长发育阶段，生活力极为旺盛，故骨折愈合较成人为快，而老年人因其骨骼中胶质较少，身体生活力也在逐渐衰退，故骨折愈合较青壮年为慢。

骨折的治疗是以对口为要，也就是说治疗时必须要把骨折的两断端正确地对合起来。只有在整复对口后，才能使气行、血行、液行通畅（骨骼内的津液即是骨浆）。否则气、血、液运行不畅，则会造成畸形甚至残废。

（三）**骨折愈合的机制** 当骨折后骨浆随即由断端流出，最初呈稀薄状态，以后渐变黏稠（如痰涎），最后转变成固体（状如面筋即骨痂）并且逐渐硬化，而使骨折断端重新坚固地连接起来。骨痂长成后，在开始时较为粗大．犹如肌肤裂创修补后长出一个大的瘢痕一样，随着天长日久，粗大部分逐渐被吸收而消失，但一般总是会多少留下一些痕迹的。

（四）**骨的性质** 一般说营养条件较差的患者，往往是骨强质不强，而那些营养条件好但很少进行体力劳动的人，则质强骨不强，因而对前者在骨折后治疗中应尽可能改善其营养条件；而对后者则应鼓励其积极进行适当的锻炼和活动，以纠其偏，另外饮食、起居等条件对骨折的愈合速度也是有影响的。同时在体质方面，那些有慢性疾病、体质素虚者或酒色劳伤者，发生骨折后愈合的速度也比健康人要慢。

第二节　骨折的检查

祖国医学在临床上主要依靠望、闻、问、切四诊来进行诊断，骨折也不例外。也是要结合四诊，全面辨证，以确定最有效的治疗方案。兹以四诊为纲，简述如下：

（一）**望诊** 望诊对骨折的检查有很大的帮助，患者一进诊室就会给医生以启示，如为躯干或下肢骨折，患者往往失去行走站立的能力，或持拐杖或由他人搀扶抬送而来，在肢体表面也往往会有明显的肿胀或皮肤瘀血发青，甚至可以看到肢体缩短、角度畸形或特殊姿态；如为肋骨骨折，则可见伤部凹陷，病人呼吸困难或浅表，而躯干骨折则往往是不敢转动和俯仰。另外，"屈而不伸病在筋，伸而不屈病在骨"，这也是我们初步判断的标准，也就是说单纯的肌肉和韧带损伤往往不能把肢体伸直，而骨折的病人肢体往往不能做屈曲的动作；这一点对鉴别软组织损伤和骨折伤，是有一定的帮助。

（二）**闻诊** 骨折后在骨折局部有时可闻得骨擦音，这种骨擦音为骨折断端互相摩擦所引起，有时可以清晰听到，有时并非真能听到而是触诊时于手指下体会到的一种摩擦感觉（骨擦感）。

（三）**问诊** 受伤的原因应加以询问，在问诊过程中常会获得有助诊断的重要材料。首先应询问受伤的原因，再询问受伤后的自觉症状。骨折伤受伤当时大多先发生胀麻的感觉，再经过一个短时间才开始出现锐痛，犹如刀割。另外肋骨骨折时还可合并内伤，而引起胸闷、呼吸或咳嗽作痛甚至咳嗽带血等。对此情形必须通过问诊才能得到，因此问诊在治疗前是绝对不可忽视的一项重要检查，否则便会延误病人，令其不能得到及时而确切的治疗。

（四）**切诊** 诊查结合按摩为要。就是必须通过医者的双手去触摸患者伤部，辨别是骨折还是单纯的软组织损伤。如为骨折则又当辨明其骨折的形式和有无错位。金鉴正骨心法要旨中说："摸法，摸者用手细细摸其所伤之处，或骨断、骨碎、骨歪、骨整、骨软、骨硬……并所患之新旧也，先摸其或为跌扑，或为错闪，或为打撞，然后依法治之。"可见触摸手法在伤科中的地位。如能正确掌握切诊中的摸法，对治疗骨折会起到巨大的作用。

一般骨折处，在触诊时可触及骨折的断端。骨折断端的形状又可因受伤原因（卡、砥，砌、碰）的不同而变化多端，大致可分为尖、点、签、边四种类型。兹分述如下：

（一）**尖**：触诊时可在筋肉之间摸到一尖锐骨端，用力按之则其骨干也随之移动，此即为尖（如图 1 - 3 - 1）。尖多发生于卡伤，所谓卡伤就是肢体卡于二物之间而身体倒下所引起的骨伤。在治疗时需用"镇"的手法，以便将骨尖压回原处。

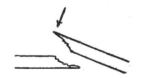

图 1 - 3 - 1　骨尖示意图

（二）**点**：点在触诊时的感觉犹似在面团中按到一块小砂石一般。而以手指按压时骨干并不因而移动，此伤多发生于砥伤。所谓砥伤，就是重物砥压于骨骼而致骨碎时所引起的骨伤（如图 1 - 3 - 2）。遇骨点时则须治以"按"的手法，使碎离之骨块被按回主骨。

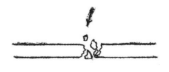

图 1 - 3 - 2　骨点示意图

（三）签：骨签就其形状讲是窄而长的条状，犹如牙签（如图1-3-3）。在临床上由于间接外力引起的硼伤常发生骨签。治疗时用"顺"的手法，就可逐渐将其复位。

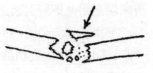

图1-3-3　骨签示意图

4. 边：骨折后顺骨干触摸检查时如遇有"挡口"（骨折，有不平的感觉叫挡口）的感觉，此种挡口即为骨边（如图1-3-4），它常发生于因直接外力碰撞而引起的骨折。一般需要在牵引下用"卡挤"的手法才能将其整复。

虽然将骨折在触诊上分为尖、点、签、边四种类型，但发生骨折时往往不是单纯的由于卡伤或砥伤，故在触诊时也不一定只是出现骨尖或骨点，且以上所述亦仅系个人在临床上的粗浅经验，尚不可能包括其全部变化，实际临床上的形式是多种多样的，很难一一分述。

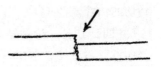

图1-3-4　骨边示意图

过去由于条件的限制，对骨折的检查主要就是靠手来摸，而现今由于科学的发达和物质条件的改善，则常可借助于X射线的检查来确定诊断，这对青年医师帮助更大。

切脉，我们用得不多，故从略。

第三节　治疗要则

根据个人临证中的体会提出以下几点治疗要则，供同道们在临床工作中参考。

（一）**骨折整复时必须掌握"子骨找母骨"的原则**　以长骨骨折为例，与躯干相连的一段为"母骨"，另一段则为"子骨"。母骨之断端称为近端，子骨之断端则称为远端。整复时移动子骨去凑合母骨为顺，反之为逆，逆则难达到整复的目的。如在锁骨骨折整复时，常握其患侧上臂以耸其肩，再在骨折处进行卡挤手法，耸肩之际，向下移位的锁骨远端即随之上升，此即子骨找母骨之意也。

（二）**在整个治疗中必须掌握初懒、中勤、后养的原则**

1. 初懒：指骨折的初期，约在骨折以后半个月内的时期中，对病人的诊治次数不宜过于频繁，可以3、4天1次。因为在初期经整复手法后，如果诊治次数过频，则一些柔嫩的新生组织就会遭到破坏而影响骨痂的形成，从而骨折愈合的速度也就会受到影响，隔 3 ~ 4 天诊治一次的意思就是保护新生组织的生长和发育。

初期每次诊治时的主要任务是不断纠正和改善骨折的移位，因在这一期中骨折处的血肿要逐渐转变为骨痂，但此时的少量骨痂却还没有完全硬化，还具有塑形的特点，所以此时通过诊治如发现对位不佳，尚能不断予以矫正，这在骨折治疗中是很有利的措施。

2. 中勤：一般骨折经治疗半个月后便属于中期，中期时间的长短因骨折的部位、病人的体质、营养条件等的不同而有所不同；在这一期间诊治次数须要频繁一些，可 1 ~ 3 天诊治一次。中期的治疗是继续完成初期的任务，对对位尚不够满意的部位进行必要的矫正；另一方面要开始对伤肢进行次数较多和范围较大的活动练习，以促进软组织内瘀血早日吸收，防止关节强直后遗症的发生。

3. 后养：骨折治疗过程的后期（中期以后一直到恢复生产劳动为止）。这一时期的始末，也是因病人的意志、职业、体质和骨折部位的不同而有所差异。实际上要把中期转为后期的时间划分开是比较困难的，必须根据临症情况来决定。在此期间主要是对患肢进行按摩，帮助患肢进行活动并嘱其进行某些有关的体功锻炼，以养其劲力。通过体功锻炼能使因损伤、瘀血的滞留而僵硬的肌肉变为松活而有弹性，可以帮助患者很快地回到生产劳动的工作岗位上去，这与现代医学中的医疗体育有着异曲同工之效。

以上虽然把治疗过程分为三个阶段来介绍，但实际在临床上是很难决然指出每个时期的明确界限，而且往往是互相交错在一起的。为了便于了解再做以下的概括："早期繁中谨，晚期静中繁"，也就是说早期骨折的症状和变化繁杂，在处理时手法应谨慎，而到了晚期，症状已安静稳定下来，但检查、治疗和锻炼方面则须要频繁了。

个人在临床中体会，如按照以上原则去进行治疗，获得的效果大多令人满意，因为它能够做到较快地使患者恢复健康，重新回到生产建设岗位上去。在治疗中着重早期活动并结合体功锻炼，更有效地防止了骨折的延迟愈合、骨不连或关节强直等情况的发生，同时运用此法还可以对上述几种后遗症取得比较理想的效果。尤其是骨折的延迟愈合，通过这种治疗就能预期奏效。

另外在治疗操作中所引起的疼痛，虽然患者尚能忍受，但毕竟还是对患者的一种不良刺激，因此如何减免这种情况，还需在今后的工作中不断努力加以解决。

第四节 手 法

对骨折的治疗，中医主要应用手法、药物和体功锻炼三个办法；而其中手法尤属首要，骨折断端是否能正确复位，这与手法有密切的关系。此外在骨折时不但有骨骼的损伤，肌肉、韧带、血管等软组织亦常同时遭受损伤，因此，要想使功能活动良好，手法的应用则更为重要。由于它一方面能对合骨折断端，另一方面又能使损伤的软组织通过手法的治疗，促进瘀血及组织液的吸收，以避免软组织间的粘连、后遗疼痛和功能障碍等症状的发生；也就是说，伤后局部气血有停滞不通的现象，而手法能达到理筋顺气、以通定痛的目的。所以《医宗金鉴》中说"手法各有所宜，其愈合之迟速及遗留残疾与否，皆关乎手法之所施，得宜或失宜或未尽其法也。……一旦临症，机触于外，巧生于内，手随心转，法从手出，或拽之离而复合，或推之就而复位，或正其斜，或完其阙，则骨之截断、碎断、斜断，筋之弛纵卷挛、翻转离合，虽在肉里，以手扪之，自悉其情。……方称为手法也。一旦被伤，势已难支，设手法再误，则万难挽回也，此所以尤当审慎者也。盖正骨者，须心明手巧，既知其病情，复善用夫手法，然后治自多效……较之以器具从事于拘制者，相去甚远矣。是则手法者，诚正骨之首务哉"。这说明了手法的重要性。因此在应用手法治疗时，医者必须注意沉、和、巧、快。沉指心境沉着，和指态度和蔼，巧指心灵手巧，快指手法快捷。

现将临证骨伤治疗手法归纳为牵、卡、挤、靠四个方面，分述如下：

（一）**牵** 即牵引，古称"拔伸"，目的是使重叠、错位、嵌入的骨折断端互相分离，以便予以正确对位。牵引的方法视骨折的部位不同而有所变异，一般可由术者一手握骨折远侧端，一手握骨折近侧端进行牵引；但如骨折发生在肌肉肥厚之处（如股骨干骨折等）则须助手协助，牵引时必须顺骨干的纵轴进行；如骨折处有锯齿状交错，可于牵拉同时再轻做滚磨以助其效。

（二）**卡** 古称"用力收入骨"，即将劈裂、分离的碎骨片卡严，牢附于主骨之上，或将重叠错位的断端，经牵开后用卡法使其平复。操作时一般皆用拇、定二指钳住伤处，逐渐加大力量，以达整复的目的。另外尚需注意的是在卡的手法结束时必须缓缓松手，如松手太快则已被卡好之骨容易重复弹出。

（三）挤　古称"捺正"，即挤压骨伤局部，使骨折断端严密吻合，特别适用于粉碎骨折的成形及加强骨折后瘀血的吸收。挤的手法形式因部位而有所不同，一般可用拇、食二指上下左右挤之，或用手握患部抓捏挤之。如为下肢骨折，医者搀扶患者站立，借患者本身体重压迫患部亦为挤的手法之一，同样也可收效。

（四）靠　古称"夹缚"，也即固定，其作用为使已整复之骨折不再因活动而移位。我们常用的方法是在骨折处敷接骨散，后用软木片、马粪纸、或硬木板等作为固定材料。在应用时，必须注意到"包扎以作用为要"和"固定以体会为要"。也就是说，在固定时需体会到如何固定，既能起到固定的作用，而又能避免留下关节强直等后遗症。因此绷带包扎并非单纯将绷带缠于肢体上，还须考虑绷带和夹板发挥的作用。如长骨骨折并有成角畸形时，就可于折部两侧各置夹板一块，在畸形突出处加垫（用二三层马粪纸叠起的小片外包以棉花），包扎时先在夹板一端缠紧，继续缠另一端，再行环绕包扎数转（如图1-3-5），但须绷带松紧适度。经过这样适当处理后，畸形往往复诊时就会得到较为理想的矫正。固定的时间须视骨折的类型及骨折的部位、病人的体质和年龄而定（一般须15～25天）。每次复诊时可根据骨折的愈合情况调整夹板的长短，并逐渐取消固定。

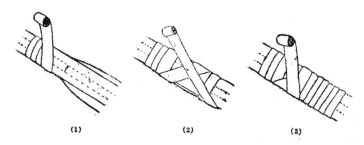

（1）　　　　　　　（2）　　　　　　　（3）

图1-3-5　四肢长骨骨折夹板固定包扎示意图

我所使用的夹板是用薄木片（胶合板的一层）制成长短不等的（根据不同用途制定的）长方形木片（两端做成椭圆形以免伤损皮肤）作为固定材料，这种材料可以较好地起到固定作用，而且比较柔软舒适，所以至今仍然继续采用。

第五节 药物的应用与体功疗法

一、药物的应用

正骨虽以手法为主，然药物的应用对于加速骨折愈合亦起着很大的作用，这也是祖国医学的一大特色。药物的品种丰富多彩，每位临床医家所用方剂各有不同，丸、散、膏、丹均可采用，而且有异曲同工之效。总之，药物与手法两者不可偏废，但亦须依据临床辨证分别主次。本人在临床上常用的方剂有接骨散、活血散、玉真散膏、活络丸、内伤丸、活血酒等，经六十年来的应用体会，确有良好效果。今将其对骨折伤的适用情况介绍如下（处方及配制法详见总论伤科用药章）：

（一）**外敷药的应用** 骨折新伤一般都用接骨散（但关节附近采用活血散或二药各半），应用时以开水调成稀浆状，摊于皮纸或纱布敷料上，然后敷于患处并用手挤紧，使药物与皮肤表面充分接触，其用药范围的大小应视伤状决定。如对长骨骨折的敷药往往需要做环形和半环形围敷，对锁骨、肋骨、颅骨等骨折时只需盖住骨折部即可。敷药后当水分完全散发，药物就可坚固地粘于皮肤上，呈一硬壳，所以接骨散除有良好的续断、散瘀、止痛、消肿等作用外，尚有一定的固定作用。一般每隔 3~4 天更换 1 次，不可过勤。

在用接骨散换药 2~6 次后，触诊时即可触及较硬的骨痂组织，患者也大都能将肢体自动缓缓提起，此时即可停用接骨散，改用活血散外敷，以便使局部筋舒气顺，血活瘀散，加速骨折愈合和四周软组织损伤的修复。活血散的用法同接骨散，此药可一直用到骨折完全连接，药物与皮肤不再黏合时为止。如骨折虽基本愈合而筋脉，尤其是关节四周的绷带发硬、发僵，则于每次手法时可配合外擦活血酒。

如骨折兼有软组织擦裂伤，可在创面敷玉真散膏；如发生水泡或血泡，可以火酒（或酒精）消毒，再用火针刺破，放出积液，然后再涂以玉真散膏，1~2 次后创面很快便会干燥结痂。在涂过玉真散膏后，仍可于其上继敷接骨散或活血散，都无不良反应。

（二）**内服药的应用** 一般骨折患者都须内服活络丸，以舒筋活血。

如合并有胸部发闷、咳嗽、呼吸作痛者，则应兼服内伤丸；早服内伤丸，晚服活络丸，饭后服。

二、体功疗法

体功疗法是嘱病人进行一定的活动，如体育、部分功术以及与病情合宜的步态动作等来进行锻炼，以配合骨折的治疗，此种治疗在骨折的后期占有重要地位。此法虽然方式简单，但作用甚大，它是帮助患者早日恢复健康的一个积极手段。其作用大致可归纳为三：一、使气血畅通，促进骨折及四周损伤的软组织进一步修复；二、活动关节使瘀血吸收、粘连分离以恢复关节活动；三、促进体力的早日恢复。故体功锻炼实为骨折患者由伤后过渡到恢复正常生产劳动的良好桥梁。

在骨折治疗的中期，即可开始采用体功锻炼，然此时所采取的动作，多为一般肢体日常生活中最常用的动作，如肘、膝关节的屈伸，坐位或在扶持下的立位原地踏步等。在骨折后期则可逐渐采用强度更大的体功练习，加上臂或前臂骨折后可采用鹰爪健力法等以助上肢劲力的恢复。总论篇内体功疗法章已有详细的锻炼方法，此处不再介绍，医者可酌情采用适合病情的部分，教会病人，嘱其每日认真进行操练，常获得良好效果。

第六节　各　论

一、颅骨骨折

（一）**病因**　多为跌仆后，头碰于坚硬的地面或硬性钝器上所致，但亦可因被棍棒或重物直接打击而产生。

（二）**症状**　颅骨为一坚硬的球形体，它起着对抗外力和保护脑组织的作用。因此头部一旦发生较重的外伤，除颅骨本身发生损伤外，还可发生脑组织的水肿或出血，使脑组织体积增加。但由于颅骨没有伸缩性，因此就会造成对脑组织的挤压而产生比骨折更严重的脑部症状，所以在治疗颅骨骨折时，不可单纯地去治疗骨折，而忽视了这些比骨折本身更为严重的症状。

颅骨骨折有单纯的裂缝骨折，亦有较复杂的粉碎性骨折或凹陷性骨折，后者在儿童尤为多见，这是因为小儿颅骨胶质多而石灰质少，骨骼比较柔软的缘故。重者可致颅骨破碎，脑浆外溢，昏迷不醒，此时已难能救治，但医者亦应尽力为之，或可得救。一般骨折伤仅局部有浮肿青紫等现象；有时伴有皮肤破裂出血，用手触摸患处有明显压痛；有时因骨折后皮下出血，亦可摸到有波动的血肿；在凹陷骨折时，还可摸到颅骨下陷及其下陷的边缘，但一般骨擦音不易听出。

（三）**治疗**　由颅骨骨折而引起的脑损伤的治疗，是一个复杂的问题，此处不多叙述，仅将单纯颅骨骨折的治疗，简述如下：

患者取坐位或卧位，术者立于患者的患侧，用二拇指通过按摩检查伤处，如为裂缝骨折则可在局部指压稳力升降镇定，并剪去部分头发，外敷螃蟹接骨散，3、4天换药1次即可。对凹陷骨折，在剪去患部头发后，必须在凹陷部四周做放射状的向外用力理顺绷提，使凹陷的骨片尽可能复位（如图1-3-6），手法后，在患部敷以螃蟹接骨散（如无螃蟹散采用一般接骨散亦可），如局部有血肿则不用手法而单纯敷药即可。如皮肤有破损，则需清洁伤口，在伤口上涂以玉真散膏，以预防破伤风和其他污染，然后再敷螃蟹接骨散。如无皮肤破损的情况，尚可在螃蟹接骨散中加入白酒少许，以增加药效。嗣后每2～3日诊治1次，每次治疗时先施以手法，然后敷药。如凹陷处已被升提平复，则于手法后

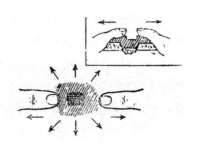

图1-3-6　放射状用力绷提陷下骨片

敷接骨散即可，不须再用螃蟹接骨散。患者如果自觉精神良好，无头晕、头痛等情况，可听其自然休息，不须绝对卧床养伤。

附　螃蟹接骨散

螃蟹接骨散不但具有接骨功能，且具有升提作用，故于颅骨凹陷骨折时用之。此药需随用随制，不可搁置，否则效果不佳。其制法是用黑色雄螃蟹1个，于石臼内捣烂加接骨散2茶匙（约三钱左右）再不断杵之，使呈粘糯糊状，然后摊于纱布或皮纸上即可外敷。

二、鼻骨骨折

（一）**病因**　多为直接暴力所致，如拳打、脚踢或跌倒时面部触地而引起。

（二）**症状及治疗** 一般骨折的出血并不严重，往往片刻就能自动停止，但如出血不止，除常用治法外，还可将大鹅卵石用冷水洗净后置于鼻出血同侧腋下（如两侧皆出血，则两腋下各置一个），出血很快就会停止。治疗骨折施术时，可由助手一人站于患者后面（或由患者自己）用手掌紧堵双耳，嘱患者闭嘴用力鼓气于鼻中，同时术者一手捏住其两侧鼻翼以关闭鼻孔不使空气逸出，同时向下牵拉，另一手则在鼻背骨折部做卡挤和理顺手法使其复位。手法后外敷活接散（活血散与接骨散混合物，比例酌量而定），再以胶布固定即可，治疗手法需每日施行 1 次。

三、锁骨骨折

（一）**病因** 锁骨可因直接暴力或间接暴力而发生骨折，其中以间接暴力而引起者较多，患者往往因跌倒时以直臂手先着地或屈肘位肘部或肩部先着地而产生，至于直接暴力如棍棒打击而致的锁骨骨折则较为少见。

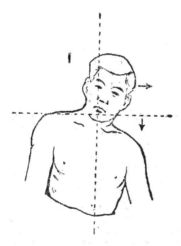

图 1 - 3 - 7　锁骨骨折后，患肩低下，头偏患侧。

（二）**症状** 锁骨骨折在临床上甚为多见，如未发生明显之畸形，检查时稍不注意，常易将它忽路，尤其在幼儿发生骨折时，因患儿不能说清疼痛部位，家长常因小孩跌倒后不敢活动患侧上臂，每一次活动就引起疼痛哭闹而来就诊。这样就把医者的注意力引向其上臂或肩关节，而忽略了对锁骨部的检查。故当检查这类不敢活动上臂的病人，在检查肩关节的同时必须检查锁骨，才不致将其遗漏。锁骨骨折后患侧肩下垂，且头也偏向患侧（如图 1 - 3 - 7），患臂不敢活动，做上举动作时骨折处疼痛明显。患处可有肿胀，高凸畸形，压痛及骨擦音。儿童因常发生锁骨骨折，故症状往往不典型，只是当大人牵拉其患侧手行走时，每每引起哭闹嚷锁骨部疼，如有这种现象就应考虑锁骨骨折的可能。

（三）**治疗**　患者取坐位，嘱患者两手叉腰或术者以一手握患臂上提使患侧肩部略向上耸，另一手触摸折处，将错位的骨端进行卡挤和按压以促其复位；另外在手法卡、挤的同时还可将患侧臂做轻微的活动以帮助子骨寻找母骨，以便使骨折断端能确切复位；手法后在骨折部敷以接骨散，再将马粪纸叠成两层作为小压板压于骨折断处敷料上，最后于患侧腋下置一棉垫，然后做"人"字绷带包扎固定（如图 1-3-8），初次处理即告完成，以后每隔 3～4 天诊治 1 次。第 2～3 次来诊时，术者可以一手卡挤固定，另一手扶其上臂缓缓加大肩关节活动度。一般半月左右多能痊愈，患侧臂的活动亦能完全恢复。

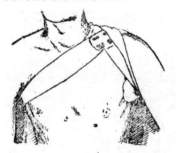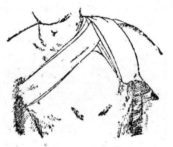

甲　腋下加垫局部加压板的情形　　　　乙　已完成的情形

图 1-3-8　锁骨骨折固定包扎

附　病例

顾××　男性　7 岁　学生　门诊号 56456　初诊日期　1959 年 5 月 12 日

主诉：左肩撞伤 4 天。

现病史：4 日前跑步时不慎被石块绊倒，左肩撞于双杠柱上，随即疼痛，影响左臂活动，尤其当左臂上举时疼痛加重。

检查：左锁骨中部隆凸，稍肿，抬臂时有骨擦音，触及锁骨近端向左上方移位，压痛明显，X 射线拍片证明为左锁骨骨折（片号 23663）。

诊断：左侧锁骨中部骨折（错位）

处理：卡挤复位，外敷接骨散，局部加硬纸卡板，腋下加棉垫，以人字绷带包扎固定。

5 月 15 日 2 诊：疼痛减轻，抬臂下落时仍有响声，手法理顺，外敷接骨散，除去硬纸卡板，包扎同前。

5 月 19 日 3 诊：左臂外展上举运动接近正常，骨擦音及自觉疼痛均消失，敷药包扎同前。加服活络丸 1 日 2 次，1 次 1 丸。

5 月 22 日 4 诊：局部肿胀全消，压痛消失，患侧肩关节恢复正常功能活动，手法理筋后改敷活血散，不予包扎固定，6 月 5 日随诊已痊愈停诊。

四、肱骨骨折

（一）**病因** 肱骨骨折的原因也不外直接暴力和间接暴力两种，其中以间接暴力为多，如跌倒肩或肘着地时引起肱骨颈或肱骨髁上骨折；做手榴弹投掷练习，由于姿势不正，则可引起肱骨干螺旋形骨折；至于直接外力如暴力打击、压碾所致者，亦可发生，但临床上较为少见。

（二）**症状** 肱骨为一长形骨骼，由于折伤部位不同，分为肱骨颈骨折、骨干骨折及髁上骨折三类型。肱骨骨折如为完全骨折，一般临床上肿胀出现较为迅速而明显，局部有疼痛，患臂不能上举或不敢活动。病人来诊时，往往用健臂托住患肢以减少疼痛。另外除肱骨颈骨折畸形不很明显外，一般肱骨干或肱骨髁上骨折大都有比较明显的畸形出现，如髁上骨折后，肱骨髁与前臂往往一齐向后移位，使肘后上方形成一凹陷（如图 1-3-9），骨折处也均有明显压痛。完全折断者，还可发现有明显骨擦音。但肱骨颈骨折，骨折两断端大多数都互相嵌入，故不能触及骨擦音。

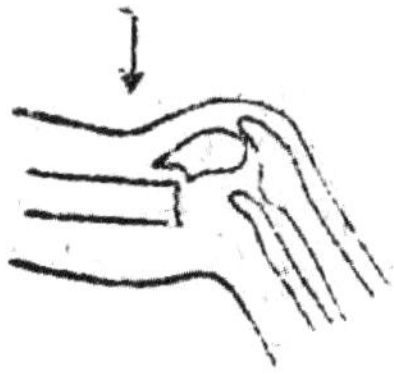

（三）**治疗** 术者一手握住患肢腕部沿纵轴方向作缓缓牵引，同时在牵引时可配合轻微地转动。另一手在骨折部，根据其错位情形，用两指做卡挤手法以助复位。如有小骨片分离者，则需做按、镇的手法，以使碎骨片再附于主骨上。手法后，需检查，务使上肢伸直时三窝在一直线上，不歪不斜方可（上肢三窝

图 1-3-9　肱骨髁上骨折移位后肘后上方出现的凹陷

为锁骨下窝、肘前窝、掌心窝），然后外敷接骨散；夹板的安置，可视骨折在整复前错位的方向和部位而定，如在整复前断端为左右错位，则夹板放在内外侧；如在整复前断端为前后错位，则除上臂内外或内前及外后方各置一夹板外，同时在前或后骨突出部用小压板压下，以防止断端再行突出，固定后肢体取自然下垂位，勿作悬吊。每 4 天诊治 1 次，开始 2~4 次

中，其外方或外后方的夹板固定需超过肘关节，以后则可根据情况，缩小固定范围，使肘关节自由活动，并逐渐进行肘关节的轻微屈伸及外磨手法以防止发生强直。

肱骨颈骨折在有嵌入情况时，无须放置夹板，开始几次予以局部按摩，并缓行上举通臂数次，外敷活血散，腋窝外下方置一棉垫，包扎固定。内服活络丸即可。以后逐渐加大肩关节的活动度（手法与肩部软组织损伤相同，但需轻柔），以免发生肩关节各轴间活动的障碍。

肱骨髁上骨折，儿童较为多见，严重的可有显著的错位，较轻的仅有折断而无错位（折而未离），或仅是不完全骨折，其手法及固定包扎基本上和肱骨干骨折的方法相同。但需注意，当骨折断端有柔嫩骨痂生长时，即应在骨折断端卡挤固定的情况下，进行关节活动；用药开始即可用活血散或活接散，以免发生关节强直。有错位的肱骨髁上骨折如治疗不当，常引起肘关节功能障碍，影响患者的劳动技能，故治疗时，应当注意。

五、尺桡骨折

（一）**病因** 除少数因被直接暴力打击、压碾（如在工厂里工作不慎前臂被动力带卷入机器等）而引起的骨折伤外，大多数是由于间接外力而引起的，例如在行走或跑跳时跌倒或由高处跌下而用手撑地等均可致伤，但因倒下力量的大小，前臂与地面接触时所成角度的差异，发生的前臂骨折类型也就有所不同，其中最多见的是尺桡骨下端骨折（西医称为前臂远端典型骨折或科雷氏骨折）。

（二）**症状** 人体的前臂主要由尺桡二骨所支持，发生折伤后，因骨折部位及范围的不同，在临床上可分成许多类型，如单纯的尺骨干骨折、单纯的桡骨干骨折、尺桡骨干双骨折、桡骨小头骨折、尺骨鹰嘴骨折、喙突骨折及尺桡骨远端骨折等，它们虽然在治疗原则上基本相同，但由于骨折的类型不同，治疗方法上还是有所不同。前臂骨（尺桡骨）折时，患肢局部肿胀、瘀血，有刀刺样剧痛和明显压痛，如有错位，前臂还可发生各种畸形，关节往往不能或不敢做屈伸与旋转等动作。有时尚能触得骨擦音，由于骨折的部位不同，其表现的症状也就各异。

1. 尺桡骨下端骨折：在外形上表现有明显畸形。从侧面去看其外形犹如吃西餐用的餐叉形状，检查时可摸到骨折近侧端向掌侧突出，这是由于骨折远端和手一齐向背侧及桡侧移位之故。尺桡骨下端骨折，一般因畸形典型故极易诊断。

2. 尺骨鹰嘴骨折：局部肿胀、疼痛明显，前臂作伸展动作时力量软弱或伸展完全受到限制，更由于其位置浅表常可见到皮下瘀血，触诊时压痛明显或可触及分离的骨片。

3. 尺桡骨骨干单独骨折或桡骨小头骨折：其特点主要为局部肿胀及压痛，前臂做旋转动作时疼痛或功能障碍，有时可摸出骨擦音及畸形的出现。

4. 尺骨喙突骨折很少单独发生，常在肘关节后脱臼时合并发生。

（三）治疗　患者取坐位，术者坐于对面，按摩查定伤情后，一手握骨折近端，一手握患者之手或腕部进行牵引，同时做微微的转动以使交错重叠的骨折被牵开，另一手则在骨折处做卡挤手法，以使断端正确复位，将碎骨片挤进主骨。手法矫正后，令患臂掌心向上，若已"对准三窝"在局部贴敷接骨散，然后用夹板前后两侧固定，夹板固定在前臂一般是先用直径3~4厘米的马粪纸2~3层，外包少许棉花制成小压板，压于原来畸形突出处，再用夹板固定，这样在畸形已完全矫正的情形下，即可防止再度畸形的发生。而在畸形未被彻底矫正的情况下，亦可起到协助纠正畸形的功效。如为中段骨折，有时根据情况尚须在尺桡骨间夹一个细长圆形的梳背木质垫，圆筷亦可，以维持尺桡骨间的正常距离，再在前臂屈伸两侧各用二块或三块薄木片做固定，固定夹板上至肘下（不包括肘关节）。伸侧的夹板需固定至掌指关节附近以限制腕关节作背屈动作，而屈侧的夹板，只固定在腕关节附近（不包括腕关节）即可。这样腕关节尚能进行作掌屈活动，对恢复正常的骨位是有好处的（如图1-3-10）。在用绷带做固定时，应先在一端缠紧，然后将绷带斜跨至另一端再缠紧，继做螺旋形包扎，在折部适当收紧，如此便可牢靠地加以固定。包扎结束后，嘱患者自然下垂患肢，勿做悬吊。这

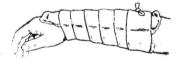

图1-3-10　前臂尺桡骨骨折时固定的范围

样的处置早期虽因肿胀而会产生不适甚至微痛，但对整个治疗来讲还是有利的。嗣后根据骨折愈合的程度，每次复诊时除对骨折加以手法处理外，尚需按摩伤部上下的软组织，以便瘀血及早吸收并保持正常弹性，同时还需适当活动上下关节以防止关节的强直。另外夹板的更换及去留问题当根据骨痂愈合的坚牢程度而决定。

桡骨小头的裂缝骨折无须固定，也不用接骨散只用活血散敷贴即可（因接骨散易引起关节僵硬）。

附 病例一

周×× 女性 67岁 家务 门诊号13401/初诊日期1959年10月6日

主诉：两前臂跌伤5日。

现病史：5日前从3尺高床上跌下，当时无何感觉，几分钟后两前臂远端部剧痛并出现肿胀，两臂即不能动弹，又苦于疼痛故来就诊。

检查：精神欠佳，面皮皱褶，两前臂中度肿胀，外观无明显畸形，两腕上端压痛剧烈，X线拍片证明为双侧科雷氏骨折（X光片号25722）。

诊断：双侧科雷氏骨折

处理：施以理顺、卡挤、镇定等手法，外敷活血散，并以夹板固定包扎。

3诊：局部肿胀大减，右腕尤甚，压痛仍存，术后改用活血散、接骨散各半敷于两腕部。

5诊：晨起已不显疼痛，下方浮肿，右手已能持筷用饭，压痛减轻，手法同前，敷活血散，并于左腕放置一3寸长夹板包扎固定。

7诊：肿胀已不明显，压痛锐减，两腕均已恢复持筷端碗用饭，两腕关节功能明显恢复，左腕除去夹板，其余处理同前。

10诊：诸症已减，右指略有麻感，但已能提放暖水瓶，疼痛亦轻，手法改以内磨、外磨法为主，敷药同前。

13诊：摄片复查结果，骨折部对位佳良，新骨生长尚好，计共70日洗面用饭等操作均已无妨，右指麻感及左前臂旋转时疼痛已减轻，处理同前，未明原因中断治疗。

病例二

杜×× 男性 5岁 门诊号总50 初诊日期1959年6月16日

主诉：患儿右臂跌伤4日（其母代诉）。

现病史：4日前从二尺高的床上跌下，大哭，见右臂皮肤擦破，涂以红药水，而前臂不敢活动，夜睡呻吟，次日就医认为系肘关节脱骱，经手法服药治疗，今虽肘关节已能伸屈，然前臂现仍肿胀而来诊。

检查：右臂屈肘挂于胸前，除去吊带检视，前臂略肿，无明显畸形，皮肤擦伤已愈，肘关节活动尚好，但不能触摸对侧肩部，右桡骨上1/2及尺骨下 1/2 都有压痛各一处，未闻得骨擦音，X 线拍片证明尺桡骨双折（片号 24174）。

诊断：右前臂尺桡骨青枝骨折

处理：手法理顺，牵引卡挤，敷贴玉真散膏及接骨散，于背侧放置较长夹板超过腕关节，内侧仅于前臂中段安置 5cm×3cm 之硬纸片包扎固定。

2 诊：疼痛消失，压痛锐减，于桡骨骨折处加硬纸垫，其余处理同前。

5 诊：计 17 日，折处触知新骨生长明显，患侧臂屈时手可触及健肩，近愈停诊。

伤后二月余复查结果：接治 10 日即停止固定开始活动，17 日摄片报告已骨性愈合，位置佳良，34 日患臂功能已完全恢复，前臂内旋 85°、外旋 90°，无压痛。

六、舟骨骨折

（一）**病因**　由于舟骨位于桡侧，持重较多，且骨之本身形状类似扁平，故在临床上常可见到舟骨骨折，其他腕骨的骨折极少发生。舟骨骨折多由于间接暴力所引起，当跌倒时手掌先着地，舟骨被挤压于桡骨下端与头状骨之间而致骨折。

（二）**症状**　局部发生疼痛和不同程度的肿胀，腕关节活动明显受到限制，叩击第二掌骨近端时，局部有叩击痛，在腕关节桡侧面的三角形下凹区（鼻烟壶）因肿胀而不明显或完全消失，并且在此区有明显的压痛。

由于本病在临床上常被误认为是腕关节扭伤，屡因长期治疗无效时才发现本病，因此当发生怀疑时最好立即利用 X 线摄片来帮助诊断，以便早期治疗。但早期 X 线摄片有时也看不到明显骨折线（需在 2 个星期后才明显出现），所以临床体征上的特点就更应重视，绝不能因 X 线片上未发现骨折而草率地否定了骨折的存在。

（三）**治疗**　一般舟骨骨折很少发生骨折端移位的情况，故可仅在骨折部作卡挤手法，亦可在卡挤手法时配合轻而缓，慢地外磨腕关节以使骨折断端更好地对合在一起，同时还可由上向下地按摩上肢，以理筋顺气流通气血，局部外敷活接散，然后放置用马粪纸做成的小压板，再用长夹板自肘下固定到掌指关节以限制腕关节的背屈活动，固定后前臂自然下垂。因骨折发生于腕关节部，故早期活动以防止关节囊和周围韧带的粘连尤为重要，故约在 10 天左右就可除去固定物，并于每次治疗时逐渐加大腕关节的被动活动，尤其需注意帮助其腕部的背屈功能直到痊愈，如长期出现局部肿胀或隐痛时，可定期摄片检查愈合情况。

七、掌骨骨折

（一）**病因** 一般掌骨骨折以直接暴力引起的较多，如砸伤、打伤、压伤等，但第一掌骨基底部的骨折多因跌倒时拇指触地的间接外力所引起。

（二）**症状** 除第一掌骨外，其他掌骨之间有不少肌肉和韧带互相支持，故骨折后一般均无严重的移位，预后亦多属良好，但第一掌骨基底部的骨折常合并脱白，影响拇指的对掌作用，而拇指在手上又占极重要的地位，所以在治疗上就应当特别加以注意。患部有明显的肿胀、疼痛、压痛，患者不敢作手指的屈伸动作，有时还可摸到骨擦音，在其指端叩击时患部亦有明显疼痛，而第一掌骨基底部骨折时局部压之还可有明显的滑动感。

（三）**治疗** 术者一手握患者之指做牵引动作，同时另一手在骨折局部卡挤以使错开的骨端复位并严密吻合。手法后在手臂敷接骨散，并在骨折左右两侧各置一段细木条，在细木条上再用2~3层马粪纸或短夹板做压板，自腕下到指部加以固定，然后用绷带缠紧。如第一掌骨基底骨折并有脱位情形时，除用手法卡挤复位、外敷接骨散外，并在掌面置一直径约5厘米比掌骨略长的纸卷，再在骨折部的桡侧用马粪做压板以压住掌骨基底，勿使其再行滑出，然后用绷带缠紧，但骨折稍有愈合就要开始给予活动掌指关节，以免关节强直。在活动时可用一手卡挤掌握骨折部，而另一手协助作关节活动，最初活动宜小，以后可逐渐增加其活动范围及活动量。由于手在人们参加劳动和日常生活中极为重要，故防止关节强直的问题千万不可忽视。

附　病例一

魏×× 男性　23岁　摩托车运动员　门诊号27635 初诊日期：1959年5月3日

主诉：左手跌伤6日。

现病史：6日前驾驶摩托车跌倒，跌伤面部、右肘及左拇指，经×××医院包扎处理时，发现第一掌骨基底部突出，按之能下，去之又起，遂于该院摄片检查证明左拇指第一掌骨基底部骨折，合并半脱位，当即给予短臂石膏固定，并做伤指皮牵引，因患者疼痛而来就诊。

检查：左侧拇指外展及内收受限，局部压痛，重压有滑动感并出现骨擦音。

诊断：左手第一掌骨基底部骨折，合并半脱位。

处理：牵引卡挤以整复骨位，外敷接骨散，掌侧加靠板包扎固定，内服活络丸，日服3次，1次1粒。

2诊：拇指内收已无疼痛，活动度较前增大，但仍有压痛及骨擦音，处理手法中加滚摇以助挤严骨缝，改敷活接散，并嘱可做驾驶练习。

5诊：平路开车已不觉疼痛，骨折部活动感消失，但局部压痛仍存，处理同前。

8诊：活动已近正常，疼痛消失，惟不敢用力过大，处理同前。

15诊：患侧腕背屈用力撑抬时，拇指下空隙消失，已能使用指甲剪，手法同前，换敷活血散。

20诊：计76日，已恢复50公里越野练车，但持久力较健侧稍差，停诊，嘱锻炼助效。

病例二

王×× 男性22岁 铸钟工人 门诊号总7 初诊日期：1959年5月12日。

主诉：左手碰伤5日。

现病史：5日前因钟落地瞬间急于抢抓，不慎左手背碰于墙上，当即疼痛肿胀，活动不便，且指端有麻木感，经诊断为第二掌骨远端骨折，遂给予石膏托固定，于5月12日转来我院治疗。

检查：患手第二掌骨远端桡侧红肿，有轻度压痛，指部感觉及活动均无明显异常。摄片证明第二掌骨劈裂骨折，并有片状之碎骨片，大者为0.1×0.2厘米左右（片号23606）。

诊断：左手第二掌骨远端骨折。

处理：手法牵挤分理，外敷接骨散，内服活络丸。

2诊：局部肿消痛减，手法中加腕关节升降，其余处理同诊前。

3诊：肿胀全消，疼痛锐减，已能握拳，改敷活血散并嘱开始自由活动。

4诊：计14日，活动操作时感力量不足，且有微疼及压痛，处理同前。

接治后 42 日，关节活动正常，压痛消失，痊愈停诊。

八、指骨骨折

（一）**病因** 绝大部分由于直接暴力所致，如重物砸击、压碾等，有时亦可因间接外力所致，如运动员接球时手指不慎与球作垂直撞击，肌肉突然收缩所引起小骨片撕脱骨折。

（二）**症状** 指骨除了和其他部位的骨伤一样，可以发生横断、斜形或粉碎骨折外，还常发生像粟粒大的小骨片的撕脱骨折，引起指间关节的长期肿胀、疼痛和功能障碍。骨折部明显疼痛肿胀（肿胀还可漫及整个手指）及压痛，患指关节屈伸障碍，有时有骨擦音，叩击指端或磨动关节时骨折部有疼痛。但在手指肿胀较剧或骨折片较小时，往往需要 X 射线协助才能得到正确诊断。

（三）**治疗** 术者一手捏住患指远端作轻缓的牵引，另手用拇食二指做卡挤动作，以便移位的骨片复位对合。然后用接骨散外敷绕指一圈，再用窄形马粪纸条在骨折部两侧（不超越关节）固定，或以窄长木片在掌侧固定（通过上下关节），此两种固定须视骨折部位及骨折情况而定。至于仅有小骨片撕裂者则不需作牵引手法，仅做卡挤与轻度滚摇所属关节的手法即可。手法后外敷活血散，无须固定，以免引起关节强直的后遗症。

九、肋骨骨折

（一）**病因** 骨折可由间接外力或直接外力所引起，直接外力多由于棍棒或重物打击而致，骨折发生于暴力打击处；而间接外力则由于胸廓被强力挤压所致。在被压于倒塌之墙垣下，或跌倒后胸廓被车轮碾过等，在这种间接外力的作用下，每在距压力较远的肋骨屈曲处发生骨折，肋骨骨折以第 4~8 对肋骨为多见（如图 1-3-11）。

（二）**症状** 在无并发症的肋骨骨折，则患部剧烈疼痛，不敢挺胸，行走时亦缓慢谨慎。且不敢大声说话和咳嗽，呼吸亦变浅表，甚至感到呼吸困难，如稍一深呼吸或轻咳嗽则感患部疼痛加剧。局部可有明显压痛、肿胀和青紫，在胸背或胸廓两侧挤压时，骨折部亦可发生剧烈疼痛。有时出现骨擦音及凸出或凹陷的畸形，在畸形重叠时还可在皮下摸到骨折端。如果症状体征不典型，可借助于 X 射线检查，以明确诊断。

胸廓内有心、肺等重要内脏，故发生肋骨骨折时，可以是单纯的肋骨

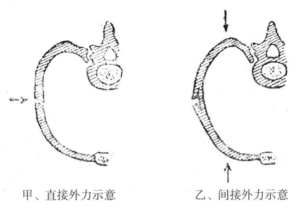

甲、直接外力示意　　　　　乙、间接外力示意

图 1 - 3 - 11　肋骨骨折时所受外力作用的情况

骨折，但有时也可同时发生比肋骨骨折更为严重的内脏损伤，因此在治疗时，不得不加慎重，以免发生重大事故。

（三）**治疗**　患者取坐位。助手以一手托住患侧腋窝，一手扶住患侧肘关节，嘱患者挺起躯干。术者在验明伤状后，如发现有骨折移位，即用二拇指球部紧贴骨折两端，顺肋骨分布方向，用力向两侧绷撑，与此同时嘱病人深吸气后停息鼓劲（即鼓肚子），借胸腔内部压力突然增加，使陷下之骨挺出复位，如此可重复数次。并在患侧的脊椎旁，沿脊椎方向由上向下理顺数次。手法治疗后，外敷接骨散，并加薄窄夹板一块紧压，以布质绷带紧裹。三日诊治一次。

在一般肋骨骨折时，虽然没有同时发生明显的内脏并发症，但胸腔内的脏器还会在一定程度上受到震伤。因此必须予以同时治疗，给予内伤丸（早饭后服一粒）及活络丸（晚饭后服一粒），如此三五天后，待痛减时停服内伤丸，早晚二次皆服活络丸。

十、骨盆骨折

（一）**病因**　多为直接暴力所引起，如从高处堕下，尾骶部着地，或跨骑于硬物上，以及重物压碾骨盆部等，均可发生骨盆骨折。

（二）**症状**　骨折部可有疼痛、压痛、肿胀及皮下瘀血，患者不能行走，不敢翻身和活动，有时可摸出骨擦音，在两侧髂骨翼部，用两手同时向内压迫或向外压迫时，在骨折部也会有疼痛产生。

骨盆比较坚固，一般不容易发生骨折，如发生骨折，说明促使形成骨折的力量是相当的大。同时因为骨盆腔内有膀胱等脏器，故往往不单纯有骨盆骨折，而容易合并有其他脏器的损伤（常见的并发症有小便困难或小便带血等）。这种情形就比较复杂，而非单纯的正骨问题，这里仅谈一般单纯骨折的治疗。

（三）**治疗** 如骨折部分在背侧，应嘱病人俯卧；如骨折部位在腹侧，则应嘱患者仰卧。手法是用手按住骨折处，并轻轻推动躯干，使躯干在床上轻度左右晃动，然后再在局部行卡、挤及镇定等手法，手法后外敷接骨散。如仅有少许移位，则可在扶持下令病人站于地上，术者用手按住骨折处，并使臀部做旋转动作，使骨折片逐渐复位挤紧，最后外敷活血散，如有明显移位者，应卧床休息，视病人情况逐渐在床上练习屈伸大腿，以后再在护理人员扶持下练习下地行走。如仅轻微小骨片移位，则可于手法与敷药后，就开始下地行走，并逐渐增加活动量。在整个治疗过程中均须内服活络丸，每日二次，每次 1~2 粒。

十一、股骨干骨折

（一）**病因** 一般股骨干骨折，多由于间接外力所致，如由高处坠下等。但也有一部分是由直接暴力引起，如暴力打击或车辆重物的碰撞和压碾等。

（二）**症状** 患者一般均不能站立，而且多因疼痛而呻吟不已，重者甚至可因疼痛而发生晕厥。检查时局部有压痛、肿胀，有时可发现骨擦音。如遇有错位时，大腿可出现角度畸形及足的外旋或内收畸形，整个下肢亦可缩短。医者在用手顺股骨上端向下推理的过程中，还可在骨折处发现阻挡的感觉。

（三）**治疗** 由于股骨周围强大的肌肉收缩，使骨折后发生明显的重叠，所以在整复时比较困难。但如果不将其加以矫正，必然发生重叠愈合而出现两下肢长短不一的畸形。因此治疗时，必须特别重视牵引的手法。

手法治疗时，伤者宜仰卧。第一助手握住患肢踝部，缓缓加力顺下肢纵轴作牵引，第二助手则固定患者骨盆或患肢骨折近端向反方向牵引，以便使骨折重叠处被逐渐拉开。术者侧站于病人患侧，在骨折处行卡挤手法使两断端对合，如仍有挡口，则术者可在助手持续牵引下，二手压住骨折处作轻轻滚动（如擀面时推动擀面棍的样子），然后再配合充分的牵引和卡、挤，则能逐渐使断端平复，然后检查是否对准三尖（髂前上棘，髌骨中心及足尖），如已完全对准，则手法完毕。

　　手法后需在骨折处敷贴接骨散一圈（患处两侧亦可）然后进行固定。固定时先用较厚的夹板固定大腿内外侧，其范围上至大腿根，下达小腿上1/3处，以固定膝关节。并在骨折重叠突出处，于上述两侧夹板下加垫压板以加强其稳定性。再用绷带扎紧，然后用"L"形长托板安置于患肢屈侧，从足底一直到髋关节以上护定，用绷带加以捆缠牢固。固定妥善后，患肢须放正，两侧以砖块夹紧，使之保持"足尖朝天"的位置，这样就可完全避免旋转愈合的后患，此时治疗即告结束（见图1-3-12）。嗣后每4日换药一次，每次换药时须检查伤状，以便及时发现畸形得以矫正。10~20天后，骨痂便具有一定的坚韧性，此时可于进行手法的同时，嘱患者在术者扶持下缓缓提举患肢，并可除去"L"形托板，以后逐渐除去大腿两侧的砖块。约在第15~25天时，逐渐轻轻帮助其屈伸膝关节，并于术者用手卡挤固定骨折处的姿势下，由助手扶其站立，以挤压骨折端，使其更快地牢固愈合。以后则根据其骨痂情况，逐渐增加患肢的活动。开始活动时，可先嘱患者坐于床沿（或椅上）双脚踩于地面作交替踏步的练习，继之扶床或椅练习行走，最后再做踏步或扶拐杖行走。

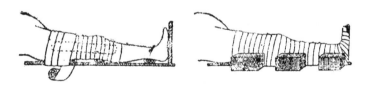

图1-3-12　股骨骨折的固定与肢体放置

　　附　病例

　　黄××，男性　2岁　门诊（总123号）初诊日期1959年9月15日

　　主诉：患儿被自行车压伤5日（家人代述）

　　现病史：5日前曾被自行车撞倒压于身上，右腿疼痛不能站起，去××医院急诊，摄片证明右股骨中段骨折，予付木固定，5日后转来本院。

　　检查：右大腿部明显肿胀，轻动患腿即疼，测量较健侧短1cm；摄片证明股骨中段骨折，无明显错位。

　　诊断：右股骨中段骨折。

　　治疗经过：接治15天肿消，除去夹板，局部按摩，外敷活血散，21天其母述已能跪行，检查伸屈自如，停止敷药，26天复查，一切正常，停诊。

十二、髌骨骨折

（一）**病因**　可由直接暴力，如重物打击，或跌倒膝部撞于地面所致，亦有因跌仆未倒，而大腿肌肉突然剧烈收缩所致。

（二）**症状**　患膝疼痛，不能行走或明显跛行，局部有肿胀及明显压痛，且多能清楚摸到骨折裂隙或出现骨擦音。关节内出血明显时，可发现按压髌骨时有似按压水桶内木块之浮沉感。

（三）**治疗**　整复时先在髌骨上下之筋腱及韧带处，进行较重的按摩推理。推理时的方向都需指向髌骨，然后卡住髌骨边缘向中心卡、挤，外敷螃蟹接骨散（亦可用一般接骨散）。在髌骨上方及下方，各置一较厚的小纱布垫以固定之。然后包扎，但不宜过紧，亦无须使用"抱膝"。一般治疗初期尽量保持直膝活动，四天更换敷药一次。虽不禁止下床行走，然开始两周应直腿走路（即在行走时不可屈膝）以免影响愈合。两周后适当进行屈膝活动，且活动量亦要逐步增加，此时则可去掉小纱布垫，并改敷活血散。临床观察一俟基本痊愈，便可停止敷药，但活络丸须服用至痊愈为止。

十三、胫、腓骨骨折

（一）**病因**　胫骨内前面直接居于皮下，故打击、碰撞、压碾等暴力极易引起骨折。另外由高处跌下亦为常见的原因之一。而胫腓下端近踝关节部分的骨折，则往往是因为奔跑或跳跃时，脚踏于不平之地面或上体骤然扭转，使踝关节呈过度外旋、外翻或内收而引起。

（二）**症状**　患者不能站立，或有明显跛行，局部有疼痛压痛、肿胀（尤其在内外踝骨折时更为明显）。触诊时，可摸出骨折断裂后错开的断端，如叩打足跟时，伤部可有叩击痛，有时可扪及骨擦音。在双骨折合并移位时，则小腿可出现成角畸形，又因胫骨内面无肌肉保护，故骨折后，骨折断端易于刺破皮肤，引起皮肤破裂或骨端外露。

（三）**治疗**　下腿骨干骨折时，令患者仰卧或坐于床上，助手固定患侧大腿，另一助手握住踝部或跖部和足跟，顺下肢纵轴方向进行牵引，术者双手由上向下触摸胫腓骨干，在骨折重叠处找到"挡口"的感觉，则在局部加以按压、卡挤手法，以使断骨对合复位。必要时也可配合双手按压骨折处，做轻轻滚动小腿的手法，以助断端对缝。手法后在骨折处敷贴接骨散，两侧以夹板固定。夹板固定范围是由小腿上 1/3 直到踝部，包括了踝关节（如图 1 - 3 - 13）。在整复前有骨突出处，可在夹板下与突出相应的位置加一小块两三层马粪纸做成的压板，然后用绷带捆扎稳当。另用一"L"形托板，由大腿中段固定到足部，以保持足尖朝天的位置（图 1 - 3 - 13）。

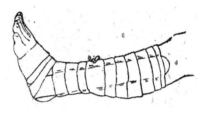

图 1 - 3 - 13　胫骨骨折固定的范围

　　一般 4 ~ 10 天后便可取消"L"形托板，此时对不全骨折及无移位的骨折，可令患者在扶持下进行站立，以挤压骨折断端，促进其早日愈合。对原来有移位的骨折，则根据情况于 15 ~ 25 天时，在术者用卡挤固定骨折处的情形下，由助手扶其站立，以便挤压骨折断端，促其早日愈合，以后再逐渐练习于坐位上踏步及扶持下做定位踏步。对皮肤有破损以及小腿部发生水泡者，可先进行消毒，并处理水泡或血泡，然后外敷玉真散膏。如水泡肿胀严重者，可先敷活血散 1 ~ 2 次，以加速消肿，然后换敷接骨散。固定时亦应于夹板两端与皮肤之间，各置一用棉花卷成的"小枕"，使夹板不与皮肤表面紧贴，然后用绷带包扎固定。对踝关节部位的骨折，除作卡挤外，尚须握住患足做缓缓的滚摇和理筋手法。这样不但能促进瘀血吸收，避免关节囊与韧带粘连，还能将折断移位的骨片渐渐推挤复位。然后外敷接骨散（活血散亦可），两侧用夹板由小腿中部直到踝下进行固定。对踝关节部位的骨折，因其同时有明显的踝关节扭伤，故亦需应用适合踝关节扭伤的手法加以治疗。治疗后可立即下地活动，静息、少动都会有害。

　　附　病例一

石×× 男性　5 岁　门诊 12310 号　初诊日期 1959 年 10 月 2 日

主诉：左小腿摔伤 7 日（其母代述）。

现病史：7 日前玩耍中不慎摔倒，当即疼痛不能行走，继现肿胀，曾请一位老太太按摩，因继续肿胀来诊。

检查：小腿中等度肿胀，中部内侧有明显压痛，并扪出骨擦音，X 线摄片证明左胫骨中 1/3 斜形骨折。

诊断：左胫骨中 1/3 骨折。

处理：卡挤，敷贴接骨散，并予夹板固定包扎。3诊：肿胀未消，仍有压痛及骨擦感，关节活动良好，处理同前。4诊：肿胀及压痛均消失，已无骨擦感，踝膝关节活动正常，但惧怕站立，处理同前。5诊：牵扶已能站立行走，并无痛苦，除去夹板，换敷活血散，嘱其自己练习走路，至7诊共计39日。摄片复查报告，对位良好，已有骨痂生长，据其母述已能随意行走，但微有跛态，痊愈，停诊。

病例二

赵×× 男性 8岁 学生 门诊18690号 初诊日期1959年11月3日

主诉：右小腿摔伤2日（其母代述）。

现病史：2日前自两米高的树上摔下，当即剧痛，打滚哭闹，由一位老太太前后按摩两次，疼痛虽减，亦能屈膝，小心盘腿而坐，但仍不能行走，故来就诊。

检查：一般情况良好。患儿膝部屈曲不敢伸展，踝关节活动受限，右小腿下1/3内侧微肿，并有明显压痛及骨擦音，X线摄片证明为胫骨骨折。

诊断：右胫骨下1/3螺旋形骨折。

处理：牵引下行卡挤镇定，外敷接骨散，胫前安置纸卡板，再于胫前及内侧各置夹板包扎固定（内侧夹板过踝关节）。2诊：日间已无疼痛，肿胀未减，压痛仍存，患腿伸屈活动尚佳，遂在术者紧握患部时，试行站立，以严挤骨缝。最后行局部卡挤，外敷接骨散，并于内外侧换置短夹板，进行包扎（未固定上下关节）。3诊：已能自动抬举患腿，但有微痛，局部肿胀已不明显，骨擦音尚存，处理同前。5诊：可自由抬腿活动，关节屈伸一如常态，扶着已能站立及踏步，触诊折部已有新骨生长，但仍有压痛。处理手法，卡挤理筋后嘱站立踏步，然后改敷活血散，仅于胫前放置一小靠板包扎。8诊：计38日，疼痛全消，步行来诊，略现跛行步态，近愈停诊。

十四、跟骨骨折

（一）**病因** 多由于从高处跌下时，足跟着地所引起，但一般自高处跌下时，往往会有比跟骨骨折更严重的骨折或关节的重挫伤发生，因此很容易由于处理较重的损伤而忽略了跟骨骨折，这一点必须注意。

（二）**症状** 足跟部疼痛，不能用足跟站立，足底肿胀，足弓凹陷改变，有时血溢踝部皮下，局部压痛明显，一般很少有骨擦音。

（三）**治疗** 伤腿放平，术者用手卡挤跟骨两侧，内磨其踝关节，然后在足跟两侧敷贴接骨散，并用短夹板固定 4~6 天，按步骤练习下地行走（参阅股骨骨折的准备动作）。

　　附　病例

杨×× 男性　26 岁，机关干部　门诊 955 号　初诊日期 1957 年 7 月 19 日

主诉：两足受伤 3 日多。

现病史：7 月 15 日晚 8 时许由楼上失足掉下，触伤内踝关节，遂急诊入某医院，摄片证明左跟骨骨折，右踝关节有严重扭伤，曾行右侧石膏固定，但活动仍痛，故会诊接治。

检查：两踝及足心均见广泛皮下瘀血，肿胀以右踝部最为明显，局部有压痛，未检得骨擦音。

处理：行卡挤手法后，即敷活接散（左踝以接骨散为主，右踝以活血散为主），内服活络丸，左跟骨外侧加硬纸垫包扎固定。嘱加强活动，但不可下地。7 月 31 日 3 诊：疼痛消失，肿胀减轻，瘀血尚未完全吸收，压痛亦减，已能下床扶台做提腿踏步练习，手法同前，除去纸垫后改敷活血散，继服活络丸。8 月 17 日 6 诊，压痛消失，已能扶双拐行走，但丢拐行走则不敢大步迈进，压痛消失，踝关节活动恢复已近正常，处理同前，8 月 30 日 9 诊：已上班工作，停止敷药，改服活血酒，停诊观察。

十五、跖骨骨折

（一）**病因** 直接外力的砸伤是主要的原因，有时也可因长跑和行军过劳所致。

（二）**症状** 根据患者叙述的受伤原因和局部的明显肿胀、疼痛及跛行，很容易诊断，在触诊时有明显压痛，有时还能摸到骨擦音及骨折处凹凸不平的情况。

（三）**治疗** 术者一手握住足趾做轻度牵引，另一手摸到骨折处做卡挤和理筋手法。正复后外敷接骨散，于足背与足底皆置以小夹板，并于跖面夹板之内加入适宜的棉垫，予以包扎固定。治疗结束，不需卧床休息，但行走时务要全足着地，不宜偏斜或用足尖踏弹，6~15 天后可除去足底夹板，或酌情减免其棉垫，行走时亦可逐渐开始用足掌前部蹬力。

附 病例一

周×× 男性 18 岁 修理车间工人 门诊 5434 号 急诊日期 1959
年 8 月 24 日

主诉：机器砸伤右足背部 1 日多。

现病史：1 日前打扫卫生时，一约 200 斤重的机器被他人推倒，砸于
右足背部，当即不能行动，迅速肿痛，来院急诊。

检查：右足背明显肿胀，肤色略红，有中等度压痛，未扪及骨擦音，
X 线摄片证明第一跖骨中段骨折，无移位。

诊断：右足第一跖骨单纯骨折。

处理：理筋后，外敷接骨散包扎，未予特殊固定。2 诊：局部刺痛，
不能持久活动，并出现跛行，处理同前。3 诊：足背已无肿胀，疼痛减轻，
跛行步态亦轻，但局部仍有压痛，处理如前。4 诊：无明显跛行，一般行
走已无痛苦，压痛亦显减轻，处理同前，并摄片复查。6 诊：行走近于正
常，惟跑步时有痛感，夜间转身患部发麻。处理：手法重分其筋，改用接
骨散，活血散各半敷贴，外用绷带紧紧包扎，并嘱做后跟起踵练习，然后
再逐渐恢复跑步。7 诊：走路跑跳皆不觉疼痛，手法如前，改外敷活血散。
8 诊：计 42 日。痊愈停诊。

病例二

张×× 男性 58 岁 工人 门诊总 54 号 初诊日期 1959 年 6 月
6 日

主诉：左足跌伤 7 小时

现病史：7 小时前下楼时，不慎左足呈内旋位跌倒，伤后当即不能站
立，迅速肿胀疼痛，不能行动而来诊。

检查：左足背外侧肿胀明显。局部压痛，未检得骨擦音，但于外侧外
踝下方触及痛性筋结，摄片证明第五跖骨骨折。

诊断：左足第五跖骨基底部骨折。

处理：手法分筋，理筋，卡挤镇定，外敷接骨散，内服活络丸，未予
特殊固定。2 诊：肿胀全消，压痛锐减，可扶拐行走，处理手法于骨折部
卡挤，踝下分筋，改外敷活血散。3 诊：足部乏力扶拐行走不能持久，处
理同前。4 诊：疼痛偶现，足部持力渐增，处理同前。6 诊：去拐，走路
已无痛苦，唯用力转动患足时呈现微痛，处理同前。7 诊：计 25 日，活动
疼痛全消，恢复正常工作，痊愈停诊。

十六、趾骨骨折

（一）**病因** 趾骨骨折以拇趾较为常见，往往是因重物砸伤而引起。

（二）**症状及诊断** 跛行步态，局部肿胀，明显压痛，趾关节活动受限，有时可有骨擦音。

（三）**治疗** 趾骨骨折的治疗此较简单。左右重叠时，可捏住脚趾远端做牵引，同时在骨断处作卡挤即可复位，外敷接骨散，或活血散，跖侧有时可用小夹板固定好跖趾关节及趾关节，但 6～15 天后便应除去。每次治疗时，需行卡挤及固定骨折处后，做轻微的关节外磨手法，以促进瘀血吸收和恢复正常的关节活动。

第四章

关节脱臼

对关节脱臼的认识和处置是中医伤科的重要内容之一。临床上虽有脱臼和错位之分，但实际上有相同之处，大多数是因为外伤所引起的两关节面失去原来关系和正常位置所造成的，二者只是在程度上有些差异罢了。一般临床上错位比较多见，中医对错位的疗效是立竿见影的。脱臼和错位的诊断与骨折一样，也是通过望、闻、问、切、测量和比较健患侧情况，再加以分析而确定的。治疗的原则是"从哪里脱出来，就从哪里送回去"。在治疗方法上除采用骨伤的基本手法——牵、卡、挤外，尚须使用按摩、升提、内磨和外磨等软伤手法。为实用起见，现仅对几种常见的关节脱臼的认识和治疗分别加以讨论。

一、下颌关节脱臼

下颌关节是头部唯一的活动关节，也是临床上比较常见的一种脱臼。在正常情况下，下颌关节因有肌肉和附骨筋的支持和固定，不易发生脱臼。但当身体衰弱或局部肌肉和附骨筋发生病变的情况下，如遇外力则易产生脱臼。脱臼后下颌骨明显向前突出，功能丧失，是临床诊断上的一大特点。新脱者整复尚易，若因手法失当、治疗延误形成习惯性下颌关节脱臼者，治疗较难，故早期的认真治疗十分重要，青年医师在临床上应当十分审慎。

（一）病因

1. 内因元气不足：身体素弱和年老体衰者筋肉单薄无力，是下颌关节脱臼的主要原因。由于筋肉松弛故不能维持对关节的支持和固定作用，所谓"气血不亏体质健，内丹不足身体垮"也就是这个道理。

2. 外力的撞击：当说话、哈欠、哗笑口张过大时，一遇有从侧方或下方传来的打击和碰撞，便可致发本病。这种脱臼多系单侧，并可伴有软组织损伤和局部肿胀。

3. 陈旧性损伤：由于外界暴力而致第一次脱臼后，附骨筋和关节周围软组织损伤，或伤后瘀血未尽消散，局部筋络凝滞，气血流行不畅，久之因荣养筋络发生障碍之故，使该处筋带失去其正常的紧张和支持能力而呈弛缓状态。此时如张口过大，稍有不慎，即会滑落，此即所谓习惯性的下颌关节脱臼。

4. 外因感受风寒湿：此病一般多见于海员、矿工等与风寒湿接触较多的人。这主要是因为他们经常处于海风和潮湿的环境中，故风寒湿气易通过皮毛经络最后侵入关节，使关节滞涩、筋肉强硬而失去其弹性作用。当两侧关节的松紧度不平衡时，在外力作用下易于脱位，并且有形成习惯性脱臼的后患。

（二）发生机制　下颌关节脱臼的机制，当张口很大，其髁状突和关节间软骨盘向前移至上关节结节下方时，肌肉突然收缩或颏部受击，则可使髁状突被迫移至关节结节前方，而形成脱臼。

（三）症状

1. 新伤：一般的症状是牙关不能咬合、口唇不能完全闭拢，语音不清，流涎，饮食困难等。如为单侧脱臼则颏部向健侧偏斜，脱臼的关节窝凹陷，窝前突出。如为，双侧脱臼，则下颌明显向前下方突出，两侧关节窝均凹陷，窝前突出。新伤脱臼后疼痛较剧，患者大多数双手捧腮，惧怕碰撞及活动。

2. 习惯性脱臼：此类患者因为形成了习惯，稍不留意，便可脱落，有时甚至一天内可脱落数次之多。但在整复时也比较顺利，还有些患者还可自行将脱臼还纳。此类患者脱臼时的现象与新伤同，而疼痛现象却较新伤为酸，平时关节周围有麻木和酸痛，张口不便，咀嚼无力，或有引头作痛等症象。检查时大多数患者可扪出患部肌肉不若健侧柔软，且其同侧耳后下方可发现硬结和索状硬条，有些患侧还可发现关节动时有弹响。

（四）治疗

1. 新伤：伤者取坐位，仰面，头后顶部靠于墙壁（有助手固定头部更好）。在未整复前，先在关节周围按摩，使肌肉松弛，然后进行整复。整复时，医者两手拇指用纱布缠好，拇指尖部放于患者口内两侧智齿上，其余诸指握托下颌骨下角外缘。然后拇指用力下压下颌，使筋肌伸长到髁状突能够绕过上关节结节时为度，此时其余诸指两侧平均用力向后上方升提，如复位后则可闻有声响。一俟复位，术者拇指迅速滑移至下颌骨两侧之外方，以防咬伤，然后再行抽出。如为一侧脱臼，则一手拇指置于口腔内整复，另手扶于健侧以做固定。整复完毕后仍需在关节周围行按摩和理顺手法并令患者之口缓缓张闭数次，以活动关节顺复筋位，必要时内服活络丸，无须固定，嘱其 2~3 日内进软食即可。

2. 习惯性下颌关节脱臼的治疗：脱臼复位后采用点穴按摩法，目的是使气血流畅，使肌肉韧带的活力和弹性重新恢复正常。

（1）取穴：主穴：翳风　配穴：听宫　下关　颊车　风池

（2）按摩方法：患者取坐位，术者站（或坐）于病人对面。施术时令患者将牙关咬紧，术者以食指或中指或食中二指自上而下点按翳风及风池二穴，然后用拇指点按听宫、下关、颊车。按摩轻重以病人感到疼痛但却能忍受为度，按摩时每次每穴可于点位下擦摸 50~100 下。如为一侧脱臼，对侧亦须按摩，但可少些轻些（风池穴两侧手法相等），若一侧有硬结者手法可多些重些。按摩完毕可弹颈侧筋 4~5 下（两侧相同），最后沿各穴向下推理 4~5 遍，以顺筋脉气血。

（3）按摩时间：以每日或间日一次为佳，时间隔长会妨碍治疗效果。

（4）自己锻炼：除规定就诊时间外，还须教给病人自行按摩，自按摩时以翳风为主，其他穴位可不必按。方法是两手食指或食中二指放于翳风穴上，深压擦摩，以痛为度，频频行之，每日 3~5 次，每次 50~100 下，痊愈为止。在自行按摩中，设因手法过重、次数过频而感局部疼痛时，可酌情减少次数，或短期停施。

（5）有风寒湿兼症者，可内服活络丸，一日两次，每次 1~2 丸，或服活血酒或除湿酒，每次 3~5 钱，一日两次。

附　病例

患者张×× 女性　27 岁　机关干部　已婚　门诊号 2123　初诊日期 1958 年 1 月 9 日

主诉：左下颌关节经常脱落 2 年。

现病史：两年前（1955 年）第一次因哈欠致左侧下颌关节脱落，当时剧痛，自行复位，1 月后又因同一原因二次脱落，但疼痛较第一次为轻，曾赴中直 X 医院治疗未效，1956 年 3 月 24 日转××医院治疗，同年 3 月 26 日在 X 线摄片时，继发右侧关节脱落，嗣后竟成习惯，近半年来脱落频繁，每当呵欠、大笑两侧均必脱落，虽百般保护，仍不能免，平均每日脱落约 1~5 次之多，且进食咀嚼时，常感关节作响发软，有时有木疼及酸痛出现。

检查：发育中等，营养一般，言语清晰，面部无偏斜畸形，两侧下颌关节张口时有声音，局部压痛明显。

印象：左侧习惯性下颌关节脱臼。

处理：1. 点按翳风穴为主；2. 弹颈侧筋（胸锁乳突肌）；3. 教会自按翳风穴手法，嘱回家自行按摩 1 日 3~5 次，每次 50~100 下，以配合治疗。1 月 23 日 2 诊：15 日来因出差下乡，诉自行按摩配治见效，曾脱 4 次，但哈欠时以手托腮可免脱落，局部疼痛亦有所减轻，处理手法同前。3 月 23 日 3 诊：前次治疗后又因出差，未能就诊，自诉自 1 月 23 日治后约半月左右未见复发，原因可能是遵嘱每日自行按摩之故。嗣后因点按过多，局部疼痛而中止，第二日起，即自行脱落如前。处理同前，并再嘱其加强信心，坚持自行按摩。3 月 25 日 4 诊：治疗后次日曾脱落 1 次，以后即未见脱，处理同前。3 月 28 日 5 诊：仍未再脱，自述可能与当哈欠大笑时非常注意有关，遂嘱其不必担心，哈欠时可试行不加扶托，以观察之。处理如前。4 月 1 日 6 诊：上次治疗后，至今未脱，哈欠时不加扶托亦未脱落，处理同前。并嘱其缩短治疗间隔，坚持自行按摩，以巩固治疗效果。4 月 11 日 8 诊：虽哈欠亦不再脱，关节部之木疼及酸软感觉已基本消失，可吃一般的硬食，处理如前。6 月 10 日 17 诊：自 4 月 11 日后共来诊 8 次，症状逐日减轻，至今 81 日未再脱落，虽大笑、硬食、哈欠等均无不适，一切恢复正常，痊愈停诊。

二、肩关节脱臼

由于生理特点，肩关节是一个较常发生脱臼的关节。因为肱骨头球状关节面大，而肩胛骨关节盂的面积与之相比既小且扁平，另外肩关节活动范围大，关节囊较松，在前臂和腋窝等处又缺乏强有力的肌肉做防御，所以脱臼最常在肩关节的前下方脱出。

肩关节脱臼可分为三型：①前方脱臼；②下方脱臼；③后方脱臼，但以第一型为多见。

（一）发生机制 最常见是跌倒时四肢外展手或肘着地，肱骨头自软弱的关节前下部撕破关节囊而脱出。

（二）症状 肩关节脱臼时，有明显外伤病史，疼痛及关节不能活动，在肩关节处能触知一个空虚的凹陷，锁骨下和腋窝部可触知脱出的肱骨头。

（三）治疗 当检查病人时，应考虑到不仅是单纯的脱臼，经常伴有关节囊撕裂或周围软组织的损伤，也可能合并关节附近的骨折。在治疗时考虑到这些情况，又照顾了解剖关系，就可避免增加局部损伤，若有条件拍摄 X 线照片后，再予整复当然最好。

手法复位，整复肩关节脱臼的方法是牵、拉、推、升、摇等手法。以左肩为例，首先令患者坐于靠椅上，术者左手握住患肢肱骨远端用力充分牵引，并使上肢向躯干靠拢；然后右手插入腋窝，四指掌面紧贴上臂内侧用力向外拉（此时仍向下牵引不放松）；第三步，在牵拉充分后，顺势将患肢上臂向肩峰方向一耸，松右手扶按肩上，左手托于肘尖，抬举上臂；此时可感到"骨碌"一声，整复即告完毕；第四步，将已举起来的手，轻轻握住不放，令病人自动作前臂旋前旋后活动三四下（如图 1 - 4 - 1）；最后在肩部外敷活血散，腋窝下放一大棉花卷或报纸卷，绷带包扎固定患肩，无须吊托前臂于胸前。24 ~ 48 小时后解除绷带，开始肩关节前后摆动活动，但禁止作肩关节之旋转滚摇动作，一般可在第 6 ~ 8 日后方逐渐练习大转手动作。内服活络丸，每日 2 次，每次 1 ~ 2 丸，总量一般为 14 ~ 28 丸。

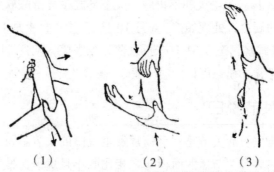

（1） （2） （3）

图 1 - 4 - 1 肩关节脱臼的整复手法操作

三、肘关节脱位

肘关节是由肱骨、尺骨、桡骨所组成的，两侧有较牢固的附骨筋包绕，使关节保持正常结构。其运动功能主要为伸屈运动，侧向运动几乎没有，因此比较稳定。此外桡骨小头和尺骨上端又形成一个旋转关节，使前臂能够内外旋转。由于肘关节在日常生活中活动频繁，遭遇外力打击的机会比较多，并且因其只限于伸屈运动，故脱位的机会也较多，在临床上仅次于肩关节。尤其是小孩由于骨的发育尚不完全，关节周围组织抵抗力比较薄弱，故易于发生脱位。肘关节脱位一般以向后脱位最多，此外尚有前脱和半脱位——桡骨小头脱位（此又称脱环和错缝）等症，唯前脱位发生率最小。

（一）**病因** 造成后脱位的原因，系跌扑或自高处坠下时，臂伸直或微屈状态，手掌撑地，及冲力作用于肘部关节，使肱骨头滑过尺骨喙突，撕破关节囊而形成脱位。

（二）**症状** 肘关节脱位后，该关节屈曲并有显著畸形变化，肘后鹰嘴突向后上突出，并有疼痛及运动障碍。脱位后肿胀是最普遍和最明显的症状，严重者可伴有附骨筋的损伤和撕裂。脱出过久未经整复者，常致成肘关节强直，这是因为受伤的组织在畸形的情况下愈合，并因瘀血滞积不能尽化以致软组织互相粘连而造成的。检查时可发现肱、尺、桡三骨的正常关系被破坏，肘关节被固定于屈曲异常位置，肱骨下端突向肘窝，尺骨鹰嘴明显脱向后上方。

（三）**治疗**

1. 治疗手法：患者取坐位，助手把持患肢上臂做固定和反牵引，医者一手持前臂或手腕部并予扶正对准三尖（即肩峰、桡骨小头下肱桡肌突起部及桡骨突三尖）三窝（即肩锁关节下窝、肘窝及掌心窝）使其三点连成一条直线后，顺纵轴方向用稳力徐徐牵引，与此同时，一手拇指抵压肱骨，并用力向上推送，另外四指按于尺骨鹰嘴骨用力向下拉，两手紧密配合，待牵引至一定程度时，使前臂渐渐屈曲，至闻及"咯吱"声响时，此时患者手指即可触及肩部，表示已经复位。再作左右内磨数转以合榫，嘱其自动伸屈肘关节数次，如无障碍即可恢复活动（图1-4-2）。

2. 周围软组织损伤较重，有明显肿胀和瘀血者，则按软组织损伤的治疗原则处理，配合按摩手法，理筋分筋，酌情投以内服药物活络丸和外敷药物活血散，除绷带缠裹外，不做任何固定，伤肢搁置于自然下垂的位置，并开始活动以为佐治。脱位虽经整复，但仍需每日或间日进行检查，并加以适当按摩，治疗及时，一般不会留有后遗症。

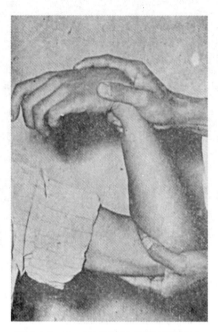

图1-4-2　肘关节屈曲镇定操作法

肘关节的前脱位，临床上罕见，致伤原因亦多为跌扑碰撞而引起，前脱位常伴有鹰嘴骨折的发生。其治疗原则和后脱臼一样，主要是使脱位整复，然后接骨。手法是先行牵引和卡挤肘部脱位骨头。鹰嘴骨折在脱位整复后，即整复骨折部分，按骨折的治疗方法复位和外敷接骨散（注意：关节部宜早换活血散），患肢伸直，于背侧托一薄板付木做支持，外用绷带缠裹固定。

桡骨小头半脱位容易发生于小儿，成年人少见，多系用力牵提小儿前臂而发生，此刻患肢前臂旋转屈攀皆属困难。治疗时一手握肘部，拇指按压桡骨小头，另手持前臂腕部牵引、对准三尖和三窝，然后在牵引情况下，屈曲肘关节，再伸直肘关节，当闻有轻微的"咔吱"滑入响声，即表示已经复位。令其伸屈肘关节数次，以便完全合榫，再于患处按摩少顷。一般不用敷药和固定，即可开始随意活动。

四、髋关节脱臼

（一）**病因**　髋关节脱臼多发生在从高处坠下或快速超越各种复杂障碍（墙垣、高低栏、沟渠等）时，因跌、扑、碰、碰、压、扭的直接或间接暴力和过度侧展而造成的。

（二）**症状**　髋关节脱臼分为两类：第一类是股骨头向前方脱出叫前脱臼，第二类是股骨头向后方脱出叫后脱臼。

1. 向前脱臼者，患腿较健腿长，重症者不能行动，轻者尚可勉强行走，行走时上体微向后仰，脚尖向外，髋部向外翻。

2. 向后脱出者，患腿较健腿短，重症者不能行动，轻者可以勉强行走，行走时臀部向后向外侧撅起，上体前倾，大腿内收，脚尖向里。

（三）治疗

1. 前脱：患者仰卧于高 52 厘米、宽 45 厘米、长 170 厘米的长板凳上，一助手站于患者头前，固定两肩或腋下，此时术者将其患肢缓缓牵直，在其前髋部及臀部做轻柔的按摩动作、使髋部和臀部之肌肉放松，术者两手掌置于患者大腿中段前缓缓地来回推动，以进一步使其局部肌肉松弛和关节活动。滚动后轻轻将患肢小腿屈曲托起并向健侧小腿方向移动以患肢能达到架于膝盖骨上为目的。此时术者一手握于患肢踝上，另手扳拉膝部，使大腿由外屈外翻位转为屈曲内收位，两手须配合协调一致，扳拉膝部之手，可在扳拉时作一升一降（即一松一紧）的动作，握踝部之手亦随着配合以缓慢而有力地使膝屈曲，将足部推送于健侧髋部，此时若闻有响声则表示复位。助手在此时，可扶托患者两肩使成坐位，术者再缓缓将其患肢拉伸，并轻轻做滚摇按摩动作桔束。

2. 后脱：患者取俯卧位于长板凳上，助手站立患者头前，两手固定在患者两腋下，术者以双手按摩其臀部使其肌肉松弛，然后再以两手置于患肢股骨后侧做滚摇按摩，滚摇后将其患腿牵直，再将患膝屈曲，此时术者一手按压突出的股骨头，另手抓托患肢膝上，将患肢向背侧抬至一定高度，以股骨头为中心做磨式旋转十数至数十圈，旋转时要根据股骨头突出的方位不同，而施不同的旋转方向。按压与旋转配合，当闻有响声即已复位。

如施以上手法未闻响声，可再用按压法——先将其腿牵直，然后将膝屈至 90°，或超过 90°，一手用力按压脱出之股骨头，另一手抓住其髋骨上，用力提其大腿做过度后伸动作，闻有响声即已复位。复位后令其用力屈膝，使脚跟接近同侧臀部，最后以滚摇按摩结束之。脱臼整复后，可内服活络丸，连服七天，每天二次，每次 1～2 丸，并卧床休息 2～3 天，并嘱共在床上做酸微的伸屈和旋转活动。三天后下床练踏步和荡腿，一周后可照常工作。

五、膝关节错位

膝关节为人身最大关节之一，它负担着运动和负重的双重任务。除有外部的肌肉保护外，在关节内和关节周围都有极为强大而有力的附骨筋牵扯固定，以维持其正常位置。膝关节通常只有伸屈活动的功能，除此而外，当在膝关节屈曲附骨筋松弛的情况下，尚会有些微侧方运动和旋转动作的余地。在临床上膝关节错位偶尔可以见到，完全的脱骱，则因为股骨和胫骨两构成关节的接触面很大，加之附骨筋的众多和有力，所以极不易于形成的。若外力能够达到令关节脱骱的程度，那就势必造成股骨和胫骨的折断，甚至关节的完全破坏。膝关节的完全脱骱，在我一生的临床经历中尚未会遇过，故不在这方面多述，只将错位（内错和外错）的病因、症状和治疗做一介绍。

（一）**病因**　膝关节错位的基本原因是过度内翻和外翻，是由于"䭀"伤和"歪"伤所引起的。

1. 䭀伤：向内侧错位，是因外翻跌倒，或者关节外侧受到外力的撞击而引起。

2. 歪伤：向外侧错位，是因内翻跌倒，或者是关节内侧受到外力的撞击而引起。

（二）**症状**

自觉症状：疼，有轻有重，有掣痛、撕裂痛和活动痛。

他觉症状：有时有肿胀，个别的会出现瘀血，膝关节于伤后多呈屈曲状态。䭀伤者足尖向外旋，歪伤者足尖向内收；䭀伤者在膝关节内侧触摸到胫骨内踝，歪伤者在膝关节外侧触摸到胫骨外踝。

（三）**治疗**

1. 整复：整复时一人即可，无须助手，患者取坐位，术者亦取坐位，坐于伤侧（坐凳稍低）。以伤左膝向外侧错位为例，将患肢合阳部（即腘窝）置于术者右膝上，患肢之踝部搭于术者左膝上。整复时，术者右手拇指按于错位突出之胫骨外踝，用力向内侧推，其余四指置于股骨内踝，用力的方向与拇指相反，与此同时，左手握紧伤肢踝部，借术者左膝内外摆动之力，使受伤之膝关节轻轻地一伸一屈，应用治疗骨折"子骨找母骨"的法则，即可使关节复位。复位时可闻响声，但有时亦无声响。关节复位后可行滚摇及升降手法，以使筋位平顺气血流畅。向内侧错位者整复时术者坐于健侧，手与膝等位置关系恰与上述相反。

2. 整复后可内服活络丸，有肿胀者可按膝关节扭伤治疗，外敷活血散。

下篇
段胜如正骨按摩临床经验

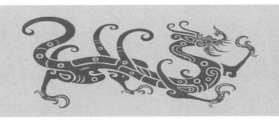

第一章

软组织损伤

第一节　手法概述

中医正骨、按摩的手法，细分可达百余种，未免烦琐，应以简驭繁，有利传授及方便教学。这里只概述治疗软组织损伤的手法，对于骨折的整复和脱臼的复位在各自篇章中叙述。治筋的手法，择其要者可分两类：一类是按摩、理筋、弹拨受伤的软组织，一类是推拿、滚摇、牵抖不通利的关节。手法之熟练与否，必须多做方熟、熟能生巧。正如《医宗金鉴》手法总论所云："夫手法者，谓以两手安置所伤之筋骨，使仍复于旧也，但伤有轻重，而手法各有所宜，其痊愈之迟速及遗留残疾与否，皆关乎手法之所施得宜或失其宜或未尽其法也。盖一身之骨体既非一致而十二经筋之罗列序属又各不同，故必素知其体相，识其部位，一旦临证，机触于外，巧生于内，手随心转，法从手出。或拽之离而复合，或推之就而复位，或正其斜，或完其阙，则骨之截断、碎断、斜断，筋之弛纵卷挛，翻转离合，虽在肉里，以手扪之，自悉其情，法之所施，使患者不知其苦方称为手法也。"

中医骨伤科是治跌、打、损、伤的，伤必有痛，疼痛甚者伤亦重，因此手法要找准疼痛最重之处，予以重点按摩，次要之伤，亦应简单按摩之。按摩痛处，治伤也。骨伤科治疗的特点是手法，手法乃中国医学的宝贵财富之一，应当努力继承与发扬。手法的作用是使紧张、痉挛的肌肉松弛，疼痛、肿胀的组织瘀散痛止，不敢活动的关节，经手法推拿，使之达到正常运动范围，如此身体一般的活动适应有余，当然症必见轻，有治后立竿见影之效。中医正骨的手法治疗深受民众的信任，历经数千年而誉不衰，是有其独到的疗效之故。目前现代医学科学如此进步亦莫能代之，值得吾人深思。中医骨伤科传统是师传徒、父传子，因此形成各家各派的手法，可谓百花齐放。政府虽成立了中医学院，欲统一手法，尚须假以时日。作者所述手法，是在继承的基础上加以规范，并用于临床的一得之见，不敢以偏概全，愿与同道商榷。

　　人身各个关节附近的软组织损伤，均可用手法治疗。一个部位可以发生几种疾病，而手法的治疗又是相同的，即所谓异病同治者也。为简便起见，特将人体重要关节部位附近的软组织损伤治疗手法详述于后，若遇病不同而手法相同者，则见此手法，不另重复赘述。其余关节部位的疾病，无手法重复者，则在每种病的治疗中描述，以节省篇幅。

一、颈部手法

　　中医骨伤科常治的颈项部软组织疾病，有颈椎病、落枕、婴儿先天性肌性斜颈、胸锁乳突肌扭伤、颈部挫伤、背肌综合征等。这些在作者推拿按摩时，其治疗手法有很多是相同的，因此遇有以上所举疾病，可应用此手法治之。不过因疾病之不同，手法也有轻重繁简之别，将在各个病例中简述之，以免重复赘述。例如落枕的手法大都在颞骨乳突及肩胛骨内上角附近。颈椎病由于发病缓慢，痛点较多，除上述两个痛点外，颈椎横突部位及横突与棘突之间的间隙处、颈椎棘突间、肩胛冈上下窝、肩胛骨脊柱缘等处也常有压痛，一般压痛点大都在肌肉的肌腱与韧带起止部，因该处肌腱承受的拉力最大，也最易受伤。现将颈项部疾病的治疗手法，以最具代表性的颈椎病为例，详述于后。

　　病人坐位，令患者头颈部放松。术者站于病人身后患侧，用右手拇指与食、中指对捏于颈椎横突两侧，从颞骨乳突附近向下沿横突慢慢按压，直至肩部，以查找颈椎横突两侧的压痛点。然后再从横突与棘突之间的间隙处，自风池穴（即枕外隆凸两侧的上项线的内下边）开始，缓缓向下按压，直至肩部，看有无压痛点，两侧对比检查，可让病人更清楚知道痛之所在，也让术者能体会到肌肉是否紧张、有无筋结，痛甚处也就是按摩的重点。然后再从第一颈椎棘突间，向下压到第七颈椎棘突间，再按压其棘突两旁，查找有无疼痛。然后用双手拇指按压两旁肩胛骨内上角的上方，再改用双手其余四指按压于两侧的肩胛冈上窝，查找其压痛点。然后用双手拇指侧压于两肩胛骨脊柱缘及冈下窝，查找疼痛点。查找压痛点的目的，也是查找病变之所在。得悉病情后，开始颈部两侧的手法治疗。凡有压痛之处，必须按摩 200~400 下。作者认为，查找疼痛点的过程，是了解病情轻重的过程，也是了解手法治疗是否将获得预后良好的过程，切不可疏忽。有经验的正骨、按摩大夫，在其手法按摩中还能摸出肌肉是否发紧甚至挛缩的情况。如发现上述情况，则要加倍按摩，其力度也该相应加大，当然要以病人能忍受为度。颈部两侧是对称的，病人虽诉一侧疼痛，但另侧必受影响，亦应查找并按摩 100~200 下，则疗效更佳。若伴有头痛、头晕者，则需加上太阳穴及百会穴的按摩各 100 下。方法是双拇指肚分放于患者两侧颞面，另四指抱住枕骨，顺时针与逆时针方向各 50~100下。然后头顶部亦如此按摩 100 下。最后用双手五指尖在头顶两侧，由前向后推按头皮各 10~20 下。若有耳鸣者，则须在下颌小头的后面，亦即耳垂后方用拇指肚轻柔地向前上方按摩 100 下。若两侧耳鸣，则双侧均应治之。凡找出的压痛点，都是所在组织或遭劳损、或受新伤之故。按摩是以术者拇指肚压于最痛点上，指与患者皮肤不分离，按而摩之，力之大小以病人能忍受其疼痛为度。术者之指力压起的疼痛，若能恰如病人平时感觉的疼痛为最好。这一方面说明找到了病之所在，另一方面说明了这是最佳指力，力之所达，是在受伤的肌腱或韧带上，而不是手指与病人皮肤的磨蹭。按摩之后，接着就是活动头颈关节的手法。头颈正常运动有前屈、后伸、左右侧弯及旋转六个方向的运动。活动头颈关节的手法，应据此予以推拿，目的要达到该关节正常运动的生理范围，治后病人会感到症状有所减轻，甚至不痛。这就是《医宗金鉴》手法总论所说的以手扪之，自悉其情，法之所施，使患者不知其苦，按摩后立即感轻松舒适之谓也。

活动头颈关节的手法：一是狮子摇头。即术者一手扶患者枕骨，一手托下颌，嘱不要紧张，将头缓缓做顺时针方向的旋转，正当旋转到颈项松活时，双手配合一致，轻柔地扶枕之手一推，托颌之手回收，会发一响声，告诉病人勿惊恐，这是头颈关节活动松开的表现，若不发响声，不要强求。然后术者换位站到对侧，施以同样手法，一定要左右对称予以活动。

二是侧扳。术者一手绕病人项后，放于对侧颈旁，肘压同侧肩前，使患者肩关节稍后退，另手平放于耳上顶骨部，将头向对侧推压；常发生响声，不响不必强求，这也是头颈关节松活的表现。对侧也要施以同样手法。有个别病人，怕扳动头颈，更怕发生响声（如个别港台病人或国内受西医说教的影响者），也可不做头颈关节的活动，只做按摩，但要说明疗效稍差，疗程稍长。活动头颈关节手法一定要轻柔，活动范围也不可超过生理的运动范围，切戒粗暴。

三是拔伸。总共有九个方向的牵引。方法是：术者左肘稍弯过90°，将其托于患者下颌，另手拇、食指张开，扶持在枕骨下，当弯肘用力上提头颈之际，扶枕骨之手也同时配合用力向正上方升提，并询问病人有无症状减轻或加重的感觉，若有轻松之感，那就是手法能治好此病的一个标志。得悉此情况后开始牵引，左手弯曲上提如前，另手改用拇指肚压于颈椎4、5或6的棘突上，（视颈部X线片哪一个椎体反张最明显）当弯肘用力上提头颈之际，压棘突的拇指同时用力向前推挤，此法能逐渐使变直的颈椎，甚至反张的椎体得到改善或恢复正常的前倾曲度。变窄的椎间隙也会增宽（有颈椎病中的X线对比照片为证）。接着进行下一步牵引，术者将左拇、食指张开，托持于下颌骨缘，另手扶枕骨，将患者头部尽量后仰，并询问颈部有无疼痛，有则予在正常按摩完毕之后仍在此位置再加上按摩200下。然后托颌之手，改为顶住下颌骨前面，另手托住枕骨，压头尽量低下，最好下颌能接触胸前，当然也不要强求。若此时项后部有疼痛，也可如头后仰时按摩痛点的方法治之。若无疼痛者，不必按摩。接着下一步的牵引是左右侧牵。方法是：术者使左肘用力上提头颈之际，扶枕骨的右手也配合提升，将头颈缓缓正直的侧弯于左肩及右肩的两边。接着下一步牵引是术者以左肘用力上提的同时，扶枕骨的右手使头尽量斜向左下方，直达左锁骨上。然后再缓缓仰头斜向右肩部，对侧也要施以相同手法。这九个不同方向的手法牵引后，对于神经根型、椎动脉型、交感神经型颈椎病，一定会使症状有所减轻；但对于脊髓型颈椎病，由于大部分病人只对1~2个方向的牵引感到症状减轻，其他牵引反有加重，因此作者在手法牵引时，只拔伸这1~2个方向，其他方向的牵引暂视为禁忌，顺病情而治之。随着症状的减轻，逐渐增加可施行的牵引，但一定会达到九个方向都可牵引的。也就是早中期的脊髓型颈椎病，我们中医正骨大夫是能够用手法治好的（有病例为证）。

若试检的九个方向的手法牵引毫无变化，反有加重，作者常建议另请高明。牵引后弹两侧背筋 3~5 下及腋筋 1~2 下，拔五指各一下（见肩部手法的最后部分），再重复一次九个方向的牵引而结束手法。其他颈项部疾病，较之颈椎病，其手法就简便多了。每周 2~3 次手法治疗，若有必要，也可一日一次按摩，此外，临床上会偶遇颈椎病急性发作的病人，因颈神经根发炎，病人会夜不能眠，坐不安席，又不能接受手法按摩，当手指一触到颈部即痛不能忍者，可先采用颈神经根阻滞麻醉术（神经根阻滞麻醉药方附后）。颈神经根阻滞麻醉术的方法是：病人坐位，头偏向健侧（女患者头戴白帽，以挡住头发），术者用手指找出最痛处，画一十字，大都相当于颈椎棘突与横突之间的椎弓板附近，在胸锁乳突肌后缘，用 7cm 长的注射针头刺入，直达骨质，寻找疼痛点，有则可注药，注药前要反复回吸，看有无血液或脊髓液流出，无则将药液注完。若同侧有肩胛冈上方明显压痛者，该处也应注药 3~4ml，疗效更好，无则免之。

颈神经根阻滞术的操作：

骨科医师应当掌握，对工作方便，注后疼痛减轻，立即行颈部手法治疗，隔日再予以颈部按摩及推拿（见颈部手法），因按摩推拿能使疾病更快更好地痊愈。

附：神经阻滞麻醉药方：

a. 2% 利多卡因   5mL

b. 50% 葡萄糖   5mL

c. 地塞米松   5mg

d. 维生素 B_1 100mg

e. 维生素 B_{12} 500μg

f. 川芎嗪   2mL

以上诸药均可吸入 20mL 注射器内备用。此种急性发作的颈神经根炎病例，注药后其难忍的疼痛，可好转 50%~80%，大都注射 1 次即可。

二、胸背部手法

中医骨伤科常治的前胸与后背部软组织疾病，有胸部岔气（胸壁挫伤）、肋软骨炎、菱形肌扭伤、大圆肌扭伤等。这些病在中医骨伤科的手法治疗中，因部位分散，手法简便，重复较少，故将其手法在每个病的治疗中描述。

由于胸背部软组织附于胸廓，并由其支撑。胸廓是由 12 节胸椎与 12 对肋骨及胸骨构成，有协助呼吸的作用。当吸气时，肋骨前端与肋软骨和胸骨上举，使胸廓的前后径与横径均增大。呼气时恰相反，使胸廓各径均缩小。胸廓是不断运动的，一旦胸背部受伤，疼痛较为明显，病人因此不敢深呼吸而加重了胸部不适。有的医生对胸部挫伤采用覆瓦状膏布固定，并不能使胸廓完全休息，减轻不了疼痛，相反束缚了肺部扩张。作者采用按摩以活血，抚胸咳嗽以加大呼吸量，认为这是顺生理情况的治疗。

三、肩部手法

中医骨伤科常治的肩部软组织疾病，有肩关节周围炎、肩关节脱臼或上肢骨折固定过久引起的肩关节粘连性功能障碍、肩部挫伤等等，这些病在中医骨伤科按摩推拿时，均可用相同手法治之。以最具代表性的肩关节周围炎为例，详述于后。

病人坐位，术者立于患侧，按压肱二头肌长头腱的径路，特别在肱骨结节间沟的尽头，疼痛最甚。其次是背部的肩胛冈下外方与上述的肩前部相对应处，一定可找出明显的压痛，应重点各按摩 300 ~ 600 下。此外三角肌的起止点及肱二头肌短头腱的起点也要检查有无疼痛，有则按摩 200 下即可。接着是活动肩关节的手法。肩关节的正常运动有前伸上举、后伸、内收、外展、内旋、外旋六个方向的运动，活动肩关节的手法，应据此予以推拿。

一是滚摇：术者站于患侧背后，用前臂从患肢上膊后面绕经腋窝将手掌搭于患者肩前，另手压肩上，将患者肩关节顺时针与逆时针方向各旋转 10 下。

二是内收：术者一手推肘，另手握腕，将患肩向对侧推移，逐渐、多次，慢慢地能使患肢手掌搭于对侧肩部，并能将上臂贴近胸前，每次力度以病人能耐受疼痛为度。正常肩关节内收时尺骨鹰嘴可达胸骨中线，并能臂贴胸前。

三是前伸上举：术者一手握肘部，另手握前臂，用力将患肢边牵引边上举，当牵引上举的同时并旋转上肢，直至病人嚷痛，方停止抬高，缓缓放下，如此抬高放下，放下又抬高三遍，牵引下抬高的目的是使患肢上举较易且痛轻。旋转上肢，可使肱骨头松解已粘连的肩关节囊，以利早日恢复肩关节的正常运动。若肩关节向上抬举呈胶着状态，粘连甚紧，稍有活动也是肩胛骨在背部的外移，肩周围组织发僵发板，已无肌肉的自然柔韧性，这种病例，用前伸上举的手法是不能见效的。因为上举已没有肩关节自身的运动，而是肩胛骨的外移。应改为病人仰卧诊察台上，患侧在外，术者一手抵住肩胛骨外缘不让外移，另手握患肢肘部缓缓上举，其高度以病人能耐受疼痛为度，让肩关节本身得到运动，才能慢慢恢复其上举的正常功能，这点应予以注意。

四是外旋：术者站于病人对面，一手托肘，另手握腕，使患肢前臂向外旋转 10 下。五是摸背：术者站于病人后外侧，一手放肩前，另手握腕并稍屈肘将患肢缓缓向臀部移动，病情轻者，手可触及裤带，病情重者，只能摸到臀部。当患肢向臀腰部方向运动时，病人一诉痛，立即停止前进，把手放回身旁，待痛止后又复运动如前，5 遍。这个反手摸背动作是后伸、内旋两个动作一起运动，且将肱骨头推向前突，使路径结节间沟的肱二头肌长头腱更紧张，因此易引起剧痛。做这个推拿时，切不可运动太快或过于提高，让病人受不了由坐位站起来，甚至年老体弱者会发生一过性休克，切记，切记。至此，活动肩关节的手法完毕。

接着还有一些辅助手法：一是弹背筋：站位如前，令病人挺腰低头，术者一手握患肢前臂，并屈肘放于患者胸前，另手拇、食、中指夹提背棘肌与菱形肌，似提琴弦，提起放下，放下又提起，共提 3 下，会发出响声。弹筋后，立即在原处揉摩数下，以缓解疼痛。再弹数下，再揉摩之，可使背部轻松舒适。肥胖者脂肪层厚，不易夹起，可用手指推按数下。二是弹腋筋：术者一手握腕，使患肢与身体呈 90° 外展平伸，另手拇、食指伸至腋窝下提起腋神经，如弹弓弦 3 下，病人感触电似的手麻，应立即捏按手臂数下，以缓解难受，过后手臂会感到舒适。肥胖的病人因脂肪厚提不着，可用指拨动腋神经。三是拔伸：术者右手食、中指夹住患者手指，用力牵伸，会发生响声，五指各牵伸一下。四是捏肩：术者双手在患者双肩部按捏 20 下，可使肩部舒适。五是合掌：术者双手掌分放患肩前后，顺时针与逆时针方向合掌揉摩 20 下，至此手法全部结束。每周 2~3 次治疗。若病人须赶回外地或有其他原因，也可一日一次手法按摩。肩关节周围炎早期疼痛剧烈，手法稍重即不能接受，若第一次手法按摩后，症状不见立即减轻者，可在肱骨结节间沟压按最痛处予以封闭。封闭药物如下：2% 利多卡因 7mL；50% 葡萄糖 7mL，地塞米松 5mg，川芎嗪 2mL，维生素

B_1 100mg，维生素 B_{12} 500μg，共吸入 20mL 的注射器内，接上 7cm 长的针头，直刺入肱骨结节间沟的骨质上，然后寻找如平时疼痛相似的刺痛点，注入 5~7mL 药液，再把针头斜向上方，刺入肩关节囊内，将剩余的药液注完。疼痛会立即减轻，并可接受手法按摩，效果很好，复诊时再按肩周炎手法治疗（见肩部手法）。

四、肘部手法

中医骨伤科常治的肘部软组织疾病，有网球肘、肘关节挫伤、肘骨性关节炎、肘关节粘连性强直、肘关节骨化性肌炎。由于肘关节是尺骨与肱骨滑车、桡骨与肱骨小头和尺桡上关节三个不同形状的关节组成，较之其他关节复杂，这种结构进行手术有顾此失彼之虞，但对手法治疗无妨碍，正好发挥中医骨伤科之长。以上所举每一种病，有它相同的手法，又有其特殊之处，这里只谈按摩，推拿时能同用的手法，特殊之处将在各个病的治疗中叙述。

病人采用坐或卧位，术者立于患侧，按压肱骨内、外踝附近，一定能找出明显的疼痛点，应给予重点按摩 200~400 下。此外肘前窝及尺骨鹰嘴周边也要检查，有痛按摩 200 下即可。手法要轻柔、适度，切忌粗暴。接着是活动肘关节的手法，肘关节的正常运动有屈曲、前伸及前臂旋前、旋后四个方向的运动，活动肘关节的手法，应据此予以推拿。

一是超伸：术者坐于对面，将患肢手腕夹于腋下，一手托患肘，术者之肘放于自身膝上，以加大力量，另手扶肩前，在扶肩之手与夹手之腋做对抗牵引患肢的同时，托肘之手用力前推，使患肘尽可能伸直，力之大小以病人能忍受疼痛为度。肘挫伤与骨化性肌炎的手法宜轻，其他上面所举疾病可用较大之力，超伸手法可以牵引放松、放松再牵引 3 遍。

二是滚摇：术者一手托肘，另手握腕，然后顺时针与逆时针方向旋转患肘各 5 下，网球肘的旋转要加上伸腕，使前臂伸肌群的起点在内旋时受到较大力量的伸展。

三是屈曲：术者一手托肘，另手握腕，将患肘尽可能弯的屈曲，以病人能忍受疼痛为度，屈后伸展、伸后又屈 3 遍。

四是翻转：术者一手握肘，另手握腕，将患肢前臂尽可能大地旋前、旋后、再旋前、又旋后，如此 5 遍。无前臂旋前旋后障碍者，可不做此手法，至此活动肘关节的手法完毕。

接着弹腋神经 3 下，拔伸手指各一下（见肩部手法），肘关节的治疗手法即全部结束。每周 2~3 次治疗，若有必要也可一日一次按摩。应特别注意，肘关节挫伤切不可强力伸屈，只可轻柔按摩，在微痛情况下伸屈肘关节，以免发生骨化性肌炎，造成后患，甚至遗留残废。这是西医常告诫病人，不要去找中医按摩的主要原因之一。

五、腕部手法

中医骨伤科常治的腕部软组织疾病，有腕关节尺侧、桡侧或尺桡双侧副韧带扭挫伤、柯雷氏骨折固定太久引起的腕关节粘连性功能障碍、腕管综合征等，均可用相同手法治之。

病人坐位，术者站于患侧，压按尺桡侧副韧带处及腕关节掌背侧，查有无疼痛。凡找出的痛点，均应重点按摩 200~400 下。接着是活动腕关节的手法。腕关节的正常运动有掌屈、背伸、尺、桡侧倾斜及前臂旋前、旋后六个方向的运动。活动腕关节的手法，应据此予以推拿。

一是滚摇：术者一手握尺桡骨远端，另手由掌心握患肢掌骨至手背，做顺时针与逆时针方向的旋转各 5~10 下。

二是屈伸：握法如前，将腕关节尽可能大地背伸，再改由背侧握掌骨至手掌，将腕关节尽可能大地掌屈。

三是侧倾：握法如前，将腕关节向尺、桡侧尽可能大地倾斜各 5 下。

四是翻转：术者一手握肘，另手握腕，将患肢前臂尽可能大地旋前、旋后 5 遍。无前臂旋转障碍者可不做此手法。活动度的大小以病人能忍受疼痛为度。也可用另一种手法，术者站于对面，一手握患肢第 1、2 掌骨，另手握第 4、5 掌骨，在与患肢作对抗牵引下，将腕关节顺时针与逆时针方向旋转各 5 下，并顺势掌屈、背伸及桡尺侧倾斜。这一手法可一气呵成，视情况并可重复进行。动作的大小也以病人能忍受疼痛为度。至此，腕关节的活动手法完毕。接着弹腋神经 3 下，拔伸五指各一下，手法即全部结束，每周 2~3 次手法治疗，也可一日一次按摩。

六、腰部手法

中医骨伤科常治的腰部软组织疾病，有腰椎间盘突出症（包括腰椎管狭窄症与腰椎骨质增生引起的腰腿痛）、急性腰扭伤、骶椎裂合并第五腰椎喙状棘突畸形综合征、第五腰椎横突一侧翼状肥大综合征、第三腰椎横突综合征、腰椎后凸综合征、腰胸椎棘突间疼痛综合征、腰肌劳损、类风湿强直性脊柱炎等等。这些病用手法治疗，虽然治疗的难度较大，又费力气，但疗效很好。现代医学对腰椎间盘突出症有的力主手术，有的用休息、牵引或理疗、封闭、服药，但仍有效果不尽如人意者，中西医的治疗不同，但可互为补充，造福病人。以上所举疾病，病虽不同，但中医骨伤科的治疗手法大同小异。以最具代表性的腰椎间盘突出症为例，遇有以上疾病，可应用此手法，以免在各个病的治疗中重复赘述，其手法详述于后。

病人俯卧，双臂贴身旁，一定要注意叫患者全身及腰部放松，以便查找病情。术者站于患侧，首先用双拇指按压骶棘肌旁，并从腰、肋、脊角开始，直至骶棘肌的起点，即腰、骶、髂骨汇合的三角处，然后按腰，骶的棘突间隙中有无压痛点。然后向下，即向腹部再在腰椎横突处，压按查找其疼痛。然后再向下在腰方肌及腰大肌侧旁按压查找疼痛点。然后按压臀部的髂嵴下后缘附近、骶椎侧旁、环跳穴与梨状肌止点，即股骨大粗隆顶端及其窝附近。骶棘肌虽与背棘肌分为两部分，但纤维互相重叠，若骶棘肌有病，也可影响其上部的背棘肌，故背部亦应检查。凡查找出压痛点，必须按摩200～400下。然后按压大腿后、外侧及小腿的承山穴、阳陵泉穴及腓骨后、内侧等处。若有压痛点必须按摩100～200下。若患者两侧腰部均有疼痛，则两侧均应找出压痛点，并予以按摩。虽两侧有病，但大都一侧较重，按摩时注意力应放在病重的一侧。压痛点（即病变所在）找出后，试以不同手力，问病人此手力的压痛是否和平时感觉的疼痛相近似，若近似，则此种手力最好，其疗效会更佳。以上各处无压痛点则不必按摩。接着是活动腰部关节的手法。

腰部的正常运动有前屈、后伸、左右侧弯及旋转六个方向的运动，活动腰部关节的手法，应据此予以推拿。首先将一床单通过病人腋窝缚于诊察床头，以固定上半身。令助手握患肢踝部。若患者X线照片上腰椎向左侧歪斜，则所牵之腿向左偏，术者站于左侧，双手掌在歪斜最甚处，向对侧侧推，应用杠杆力学原理，期纠正腰椎的歪斜。若有腰椎向右侧歪斜者，则反其方向而行之。无腰椎歪斜者，中立位牵抖。若有腰椎变直，甚至呈反张者，则在侧牵的同时，将大腿提高。术者在侧推之际，加上向下（即向腹部）按压的力度。以期恢复腰正常的前倾曲度。此法经实践证明，对纠正腰椎的歪斜或变直有效（有腰部X线对比片为证）。助手在做对抗牵引的同时，并要将患肢抖动。牵抖后放下，放下后又牵抖，先一条腿一条腿各做牵抖，再双手握双踝，提起两腿并左右摇摆腰臀部，顺势将腰臀牵而抖之。术者与助手的默契是将两力合而为一，即牵抖之际，推与压配合一致用力。以上牵抖可使腰、骶、髂各个关节松活。每个动作各牵 30 ～ 60 下，也可将腿贴床上，如上法拖牵。

二是斜搬：术者一手扶托对侧膝前部，另手压腰际，将腿部斜形抬起，放于腰部之手一压，托膝之手一抬，压与抬之手配合一致用力，使腿部斜形抬起 3 下，然后换另手压腰部，一手扶肩前，也是一压一抬的配合用力，使肩与上身斜形抬起 3 下，然后换站于对侧，如上法治之，使腰椎获得较大的被动旋转运动。

三是侧搬：病人侧卧，贴床之腿伸直，其上大腿屈膝 90°，术者站于患者腹侧，将双肘屈于 90°，一前臂压患者肩前，使上身向背部的床面倾斜，另一前臂压患者臀部，使臀腿部向术者身旁的床面倾斜，双臂同时用相反之力，上推下回收，将患腰转动，并嘱放松腰部，当腰活动自如之际，两臂配合突然用大力，上推下回收，使腰部达到很大程度的旋转，会发生响声，这是腰椎松活的表现，对侧用同法治之，这些手法必须两侧对称予以被动活动。用大力无妨。

四是屈伸：患者仍侧卧，术者立于其后，一手扶膝，一手握踝。屈髋、膝、使大腿贴于腹壁，一松一紧 3 下，然后扶膝之手换压腰部，顶住腰骶，握踝之手将腿向后拉，使腰部过伸，也是一松一紧 3 下，对侧亦如上法治之，使腰部达到尽可能大的过伸过屈活动。

五是滚摇：病人仰卧，尽可能大的屈曲髋膝关节，令患者双手抱住小腿，术者站于其旁，一手扶项背，一手扶小腿，将病人在床上滚动，如不倒翁运动，10 下。

六是背蹲：患者下床站立，术者与病人背靠背，臂挽臂，并将手抓住病人裤带，术者臀部顶住患者腰际，将病人背起，使脚离地，然后左右摆动患者下肢，两下。放下病人站于地上，双方稍息，又背起前后颠动两下，又放下病人，如此左右前后活动腰部 2 遍。背起放下，放下又背起，为的是怕腰痛病人受不了。如此，术者也不累。然后扶病人蹲下，尽量使腰屈曲。活动范围由小到大，力量由轻到重，这是一个效果较好的活动腰部的疗法，但背法对年老体弱的患者慎用，若术者身体不够强壮或年龄稍高，也可不用背法，仍有疗效。每周 2 ～ 3 次手法治疗，若有特殊情况，也可一日一次治疗。

此外偶有腰椎间盘突出症的病人，由于突出将腰神经根牵扯得过于紧张而引起发炎、水肿、致腰腿剧烈疼痛，难以忍受而来求治。检查时手一触及腰部，即痛不能忍。此时按摩、推拿无法施行，应给予椎孔旁神经阻滞麻醉（药附后），具体步骤如下：病人俯卧，用一指弹拨病人腋窝，使感受手的麻窜，告诉病人，针进入就是要找此感觉，一旦有了，要立即告诉，否则针就找到别处去了。要查出腰侧最痛点，在两个腰椎棘突间，大多数在腰4腰5棘突间，向外平开一指宽处做一记号，严格消毒后，用长约10~12cm的细针垂直插下，当碰到腰椎的横突时，针进入约3~4cm，若碰到椎弓板时，针进入可达6~7cm，肥胖者进入更多。一旦触及腰神经根，会有电击感窜到腿部，若无此现象，则须将针头向棘突侧或横突内外侧探查，但不要离开横突尖端附近这一范围。一旦有了麻窜，针头停止不动，将已吸入注射器的20mL药液，缓缓注入。在注药前，必须反复抽吸，看有无血液或脑脊髓液流出，有则将针头拔出少许，再探找其他麻窜点，并告诉病人注药时会有痛、胀、麻木或发热的感觉，这都是正常现象，不要惊恐。还要不断询问另一条腿有无麻、胀、热、痛感，有则停止注药，这是药液进入脑脊髓液的现象，无则将药注完。若病人诉说臀部或小腿某处平时疼痛剧烈，也要查出其最痛点或术者查出的腰5骶1棘突间有压痛，对这些地方都要先于腰部注入3~4mL药液，但注射该痛点不能超过四处，以免注入腰部的药液太少。注射这些地方，都是找痛处而不是找麻窜，腰部只要有10~12mL药液注入，即可起到治疗作用。若无此现象，20mL药液均注入腰部。臀、腿、棘突间注入少量药液，对减轻病人疼痛是很有效的，注完药液后，立即固定上身按上述活动腰部手法推拿。

附：神经阻滞药方：

a. 2%利多卡因	7mL
b. 50%葡萄糖	7mL
c. 地塞米松	5mg
d. 维生素 B_1	100mg
e. 维生素 B_{12}	500μg
f. 川芎嗪	2mL

以上诸药吸入20mL注射器内备用，若病人患糖尿病可将葡萄糖去掉代以生理盐水。

七、骶、尾、髂、髋部手法

中医骨伤科常治的骶、尾、髂、髋部软组织疾病，有骶髂关节错骨缝、骶尾部挫伤、梨状肌综合征、坐骨结节滑囊炎、髋关节粘连性强直、股四头肌扭伤、股内收肌扭伤、股薄肌劳损。由于上述疾病的发病原因较少雷同，因此治疗的方法不一，将在各个病种中详述其手法推拿。

八、膝部手法

中医骨伤科常治的膝部软组织疾病，有膝退行性严重功能障碍关节炎（包括关节积液）、膝关节粘连性强直、膝关节创伤性滑膜炎（包括关节积液甚至积血）、膝关节交锁、腘窝囊肿、膝关节内侧副韧带扭伤、膝关节内侧副韧带断裂、膝关节外侧副韧带扭伤、胫腓上关节扭伤、腓肠肌扭伤、跖肌拉伤、刺激性神经痛综合征。以上所举病虽不同，但手法治疗大同小异。为避免在各个病中的手法重复赘述，以最具代表性的膝退行性严重功能障碍关节炎为例，其他就较为简单，兹详述于后。

病人仰卧，进行逐一检查。

一是术者手掌扶髌骨上，嘱患者自动伸屈膝关节，感触有无摩擦音发生。如有，就是膝退行性关节炎的表现。

二是术者将拇、食指张开，从髌骨上方7～8cm处向下挤压至髌骨上缘，另手拇、食指垂直点压髌骨，若髌骨有飘浮于水上之感，则为关节积液现象。

三是在髌骨下缘、左右周边与髌外上缘等处用指尖触压，看有无疼痛。

四是压按膝内外侧副韧带起止点和膝关节间隙处，看有无疼痛。

五是压按大腿外侧股二头肌及内侧半膜、半腱肌的止点附近有无压痛。

六是压按腘窝部有无压痛。

七是髌腱两侧的脂肪垫有无压痛。

八是压按股四头肌中端与腓肠肌肌腹有无酸痛，这些检查对鉴别诊断，观察伤处及指示手法按摩都是有好处的。凡找出的痛点均应给予重点按摩200～400下。接着是活动膝关节的手法，膝关节正常运动有前伸、后屈和旋内10°，旋外40°等运动。活动关节的手法，应据此予以推拿。

一是超伸：病人仰卧，术者站于患侧，一手压股骨远端，一手压胫骨近端，逐渐加力，使膝关节伸直。对不能伸直者，压至能忍受的最大伸直程度。若伸直稍有妨碍并能压伸使腘窝贴近床上者，可将压胫骨近端之手换于握住踝关节，在压住股骨远端的同时，将踝关节提起，使膝关节超伸，为较快恢复膝关节的伸直功能有利。若无膝关节伸直功能障碍者，可不做此手法。

二是屈曲，术者一手扶胫骨上前方，另手握踝关节，将膝关节尽可能大地屈曲。

三是牵引，术者将踝关节夹于腋下，双手抱住胫骨近端，夹踝之腋与抱住胫骨之手同时用力牵引，使膝关节与周围软组织松开。若遇有"O"形腿畸形，在牵引的同时一手推膝关节外侧，另手移下压小腿内侧配合用力将膝关节尽可能外展，以扩大关节内侧间隙。若遇"X"形腿畸形，则需扩大膝关节外侧间隙。在牵引的同时一手推膝关节内侧，另手移下压小腿外侧配合用力将膝关节尽可能内收，有利病情恢复。若病情较久膝关节屈曲不能伸直，大约 $10°\sim15°$ 者，可由助手握踝部如上法牵引之，则术者可腾出手来，用双掌压于膝前部，使膝关节尽可能大地伸直，当然要以病人能忍受其疼痛为度。此法可使膝关节间隙较前增宽，膝周围的软组织有所舒展，是经过实践所证明了的（有膝关节 X 线对比片为证）。至此，活动膝关节的手法完毕。接着弹腓总神经 3 下，拔伸五趾各一下，手法即全部结束。每周 2~3 次治疗，若有必要，也可一日一次按摩。

九、踝跗部手法

中医骨伤科常治的踝、跗部软组织疾病，有踝关节扭伤、踝关节粘连性强直、跟腱损伤、单纯先天性马蹄内翻足、足背部腱鞘囊肿、足部软组织挛缩综合征、足附舟骨畸形综合征、跟骨刺综合征、类风湿性跟骨炎。以上列举病虽不同，但手法治疗大同小异。为避免在各个病中的手法重复赘述，以最具代表性的踝关节扭伤为例，详述于后，其他可仿此手法治之。个别具有特殊者，在个别病例中详述其手法。

病人仰卧，术者坐于患侧，按压跗骨窦底部，踝关节正中及腓跟、腓距前后韧带的止点、内踝的三角韧带，再向前检查外侧两个跗骨的骨间隙等处。其中以跗骨窦最为重要，必有疼痛，是手法按摩的最重要点。跗骨窦是由跟骰关节、距舟关节外侧及腓骨前下端与腓距前韧带构成的一个似圆形小窝，伤后瘀血易沉积于窝底，若不及时用按摩散瘀，该处积血可纤维化而结成筋疙瘩，使踝关节运动时该处产生的压痛经久不愈。以上凡找出的压痛点均应按摩 200~400 下，但跗骨窦处应加倍按摩。接着是活动踝关节的手法。踝关节正常运动有背屈、跖屈及距跟关节的内翻、外翻四个方向的运动。活动踝关节的手法应据此予以推拿。

一是滚摇：术者一手握胫腓骨远端，另手由跖侧握住脚背的距骨顺时针与逆时针方向旋转踝关节各 5 下。

二是屈伸：位置姿势如前，将踝关节背屈、跖屈各 5 下。

三是内翻、外翻，也是如上姿态，将跟距关节内翻、外翻各 5 下。

此外，也可用下述另一种手法活动踝关节。病人仰卧，术者站于对面，一手握跟骨，另手抓住足背，嘱患者双手握床沿，作对抗牵引，在术者牵引踝关节的同时，将踝关节顺时针与逆时针方向旋转，并顺势背屈跖屈与内翻、外翻。这三个手法在对抗牵引下一气呵成，视病情可重复进行数遍，力量大小以病人能忍受疼痛为度。至此，活动踝关节的手法完毕，接着弹腓总神经 5 下，拔伸足趾各一下，手法治疗即全部结束。每周 2~3 次治疗，在有必要时，也可一日一次手法按摩。

第二节　关节锻炼

传统的中医正骨老大夫，多通晓武艺，精于拳术，熟谙人体的关节运动，这对治疗跌、打、损、伤有利。尤其骨折脱臼痊愈后，有的遗留关节运动障碍，应用武术的一招一式，教会病人如何锻炼，可早日恢复关节的运动功能。下面就是依照武术的招式，根据关节的解剖、生理进行锻炼的动作，一得之见供参考。

一、颈部锻炼

两节颈椎骨间的运动很小，但七节颈椎的运动范围则很大。其活动范围有前屈、后伸各 40°，左右侧弯各 45°，左右旋转各 70°。这种取其运动范围的平均度数，是为了好记。以后各关节的活动度数，均如法记述。颈部锻炼所做的动作：

一是仰天俯地：教患者缓缓下颌前屈，靠近胸骨柄，再缓缓后伸，眼望天空，如此反复活动 5 下。

二是左顾右盼：病人双目平视，慢慢转而看左肩，再看右肩，如此平视地将头左右摆动各 5 下。

三是狮子摇头：即缓缓眼看左肩再向下看地板继续转向右侧看右肩，向上看右侧墙壁，看天花板，转而看左肩为一圈，再反向从左肩向上看天花板，看右侧墙壁至右肩，向下看地板，转向左侧墙壁看左肩为反方向的另一圈，左右各一圈算为1次，共做5次。

四是侧倒：病人用力将头向左侧的正中倾倒，继向右侧的正中倾倒，各5下。至此，颈部锻炼结束。练时宜缓缓进行，太快会产生不适或头晕目眩的感觉，应予以注意。

以上这四种锻炼，在第一次手法治疗结束后，立即教会病人操作，并在复诊时检查做得是否正确。每日睡前及起床后各锻炼一次，练的动作不在多，贵在坚持。

二、腰部锻炼

腰部也和颈部一样，两节腰椎骨间的运动很小，但5节腰椎的运动范围则很大。其活动范围有前屈90°，后伸30°，左右侧弯与旋转各30°。锻炼要做的动作：

一是俯仰天地：令病人双足并立，两手叉腰，上身前屈，继而后仰，依各人情况，缓缓加大运动范围各5下。

二是左摇右摆：姿势如前，双腿屹立不动，将腰尽量向左侧旋转，再向右侧旋转，各5下。

三是侧弯：姿势如前，患者用力将腰向左侧的正中倾倒，继而向右侧的正中倾倒，各5下。

四是水车轮：双足叉开，膝挺直，双手上举，上身向右下倾斜，绕地面斜向左上而旋转，继而直立，为一圈，然后反方向旋转运动如前圈，算作一次，状如水车轮之转动，各3下。

五是下蹲：双足站与肩宽，两脚踩平不许点足，双手向前伸直，躬腰蹲下，如此一蹲一起，5下。

以上这五个动作在第一次手法治疗结束后，立即教会病人操作，并在下次复诊时，检查所教的锻炼做得是否正确。每日睡前及起床后各锻炼一次，若能坚持锻炼，久必见效。

三、肩关节锻炼

肩关节是由肱骨头与肩胛骨的关节盂构成，头成球形，盂又平浅，加上关节囊比较松弛，因此，肩关节是全身关节运动范围最广、最灵活的关节。其活动范围有前伸上举 150°，后伸 40°，内收 30°，外展 90°，内外旋各 40°。锻炼时做的动作：

一是大鹏展翅：用力将双肩外展，平升到 90°，又落回到身旁，如鸟飞扇动翅膀，上下运动。

二是作揖：十指互抱成拳，两肘直伸做作揖状，让健手帮助患肢，一上一下，尽量使肩关节抬高。

三是打肩摸背：即右手掌打到对侧左肩，左手背触及身后腰背部，然后反转左手掌打到右肩，右手背触及身后腰背部。这个动作是内收、后伸、内旋三个活动方向的一气呵成，活动难度较之其他动作为大。

四是青龙摆尾：即双臂屈肘 90°，贴紧腰际，两前臂作向外旋转动作，一下一下，在向外旋转动作时，上臂紧贴胸旁的腰际不许分离。

以上四个动作，包含了肩关节六个方向的运动，锻炼时必须贯劲用力则效果更好，使不通利的关节逐渐恢复到正常运动。这些锻炼在每一次手法治疗结束后，立即教会病人操作，并须在下次复诊时检查锻炼是否做得正确，一直练到痊愈为止。每日睡前及起床后各练一次，每个动作 10 下。

四、肘关节锻炼

肘关节由尺骨与肱骨滑车、桡骨与肱骨小头及尺桡上关节三个不同形状的关节构成，结构比较复杂。其活动范围有屈曲 145°，超伸 5°，前臂旋前和旋后各 90°。锻炼时做的动作，

一是白蟒吐舌：双足平开与肩齐宽，稳稳直立，双前臂旋后，肘伸直，指屈如龙爪、贯劲，双臂用力边回收边屈肘，达前臂与上膊紧贴。然后前臂旋前，腕背伸，双手掌如推千斤，缓缓伸出，直至肘关节笔直再如前收回，推出，一伸一屈，如蟒吐舌，5 ~ 10 下。

二是旋转：双肘屈至 90°，上膊紧贴胸胁旁不许离开，用力使前臂旋前、旋后，如此反复回转 5 ~ 10 下。每日睡前与起床后各锻炼一次。

五、腕与指关节锻炼

腕关节由桡骨远端与腕舟骨、月骨、三角骨构成，其活动范围有背伸、掌屈各 75°，尺侧倾斜 40°，桡侧倾斜 20°。锻炼要做的动作：

一是伸屈：即双前臂旋前，肘关节伸直，将腕关节用力掌屈与背伸。

二是摆尾：姿势如前，用力将腕关节向尺侧偏斜，再向桡侧偏斜，如动物摆尾。

三是握拳：将双手5指紧捏成拳，再用力伸开，伸直5指，一捏一放。

以上三个动作做时都要使劲用力。每日睡前及起床各锻炼一次，每个动作练10下。

六、髋关节锻炼

髋关节是由股骨头与髋臼构成，关节比较稳定，其活动范围有前屈90°，后伸15°，内收20°，外展40°，内旋、外旋各30°。锻炼时所做的动作：

一是踢腿：教病人健足立地，患肢悬起，膝必须伸直，双手或一手扶物使身体稳定，将腿踢出，使患肢前后甩动，如武打之踢腿10下，若有需要，左右侧分别练之。

二是摆腿：姿势如前，膝不许弯，将患肢在身前左右摆动，如钟摆之来回一般，10下。

三是画圈：姿势如前，膝一定要伸直，否则活动的将不是髋关节而是膝关节，将患肢如画一个椭圆形圈似的活动，画时患肢不得超过健侧，否则会被挡住不能前进。正反方向画圈为一次，5次。

四是蹲下：双足分开与肩齐宽，脚板踩平，不许足尖点地，双手扶物或上肢笔直前伸，弯腰下蹲，然后站起再下蹲，5下。

这些锻炼在第一次手法治疗结束后，立即教会病人操作，并须在下次复诊时，检查患者做得是否正确，每日睡前及起床后各练一次，必须坚持锻炼，直至痊愈。

七、膝关节锻炼

膝关节是由股骨内、外髁与胫骨内、外髁及髌骨构成，是人体较大而不稳定、主要靠软组织支持的一个易遭筋伤的关节，其活动范围有后屈145°，超伸10°，当膝屈曲到90°时，有内旋大于外旋的轻度活动，若膝伸直则无此活动。锻炼的动作：

一是下蹲：患者双足分开站立，与肩齐宽，足尖不许点地，脚板必须踩平，双手笔直前伸，若不易蹲下，可手扶稳重物体，躬腰下蹲；蹲后站起，站起再下蹲，2下。

二是伸腿：患者坐于床上，足顶床头，双手按膝上，压腿使直，逐渐将膝关节伸平，伸至最大限度时，放松，放松后再伸，5 下。也可健足立地，患足抬起放于约髋关节高度的台上，双手压膝使直，如武士练压腿一般。作者不赞成半蹲站立，双手扶双膝上，做左右旋转膝关节的运动，恐关节面遭受磨损，尤以有膝骨性关节炎的病人，禁止做这种旋转膝关节的锻炼，也禁止蹲下。宜直膝，踝关节背屈，然后把腿抬高锻炼，以增强膝关节周围软组织的力量。

八、踝关节锻炼

踝关节是由胫骨、腓骨远端与距骨构成，其活动范围有背屈 20°，跖屈 30°，距跟关节的外翻 20°，内翻 30°。锻炼的动作：

一是旋转：当踝关节跖屈时，距骨体较窄的后部进入踝穴，故关节最松动，将足部做左右环转运动各 5 下。

二是屈伸：患肢伸直，让踝关节尽可能大的背屈、跖屈，再背屈、跖屈，各 5 下。

三是内、外翻：将踝关节跖屈，令足尽可能大的内翻再外翻，如此各 5 下。

这些动作每日二次锻炼，一直练到痊愈为止。

以上是全身几个较大关节的锻炼动作，还有趾、指与下颌关节和微动关节的锻炼，将在各个关节的疾病中予以叙述。

第三节　软组织损伤的治疗

一、颞颌关节损伤

症状：咀嚼时疼痛，咬不了烙饼，甚者只能吃软食。多发生在一侧，青壮年发病率高，追问常有用牙开酒瓶盖或咬松子、核桃等硬物的损伤史。

检查：下颌小头的耳后部位一定有明显压痛，平耳垂面部相当咬肌处也肯定有压痛，外观不红肿，张大口疼痛，且受限制，X 线照片常无任何变异。

分析：下颌关节由下颌小头与颞骨的下颌窝及关节盘组成，它有上下、前后及侧侧六个方向的运动。关节中间有一个椭圆形纤维软骨构成的关节盘，它有调节关节运动、缓和及减轻震荡的作用。咀嚼肌有四对，强而有力，即颞肌、咬肌、翼外肌、翼内肌，均作用于下颌关节。有的青年人用牙齿开酒瓶铁盖或咬开松子、核桃壳，不爱惜使用咬肌，让下颌关节受到损伤，如关节劳损、咬肌痉挛，甚至软骨盘破裂（这较少见），使下颌关节疼痛，不能吃稍硬食物。

治疗：令病人咬紧牙齿，术者用拇指尖部进入到耳后下颌小头深处按摩，因该处甚痛。手力要柔和，以病人能耐受为度。按摩400下，然后以拇指腹移向稍下方的下颌支后方按摩200下，再在附近的胸锁乳突肌上按摩150下，最后在平耳垂面部，即下颌小头的前面，也要进行按摩300下而结束手法。隔日一次，治后立即轻松。为了加快痊愈，可教病人每日早晚起床睡觉前后，咬紧牙齿，自己如上法按摩100下。若开口受限较重病人，可加活动关节的手法，即令病人将咬肌放松，术者用拇食二指捏住下颏，上下推动10次，再用两手大鱼际肌压于下颌角两侧，左右推动10下，再一手虎口环抱下颌体，另手拇指压下颌角，做前后推动下颌骨10下，如此可使颞颌关节的上下前后及侧方三个方向的运动都得到松活，有利于开口运动。但手法开始时一定要轻柔，以病人能耐受为度，手法过力会加重病人疼痛及不适感。

预后：为预防复发，最好按摩到颞颌关节附近无压痛方才停诊。因为咀嚼时虽已不痛，并不表示颞颌关节周围软组织已完全恢复正常。病情轻者，三五次即愈；病程长、症状重者，数十次方能痊愈。应嘱病人避免牙咬硬物，复发者用上述方法治疗，仍可获得满意疗效。也可在痊愈后，每晚睡前咬紧牙齿，在耳后下颌小头深处按摩100下，坚持半年到一年，可减缓甚至避免复发。

【病例】

赵某，男，26岁，1981年5月20日初诊。

症状：吃烙饼、咬稍硬食物即感两侧下颌关节疼痛已半年，平时该处也感不适，近来张口稍大也痛。曾经理疗、服药、封闭，不见好转，且有病情加重趋势，甚为苦恼。追问病史，有用牙齿开酒瓶盖及喜欢吃松子的历史。

检查：用拇指肚按压两边耳垂后方及其下方，相当于下颌骨的下颌颈部位，有明显压痛，耳垂前方的下颌关节处压之也痛，但较后面为轻，以右侧痛较重。X线照片未见异常，嘱牙齿稍稍咬紧，给予下颌关节两边耳垂后面及前面各按摩400下，胸锁乳突肌止点附近也给予100下按摩，然后令患者下颌关节放松，术者用拇、食二指握住下颌骨颏部上下开阖10

下，用双手大鱼际肌部压于下颌角处并左右推移 10 下，以运动下颌关节。用力大小以病人能耐受为度。至此，手法按摩、推拿即告结束。嘱患者每日睡前咬紧牙齿，自己在两边耳垂前后各按摩 100 下，轻轻咬牙又张口锻炼 20 下，今后应注意不用牙咬坚硬果壳或吃太硬东西。

1981 年 5 月 23 日复诊：经按摩治疗后，下颌关节难受感见好，嘴嚼食物时的疼痛减轻。自己按时按摩锻炼，治疗如前。

1981 年 6 月 15 日复诊：每周三次按摩从未间断，平时已不感下颌关节处难受，吃软食不痛，但吃烙饼之类稍硬食物仍有疼痛，比之未按摩前减轻，治疗如前。

1981 年 7 月 2 日复诊：每周三次治疗从未间断。平时吃花生仁或烙饼下颌关节已不痛，按摩时仍稍感疼痛。继续锻炼，治疗如前。

1981 年 7 月 25 日复诊：每周三次按摩从未间断。自己按摩、锻炼也一直坚持不懈，吃饭无何不适，按摩时也不感疼痛，停诊观察。

预后：三年后来院看腰扭伤，由于病历上记载曾治疗下颌关节损伤，追问，治好后一直未再复发下颌关节疼痛，再也不敢用牙咬松子，平日饮食也注意不吃太硬东西。

二、颈椎病

颈椎病依照中华医学会骨科学会 1984 年 5 月在桂林召开的专题座谈会纪要共分六型：（1）颈型；（2）神经根型；（3）脊髓型；（4）椎动脉型；（5）交感神经型；（6）其他型。

作者在大量病例的临床实践中所遇到的绝大多数病人是神经根型颈椎病，其次是少数脊髓型颈椎病与椎动脉型颈椎病。偶有交感神经型颈椎病，以上所述病型，各有症状特点，但也会有症状交叉，不必要再加添一个混合型。它们的发病机理是中老年人（尤其是会计、操作电脑者）颈椎间盘的退行性病变和反射性项肌群痉挛所致的失稳，进而钩椎关节与椎体后缘的骨质增生（以颈椎 4～6 节段最为明显），压迫了邻近的颈神经根。甚至脊髓以及椎动脉和交感神经引起炎症，造成粘连，头、颈、肩、背、手、足的症状与体征相继出现。作者认为诸因素中，项肌群的痉挛甚至挛缩是发病和病情加重的主导原因。

根据解剖，颈分为前后两部分，在两侧颈椎横突的后方，叫作项部。其前方，即普通所谓的颈部。项部肌群的变化与颈椎病的变化有密切关系。兹将项部肌群择其要者述于后。（1）头夹肌起自项韧带下部，肌纤维斜向外上方，止于上项线的外侧部和颞骨乳突的后缘。（2）颈夹肌起自3~6胸椎棘突，肌纤维也是斜向外上方，止于2~3颈椎横突。（3）项半棘肌和头半棘肌，由颈椎的横突止于棘突。d. 项棘肌止于枕骨，填充于颈椎的棘突与横突之间的深部。棘肌虽分骶棘肌、背棘肌和头棘肌三部分，但有肌纤维相重叠，为上止于枕骨，下起骶骨的长肌号称竖躯干肌，而且项部肌群还与肩背部的斜方肌、菱形肌、提肩胛肌、冈上、冈下、大圆、小圆肌等相连或相重叠，这也是颈椎病常引起颈项、肩背、手臂等症状的一个原因。兹将临床上最常见的神经根型、脊髓型、椎动脉型、交感神经型四型颈椎病分别各述于后。

（1）神经根型颈椎病

症状：颈项发僵且疼痛，肩背发沉，手臂痛，手指麻木，特点是拇、食指或环、小指麻木，偶有头痛，头晕，肩胛骨脊柱缘痛或项背深部也感疼痛。可分急、慢性两种，急性发作者痛甚，只偶尔见到。

检查：用右手拇、中指对捏颈椎横突部位，从颞骨乳突向下查到肩部，以便让病人有个对比感觉，发现什么地方疼痛，同时术者也能在两侧对比中发现肌肉紧张或筋结，该处痛甚，是按摩的重点。肥胖或粗壮患者，一手跨不过两侧，可用双手拇或中指相对按压颈椎横突两侧而对比之。然后用拇与食指按压颈椎两侧的横突与棘突之间的椎弓板附近，也是用对比方法检查，均自枕骨即风池穴向下查到肩部，然后用两拇指查找两肩胛骨内上角、双手四指查两侧冈上肌，再两拇指查两侧冈下肌及两侧肩胛骨脊柱缘中下部等处。然后再从枕外隆凸直下，沿颈椎棘突及其间隙与棘突两旁均须仔细查找有无疼痛，为手法治疗记住疼痛部位。凡有痛点处，均应手法按摩200~400下。

要照颈部正、侧位 X 线片（不必先照 CT 片），有必要时可再照颈部左、右斜位和过屈、过伸片，以了解颈椎的变化情况。在侧位片看颈椎排列线是否整齐，有无轻度错位（可导致失稳），颈椎3~7椎体后缘及钩椎关节有无骨质增生，个别椎间隙有无狭窄，颈椎的前倾曲度有否变直，甚至反张。正位片颈椎排列有无偏歪，钩椎关节情况如何？一般 X 线片是与临床症状相符的。作者喜用一种检查，即将左肘弯起放于患者下颌。右手虎口张开托于枕骨、双手配合用力，将病人头部正直提升，凡能立即获得疼痛及手麻或症状有所缓解者，认为不仅可用手法按摩、推拿，而且疗效很好。

治疗：颈椎病的治疗方法很多，有牵引、理疗、封闭、戴颈托、中西药内服或外敷、手术等等。作者认为颈部肌群的痉挛甚至挛缩是颈椎病症状出现与加重的主要原因，所以主张手法治疗，方能缓解痉挛与挛缩，也松活了粘连，通利了关节，症状得到改善直至治愈。临床上病人多主诉一侧颈部疼痛，实则对侧必受影响，故两侧均应检查并手法按摩，使疗效更好、疗程缩短。具体步骤见颈部手法，不予赘述。在第一次手法治疗结束后，立即教会病人做颈部锻炼动作（见颈部锻炼），每周 2~3 次治疗，病程短者 8 次左右可治好，病程长者须 30~40 次才能痊愈。临床上若遇到颈椎病急性发作的病人，颈肩部剧痛，夜不能眠，十分痛苦。按摩一触到颈部，即痛不能忍，无法进行按摩与推拿者，应先采用痛侧颈神经阻滞麻醉（药见颈部手法最后部分），注药前一定要抽吸，无回血。注药后有的妇女或体弱者会头晕头昏，脉搏加速，让患者头高位躺一会儿，即可好转，不必介意。注药后疼痛难忍的症状会立即减轻，可接受手法治疗（见颈部手法）。以后复诊即按颈椎病常规手法按摩，这是临床实践已经证明的有效方法。若个别病人，第一次封闭后，虽能入睡，但颈肩部疼痛仍较重者，可于压痛最显著处再注射 1~2 次，然后用颈椎病的常规手法治之（见颈部手法）。

预后：颈椎病治愈后，有的会反复发作，若能早晚坚持颈部锻炼动作，有 20 年不复发者。

（2）脊髓型颈椎病

症状：脊髓型颈椎病可分周围型：发病是从下肢开始，向上肢发展。中央型：发病是从上肢开始，向下肢发展。临床上前者较多见，有行走不稳，感觉会摔倒，不敢过马路，脚踩地有如踏在棉花包上的感觉。尿频，尿射不远，欲尿如不及时则尿裤。常头晕会天旋地转，目不敢视，甚至呕吐。中央型有十指麻木，双手潮红，时轻时重，十分难受。重者行走困难，跨不过低门槛。

检查：除查找颈、肩、背部的痛点外，头的 9 个方向的提升非常重要，若有 1~2 个方向的头颈提升能使病人感到症状有所减轻，则此病可以手法治疗，且能获得疗效（见颈部手法）。核磁共振照片可显示骨质增生压迫颈脊髓的情况达到何种深度和广度，是目前最具权威性的说明。

治疗：凡查出的痛点，均应按摩 200~400 下，若有肌肉发紧甚至僵硬的组织，则应加倍按摩，手力以病人能忍受疼痛为度。活动头颈关节要十分轻柔，提升头部的9个方向，从有症状减轻的那些牵引方向做起，并较一般提升的时间延长，在延长时间的同时，要不断询问病人的感觉如何，若一有不适，则改提升下一个方向。其他提升方向有加重症状的，暂不做牵引。以后会逐渐达到可接受九个方向的手法提升（见颈部手法）。脊髓型颈椎病有轻、中、重三度之分，手法治疗以轻、中阶段为宜。重度者若提升头颈有症状减轻的感觉也可试治。试治八次不见效者，宜建议手术治疗。脊髓型病人治疗时间较之其他型为长，需30~50次，甚至更长时间，应向病人说明。病人主诉一侧颈项疼痛，不适，其实对侧也会有病变，故颈部两侧均应手法按摩，使其疗效更好。

（3）椎动脉型颈椎病

主诉：当病情初起，症状较轻，有颈部及肩背不适或疼痛，头转动不便，头痛，头晕，耳鸣等。久之，症状加重，会感觉天旋地转，眼睛不敢睁开，甚至恶心呕吐，耳聋，视物不清及猝倒等。

检查：用拇指及食中指相对压按于颈部两边中线，从耳垂下后方的骨突下面的强劲肌腱处压按至肩上方，查有无压痛点，一般有两个压痛点。同上姿势，检查颈椎棘突与横突之间的两侧空隙处，即正后方与正外侧方之间的空隙处，也是头棘肌与肩胛提肌之间的软组织处。从枕骨两侧下方（即头后枕部两侧）一直压按到后背上方，一般也有2~3个压痛点。然后，用双手拇指，分放于肩胛提肌止点上，即背部内上方，此处一般有压痛点。然后，用双手食、中、环、小指，分放于肩胛冈上方的软组织上，即背部一根横骨梁上方，一般该处也有压痛点。然后，用右手拇指从枕骨隆突点，一直沿着颈后正中的棘突，由上而下压到背正中的高骨突处，即第七颈椎棘突处，一般偶有压痛点。然后，按压肩胛骨的脊柱缘下方，即背部一块能移动的骨块边缘下方，一般两侧均能找到压痛，它是斜方肌的附着点。然后，术者屈曲左肘关节前臂掌部，放于患者下颏部，右手拇食指叉开，放于头后枕部，两手合力向正上方轻轻提抬头颈，并询问患者有无轻松或舒适的感觉，有则，这种手法按摩一定有效。凡有压痛之处，就是有病的地方，就一定要按摩。若问有头痛者，就要按摩两侧太阳穴及头顶的百会穴处。若问有耳鸣者，就要按摩耳垂下后方的下颌骨小头部及耳垂前方的下颌关节处，这些地方都可找到压痛点，都要按摩，都会有效。

分析：椎动脉起自锁骨下动脉，上行通过上上节颈椎的横突孔，被包绕在颈椎的横突孔中，位于钩椎关节的前外方。若关节发生增生性变，可以使血管移位，扭曲而压迫血管壁，造成狭窄。临床上颈椎4～5或5～6椎间隙，是退性变多发的部位。在X线片上常见狭窄及骨赘增生，是椎动脉型颈椎病发病的主要原因。

治疗：凡查出的痛点部位，都是有病的地方。按检查先后的顺序，进行先后的手法按摩。一般压痛重者，按摩400～600下，轻者按摩200下，每个压痛点，都必须按摩，疗效方好。最后左肘屈曲约90°，右手拇食指叉开，托于头后枕部，先从正中向上方提拔头颈3～5个呼吸（术者的呼吸作为时间长短）。提拔的力度大小，以患者感觉舒适为度。然后将头尽可能后仰，再前倾（即将头前俯后仰）。然后，姿势同前，将颈正中偏右，尽可能向右侧倾倒，再正中偏左向左侧倾倒。然后，将头颈斜向左肩前下方俯倾，再斜向右肩背部后仰。然后将头颈斜向右肩前下方俯倾，再将头颈斜向左肩背部后仰。以上9个方向的提拔头颈的动作，所用之力相同，呼吸数也相同。随着病情的轻重，提拔之力与提拔时间，要相互适应。因此，在手法按摩的过程中，要常询问病人的舒适情况如何，而调节之。治疗手法过重，会有病情加重反应；按摩部位不准或手力过轻，则无效。这是术者要细心掌握的。每周一四，或二五两次治疗即可，若一、二、五三次治疗，疗效更好。经济困难或由外地来诊者可每日治疗一次。以便早日返回，可节省费用。

预后：从事电脑工作，易招致复发。其他有随访5～8年未复发者。

【病例一】神经根型颈椎病

杨某，男，49岁，1983年7月7日初诊。

主诉：颈项发僵，活动不便，颈肩部疼痛，手指麻木，曾贴膏药、针灸、理疗、牵引、颈托等治疗见效不显，逐渐加重已4年。

检查：右风池穴及右肩胛骨内上角附近压痛明显，颈椎横突右侧相当第3、4节处也有压痛，且感到肌肉较健侧僵硬，神经根牵拉及压头试验阳性。双手托提两侧下颌角，将头向上牵引，患者感手麻及颈肩部疼痛缓解。X线片显示有骨质增生，颈前倾曲度消失。

治疗：在风池穴及肩胛骨内上角二处重点按摩400下，颈椎横突右侧按摩200下，然后做狮子摇头，侧扳，拔伸，犀牛望月等活动头颈手法（见颈部手法）。最后弹背筋及腋神经，捏柔肩部等而结束治疗，病人立感轻松舒适。

1983 年 7 月 9 日复诊：治疗后感轻松约一小时，复原状，但颈项活动较灵便一点，疼痛也稍有减轻，治疗如前。

1983 年 7 月 1 日风池穴及肩部疼痛较前为轻，治如前。

1983 年 7 月 14 日右颈肩疼痛明显减轻、手麻也有好转。

1983 年 7 月 28 日每周三次手法治疗，头颈活动灵便，早起也不发僵，颈肩部不痛，有时有点痛，右手麻明显好转，治疗如前。

1983 年 8 月 11 日每周三次手法治疗，从未间断，自觉颈肩已不痛，手也不麻，握物有力，停止治疗。

【病例二】椎动脉型颈椎病

陈某，女，54 岁，会计，1989 年 8 月 25 日初诊。

主诉：一周前开办公室窗户，突发头晕倒地，一过性昏迷，由同事急送公费医院。遍查心、脑、血管、一切正常，照 X 线颈片诊为椎动脉型颈椎病。经 6 天牵引，卧床休息，服药不见效，来诊。诉头晕，头昏、左手麻木，上膊剧痛，颈项发僵，痛甚，背发沉，且痛。

检查：左侧风池穴、左侧的颈椎横突附近及斜方肌、三角肌起止点均有明显压痛。X 线片显示颈 5、6 椎体后缘骨质增生，颈椎呈反张的曲度。

治疗：凡按压有剧痛之处，均给予轻揉的按摩 400 下，肌僵硬处均按摩到稍变柔软为止。太阳穴和百会穴各按摩 100 下。然后轻轻做头颈推拿手法如狮子摇头、侧扳、拔伸、犀牛望月等，最后弹左背部菱形肌、弹腋神经、拔伸五指、揉肩等使背部舒服的手法，以结束治疗（详细见颈部手法）。

1987 年 8 月 26 日复诊，经治疗后剧痛有所减轻，治疗如前。

1987 年 8 月 27 日按摩后疼痛继续有减轻，治疗如前。

1987 年 8 月 28 日经第三次治疗后，剧痛明显减轻，上半夜可睡熟，下半夜须坐起。

1987 年 8 月 31 日每日一次按摩，经 6 次治疗后，白天剧痛已很少出现，痛能忍受，生活可自理，只是晚上睡觉时不能翻身。

1987 年 9 月 25 日隔日一次治疗，颈肩痛明显减轻，在床上转身自如。

1987 年 10 月 18 日隔日一次手法治疗、颈项、左肩臂已不痛，办公及干点家务无何不适，停止治疗。（参见图 2 - 1 - 1）。

【病例三】急性发作的神经根型颈椎病

齐某，女，42 岁，1978 年 9 月 25 日初诊。

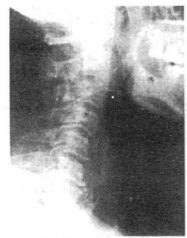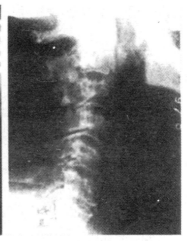

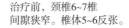
治疗前，颈椎6~7椎 手法治疗后，颈椎6~7椎间隙增
间隙狭窄。椎体5~6反张。 宽明显，椎体5~6反张改善。

图2－1－1　颈椎病治疗前后X线对比照片

主诉：一周前右颈侧痛，头活动不便，背发沉，自以为是落枕，到公费医疗医院理疗不见效，又去中医院给服丸药、贴膏药，也不见效，突然症状加重，右侧颈痛剧烈，窜右肩背部及右上臂，午夜痛醒不能再入睡，右手臂无处放似的难受，来我院门诊。检查右颈侧，轻触即痛不能忍，右臂三角肌边缘及其止点压之剧痛，头一被动也痛不能忍。颈部X线片5、6椎体后缘骨质增生明显，椎间盘狭窄，诊为颈椎病神经根型急性发作。建议须先给予颈部封闭，然后才手法按摩推拿，病人同意。在颈右侧第3～4横突与棘突之间的胸锁乳突肌后缘找到最重压痛点，用指甲压出痕纹，在常规消毒下，注入16ml麻醉药液（见颈神经阻滞麻醉药方），注后颈及右臂疼痛减轻，右手抬不起，乃给予颈部痛点按摩400下，然后推拿（见颈部手法），治后疼痛减轻。

1978年9月27日复诊：治后右颈部，肩背部及上臂疼痛减轻，手臂无处放的难受感消失，熟睡一晚，今日颈和手臂疼痛又稍加重，但较未治前明显见好，按摩、推拿如前。

1978年9月28日复诊：按摩、推拿后疼痛又减轻，头活动较自如，右颈部、肩背部及上臂稍有疼痛，治疗如前。

1978年9月30日复诊：休息在家未上班，可以干点家务活，感肩、背、上臂稍痛，不干活时不痛，按摩、推拿如前。

1978年10月4日复诊：已参加工作，打扫卫生、擦玻璃，颈部不痛，肩、背、上臂稍痛，但按摩颈部、右肩胛冈下窝及三角肌边缘仍有疼痛，治疗如前。

1978年10月7日复诊：头活动正常，右颈部按摩时不痛，但肩胛冈下窝及三角肌外缘仍有疼痛及压痛，按摩如前。由于检查十佳城市的环境卫生，打扫清洁的劳动强度较大，工作后感肩背及上臂疼痛。

1978年10月12日复诊：忙于工作有两次未来治疗，近日转值夜班，工作较轻松，颈、肩背及上臂不感疼痛，按摩时也不痛，停诊。

【病例四】 脊髓型颈椎病

赵某，男，62岁，1991年5月28日初诊。

主诉：1990年初感颈部发僵，疼痛，头转动不灵，右手觉麻窜，右脚行走动作缓慢，一踩地脚心痛。去过多家医院检查治疗，病情不见好转。发展到右手无力，吃饭时夹菜不准，想夹夹不着，走路右脚如踩在棉花包上，深一脚、浅一脚的无力，老怕摔倒，小便一晚三四次，尿不尽。头转动困难，颈项僵硬且痛，背发沉，如扛了个大包袱，虽未间断过治疗，但症状日见加重，左侧上下肢运动尚好，来我院门诊治疗。

检查：右颞骨乳突、颈椎横突、颈椎棘突、肩胛冈上窝、下窝（即天宗穴附近）及肩胛骨内下缘等处均有压痛，以颈部较为明显，右侧颈项肌触之僵硬、被动转动头颈不易活动，发板。术者弯曲左肘放于患者颏下，右手托枕骨，将头放于中立，或屈或仰三个不同位置向上提起，要求患者告知在哪一个位置感颈肩部轻松，哪一个位置症状加重，然后又将头偏左或偏右，各试如前的三个位置。病人诉说在头偏左后仰的位置提起时，症状有轻快感，三个低头的位置上提时都稍加重，其他位置上提与不提感觉一样，指示牵引头颈要在偏左仰头位进行。然后细看1991年2月1日的颈部X线片，显示第5、6椎体后缘有轻度错位。5、6的椎体后下缘有骨质增生，尤以第6椎体下缘明显，6、7椎间盘变窄，左右斜位6、7椎间孔明显狭小。给予痛点按摩各400下，然后用颈部手法推拿（见颈部手法），重点放在头颈偏左仰头位牵引，牵引的时间也较长，约3分钟，治后病人立即感觉颈背部轻松舒适，脚板踩地痛减轻。

1991年5月31日复诊：治后轻松一天又恢复原状，手法按摩如前。

1991年6月14日复诊：每周3次按摩未曾间断，自觉头颈转动较前灵便，右手持物较前有力，右脚行走较前稳。

1991 年 7 月 2 日复诊：每周 3 次治疗，未曾间断，颈肩疼痛明显减轻，背发沉好转，头转动更灵活，试骑自行车，蹬车较前有力。

1991 年 7 月 30 日复诊：每周 3 次手法治疗未曾间断，自觉颈肩部不痛了，但按摩时仍有疼痛，头转动灵便，推拿手法活动头颈也灵活多了，牵引头颈除偏左仰头位轻松外，偏右仰头位牵引也好受，给予两个仰头偏左及偏右位牵引，治后更感轻松舒适，走路踏实，如走在棉花包上的感觉消失。

1991 年 8 月 30 日复诊，每周 3 次治疗未曾间断，吃饭时夹碗里的菜很准，有力，右脚行走不会深一脚浅一脚，也不怕会摔跤，走路脚有劲，足板踩地只有微痛，小便每晚 1～2 次，射出较远有力，想停诊，嘱再治疗 1～2 个月，同意。

1991 年 9 月 30 日复诊：每周 3 次治疗从未间断，虽已退休但有两处要他出来工作，管理建筑材料，已工作一周，决定以看好病为主，每日下午去工作半天，主要是指挥，动手干活不多，能胜任。头颈活动不痛，右手拿物有力，很准，右脚行走自如，足底已不痛，但较之左手左足尚感差些。按摩时只有胸 3、4 棘突右侧旁压痛，右背棘肌有发沉感，右肩胛冈下窝即天宗穴处有压痛，其他颈肩部均无疼痛与压痛，按摩、推拿如前。

1991 年 10 月 12 日复诊：每周三次按摩未曾间断，平时右颈、肩背部已不痛，右手拿物准而有力，行走自如，要求停诊，同意。

【病例五】脊髓型颈椎病

郭某，女，60 岁，于 1995 年 4 月初诊。

症状：20 多年来有颈项酸痛，头晕昏眩，易疲倦，一直未查出原因，病情逐渐加重，发展到走路有时不稳，下肢酸楚无力，尿急、尿频，有时尿裤。头晕发作时，会天翻地转，目不能开，全身出冷汗，卧床不起。较之以前发作次数多，且更严重。

检查：X 线颈片有明显骨质增生，椎间隙狭窄，核磁共振片显颈脊髓受压较重。西医诊为脊髓型颈椎病，建议静卧一段时间，不见好则手术。来中医门诊，查颈椎横突两侧及横突与棘突之间、棘突与棘突之间均有明显压痛，项肌较僵硬，肩胛骨内上角附近及冈上冈下肌、肩胛骨脊柱缘的中下方均有压痛，做头颈提升 9 个方向的牵引，只有头向正直方向及头向左右偏仰这三个位置提升有轻松舒适感觉，其他方向提升症状加重。

治疗：每周 4 次手法治疗（见颈部手法），一直坚持治疗 100 余次，从未间断，尿急、尿频现象消失，下肢行走正常。过去头晕一年发作几次，经手法治疗后一直未再患（参见图2-1-2、2-1-3）。

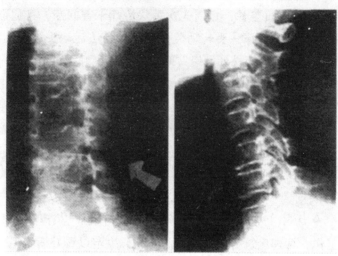

X线斜位片颈椎5~6椎　　　　X线侧位片颈椎5~6关
间孔明显变小　　　　　　　　节间隙狭窄

图2-1-2　患者郭某患脊髓型颈椎病

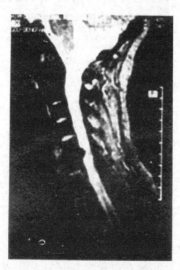

图2-1-3　核磁共振片显示脊髓神经受压

随访 10 年头颈无何不适，黄山、北海旅游能正常行走，无尿急尿频现象，头晕一直未再患。

【病例六】椎动脉混合交感神经型颈椎病

郑某，男，53 岁，2005 年 2 月 7 日初诊。

主诉：2002 年 9 月体检照 X 线颈部片，结论为退行性改变，未进行过任何治疗。2003 年 7 月突发眩晕，去医院脑神经科检查，诊为椎基底动脉供血不足。但头部彩超检查未发现颅内外及颈部血流改变，血液检查也未发现高血脂和糖尿病。有心脏早搏，未发现器质性心脏病。2005 年 1 月工作时，突然头晕，约 9 小时才缓解，照 X 线颈部片，诊为颈椎病，按摩治疗，第 17 次治疗后，参加聚会出现剧烈头晕，经 120 急救送医院，怀疑脑梗死，照 CT 未见任何异常，停止按摩，内服颈复康、根痛平，外敷药，一个疗程也未见好，来广医西单门诊部。当时症状，头晕时天旋地转，不能睁眼，眼胀痛，头不能摇动，头皮及面部有麻木感，颈部僵直，手指有麻木胀感，左耳鸣，浑身出汗，手脚冰凉，偶有恶心，未吐，发作短则 3 ~ 4 个小时，长则 10 小时，其间生活不能自理，过后又如常人。

检查：左侧胸锁乳突肌起点处（即左耳垂后方一个骨突起的下面）压痛明显，颈椎 4 ~ 5 横突左侧也有压痛，（即左侧颈部中间附近）枕骨项线左下方也有压痛（即左侧风池穴处），左颈椎 4 ~ 5 横突与棘突之间的间隙处压痛明显（即左侧颈部中间与颈后正中线之间的间隙处），枕骨粗隆直下方也有压痛，（即后脑勺正中一个骨突起处），左肩胛冈正中上下方均有压痛（下方为天宗穴处），在压痛点附近的肌肉比右侧正常肌肉较僵硬。

治疗：左侧颈部、肩部和背部的明显痛点均按摩 400 下，疼痛较轻处 200 下。由于有耳鸣，在左耳垂后及下颌骨小头上也按摩 300 下。由于有头晕，在太阳穴及头顶正中各按摩 200 下。然后活动颈项及牵提头颅，术者左肘弯曲，放于患者下颌骨上，右手拇食指叉开放枕骨上双手配合用力将头上提，约 5 个呼吸的时间，力量以病人能忍受不难受为度。在上提头颅的状态下，将头颅后偏，前俯；将头颅侧向左边，再向右边；然后继续将头颅斜向右后背部，再斜向左肩前下方；反方向将头颅斜向左后背部，再将头颅斜向右肩前下方。各个动作都是在上提头颅的状态下，5 个呼吸的时间运动的。如此将头颅正直上提，后仰，前俯，左侧，右侧，斜向右后背部，斜向左肩前下方，斜向左后背部，斜向右肩前下方，一共 9 个方向活动头颈，这对颈椎间隙狭窄、椎间孔变形、颈脊髓硬膜前后受压的病例扩大间隙、减轻压迫、促进血液循环都有好处。最后，做点辅助手法，如提捏左右背棘肌，捏腋下神经各 3 下，牵拿左右 5 指各一下，以振奋局部神经而结束手法。

2005 年 2 月 14 日治疗后，颈部较轻松，一周内尚未出现头晕现象，感觉很好。

2005 年 2 月 16 日，复诊。上午 9 点出现头晕，症状与从前无明显变化，下午坚持来门诊治疗。回家后，感觉良好，两天后（19、20 日）由于睡觉翻身时又出现头晕，但症状比从前轻。感觉前三次治疗的间隔时间过长，决定改为一周三次治疗。

2 月 21 日治疗后感觉良好，眼睛肿胀和痛感有所缓解。

2 月 23 日继续治疗，保持前一次的感受。

2 月 25 日继续治疗，颈部僵直症状减轻。

2 月 28 日继续治疗，头部症状减轻，麻木感减退，眼睛胀痛感觉减轻。

3 月 2 日继续治疗，上午出现头晕现象，但是症状与前一段相比有了明显减轻。

3 月 4 日继续治疗，感觉与前相同。

3 月 7 日继续治疗，上午出现头晕症状减轻。

3 月 9 日继续治疗，头晕症状与前相同。

2005 年 3 月 11 日，头晕症状与前相同，实施手法时取消了左右边侧扳。虽然上午头晕，但是下午自己可以走下楼，到医院接受治疗，这在以前是不可能的。

3 月 14 日继续治疗，头晕症状与前相同。

3 月 16 日继续治疗，头晕症状与前相同。在上午发生头晕，下午可以自行到医院接受治疗。向医生述说情况后，医生改用了向上提的手法，手指肿胀和眼睛肿胀的感觉减轻，耳朵的响动也从经常性变为阵发性了。医生告诉患者治疗期间不要劳累，也不要食用辛辣、油炸食品，保持精神平和。同时强调不要过于乐观，这种头晕的现象会有反复。

3 月 18 日继续治疗，手法同前，又加了拇指按在颈后部向上提的动作。按摩后双肩有牵拉痛，颈部好像有个异物像个小棍子别在脖子后面一样。医生嘱咐患者，注意行为姿势和情绪，并告诉患者头晕的现象会逐步减轻。果然一周内保持无头晕现象出现，只有 19 日、20 日各出现过一次有一两秒钟的头晕。

3 月 21 日继续治疗，治疗方法同前。

3 月 23 日继续治疗，治疗方法同前（24 日上午又出现头晕现象，但不影响正常的生活）。

3 月 25 日继续治疗，治疗方法同前（26 日上午有轻微头晕，时间大约在两三个小时）。

3 月 28 日继续治疗，治疗同前。除加重向下提的手法，又恢复如起初治疗时的九个方向的手法和颈部侧扳。回家后，仰卧时头部感觉到动脉的跳动，只好侧卧（29 日进行了报刊的稿件修改，有些劳累，30 日上午出现了轻微头晕）。这两周内连续出现五次头晕现象，可能因为母亲住院，自己不能前往照看，产生了极大的焦虑和烦躁，另一个原因可能是医生向上提的手法较重有关。

3 月 30 日继续治疗，治疗方法同前。此时，身体出现了一个怪的现象，在行动站立的时候，头部有些发昏，眼睛有些发胀，而向右侧躺卧的时候这些症状就会有所缓解，而仰卧出现的现象依然存在。到今天为止，手指的肿胀基本出现在清晨起床时，眼睛与左耳的症状基本上属于阵发性，程度也有所降低。

4 月 1 日继续治疗，治疗方法同前。

4 月 4 日继续治疗，医生用大拇指按在颈后部向前推并向上提的手法，感觉有些重，回家后头部稍感不适。

4 月 6 日继续治疗，手法同前。医生告知大拇指按在颈后部向前推并向上提的手法减轻，以观后效。回家后尚未有明显的不适，只是有时在仰卧的时候，还会出现动脉跳动的感觉。

本月继续按每周三次治疗，头晕的现象基本属于隔一天就出现一次，尽管头晕的频率增加了，但是程度和发作的时间都在降低。

从 2005 年 5 月开始医生因故停诊而未治疗，虽未痊愈，但症状基本消失。随访一年未复发。

三、落枕

症状：早在一千多年前的隋朝《诸病源候论》一书中就有"失枕"病名的记载，"头项有风，在于筋脉间，因卧而气虚者，值风发动，故失枕"。根据临床病例，确有因熟睡当风吹于颈项而引起一侧颈部剧痛，头不能自由转侧，影响生活和工作者。也有在旅行中因枕头高低的变动而得病者。若此病不彻底治愈，致反复发作之例不少，应引起注意。

检查：首先查风池穴附近，亦即颞骨乳突附近的肌肉起点处，该处一定会有压痛。其次查第七颈椎旁开二横指处，相当肩胛骨内上角附近，也一定会有压痛，这两个压痛点是诊断落枕的重要依据。其他项、肩部均无压痛，也无手麻、肩发沉等现象，这是可以和颈椎病鉴别的地方。反复发作多次的落枕，可在肩胛骨内上角附近摸到硬性筋结，压痛明显，说明这是陈旧性的落枕，需要治疗的时间较长。

分析：因受风或熟睡时的头颈位置不合适，牵拉了一侧的颈项肌发生痉挛，头一转便带动痉挛的肌肉而产生疼痛。有时在肩胛骨内上角附近可摸到蚕豆大小的筋结，压之疼痛，这是第一次生病没有彻底治愈的肌肉痉挛，肌止点瘀滞未消，久而成为可摸到的纤维包块性筋结，必须用按摩方法使之消散，方能防止复发。

治疗：在风池穴与肩胛骨内上角附近找到最痛的压点，以拇指腹用力按摩。手劲的大小以病人能耐受疼痛为度。手力须均衡，不可先重后轻或忽重忽轻，以免影响疗效。两拇指可互换，以减少劳累，两点各按摩 400 下左右。然后是活动头颈关节的手法。头颈的正常运动有前屈、后伸、左右侧弯及左右旋转 6 个方向的运动，手法应据此予以推拿（见颈部手法）。第一次手法治疗结束后，立即教会病人做头颈的锻炼动作（见颈部锻炼），并在复诊时检查锻炼是否做得正确，鼓励病人坚持锻炼。

预后：按摩一次即可使头颈转动不痛，近于痊愈，但痉挛的肌肉尚未完全恢复正常，为了避免再发，应以按压风池穴及肩胛骨内上角不痛方予停诊为宜。遇有筋结者，要按摩使之消散，方可预防复发。

遇儿童颈痛就诊者，切不可立即手法治疗，更不许旋转头颈，要照颈部 X 线片。我曾会诊一儿童被不是正骨医生的业余爱好者用手法旋转头颈伤及脊髓高位截瘫，后被 X 线照片证实为颈椎结核。儿童组织软韧，关节宽松，尚未曾见有小孩患落枕者。

【病例】

卜某，女，62 岁，1984 年 10 月 25 日初诊。

症状：过去有数次同样疼痛发作史，此次转头，右颈部疼痛不止，医生给照 X 线片，谓有骨刺，给骨刺片、木瓜片，服药数百片不见好。

检查：右风池穴及肩胛骨内上角附近压痛明显，但未触及筋结，其他颈肩部未找出压痛点。

分析：照片虽显示颈5、6椎体边缘有骨刺，但每次发作都没有手麻、肩发沉等现象，只在转头时才有疼痛，不发作时无任何不适。加上长时间服木瓜丸、骨刺片无效，可以排除颈椎病。

治疗：如前述手法治疗后，转头即痛的症状明显减轻，除手法外未加任何治疗。经10月30日、11月3日、11月8日、11月13日及11月17日五次手法按摩后，用力压右风池穴及肩胛骨内上角等处无丝毫疼痛，平日做家务工作正常而停诊。

预后：随访3年未见复发。

四、婴儿先天性肌性斜颈

症状：初生婴儿在一侧的胸锁乳突肌中有一枣核大小的韧性包块，由于该肌是一强有力的肌肉，包块逐渐纤维性变而挛缩，可以把头拉向病侧倾斜。又由于该肌是从胸锁斜向外上方，止于颞骨乳突上，把下颌拉得歪向病侧的对面，病程越久，挛缩越严重，以致出现双眼不在同一水平、双肩不平等、两侧眼外眦与口角的长度有差距、面部两侧不对称、颈部活动受限等症状。

检查：婴儿的颈外侧胸锁乳突肌中下部可触及一个枣核大小的韧性包块，压之不啼哭，与基底及皮下均无粘连，随肌肉移动，最好产科能将先天性肌性斜颈列为新生儿检查项目之一，即可早期发现，早期手法治疗。X线照片并无异常。

分析：先天性肌性斜颈，是临床一种常见畸形，它的发病原因不明，有的说是产伤，有的认为胎位不正，作者同意后一种意见。因为近20年来城市计划生育，把妇女育龄推迟，一遇难产，常进行剖腹取胎，也见到患有斜颈的婴儿，但这些人是不会受到产伤的。根据作者应用中医手法治疗的经验，发现初生婴儿若能早期知道颈部外侧有一包块而来就诊者，可获得疗程短、疗效好的结果，一般治疗1~2个月即能痊愈。若三个月之内来诊者，也可获得痊愈，但治疗时间须3~4个月。若6个月以上来诊者，虽然也有疗效，但治疗时间长，且难获得头面一点不歪斜、颈部活动一点都不受限的效果，到头来还有一点畸形，得用手术纠正。但手法应用于初出生的婴儿，可获痊愈。6个月以后才来治疗的病人，有一部分不能完全治愈，仍须进行手术，即使这样，也减少了手术率。现代医学要等待婴儿1

~2 岁之后才给予手术，因此，手法可治初出生的婴儿，起到了祖国医学与现代医学互为补充，互相发挥长处为病人造福的作用。

治疗：婴儿仰卧母怀，头向后稍仰，使胸锁乳突肌稍紧张，术者用拇、食二指将包块捏于手指中，顺胸锁乳突肌走向上下移动按摩。按摩是在肌肉中运动，不是手指与皮肤的磨蹭，每次按摩 800 下，用力大小以婴儿不啼哭为度。有因头颈摆向不舒服而啼哭，但在按摩进行中并不吵闹，这是手法适度的表现，然后轻柔地将头颈左右旋转并牵引数下。每周 2 ~ 3 次按摩，并教会婴儿母亲如上法为孩子辅助治疗，一日一次，每次按摩 100 下，当哺乳和熟睡时，将小孩头转向病侧的对面，也有助于纠正偏歪。

预后：良好。可以治到头不歪，脸不短，颈部活动正常。本手法对初生婴儿即可进行治疗，而且愈早治疗效果愈好。

【病例】

周某，女，出生 7 天，1960 年 12 月 7 日初诊。

哺乳后，婴儿呕出乳汁，流于颈部，母亲为其揩拭时，发现左颈部有一硬块，特来门诊检查。左胸锁乳突肌中下部可触及一个枣核大小韧性包块，包块随胸锁乳突肌移动，与深层及皮下无粘连。包块处于肌肉中，压之婴儿不啼哭。给予按摩，每周治疗三次从未间断，每日早晚母亲也按术者办法辅助按摩各一次，每次 100 下，哺乳及睡熟时，将儿头转向病侧对面。在门诊共治疗 15 次，包块消失，停止治疗。观察到 5 岁，小孩头不歪，眼脸无畸形，颈部活动正常，手法按摩治疗获得痊愈。

五、胸锁乳突肌扭伤

症状：头活动频繁，有时会发生胸锁乳突肌的扭伤，引起疼痛。局部轻度肿胀，头活动不便，且痛，尤以早起较明显，活动活动头部疼痛减轻，同侧肩部也会感难受。由于不常见，门诊易遭忽视。

检查：胸锁乳突肌起点的胸骨柄上方可找出压痛点，仔细对比两侧，可见有轻度肿胀，令患者头转向对侧，术者手抵颞部阻其转动做对抗试验，疼痛明显加重，这是胸锁乳突肌损伤的特有体征。

分析：胸锁乳突肌起点有二：一以短腱起自胸骨柄，另部分起自锁骨。二头向上汇合为一个肌腹，止于乳突。该肌是以短腱起自胸骨柄，一旦遭受外力，该处首当其冲，因此检查首先要找胸骨柄起点有无压痛。对抗试验也使该肌受力最大，疼痛必然加重。

治疗：在胸锁乳突肌起点附近找出最重的压痛点，予以按摩 400 下，其他肌腹处的痛点也要按摩 100 下，然后，按头颈关节的活动手法治之（见颈部手法），每周二次治疗，3~5 次即愈。

预后：治愈后不会复发，预后良好。

【病例】

张某，男，47 岁，1987 年 4 月 2 日初诊。

二个多月前，发现右侧颈部前方感觉酸痛，未予治疗，后逐渐加重，近来该处且现肿胀，早晨起床后，头部活动不灵便，酸痛较重，影响右肩部也难受，当头活动一会儿后，酸痛有所减轻，特来门诊。

检查：右侧胸锁乳突肌的胸骨柄起点附近压痛明显，其上方肌腹也有压痛。令头向对侧旋转，术者一手抵住颞部阻其转动，做对抗试验，疼痛加重。给予最痛点按摩 400 下，肌腹处按摩 100 下，然后按颈部手法活动头颈，治后立即轻松舒适。

1987 年 4 月 6 日复诊：经按摩后，酸痛明显减轻，同侧肩部已无不适，治疗如前。

19877 4 月 8 日复诊：经两次按摩后，头活动灵便自如，早起也不酸痛，工作时无何不适，停诊观察。

六、颈部挫伤

症状：有明显外伤史，颈肩一侧压痛明显，肌肉较健侧紧张，甚至僵硬，头颈活动受限，头一动即感剧烈疼痛，甚者影响睡眠，两侧对比，患侧可见轻度肿胀。

检查：枕骨项线、颞骨乳突及肩胛骨内上角这三点均可查出压痛，这是因为肩胛提肌，斜方肌，前、中、后斜角肌均遭受损伤之故。不仅起止点附近，肌腹也有压痛，甚者肩三角肌、肱三头肌起点也可查出压痛。轻柔地被动活动头颈关节，运动范围尚正常，唯诉疼痛，颈部正侧位 X 线片无异常改变。

分析：头颈活动频繁，遭受了跌仆、扭转的打击，致颈部肌纤维部分撕裂损伤，引起疼痛肿胀、肌肉痉挛、活动受限等一系列症状，宜用按摩活血散瘀，缓解痉挛。用推拿活动头颈以通利关节，使病早日痊愈。

治疗：凡找出的最痛点，均应重点按摩 400 下，其他痛点按摩 200 下，接着用活动头颈手法治之（见颈部手法）。手法治疗结束后，立即教会病人做颈部锻炼（见本书第 23 页颈部锻炼），每日一次，或隔日一次治疗。急性外伤，每日治疗一次。

预后：良好，不会复发。

【病例】

李某，女，44 岁，1989 年 8 月 29 日初诊。

患者于 40 天前从卡车的挂梯上走下时，因挂梯脱钩，从车箱旁跌下，左侧着地，致左颈肩部受伤。当时疼痛轻，第二天照常上班，抢大铁锤砸物，晚上疼痛加重，自己贴膏药，第三天又从七楼搬空煤气罐到楼下换气，引起左颈肩部痛更加重。到正骨医院，诊为颈神经受压牵引，敷药 7 天不见效，自找开业医生，治疗 7 次也不见效，疼痛日渐加重，又到某学院附院求治，诊为颈神经根炎，收住院。晚上剧痛，不能入睡，注射杜冷丁也止不住痛，住院期间私自前来门诊。

检查：左颈部的肩胛提肌、中、后斜角肌、斜方肌起止点及三角肌、肱二头肌起点附近均有明显压痛，肌腹紧张，有的甚至僵硬，患侧较健侧稍肿，颈和肩关节自动活动明显受限，但轻柔地被动活动颈肩，关节功能尚好，查臂丛神经未见有损伤情况。

分析：从一米多高的卡车上跌下，使左颈肩部的肌肉受到体重及姿势的牵扯和着地的挫伤，因而引起一系列症状。

治疗：疼痛最重的地方也是受伤最重的地方。以肩胛提肌、斜方肌、中、后斜角肌的起止点压痛最重，给予重点按摩，每处 400 下。其他肩三角肌、肱二头肌起点处各按摩 100 下，然后用颈部手法活动头颈（见颈部手法），治后病人立即感颈肩部轻松，疼痛大减。

1989 年 8 月 30 日来复诊时诉：当晚因颈肩部疼痛明显减轻，睡眠较好，第二天请求出院，专来门诊治疗，手法如前。

1989 年 8 月 31 日按摩后回家，非常舒服，晚上也好受，今早颈肩又有点痛，但比过去痛要轻，治法如前。总共手法按摩 8 次，颈肩部疼痛消失，头颈活动自如，已上班工作，也无何不适，停诊观察。

七、项背肌综合征

症状：多由低头工作过久，因劳损而引起项背部不适，逐渐发展成酸痛、头转动不灵，严重者可影响睡眠。早起时症状加重，活动一会儿见轻，一天低头工作下来，头不知如何摆放才好，与职业有关。

检查：在枕骨项线内侧，即斜方肌起点与头，颈最长肌止点处一定可查出压痛，沿这些肌肉直下，到上背部都有压痛，并且两侧均痛。早期可摸出肌肉发紧，较晚则呈僵硬状，没有了肌肉的柔韧弹性，常用手法治病的人，很容易体会出来。

分析：由于低头从事计算机或电焊工作多年，使项背的深浅肌层长期处于紧张状态，因劳累过度，肌肉发生痉挛，严重者进而挛缩，此时摸去如条索一般。头颈原有前屈、后伸运动，这两组屈伸肌群，本处于既对抗又协调的状态，但此功能减弱。常低头工作者，久则会产生项背肌综合征。

治疗：凡找出的压痛点，均应重点按摩 200～400 下，然后将患者的头过屈、过伸，看何处仍感疼痛，就在头过伸或过屈状态下再给予找出的痛点按摩 200 下，疗效会更好。然后按照头颈的正常运动，用颈部手法予以推拿（见本书第 4 页颈部手法），在第一次手法治疗结束后，立即教会病人做颈部锻炼动作（见本书第 23 页颈部锻炼），每周 2～3 次治疗。

预后：由于发病缓慢，待难受才来治疗时，最快也要两个月才能治好，至于肌肉已经僵硬，非半年难予治愈。若能改换工种最好，至少治疗期间暂时变动是有利的。一旦痊愈，又改变了工种，复发是很少的。

【病例】

张某，男，40 岁，1983 年 9 月 6 日初诊。

症状：近 2 年来，感觉颈项不舒服也未注意，但逐渐加重，项背部发生疼痛，颈发绞，发僵，头转动不便。近四个月睡下无论仰或侧卧，颈部均感不适，且疼痛发酸，好像头无处放似的，影响睡眠。症状早起时最重，活动活动又好一点。患者一直从事电焊工作 20 余年。

检查：枕骨项线及颈胸椎棘突两侧的头颈最长肌止点和斜方肌的起止点附近均有压痛，且稍僵硬。在颞骨乳突及肩胛骨内上角附近也有压痛，被动转摇头颈，活动稍受限制。这种病在中医骨伤科门诊常会遇到，而教科书上很少提及。

治疗：在枕骨项线到乳突及肩胛骨内上角这三点肌肉附着处附近，用拇指尖各按摩 300 下，然后按照颈部手法的活动头颈关节的手法治疗。治后颈、项、双肩感轻快、舒适，头颈活动也较灵便。每周二次治疗，一个月后头无处放的难受感觉见好，疼痛也有减轻，不影响睡眠。由于出差停诊 50 天，症状又有所反复，继续治疗二个月，仍每周二次未曾间断，颈、项、双肩疼痛发酸已消失，头转动灵便，睡眠好，工作时无何不适而停诊。

随访一年，症状无复发，但加班工作过累后，早起头颈感觉发绰，项背发酸，偶尔轻度疼痛，休息后即可恢复正常。此种病治疗时，最好能改换工作，有的困难，则只有延长治疗时间。此病隔日一次手法治疗较好。

八、胸部岔气（胸壁挫伤）

症状：胸部岔气是门诊常见的损伤，多因胸壁被撞击、跌仆而引起的软组织损伤或举重、搬运过力所致岔气，常有胸臂剧痛，不敢深呼吸，因此肺部通气不畅，更不敢咳嗽，病人比较难受，也不能卧于伤侧。

检查：胸壁两侧对比，可见伤侧轻度肿胀，甚者表皮有瘀斑。沿肋骨走向，从上到下，从脊柱向胸骨，顺序轻轻摸触，可找出损伤部位。检查手法要轻柔，切忌用大力，以避免增加病人痛苦。

一般挫伤的部位多在腋中线前后第5至第10肋骨之间。在摸准损伤的肋骨及段落之后，进一步要确定最痛点是在肋骨体或其上、下缘，还是两肋之间。摸清受伤最重的部位，施以按摩，对取得满意疗效是很重要的。

分析：肋骨12对，是胸廓的主要组成部分，它起着扩大或缩小吸气和呼气的作用，一旦胸壁受伤，因痛而浅呼吸，使肺部换气不畅，病人是很难受的。肋骨内面紧贴胸膜，胸膜上有丰富的感觉神经丛，所以胸壁挫伤，常出现剧痛。

治疗：在找出最痛部位之后，于该处施以按摩400下，其周围痛点各按摩100下，然后令患者健侧上肢手摸头顶，术者立于该侧，双手掌放于受伤最重部位的肋骨上下，令病人从肺内咳出，与此同时，术者双手沿肋骨走向，趁咳嗽之际，用力挤压而推滚之，因咳嗽转移了注意力，又加大了肺内压力，使术者双手在胸壁伤处压按的疼痛大为减轻，有的咳出了浓痰，使肺部换气通畅，病人立即感到轻松，疼痛也大减。如此咳嗽3~5声，治疗即告结束。每日一次，或隔日一次按摩均可，3~5次即可治愈。侧覆瓦状固定，疗效不显，用中医手法按摩，治后疼痛可立即减轻，3~5次痊愈，突出了中医简、便、验、廉的特色。

【病例】

陈某，男，60岁，1982年7月8日初诊。

症状：半月前乘火车，因急刹车撞于人之肘部，胸壁剧痛，不敢深呼吸，下车后到医院急诊，给封闭、嘱休息，当时症状减轻，入夜不能平躺，痛不能眠。翌日又至医院，伤侧给重叠如覆瓦状胶布固定，胸痛不见减轻，反觉胸闷较前难受，共固定两周，转来门诊。诉仍不能左侧卧，深呼吸或咳嗽时，前胸疼痛，平素感胸闷不适。

检查：去除胶布，左前腋线附近第 8、9、10 肋骨处有压痛，以第 9 肋骨压痛最明显，该处较健侧稍肿。

治疗：在第 9 肋骨及其上下缘各按摩 400 下，第 8、10 肋按摩 100 下，然后双手掌沿肋骨走向分放在受伤处上下，令病人咳嗽，同时按压而推滚之，如此 5 遍，结束治疗。病人立即感胸部舒畅，疼痛减轻。

1982 年 7 月 10 日经第一次手法按摩后，左侧卧胸壁痛减轻，深呼吸仍感轻度疼痛。

1982 年 7 月 12 日左侧睡已不痛，咳嗽时仍有轻度胸痛。

1982 年 7 月 14 日治疗如前。

1982 年 7 月 16 日晨起大便，或咳嗽，不觉胸痛，若无病然，停诊。

九、肋软骨炎

症状：患者由于胸前疼痛，发现或摸到包块而来医治．病程短者几天，长者几年，同侧上肢用力或深呼吸都能使疼痛加剧。

检查：在胸肋交界隆凸处或下肋部软骨相连的边缘压痛明显，有的如算盘珠形高凸，有的摸之稍隆起，多发生于 2、3、4 肋软骨部位，也可发生于最下肋部软骨相连的边缘。虽然有时侵及三根肋软骨，但其中只有一根压痛最明显，少数两侧同时发病。

分析：目前病因不明。肋软骨为透明软骨，上 7 对肋软骨的下侧端与胸骨相连，第 8~10 对肋软骨的下侧端不到达胸骨，各与上位肋软骨的下缘以纤维结缔组织相连。当第 2、3、4 肋软骨发炎时，会隆凸如算盘珠状，以第 2 肋软骨发病率较高。当第 8~10 下侧端肋软骨发炎时，隆凸不显，压痛相同。

治疗：治疗方法很多，有用封闭或抗生素者，有用止痛片、贴膏药者。实践证明手法按摩疗效很好。凡查出按压最痛点是在肋软骨上或其上下缘，或两肋之间，于该处要重点按摩，一般 400 下，其他痛点 100 下即可，每日按摩一次或隔日按摩一次均可。病程短者三五次即愈，病程长者疗程也长，每次按摩后疼痛会立即减轻。

预后：随着疼痛的消失，肋软骨高凸的隆起也会逐渐变平。病程长者，隆起消失较慢，此病反复发作者不多见。

【病例一】

隋某，女，27岁，1984年9月6日初诊。

症状：无外伤史，7天前，感觉前胸痛，摸到痛处稍高凸，去公费医院治疗，建议封闭，不同意。给止痛片，不见效，转来门诊。检查：胸骨右侧旁第2、3、4肋软骨表皮隆凸，肤色正常，按之有光滑圆形包块，压之剧痛，但以第2肋软骨高凸处按痛最明显。

治疗：最痛处按摩400下，其上、下缘各按摩200下，第3、4肋软骨按摩100下。

1984年9月7日经首次按摩后，立即感胸部舒适，疼痛减轻，按摩如前。

1984年9月8日按摩如前。

1984年9月11日第3、4肋软骨处已无压痛，第2肋软骨虽有压痛，但较以前为轻，肋软骨高凸较前平坦。总共治疗7次，至9月18日来复诊时，肋软骨处已无压痛，高凸消失，摸之如对侧肋软骨一样平坦，予以停诊。

预后：此病反复发作者少见，随访10年未曾复发。

【病例二】

郭某，女，50岁，1988年4月1日初诊。

3年前感右胸前下部疼痛，可放射至背部，逐渐加重，以致不能洗大件衣服，不能擀饺子皮，上街右手不能提稍重东西。经几个医院验血，否定了肝炎、胆囊炎，做B超排除了结石，几经转院，历时3年，定为神经痛，服多种药物，均未见效，并因此失去治愈的信心。由于肘外伤，经按摩疗效很好，才引起试治的念头。

检查：右前胸第8、9、10相连的肋软骨下缘均有压痛，以第9肋软骨上缘痛最重，未触及隆起包块。

治疗：压痛最重处按摩400下，其他处200下，治后稍感痛加重。

1988年5月1日每周二次手法按摩，未配合其他治疗，一直未间断按摩，平日右前胸疼痛及难受稍好转，串背部痛消失。

1988年6月1日每周二次手法治疗，从未间断，右前胸痛和难受继续有好转，第8及第10肋软骨处已无压痛，但第9肋软骨压痛仍明显。

1988 年 6 月 15 日治疗如前。上街买菜可提 5kg 重东西，也不感右前胸疼痛，第 9 肋软骨处压痛有减轻。

1988 年 7 月 1 日治疗如前，症状继续有改善。

1988 年 8 月 1 日每周两次手法按摩，从未间断，工作及家务劳动，右前胸不感疼痛，按压第 9 肋软骨上缘，也无疼痛，停诊观察，随访 3 年未见复发。

十、菱形肌扭伤

症状：由于受寒湿或睡眠姿势不当，可引起菱形肌痉挛，产生背部疼痛和沉重难受感，手提物或拿抓东西感吃力，腰直起与活动也产生背痛。此病虽不常见，但可遇到。

检查：肩胛骨脊柱缘下半部附近压痛明显，令患侧手臂前伸、上举，术者一手压上膊，阻其抬高做对抗试验，疼痛加重，是此病特有体征。

分析：菱形肌起自 6、7 颈椎及 1、2、3、4 胸椎棘突，肌纤维斜向外下方，止于肩胛骨脊柱缘的下半部。此肌收缩时，牵引肩胛骨向内上方。当此肌受伤后，在肩胛骨脊柱缘下半部可找出压痛点，对抗试验也加剧了此肌的紧张度，故疼痛必然加重。此肌受伤，只有单纯的止点附近的压痛，并无颈痛、头活动受限、手麻等合并症状，可与颈椎病引起的支配菱形肌的肩胛背神经受压产生该肌痉挛性疼痛相鉴别。

治疗：在肩胛骨脊柱缘下半部找出压痛点给予 400 下按摩，然后用活动肩部手法治疗（见肩部手法），治后立即疼痛减轻，每周二次按摩，2～3 次即愈。

预后：治愈后不会复发。

【病例】

路某，女，47 岁，1986 年 6 月 19 日初诊。

住地下室，睡醒后觉背部难受，疼痛，左手拿一轻物也感吃力，直腰或活动腰部均感左背部疼痛，睡时翻身，背部也痛。

检查：左肩胛骨脊柱缘中部压痛明显，颈肩部未找出压痛点，给予手法按摩 400 下，再用活动肩部手法治疗，治后令病人试试直腰及在诊察床躺下翻身，均不感疼痛。

1986 年 6 月 23 日复诊：压左肩胛骨脊柱缘中部已不痛，停诊观察。

十一、大圆肌扭伤

症状：由于在不正常的姿势下劳动，又用力过劲，可使肩胛骨下角的大圆肌遭受扭伤，致右上肢在某一个动作用力时产生疼痛，肩关节活动并不受限，只有在患肢前伸上举、外旋活动这个姿势才会产生肩胛骨深部有疼痛感，这是本病的特征。

检查：按压肱二头肌长头和短头的起点附近及三角肌起止点都找不到压痛，被动前伸上举、后伸摸背等活动肩关节的动作，也都能达到正常运动范围，且无疼痛，只有按压肩胛骨下角方能找出压痛点，再在肩胛冈外下方及肱骨小结节嵴等处也可找到压痛。这是大圆肌的起止点及其径路所在的地方，故有压痛。

分析：全身的骨骼肌均可因急性外伤或积累劳损产生肌肉的起止点附近疼痛，甚至功能障碍。该大圆肌起自肩胛骨腋缘下部和下角的背面，肌束向外上方移行成扁腱，止于肱骨小结节嵴，其作用使肱骨后伸、内收、内旋，当患肢前伸上举且外旋的动作时，因牵拉到大圆肌而产生疼痛，这是该肌受伤的证明。

治疗：凡找出的痛点各按摩 400 下，特别应在患肢手搭对侧肩部这一姿势使痛点突出的情况下，再加按摩 100～200 下，疗效更好。治后会立即疼痛减轻，试原来会产生疼痛的某一姿势也不疼痛了。

预后：痊愈后不会复发，除非又遭外伤。

【病例】

殷某，男，42 岁，1991 年 11 月 6 日初诊。

主诉：半年前，站位半弯腰拧汽车发动机下面的一个螺丝，由于姿势不正，又不顺手，拧不动就加大用力，感右肩背部痛了一下，自后常感右背部深处有一个地方疼痛，未予注意，近来加重，影响工作才来治疗。检查：右肩关节活动正常，沿肱二头肌肌腱及三角肌起止点按压均未找到痛点。病人诉说某一姿势动作会产生疼痛，令做此姿势，在肩胛骨下角找到了压痛。再按压肩胛冈外下方及肱骨小结节嵴等处也有疼痛，这是大圆肌受伤的证明。给予找出的痛点各按摩 200 下，又令病人患肢手搭对侧肩部，使大圆肌紧张，再在痛点各按摩 200 下，然后按肩关节正常 6 个方向的运动各被动活动 3 下，结束手法。治后立感疼痛减轻。

1991 年 11 月 13 日复诊：按摩后一周来，患肢做任何方向的运动且用力都不感肩背部深处疼痛，按压原来疼痛的三个痛点仍稍疼。治疗如前。

1991 年 11 月 30 日随访：由于作者外出开会停诊两周，今日约来复诊，诉右肩无论怎么活动都不会产生肩背部深处的疼痛，按压原来三个痛点处也不痛，停诊。

十二、肩关节周围炎

症状：肩关节周围炎，有的叫冻结肩或五十肩，也有叫肩凝症的，好发于 50 岁左右的人。作者曾统计 500 例，最年轻的是一位 37 岁的女性，最高年龄 78 岁。起病之初，肩部感轻度疼痛，此时，大多数病人不来门诊。病情逐渐发展，尔后，偶然一个轻微外伤，或外感风寒，疼痛加重，病人即以此为发病原因。疼痛较重时，常睡梦中痛醒，若不下床活动肩关节，休想再入睡。特别是碰撞了一下患肢，会痛得落泪。现代医学认为不治疗一年也会自愈，是对此病没有较好办法，只有求助于自然的赐予，如此痛苦，患者到处求医是必然的。此病按其发展可分为三期。

（1）疼痛期　由于组织退行性变，关键部位是肱二头肌长头腱通过肱骨结节间沟，在该处易遭磨损，发生炎症引起疼痛，导致腱鞘粘连。与此同时，关节功能也开始逐渐受限，但由于肩关节活动范围大，又加上肩胛骨也有一定移动度，所以病之初，肩关节虽已受限，但并不显功能障碍。病情逐渐进展，疼痛日渐加重，肩关节周围，尤以关节囊的皱折处发生粘连，关节活动才开始感受到障碍，此期约 2～3 个月。

（2）冻结期　疼痛期若未得到较好与及时的治疗，就会进入肩关节的冻结期。肩关节周围的肌肉也发僵变硬，运动严重受限，剧痛有所减轻。肩关节正常功能的六个方向运动是：外展、内收、前伸上举、后屈、摸背（即内旋），外旋。由于六个方向的运动都受到限制，给患者带来工作和生活的诸多不便，如此痛苦有的西医要病人等待一年的自然痊愈是不可想象的。此期约 3～6 个月。

（3）缓解期　疼痛明显减轻，肩关节受限逐渐好转，若是自然痊愈，未经治疗不可能使肩关节运动范围恢复到正常状态。作者遇到过病后自愈的病人，一年过去了，肩关节各个方向的运动仍受到一定限制，只是应付工作和生活尚可而已，也是对剧烈疼痛和严重运动障碍之后的稍见好转相对满意罢了。

检查：让病人作大鹏展翅式的双臂外展动作，有肩周炎的病人，患肢是外展不到90°的，且呈耸肩姿势。然后让双臂前伸上举，患肢较健侧为低。最后让双手后屈摸背，有病之侧的手只能摸到臀部，甚者摸不到臀部，这是肩周炎具有的特征，诊断一目了然。然后用拇指循肱二头肌长头腱的上行径路按压，该处百分之百能找出较重的压痛点。其次，与之相对应的亦即背后肩胛冈外下方的冈下肌、小圆肌径路附近，同样能百分之百的找出压痛点，这也是肩周炎具有的痛点特征。其他三角肌起止点及肱二头肌短头起点的肩胛骨喙突尖处也要检查，但压痛只偶有所见。然后术者站于患肩后面，用手从腋下及上膊绕过放于肩前，将患肢上臂放于术者上臂上面托起，轻轻缓慢地左右旋转肩关节。若关节运动尚灵便，表示肩关节周围粘连及肌肉僵硬尚不太严重，其治愈时间约1个月左右。若转动不便，旋转运动范围很小，说明肩关节囊粘连及其周围肌肉发僵都很严重，其治愈时间须3~4个月左右。个别僵硬严重者，肩关节几乎没有多少活动，有一点活动也是肩胛骨在向外移动，这种病人须半年甚至10个月方能痊愈。探测肩关节的活动程度，可以大致判断治疗时间的长短，X线照片只能见到肱骨头上提，其他无异常改变。确诊肩周炎与X线照片无关。

分析：肩周炎的起因是年老组织的退行性变与肱二头肌长头腱遭受磨损、发炎、疼痛，逐渐引起肩关节囊四周的粘连。作者曾进行过试验，在自身健康的肩关节及有肩周炎的肩关节内，注入碘水造影，并立即摄片，健康肩关节可注入20~25mL，而病肩只能注入5~8mL，若加压注入，则碘水从针孔冒出，X线片显示正常的肩关节囊腋下碘水影像膨凸，有病的肩关节囊腋下皱襞消失，呈现肩关节四周均有碘水充盈缺陷，是粘连的现象。加上严重的疼痛，肩关节周围的肌肉发生痉挛甚至挛缩，使肩关节运动受到明显的限制，这种病理过程，不是药物、理疗、针灸所能奏效，要用手法按摩及被动活动关节，才能缓解痉挛、松解粘连、通利关节，逐渐达到痊愈。也不是麻醉之下将肩关节推拿到各个运动方向达于正常所能解决。作者初学中医，也嫌按摩推拿治疗此病时间太长，要1~2个月，甚至4~5个月才能痊愈，见国外杂志上报道的麻醉推拿疗程短，见效快，也就用乙醚、静脉、臂丛、或局部等各种麻醉予以手法推拿，起初将6个运动方向都推拿到正常，效果不好，又改为只推前伸上举及后屈摸背两个方向达到正常，但是麻醉醒后病人十分痛苦，不敢活动患肩。这是由于用暴力达到肩关节的正常运动范围，撕破了关节囊及其周围肌肉的粘连，出血、肿胀，因此疼痛加重，不敢活动是必然的。作者曾做过试验，让要做麻醉推拿的肩周炎病人躺于 X 线机器台上，将患肩的关节穿刺针插好，然后用硫苯土钠注入静脉，达到麻醉后，立即将配好的碘水注入肩关节内。在 X 线透视下，可见肩关节囊内充满碘水。然后将肩关节上举或后屈摸背，碘水立即散于肩周围的组织中，这是肩关节囊被撕破的证明。待麻醉醒来，病人肩部肿胀，不允许医生稍微触碰患肩，自己也不敢轻微的活动．等到 7 天之后，撕开的组织又重新粘连了，而且肌肉发僵得更厉害，一般 10 天半个月肿胀并不能完全消退，疼痛也不能减轻。肩关节的活动比未麻醉推拿前运动范围更小了，肩周围的肌肉僵硬也更重了，而且观察到预后比按摩推拿或等待自然痊愈的结果要差很多，这是由于肩关节囊被撕破而后错位愈合与疼痛不敢活动，肌肉更加僵硬了之故。总共做了 5 例之后，就停止了这种外国杂志报道的欲速则不达，而且具有破坏性的麻醉推拿治疗，请读者不要再试。根据 50 年的行医经验，到目前为止，对肩周炎，作者认为比较好的治疗方法，要算手法按摩推拿及坚持肩部锻炼（见肩部锻炼），特此提出与同道商榷。

肩周炎还有另一种起因是上肢骨折或肩关节脱臼固定太久引起肩关节运动严重障碍，需要治疗的时间也较长，实际这是肩关节粘连性强直。医者要有耐心，此病是完全可以治愈的。此外，还要注意与颈椎病及肩部软组织挫伤的鉴别，前者因颈神经受压，虽然也可引起肩周炎似的症状，但肩关节 6 个方向的正常运动是不受限制的，后者除有明显受伤史之外，检查该关节的内收运动一定是正常的（正常肩关节内收时，其尺骨鹰嘴可过胸骨中线，并臂贴胸前），因为外伤不损及肩关节的内收肌之故。以上所举的这两个病，貌似肩周炎，实际只要一仔细检查，就能分辨清楚。

治疗：患者坐位，以右肩为例，首先将查出的肩关节前后两个压痛点各按摩 400 下，其他处若查出压痛点只要按摩 100 下。接着用滚摇、内收、前伸上举、外旋、摸背 5 个活动肩关节的手法及一些辅助手法治之（见肩部手法）。在手法结束后，立即教会病人做肩部锻炼（见肩关节锻炼），下次复诊时还要检查所教锻炼做得是否正确。锻炼对肩周炎是一种很重要的辅助疗法，要鼓励坚持锻炼，每周 2 ~ 3 次治疗。肩关节粘连不重者，8 ~ 10 次痊愈，粘连重者，6 ~ 8 个月才能痊愈。若遇到肩周炎早期，疼痛剧烈时，手法的疗效不显，或难以忍受按摩者，可先给予封闭（封闭药物及方法见肩部手法）。注后疼痛立即减轻，然后予以按摩，复诊时疼痛又较重，有反复者，可再给封闭一次。这是一个对严重疼痛期比较好的方法。

预后：良好。能百分之百治愈，痊愈后不会复发。

【病例一】

赵某，女，58 岁，1984 年 2 月 10 日初诊。

主诉：1983 年冬初季节，无外伤史，也记不清有何原因，感右肩不适，偶有轻痛，未予注意，逐渐疼痛加重，梳头上举困难，写字不适，便后用手纸也痛，尤以夜间时常痛醒，非起床活动肩关节或按摩一会儿就不能再入睡，影响生活和下作，曾经过理疗、封闭、贴膏药等不见效，要求中医正骨手法按摩。检查右肩关节前伸上举110°（正常150°左右）双臂外展右肩70°且耸肩，后伸摸背达右臀部，右手指摸不到腰骶关节处，按压肱二头肌长头腱进入结节间沟处痛甚，肩胛冈外下方也有压痛。主诉疼痛较重，但被动旋转患肩关节尚灵便，活动范围尚可，肩周围肌肉僵硬程度不重，这种主诉疼痛较重，被动检查肩关节活动尚可的病人，一般疗效较好，疗程也短，给予痛点按摩及肩部手法治之（见肩部手法），治后立即感轻松舒适。教会病人做大鹏展翅、作揖、打肩摸背、青龙摆尾四个动作的锻炼（见肩关节锻炼），每日早晚各锻炼一次，每个动作做 10 下，复诊时要检查所做动作是否正确，并嘱坚持锻炼，不可一曝十寒。每周来门诊进行 3 次按摩，其他治疗一概停止，共治疗 12 次，右肩关节活动时不痛，梳头、洗澡、写文章无何不适，停止治疗。随访 6 年未见复发。

【病例二】

李某，女，51 岁，1990 年 11 月 7 日初诊。

现病史：1989 年 11 月开始，感右肩不适，以为是受寒，未予注意，发展到疼痛，去医院给贴膏药、拔火罐、针灸不见效。至1990 年春，疼痛加重，偶碰患肢，疼痛难忍。尤以晚上常从睡眠中痛醒，穿衣、梳头、掏裤兜等日常生活均感不便，患肩特别怕凉，医院给可的松加普鲁卡因封闭，每周一次，也不见效。逐渐右颈部也痛，右肩肌肉萎缩明显，照 CT，诊为颈椎管狭窄、项韧带钙化，建议手术。由于克拉玛依不能做此手术，转来北京。到积水潭医院检查，诊为颈椎病，不必手术，给服药，还有肩周炎，说是锻炼锻炼就会好，来我院门诊。

检查：右肩前后有轻度压痛，其他处未查出痛点，被动旋转患肩，活动范围很小，有点运动也是肩胛骨在外移，肩周围肌肉僵硬发板，已无肌肉的柔韧弹性。测量患肩关节前伸上举100°，外展70°，后屈摸背手指仅触及臀部，内收、外旋也明显受限。由于重型肩周炎影响同侧颈部不适，未查出有颈椎病症状。

治疗：痛点按摩 200 下。由于患肩粘连比较严重，治疗的重点放在活动肩关节的手法上，为此用前述"肩部手法"中的滚摇、内收手法时要一手抵止住肩胛骨不让外移，才能真正是肩关节在活动。前伸上举病人要改成仰卧位，术者一手抵止住肩胛骨外缘，另手握患肢肘部，缓缓向上推举，这样才是患肩关节的真正上举，而不是肩胛骨在外移的假上举。其他外旋、后屈摸背仍按"肩部手法"原样进行，因为这两个手法，不牵连到肩胛骨外移，所以不必用手抵止住肩胛骨外缘，还有辅助手法也按"肩部手法"原样进行（见肩部手法）。手法结束后，教会病人做肩关节锻炼（见肩关节锻炼），下次复诊还要检查锻炼做得是否正确，锻炼对肩周炎是一个很重要的辅助疗法。

1990 年 12 月 7 日：每周 3 次按摩，从未间断，病人锻炼十分认真，经一个月的手法治疗，已能够自己穿衣，把头发扎成一个猪尾巴，后伸摸背可达骶 2 棘突，内收、外旋也有好转，上举见效不如其他运动方向明显。

1991 年 1 月 7 日：每周 3 次按摩从未间断，穿衣、梳头、洗澡能自理，内收尺骨鹰嘴过胸骨中线，已达正常，后伸摸背手指可触及裤带，外旋也明显好转，被动上举可达 140°左右，但自己上举只能达到 120°。

1991 年 2 月 26 日：每周 3 次按摩从未间断，患肩内收、外旋正常，后伸摸背手指可触到腰一棘突。患者睡诊察台上，术者一手抵止住患侧的肩胛骨不让外移，另手握肘部推之上举，上臂可贴于枕头上，即患肩被动上举可达 150°，自动上举稍差，平常做家务劳动无何不适，要求回新疆，同意停诊。在目前运动范围的基础上若能坚持锻炼一段时间，可以完全恢复肩关节的正常运动。

【病例三】

高某，男，49 岁，2001 年 8 月 24 日初诊。

主诉：左肩周围剧痛，已 4 天，常半夜痛醒，不能再寐，非起床活动活动，不得入眠。曾用藏药敷贴，皮肤起水疱而停止。

检查：肱二头肌长头腱进入肱骨结节间沟处（即左肩部前方）及其相对应背部的冈下肌止点附近和肩三角肌起点处，均有压痛，稍一触摸，即痛不能忍，也不敢自主活动肩部。由于不能按摩。建议在肩关节腔内及最痛点，用药物注射止痛，然后按摩，还可能获得晚能入睡，患者同意。注射药物如下：

    a. 2%利多卡因 5mL

    b. 50%葡萄糖 5mL

    c. 地塞米松 5mg

    d. 维生素 B_1 100mg

    e. 维生素 B_{12} 500μg

    f. 川芎嗪 2mL

以上诸药吸入 20mL 注射器内备用。然后在左锁骨外侧前端做一十字记号，严格消毒后（凡关节腔内注射，都要十分严格消毒）于锁骨下肩关节间隙表皮上的十字中心，将注射针头向关节腔刺入。当注入药水很顺利时，表明针头在肩关节腔内，否则药水注入困难或表皮可见鼓包（该注射点，是进入肩关节腔比较容易的地方）。剩下 5mL，分别注入肱二头肌长头腱及肩三角肌起点压痛最重处，各 2.5mL，注射后疼痛会明显减轻，然后给予手法按摩。具体按摩步骤如下：病人坐位，术者立于患侧，用右手掌托住患肢肘部，左拇指肚放于肱二头肌长头腱的肱骨结节间沟最痛点，按而摩之 400 下。然后左手掌托肘，右手拇指肚放于相对应背部的冈下肌止点附近，按摩 400 下，再在肩三角肌起点最痛处，按摩 400 下，接着活动肩关节。

一是滚摇：术者站左患肩背后，用左手前臂从患肢上膊后下面，续经腋窝，将手掌搭于患肩前上部，右手压患肩上，将患者肩关节顺时针与逆时针方向，各旋转十下。

二是内收：术者左手掌握患腕，右手从患者右侧经患者胸前，握住患肘，将患肩关节向对侧缓缓推移，使患肢手掌搭于对侧健康肩上，并将患肢上膊贴胸前，且患肢肘部的鹰嘴头过胸骨中线（这是患肩关节内收正常的标准，若粘连重者，须逐渐多次治疗，才能达到）。治疗以病人能耐受住疼痛为度，切不可粗暴。

三是前伸上举：术者左手握患肘，右手握患肢前臂，用力将患肩边牵引边上举，当牵引上举的同时，并左右旋转患肢，让患肢肱骨头在肩关节囊内扩展，以松解粘连，直至病人因痛或累不愿忍受，才停止抬高，然后缓缓放下（快了会引起患肩剧痛）。如此抬高放下，放下又抬高，5 遍（牵引下抬高，可减轻患者疼痛及上举得更高）。

四是后伸摸背：术者站于病人外后侧，左手握患肘部，右手握患腕，并稍屈肘，将患肢缓缓向臀部后面移动，并上抬，这时，若病人一诉痛，立即停止前进，把患肢放回左侧身旁，待痛止后，又复运动如前，5 遍，一次会比一次抬高一点（这个反手摸背动作，是肩关节后伸、内旋两个运动的复合动作，且将患肩肱骨头推向前突，使路经肱骨结节间沟的肱二头肌长头腱顶促得更紧张。因此，易引起肩部剧痛。切不可动作太快与过于提高）。

接着是一些辅助手法，如弹背棘肌 3 下，弹腋窝神经 3 下，牵引患肢 5 指各一下，结束手法治疗。由于患者发病只有 4 天，即来治疗。因此患肩无粘连，肩关节周围的肌肉也不僵硬，肩关节 6 个方向的运动，均可被动达到近正常范围，疗效比较明显，治后教患者练 4 个动作。

一、大鹏展翅：即双手如鸟飞，这是两肩关节外展。

二、作揖：双手十指抱拳，如春节拜年状，这是上举，并可健手帮助患肢。

三、打肩摸背：即左手掌打右肩及右手背碰后背，再右手掌打左肩及左手背碰后背，这是肩关节的后伸、内旋两个动作的复合运动（也是治疗过程中好得最慢的运动）。

四、青龙摆尾：即双上膊紧贴胸腰部旁边，两肘屈曲 90°，两前臂向外旋转，这是肩关节的外旋动作。以上 4 个锻炼的动作，每个练 10 下，一日 3 次，一直练到患肩关节运动正常为止。

2001 年 8 月 28 日，复诊，经注射治疗后，肩痛明显减轻，但半天后，疼痛加重，但比较治疗前稍轻，所教动作，不敢锻炼，怕痛。建议再注射一次，然后按摩，获得同意，治法如前。注射治疗后，睡眠较安静，四晚均未发生过半夜痛醒。

2001 年 9 月 11 日，复诊，因出差，两周未来治疗，也再没有治疗过，只坚持所教锻炼。

检查原来的三个最痛点，压按疼痛均比较轻，能忍受按摩，患肩自主运动尚好，被动活动各个方向近正常，3 个压痛点各按摩 400 下。

2001 年 9 月 14 日复诊，按摩 3 个压痛点疼痛轻微，患肩各个方向运动近正常。停诊。

分析：由于剧痛，促使病人及早就医，检查时患者的痛处，不让触摸无法进行按摩，因怕痛也不敢自主运动，只有用药物注射止痛，因治疗及时，患肩关节囊没有发展到粘连，肩周围肌肉也没有变成僵硬状态。所以两次注射后，疼痛减轻，就去了外地出差，出差期间，也未曾就医，只坚持所教锻炼，病情逐渐好转，14 天回京后，也只治疗一次，即可停诊。这说明，凡起病剧痛者，不能按摩，可用药物注射止痛，以补按摩之不足，扩大中医手法治疗范围。

【病例四】

闫某，男，62 岁，2003 年 7 月 30 日初诊。

主诉：右肩活动受限，疼痛三月余，三月余前，因受凉始觉右肩活动受限，后伸摸背时明显，伴右肩周围疼痛，逐渐加重，夜痛尤剧。先后接受手法、小针刀治疗多次，不仅未见效果，反而病情加重，疼痛夜不能寐，右肩活动全方位受限，乃致无法掏裤兜、梳头发，于 7 月 30 日来广医西单门诊。

检查：右肩肱二头肌长头腱及相对应背部的冈下肌止点和冈上肌等处，一摸触即疼痛剧烈。考虑病程较长，关节周围肌肉僵硬，肩关节活动全方位受限，须用较重手法按摩，方能见效，但痛不能摸，乃建议先用药物注射止痛，然后手法按摩。获得同意，使用的药物数和量，均与病例三相同，注射部位仍是肩关节腔内及最痛点，待疼痛减轻后，给予按摩（参看第三例手法）

2003 年 8 月 2 日复诊，治疗后，肩关节的活动稍好，但疼痛仍较重。建议再如前注射一次，以便加点力按摩。患者同意。

2003 年 8 月 6 日，经前两次注射止痛后，右肩活动及疼痛虽有好转，但疼痛仍较重。建议再注射一次，患者同意。

2003 年 8 月 9 日，治后疼痛减轻，活动见好，可以接受重手法按摩，不必再行注射（参看肩部手法或病例三手法）

2003 年 8 月 13 日，经治疗四次后，夜晚疼痛基本消失，活动范围增加，可以自如掏裤兜、梳头发，但仍有点活动时肩痛，已参加工作。

2003 年 8 月 16 日，病情继续好转。手法按摩如前。

2003 年 8 月 27 日，生活和工作均恢复正常。此次前来，一为致谢，二为最后治疗一次，可以停诊。

十三、肩关节粘连性强直

症状：此病与肩周炎不同，有明显外伤史，多由肩关节脱臼、上肢骨折固定太久引起。其特点是疼痛较轻，粘连较重，病肩关节的运动功能严重受限，穿衣、写字都不方便。

检查：肱二头肌长头腱及肩胛冈下外方二处可找到压痛点，但疼痛不重。肩关节前伸上举约100°左右，后伸摸背只及臀部，达不到腰五棘突，内收、外展都严重受限。触摸肩关节周围的肌肉发僵发板，失去软韧的弹性，被动旋转患肩，也没有多大的活动，强力上举，肩胛骨外移，关节本身上举不多。

分析：肩关节由肱骨头与肩胛骨的关节盂构成，它是球窝状关节，关节盂平浅，关节囊松弛。因此，为人体中运动范围最广最灵活的关节；但另一方面使关节的稳固性较差，也是临床上发生脱臼最多的关节。又由于肱二头肌长头腱起始于肩胛骨的盂上粗隆，经肱骨结节间沟穿出肩关节囊，是一条部分经过肩关节腔内的肌肉，因此长头腱的运动量很大，加上三面处于肱骨结节间沟，易遭磨损，造成与周围组织慢性粘连的机会较多，导致肩关节粘连性强直较易发生。因此作者对新鲜的肩关节脱臼患者，在肩关节绷带固定到第5天时即解除固定，给予轻轻的按摩，然后稳稳地轻度左右旋转肩关节数下，并在内收状态下轻缓的上举，以避免外旋上举可能会发生再脱臼，后屈摸背也是在轻缓的能忍受的疼痛状态下进行被动运动。这样治疗后，用颈腕吊带固定，每3~5天治疗一次，直至痊愈。这可避免发生肩关节的粘连，使病程大大缩短，痛苦减少。即使合并肱骨大结节撕脱骨折的肩关节脱臼病例也用同样的方法处理，结果良好。

治疗：肩周围找出痛点，各按摩200下。因这种病人疼痛较轻、粘连较重，要重用活动肩关节的手法治之（见本书第10页肩部手法），但是使患肩上举的手法，应改为病人仰卧诊察台上，术者一手抵止住肩胛骨不让外移，另手握患肢肘部缓缓上举，以病人能忍受为度，如此才是肩关节的真正上举，而不是肩胛骨外移的假上举，此点应予注意。每周2~3次按摩，并教会病人锻炼肩关节的四个动作（见本书第25页肩关节锻炼）。早晚各锻炼一次，每次每个动作3~5下逐渐加大到30~50下，视粘连之轻重，一般需4~8个月才能痊愈。作者在大量病例中体会，肩关节周围炎与肩关节粘连性强直，都能百分之百痊愈。

预后：佳。对于来诊时已经发生较重粘连的病人，只要耐心地给予手法按摩、推拿，虽治疗时间较长，但一定能获得痊愈，且不会复发。

【病例一】

沈某，女，45岁，1983年11月2日初诊。

右肩部疼痛半年，发病之初即去公费医院按摩，采用的治疗方法是将手臂上举时，突然猛力提升一下，十分疼痛，不能忍受，或把手后屈摸臀时突然猛力向上抬起，有时令人痛得迷糊，多次造成肩关节软组织再损伤，共治疗两个月，开始不准转院，后见病情加重，才同意转其他医院治疗。由于痛苦，曾到处求医，先后经过大小十几家医院。检查：自动前伸上举90°，外展70°，且肩胛骨高高耸起，后屈摸背手指勉强触及臀大肌，被动旋转右肩关节，近乎关节强直，能够移动一点，也是肩胛骨在背部的向外移动，严重影响生活和工作。这是一种重型肩关节粘连性强直，由于多次反复强力上举，摸背突然抬高，撕裂了肩关节囊及其周围部分软组织，发生广泛粘连之故。给予痛点按摩200下，当被动旋转肩关节或做内收手法时，均须用另一手抵止住肩胛骨的外移，才能使患肩关节真正活动一点。做前伸上举手法，病人须躺下，术者一手抵止住肩胛骨外移，另一手推臂膊上举，不如此，则上举只不过是肩胛骨的外移，而不是肩关节在活动。后屈摸背应用原叙述的肩部手法，每一个手法均须以病人能耐受为度，不可粗暴或疼痛难忍。治疗之初已告诉患者，此病须6～8个月才能治愈，不能坚持者不给予治疗。每周三次按摩，从未间断，单位领导给他出差的任务，均拒绝接受，要求治好病再出差，整整治疗8个月才达到后伸摸背手指可触及腰1棘突的高度，前伸上举达130°左右，其他内收、外旋、外展三个方向运动接近正常，右肩关节活动不痛，出差、画图纸等工作能胜任，停止治疗。

【病例二】

江某，男，70岁，1988年9月9日初诊。

主诉：于1988年7月1日踩于凳上取物时摔下，致右肩部疼痛，立即送附近医院，照片诊为右肩关节脱臼，肱骨大结节撕脱骨折。手法复位成功，颈腕吊带，三角巾固定，嘱三周复诊。但病人因颈腕吊住不舒服，满二周后自动去除，感到右肩关节活动困难。去医院挂专家门诊，云不要吃药打针，自己锻炼1～2个月就会好，也未教如何锻炼。又找体育医生，给封闭、擦药水、教锻炼，不见好，又服中药十余剂，右肩活动困难如故。

检查：肩关节周围压痛不明显，只在肱二头肌肌腱进入结节间沟处有轻度压痛。肩四周触摸已无肌肉的自然柔韧性，压之发僵发板，被动旋转肩关节，呈胶着状态，稍有活动也是肩胛骨在背部的外移，若一手抵止住肩胛骨不让移动，再试着转动肩关节，实际活动甚微，前伸上举90°，外展70°，内收尺骨鹰嘴不能超过右乳头垂直线，后屈摸背手指可触到骶1棘突。由于肩关节非常僵硬，这给患肩要恢复到正常状态带来了很大困难，注定治疗时间要长。告诉病人须不间断按摩半年才能痊愈。患者由于到处求医疗效不显，甚为悲观，听到有一个可以治好的办法，愿意配合。给予肩四周的冈上、大小圆肌、三角肌、肱二头、三头肌的起止点附近按摩各150下，重点放在抵止住肩胛骨不让外移，而被动左右旋转及内收外展患肩关节。然后仰卧床上，一手抵住肩胛骨外缘，一手推患肢上举，关键是手法要尽可能不让肩胛骨外移，使每一个手法都让肩关节本身得到活动才会有效。做后屈摸背及外旋手法，因与肩胛骨外移无牵连，无须管住肩胛骨，可坐于凳上进行（见本书第10页肩部手法）。当肩关节6个方向的运动都做完以后，弹背部菱形肌、背棘肌，弹腋神经，拔伸五指，最后按摩肩部的斜方肌50下，结束手法。教会病人做肩关节四个锻炼动作（见本书第25页肩关节锻炼），早中晚三次锻炼，每个动作练3~5下，或7~8下，逐渐增加每个动作到50次数。

1988年9月30日复诊：每周二次手法按摩从未间断，自觉右肩关节活动较前灵便，右手上举较前抬高。

1988年10月21日复诊：每周二次按摩从未间断，右肩关节活动继续有进步。

1988年11月18日复诊：每周二次按摩从未间断，在家按时刻苦练习四个肩关节动作，也从不间断，生活可以完全自理，如洗澡不要人擦背了。

1988年12月16日复诊：每周二次按摩从未间断，仰卧床上，术者推臂膊上举，可贴于枕上，前臂放于头顶，手指可触及对侧耳廓，虽有疼痛，尚能忍受，但自动则不能达到如此高度。

1989年1月25日复诊。每周二次按摩从未间断，已恢复顾问工作，右肩无何不适，因工作关系要外调一周，测量右肩关节：前伸上举135°，外展90°，内收过胸骨中线，外旋与健侧相同，后屈摸背手指可触及胸10棘突，建议停止治疗。

十四、肱二头肌长头腱断裂

症状：本病教科书很少记载，可能由于发病较少之故。当手臂用大力劳动时，突感肩部剧痛一下，偶可闻撕裂声。患肢上臂稍肿，有时青紫，活动疼痛，屈肘乏力。

检查：肱骨结节间沟处压痛明显，对抗屈肘力量减弱，当屈肘时上臂出现一个隆起包块，触之硬度属肌性软韧，包块近端凹陷。这种隆起包块，是该病的一个特征，据此即可诊断为肱二头肌长头腱闭合性断裂。

分析：肱二头肌有长短二头，长头以很长的肌腱起于肩胛骨的盂上粗隆，经肱骨结节间沟穿出肩关节囊，在肱骨中点处与短头汇合，形成一纱绽状肌腹，止于桡骨粗隆。该肌跨肩和肘两个关节，可使上臂和前臂屈曲，由于手活动频繁，加上长头腱经过肱骨结节间沟处三面临骨，只有一面近软组织，常易受磨损，年长多发生退行性变。一旦该肌猛烈用力时，退化的肌腱，可能遭断裂，这是发生该病的原因之一，也是临床五十肩多见的原因。

治疗：为恢复肱二头肌的屈肘能力，必须手术将长头腱固定在能抗强大阻力的骨质上，故作者的手术方式是：在臂丛麻醉下，严格常规消毒，铺单，沿肱骨结节间沟做 10cm 长切口，断裂的长头腱即暴露在结节间沟中，选近肩关节囊的下缘，不进入肩关节腔，在肱骨大结节侧用牙科骨凿将骨质凿 0.5cm 大小的骨孔，把断腱穿入孔中。屈肘试验肱二头肌的伸屈力量和肘关节运动范围如何。将断腱折叠缝于合适的部位，冲洗创口，逐层缝合。此法既简便，又不打开肩关节腔，免遭术后肩关节运动功能障碍。作者反对将长头腱与软组织固定，因日久软组织会逐渐延长，使二头肌屈肘力量减弱，终致手术失败。

【病例一】

沈某，男，56 岁，1967 年 5 月 11 日初诊。

患者是建筑高级工程师，下放劳动。前一天，抡 12 磅大铁锤砸物，突感右肩剧痛一下，并闻一响声，当即右上臂疼痛、屈肘无力，送医务所，转来我院。检查：右上臂稍肿，皮下瘀斑，嘱屈肘，见上臂中段鼓起一包块，包的近端塌陷，包块属肌性软韧，诊为肱二头肌长头腱闭合性断裂，收住院。翌日如上法手术，见长头腱如一条蚯蚓，卷曲在结节间沟，整条断腱灰黄无光泽，满布虫蚀状斑点，退性变非常明显。手术进行顺利，扰动组织不多。10 日拆线，创口一期愈合，屈肘上臂不显包块，肩关节前伸上举，后伸摸背活动近正常，翌日出院。随防一年，患肢屈肘肌力尚好，上臂外观无异常，从事日常的设计、画图工作无何不适。

【病例二】

陈某，男，50 岁，1968 年 9 月 19 日初诊

患者是一干部，下放劳动，运砖时在 2 米高的手足架旁失足将跌下时，左手攀住竹杠未曾摔下，但感左肩剧痛一下，左手无力，送门诊部，转来我院。检查左上臂稍肿，皮下无瘀斑，压之疼痛，当屈肘时，左上臂隆起一包块，诊为肱二头肌长头腱闭合性断裂，（见图 2 – 1 – 4）。收住院，由接诊医师手术，将长头腱缝于肱二头肌短头。创口一期愈合，术后三个月来门诊复查，屈肘左上臂中段仍如前鼓起一个包块，对抗屈肘肌力甚弱且痛，再次收入院，作者如第一例术式，将长头腱从短头断开，穿过肱骨大结节侧的骨孔，折叠缝合，术后屈肘，上臂外观不隆起包块，创口一期愈合，第 10 日出院，随访 2 年，恢复原工作，左上臂外形无异常。

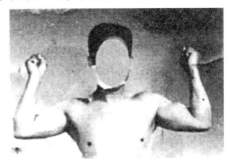

图 2 – 1 – 4　屈肘关节。左上膊隆起一包块，这是肱二头肌长头腱断裂的一个特征。

十五、肩关节不能举起综合征

症状：由于着凉，过度劳累，精神紧张，早起突然手臂活动很吃力，接着肩关节不能自动上举，甚至摆动臂膊也困难，感颈肩部疼痛甚至剧痛。

检查：按压颞骨乳突与肩胛骨内上角附近疼痛明显。在胸锁乳突肌、肩胛提肌、三角肌、冈上肌、小圆肌的肌腹上均有压痛，测量肩关节 6 个方向的主动运动完全丧失，但被动运动正常，患肢肘、腕指关节运动及感觉正常，肩部 X 线照片无异常。

分析：可能是劳累过度，精神紧张或受凉突发一过性一侧颈神经根部分麻痹，使运动肩关节的多条肌肉暂时失灵而不能抬举。

治疗：重点按摩颞骨乳突及肩胛骨内上角的痛点各400下，其他颈肩部肌肉的痛点，各按摩100下，接着用活动肩部手法治之（见本书第10页肩部手法），手法结束后，教病人做肩关节锻炼动作（见本书第25页肩关节锻炼）虽然肩关节活动困难，能用健手合掌作揖帮助患肩关节抬举者，应帮助运动。其他关节的运动，也要灌注大脑的指导意志予以勉强运动。每周三次按摩。

预后：发病早期即来按摩者，3~5次即愈，陈旧者，虽疗程延长，但也能痊愈。

【病例一】

李某，男，48岁，1988年7月30日初诊。

主诉：1988年7月10日出差，坐软卧车厢，空调冷风着凉，感右侧颈项疼痛，头转动不便。曾患过落枕，又以为此病复发，自己用点穴按摩不见好，反加重。12日凌晨下火车时，已发展到右颈肩部剧痛，肩关节不能抬举，到当地医院治疗，照颈部X线片，云颈椎有骨质增生，给理疗，服止痛液，激光照射穴位等，疼痛减轻，但仍时发剧痛，右肩关节不能抬举如前。18日返京，在一医院内科门诊，给予理疗，一周后不见好，转该院止痛门诊部，诊为肩关节周围炎，给封闭，也不见好，转来我院门诊。

检查：带来X线片显示颈椎5~7椎体轻度骨质增生，其他未见异常，右肩关节六个方向运动功能均丧失，但感觉及肘、腕、指关节主动活动伸屈功能正常，被动活动右肩关节外展、内收、前伸上举，后屈、内旋、外旋均可达到正常范围。胸锁乳突肌、肩胛提肌、三角肌、冈上肌、大小圆肌的径路上均有压痛，以颞骨乳突及肩胛骨内上角附近压痛最明显。

治疗：颞骨乳突及肩胛骨内上角附近是治疗重点，各按摩400下，其他痛点100下。接着用活动肩部手法治之（见本书第10页肩部手法），手法结束后，立即教病人做肩关节锻炼（见本书第25页肩关节锻炼），每周三次按摩。未配合其他疗法，以观察手法按摩的效果。首先是疼痛减轻，治疗到5次，右肩关节开始主动运动，能达到外展70°，前伸上举100°，打肩摸背也有点力量。治疗10次后，右肩关节的抬举虽尚未达到正常范围，但举起的手不会迅速落下而有力量维持在举起的高度。一直按摩到11月10日，整整3个多月。工作时画图纸，干家务活如洗衣、买菜、提东西都不感吃力，只觉得手劲、臂力尚未恢复到患病前状态，肩关节活动功能正常，给予停诊观察。

预后：此种突发一过性颈神经根部分麻痹，肩不能抬举，愈早按摩治疗效果愈好，随访 3 年未见复发。

【病例二】

宁某，男，26 岁，1989 年 6 月 24 口初诊。

症状：由于身为营业部经理，近一个月在和平门全聚德烤鸭店日夜值班、睡眠很少，精神紧张，非常劳累，为了应酬又常饮酒，发病前一日多饮了一点，6 月 23 日早起感觉右肩部疼痛，手臂抬举很吃力，在店内医疗室拔火罐不见好，到晚上右臂不能摆动，也抬举不起，立即赴医院急诊，未确定诊断，给止痛药，今日来诊。

检查：右肩关节不能左右前后摆动，更抬举不起，右肘、腕、指关节伸屈及感觉正常，被动活动右肩关节，6 个方向的运动均能达到正常范围，颞骨乳突及肩胛骨内上角附近有明显压痛，胸锁乳突肌上部、冈上肌、大小圆肌径路上也有压痛，因晕针未做肌电图检查。

治疗：压痛明显处重点按摩 400 下，其他痛点按摩 100 下，接着用肩部手法治之（见本书第 10 页肩部手法），手法结束后，立即教病人做肩关节锻炼（见本书第 25 页肩关节锻炼）。26 日复诊，疼痛明显减轻，右肩关节上举到 120°，共治疗 4 次痊愈停诊。

预后：良好，随访 2 年未见复发。

十六、肘部挫伤

症状：被撞或踩滑摔倒，肘部疼痛、肿胀，肘关节活动不便。严重者肘部肿胀如灌香肠上下一般粗，疼痛剧烈，表皮青紫，肘关节不能自动伸屈。

检查：首先要摸触肱骨外上髁和内上髁以及桡骨头的压痛情况，若哪一处疼痛最明显，就有骨折的可疑。然后缓缓屈肘摸尺骨鹰嘴与肱骨内外髁的等边三角关系，以排除脱臼。肱骨髁上骨折，虽有后突畸形，但肿胀严重者不易看出，尺骨喙突骨折就更摸不出来，唯一正确可靠的方法是照 X 线片才能分辨清楚。摸触的手法要轻柔和缓，伸屈肘关节也要稳妥从容，切忌急躁粗暴，以免增加病人痛苦，伤情加重。当 X 线片显示并无骨折时，就要找出压痛最重点在什么部位，以便重点按摩。

分析：肘关节附近的肱骨髁上骨折，肱骨内、外髁骨折，桡骨头骨折和尺骨鹰嘴骨折都是临床常见的骨折，因此一旦没有骨折，有些医生常对肘部挫伤忽略不顾，国内骨科著作，也很少记载。其实肘部挫伤并非少见，治疗不当，在全身各关节中是一个最容易发生骨化性肌炎的地方，可造成终生残废，中医大夫用手法治疗时应特别注意。

治疗：找出最重压痛点，轻柔地按摩200下，其他痛点轻轻地按摩100下，对瘀血积聚且变硬的部位，要特别注意轻轻地按摩，使硬结能稍变软，瘀积能稍疏散。凡肿胀的地方都要轻轻地捏按十几下。其次一手托肘，一手握腕上，轻轻地左右各旋转前臂3下，再其次弹腋神经3下，顺势轻轻地捏按上臂前臂数下，以缓解手麻，最后牵拉五指使发响声结束治疗。外用活血散熏洗（见本书第99页），一日一次，教病人缓缓轻度地自动伸屈肘关节，一日三次，每次10下，以只引起轻微的疼痛为宜，一周二次轻轻的手法治疗，不可天天按摩。

预后：肘关节挫伤是全身关节挫伤中最多发生血肿钙化（也叫骨化性肌炎）的一个关节，一旦发生，该关节就很难恢复正常运动，会遗留残废。以手法治疗为主的中医正骨、按摩大夫应特别注意并避免其发生。当肘关节受伤后肿胀、瘀血、伸屈运动受限时，切不可被动强行伸屈，这会既增加病人痛苦，又加重局部损伤，若再天天治疗，反复刺激，血肿钙化就有可能发生，若显示在X线片上，肘关节附近有云雾状絮片出现，这就是血肿钙化在开始形成。接治这种病人应立即不给手法治疗，待一个月后复查照片，观察变化情况。须知肘关节挫伤与肘关节粘连性强直不同，前者是机体保护性功能障碍，待肿消瘀散痛止，肘关节伸屈功能就会慢慢恢复，轻柔的手法能使之恢复较快较好。后者是严重的脱臼或骨折后固定太久，已数月尚未能恢复的肘关节粘连性强直，需借助手法的帮助，甚至开始要麻醉推拿一下，然后用手法逐渐恢复其正常运动功能。这是两种完全不同的病情，要用轻重不同的手法。肘关节挫伤和全身各个关节的挫伤一样，都是可以用手法治疗的，但按摩一定要轻柔，活动关节要从容和缓，在不痛或微痛下进行，手法治疗对肘关节挫伤的疗效是很好的。

【病例】

郭某，女，50岁，1988年1月29日初诊。

主诉：昨日被三轮车撞倒，左肘受伤，当即疼痛难忍，局部肿胀，关节不能活动。

检查：左肘部肿胀，如香肠状上下一般粗细，表皮青紫一大片，尤以肘内侧呈黑褐色，摸触以肱骨内髁附近疼痛最明显，且有一银元大小硬块，X线片未见骨折。

治疗：用轻手法在肘内侧硬块处轻轻按摩直至硬块稍变柔软为止，然后将患肢手腕夹于术者左腋下，术者左手掌托顶患肘后面，右手推住患侧肩部，三者配合用力，将患肘轻轻地缓缓牵引，使之尽可能变直，病人一诉痛即止。然后术者一手握腕上，一手托患肘，轻轻地左右各旋转前臂3下，运动范围也是一痛即止。最后弹患肢腋神经3下，顺势揉按上膊前臂数下，牵拉各个手指发一响声而结束手法。外用活血散熏洗（见本书第99页），一周二次治疗。

1988年2月1日复诊，诉按摩后立即感轻松，肘关节活动灵便一点，3日来疼痛减轻，肿胀见消，治疗如前。

1988年2月5日，肿胀明显见消，肘内侧硬块变软，表皮仍青紫色，内侧一片黑褐色处黑色变淡，疼痛明显减轻，自动伸屈患肘较前方便，按摩如前。

1988年2月28日，每周两次按摩从未间断，自动伸屈患肘正常，不痛，在家做饭，上班工作均无何不适，停诊，半年后复查，左肘关节功能正常，干活时不痛。

十七、肘关节粘连性强直

症状：多由于肘关节内骨折或脱臼，固定时间太久，引起关节内外的软组织粘连，发生伸屈活动严重障碍，造成病人生活和工作上均有困难。经过理疗、封闭、服药、针灸等治疗三个月以上，仍未痊愈者，叫粘连性强直。

检查：肘关节仍有轻度肿胀，按压伤处疼痛，测量患肘伸约130°左右，屈曲达不到90°，活动范围明显受限，X线照片肘关节周围无云雾状钙化阴影，排除了骨化性肌炎，有的显示有骨折断痕或碎片。

分析：肘关节内骨折固定二周以上或脱臼固定7天以上，受伤的关节和肌肉得不到活动和废用，就会发生关节内及其外周的纤维性粘连，影响肘关节的伸屈活动。必须松解粘连并进行按摩，使肌肉逐渐恢复张力及弹性，才能达到肘关节伸屈运动正常。

治疗：第一次必须在臂丛或硫苯土钠静脉麻醉下进行手法推拿，将患肘被动伸屈活动到正常范围，当手法进行中有粘连被撕开的声音，这是正常现象，不必担忧，可大胆伸屈，绝不会发生损伤其他组织的危险。然后用绷带将肘关节固定在80°左右，以利于屈肘动作的较早恢复，麻醉手法推拿后，肘关节会发生肿胀，疼痛，要注意桡动脉搏动的情况，若疼痛不能忍受，可去除绷带，术后顺利者可一天后去除绷带固定，自动锻炼肘关节的伸屈，3天后给予按摩并轻轻被动活动肘关节的伸屈。以后每周按摩推拿2~3次，直至患肘恢复到正常运动范围为止。视粘连的广泛与否，疗程需2~9个月。

预后：治疗期间未见到因此种治法而发生骨化性肌炎者，肘关节运动可恢复正常。有的病人随访3年未见复发，不遗留任何后遗症。

附：按摩推拿治疗肘关节粘连性强直

外伤性肘关节粘连性强直，多起于关节内骨折或脱臼固定太久。因为肘关节是由三部分构成，比其他关节构造复杂。它是由：（1）肱骨滑车与尺骨半月切迹；（2）肱骨小头与桡骨小头凹；（3）桡骨环状关节面与尺骨的桡骨切迹组成。手术容易顾此失彼，疗效不够满意。作者从1982年起对外伤性肘关节粘连性强直采用麻醉推拿，4年来共治疗7例，获得较满意疗效。兹介绍如下：

（一）一般情形

1. 7例病人中，男5人，女2人，年龄最大者58岁，最小者12岁，病程最长者1年，最短者3个月，平均为6个月。

2. 受伤部位，桡骨头骨折4例，尺骨喙突骨折1例，肱骨外髁骨折1例，肘关节脱臼1例。

3. 强直原因：骨折误诊（农村缺乏X线机）变成陈旧性3例，固定时间超过4~6周者4例。

4. 来诊时肘关节伸屈活动范围：伸屈活动范围最大者90°（正常肘关节伸屈幅度为140°）最小者15°，平均53°。

（二）治疗结果

应用中医正骨手法治疗肘关节粘连性强直，第一次用麻醉推拿，将肘关节被动伸屈到正常范围，由于撕开了粘连，局部会肿胀疼痛，最初手法按摩推拿要轻柔，待肿胀消退后手法可加重，不可急于求成。手法应耐心细致地由轻到重，其活动范围由小到大，其速度由慢到快地治疗。因为肘关节受伤后疼痛、肿胀、不敢活动至少已3个月，更无论半年者，其关节附近的软组织已发生粘连，关节囊、韧带、肌肉挛缩，所以需要较长的时间治疗，方能逐渐恢复肌肉的弹性和张力以及关节的正常活动。按摩、推拿虽然可以解除粘连，伸展肌肉，扩张关节囊，但每次的按摩、推拿的外力一旦去除后，软组织又可回缩还原，须几经反复，方可使软组织恢复原状，这个病理现状，是不能依靠几次按摩就可以获得痊愈的。此外，还须配合中药活血散熏洗（见本书第99页），教会病人做关节功能的锻炼（见本书第26页肘关节锻炼）。7例的治疗时间最短者2个月，最长者9个月，平均4.7个月。停诊时，肘关节伸直均达到180°，屈曲达到40°者5例，50°者2例。

（三）随访

7例病人均得到随访，随访时间最长者3年，最短者6个月，平均9个月。均恢复原来的学习和工作，生活和工作中患肘不痛，只有1例干重活或工作时间太久有酸痛感。患肢的前臂旋前旋后功能正常，自由伸屈无摩擦音。

（四）典型病例

赵某，女，35岁，门诊号133241，X线号55402，诊断：1. 右肘关节粘连性强直；2. 右桡骨头骨折。

患者于四个月前由两米高处跌下致伤，经X线照片，显示桡骨头骨折，用管型石膏固定一个月。拆除石膏后，右肘伸屈功能严重受限，虽经理疗、封闭、锻炼均不见效，于1983年5月6日来广安门医院骨科治疗。肘关节仍有中度肿胀，桡骨头附近压痛。测量患肘伸150°屈130°，患肢前臂旋前70°，旋后80°，第一次麻醉推拿到正常范围，然后每周两次用手法按摩推拿，到1983年10月6日，患肘功能恢复到伸180°，屈45°而停止治疗。二年半后复查，患肘伸屈功能正常，恢复原工作，前臂旋前旋后功能正常（参考图2-1-5～图2-1-9）。

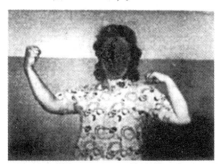

图2-1-5 治疗前

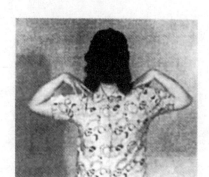

图 2 - 1 - 6 治疗后

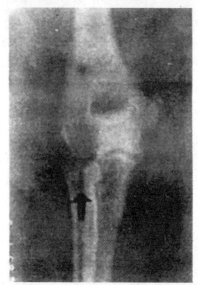

图 2 - 1 - 7 桡骨头劈裂骨折

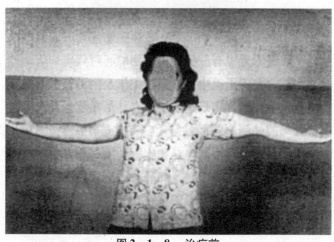

图 2 - 1 - 8 治疗前

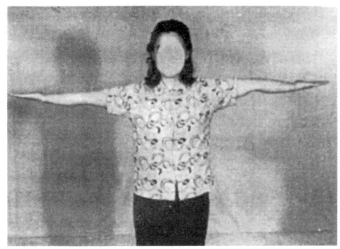

图 2 -1 -9　治疗后

十八、肱骨外上髁炎（网球肘）

症状：肘部疼痛逐渐加重，常影响到前臂的伸肌群，肩部肱二头肌腱附近也有酸痛，手握物端起时疼痛加重，如端不起热水瓶、拧不干毛巾等，影响工作及生活。

检查：要仔细找出最重的压痛点，是在肱骨外上髁还是在桡骨头的外侧，背面或掌面，有时是在肱桡关节间隙。这两个压痛点的部位不同，是和病程长短有关，治疗的办法也不一样，前者因病期长、炎症局限，后者因病程短、炎症较广泛；前者宜用钩针刀松解粘连，后者可用手法按摩。查一下被动牵拉试验（Mill 氏征），即患肘伸直，将腕掌屈，并用力使前臂旋前而引起疼痛加重者为阳性。确定最痛点，有助于手法治疗和提高疗效。

分析：肱骨外上髁炎是发生在肱骨外上髁的疼痛综合征，最常发生在前臂吃力的工作人员中。如砌砖工、抹灰工、井下矿工及裁剪、熨衣、手织毛衣的工人，特则是打网球的运动员。由于前臂伸肌的联合总腱附着于外上髁，屈肌的联合总腱附着于内上髁，前臂伸屈肌群的反复用力、持久活动，使附着于骨质的肌腱易遭劳损发炎产生疼痛。

治疗：现代医学多用醋酸氢皮质素局部痛点注射治疗，也有用手术治疗的，还有理疗、夹板固定休息治疗等等。中医主张按摩，首先在最痛点按摩 400 下，不要因为按摩太少疗效不佳，其他痛点各按摩 200 下。其次，术者一手托屈曲的患肘一手屈腕，用力使前臂尽量旋前，顺势伸肘，会发一响声，如此三遍。若病变在肱骨内上髁，则术者要将患腕背伸，用力使前臂尽量旋后，顺势伸肘，也会发生响声。此手法有松解粘连，舒展肌肉的作用。再其次，轻轻弹腋神经3下，结束手法。隔日一次治疗，治后病人立即感到轻松舒适。病情轻者6次左右痊愈，重者要15～20次。有的病人不能长期按摩，要求一两次治愈，乃采用钩针刀拖割疗法（钩针刀制法附后），方法是将患肘置于90°位，在肱骨外上髁压痛最重点用指甲压十字痕纹，常规消毒后，注入1%利多卡因6mL于肱骨外上髁处，在十字痕纹中心皮肤上插入钩针刀直至肱骨外上髁骨质上。抵达骨质上的目的，是避免伤及桡神经深支，深支在肘关节前侧，绕桡骨外侧向后，至前臂背侧下降。只要在肱骨外上髁骨质上，自外侧横行拖割至肱骨外上髁前侧边缘处为止，再将拖割开的骨膜用钩针刀尖上下分离骨膜少许，则前臂伸肌群的总起点腱膜会有所松动，前臂伸肌群的张力及弹性也会有所松动，该处的粘连也会有所松动，使疼痛减轻。用拖割的方法，是使锋利的刀尖不离开骨膜，因为这是盲目的手术，务求稳妥之故也。拔出钩针刀，上压一消毒棉球，再盖一纱布，绷带包扎，3天不许下水，3天后解除绷带，患肢活动和端物即可不痛。有的病例须待局部炎症消退后才不痛，此时可按摩几次。总之，都能消除疼痛恢复正常。

预后：良好。用按摩治疗网球肘，时间较长，有的病人愿意接受钩针刀拖割，以求快好。这一治法的来源，是学习手术切断肱骨外上髁最痛点上的神经血管束有显著疗效的启示，予以改良的简便方法，经10余例的试治，效果良好，一次即愈。少数须待局部炎症消退后，约一个月左右才能全好，经随访有2年未复发者。痊愈后持久过分用力的手工操作者，仍有可能复发，应予以注意。

【病例一】

马某，女，75岁，1985年10月17日初诊。

长期干家务劳动，偶感右肘部不适，星期天搞清洁卫生，移动家具、搬火炉后，感右肘外侧疼痛，发胀，端半盆洗脸水很吃力，且痛，自己贴膏药、服三七片不见效，迄今已两个月，来门诊。

检查：右桡骨头掌面、背面及肱骨外上髁均有明显压痛，肱桡肌外侧压之酸痛。凡最痛点按摩600下，其他痛点200下。然后一手托屈曲的患肘，一手握腕屈掌，用力使前臂尽量旋前，并顺势大力快速伸直肘关节，发一响声，诉疼痛，如此3遍。然后弹患侧腋神经3下，接着揉捏上膊前臂数下，以缓解手麻，最后依次牵拉多个手指，也发响声，结束治疗。

1985年10月20日复诊：经上次按摩后，端半盆洗脸水右肘已不痛，患肢前臂酸胀感见好，治疗如前。

1985年10月23日复诊：症状继续有减轻，治疗如前。

1985年10月26日复诊：干家务活、洗被套，右肘均无何不适，手法治疗如前、给予停诊。

【病例二】

宋某，男，54岁，1984年3月14日初诊。

症状：左肘外侧疼痛已4个多月，当左手握拳时，除肘部疼痛外，前臂还有一条筋疼痛，左手穿衣上举或端物时亦然，但提物不痛。

检查：左肱骨外上髁，桡骨头外侧和掌面均有明显压痛，前臂肱桡肌外侧间隙处压之酸痛，肱二头肌长头腱进入结节间沟处也有酸痛。

治疗：在肱骨外上髁、桡骨头外侧和掌面三个最痛点各按摩400下，前臂与肩部各按摩100下，一手托屈曲的患肘，一手屈腕，使前臂旋前，顺势大力快速伸肘，如此活动3下，弹腋神经，揉捏上肢数下，牵拉手指，结束治疗。外用活血散熏洗（见本书第99页），隔日一次治疗。

1984年3月17日复诊：按摩后当即舒服，4小时后又恢复原状，疼痛如前。

1984年3月25日复诊，每周3次治疗，已按摩4次，见效不显，在治疗中偶然发现患肘过伸或过屈时疼痛最明显，乃被动过度伸肘位在最痛处按摩600下，在过度屈肘位最痛处按摩600下，其他治疗如前。

1984年3月28日复诊：经上次重点按摩后，左肘握拳、端物，疼痛明显减轻，平时干活左肘有时痛，有时不痛。检查肱骨外上髁，桡骨头外侧和掌面，压痛减轻，重点按摩如前。

1984年5月5日复诊：每周3次治疗，已按摩16次，平日干活或握拳，端物，左肘均无何不适，原先压按最痛点，现在压之已不痛，停诊观察。

【病例三】

王某，女，53岁，1990年8月15日初诊。

主诉右肘痛两个月余，因在地下防空洞内清洗厕所，工作较累，又很潮湿，引起右肘部疼痛，逐渐加重，以致端一杯茶水该处都会疼痛。检查右肱骨外髁骨质部压痛明显，且很局限，外髁后方及附近软组织无压痛，桡骨头环状关节面及肱桡关节间隙等处均无压痛。经征得病人同意，用钩针刀拖割治之。方法是：屈患肘于90°位置不动，在最痛处用指甲压出十字痕纹，常规消毒，注入1%利多卡因4mL，然后将钩针刀插入十字痕纹中心，经皮肤直达肱骨外上髁骨质上，由外向内横行拖割1cm左右，至碰不到骨质，即不再拖割，以避免割伤桡神经深支，然后再将钩针刀上下分离割开的骨膜少许，拔出钩针刀，上压消毒棉球，盖一块纱布，绷带包扎，3天不下水来复诊。

1990年8月19日复诊：拖割时不痛，回家也无何痛苦，解除绷带，钩针刀孔如一芝麻大小创口，已结痂，局部皮肤不红肿，无炎症现象，按触原压痛处，不诉痛，试端起所坐的凳子，右肘不痛，停诊观察。

附Ⅰ：钩针刀制法（钩针刀绘图2－1－10）

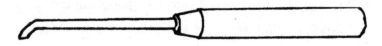

图2－1－10　　自制钩针刀图

用最细的克氏针，截取长约7cm的一段，焊接一长约9cm如筷子粗细的不锈钢柄，另端打扁，并弯曲成130°左右，刀刃面磨利，刃长2～3mm，刀背面厚约0.2mm，消毒待用。

附Ⅱ：活血散处方

乳香15g，没药15g，生血竭15g，贝母9g，羌活15g，南木香6g，厚朴9g，川乌制3g，草乌（制）3g，生白芷3g，麝香1.5g，生紫荆皮24g，生香附15g，炒小茴9g，甲珠炒15g，煅自然铜15g，木瓜15g，去皮上安桂9g，酒洗当归24g，独活15g，续断15g，狗骨15g，川芎15g。

以上药物研细末，分10g一包，用时冲半盆水煮开，患处放一小毛巾，杯盛药水，缓缓倒于巾上，作热湿敷。待水温可放人患肢时，则浸泡之至不温为止。用后的药水放于阴凉处，用时再煮开，一包药面熏洗5天，一日1～2次熏洗。也可用开水调匀，敷纱布上贴患处，绷带包扎，一日一次换贴之。此散能活血通络，追风去湿，临床应用数千次，是软组织扭挫伤的很好辅助疗法，特此推荐，有皮肤破裂者禁用。

十九、肘部创伤性尺神经炎

症状：有肘部明显外伤史，逐渐感前臂及小指与环指尺侧发沉、麻木、触觉痛觉较对侧减弱，小指伸不直，无力。

检查：压按患肘尺侧，小指有触电感且痛，有的可摸到肱骨内上髁畸形，有的肘关节伸屈功能达不到正常运动范围，有的患肘可明显外翻，对比触或刺前臂尺侧及小指显出患侧感觉迟钝与痛觉减弱或消失，小指与环指的夹物力量也较差，严重者患侧的小鱼际肌与掌骨间肌出现萎缩。照 X 线片有的可见肱骨内上髁骨折畸形愈合，有的虽无畸形，却骨痂生长过多，有的是肱骨髁上骨折产生严重的肘外翻畸形，有的是肘关节骨性关节炎，以上这些骨性病变均可引起肘部尺神经炎，照片后可明了发病的原因，为治疗作出正确的处置。

分析：肱骨内上髁较外上髁大而显著，其后面光滑，有一纵形浅沟，称为尺神经沟，有尺神经由此通过，一旦肱骨内上髁骨折，骨片向后移位或骨痂生长过多者，可压迫或磨损尺神经，引起尺神经炎。同样肘严重外翻或肘关节骨性关节炎，日久也可因磨损引起尺神经炎。后两种比之前者较少见。一旦尺神经炎发生，应及早手术将尺神经前移，以避免小鱼际肌、掌骨间肌麻痹，不易恢复，遗留爪形指与功能障碍。

治疗：一旦确诊，即应及早手术将尺神经前移，具体术式如下：病人仰卧，在臂丛阻滞或静脉麻醉下，将患肢外展，前臂外旋，常规消毒，铺单，于内上髁与鹰嘴间划出约 10cm 长切口位置，驱血，在充气止血带内注入 300mmHg 压力，切开皮肤、皮下组织至深筋膜，即可见尺神经，仔细地尽可能地分离尺神经及其上下分枝，用橡皮条牵开分离，才能将尺神经移出沟内，置于内上髁前方的浅筋膜下，切不可损伤尺神经主干及分支。若前移不够松活，麻木与疼痛的恢复将不彻底，甚至手术失败。然后冲洗创口，逐层缝合，外加包扎后，放止血带，手术即告结束。

【病例】

赵某，男，27 岁，1980 年 3 月 3 日入院。

主诉：9 个月前，左肘撞于硬物上致伤，照片显示肱骨内上髁骨折，在医院手法整复、夹板固定，1 个月后摄片，骨折未愈合，3 个月后，感右小指麻木，不能伸直，逐渐加重，来京治疗。检查：右肘尺侧压之麻，窜至小指，疼痛，右前臂尺侧、第 5 指及第 4 指尺侧触觉、痛觉较健侧明显减退，小指伸不直，用第4、5指夹物力弱，肘关节伸150°，屈45°，X线片显示肱骨内上髁骨折未骨性愈合，位置旋后畸形。诊为：（1）右肱骨内上髁骨折，畸形愈合；（2）右肘部创伤性尺神经炎，收住院手术治疗。于1980年3月5日由住院医师在臂丛麻醉下行肱骨内上髁切除及尺神经前移，1980年3月17日拆线，创口一期愈合，检查患肢前臂尺侧、第五指、第四指尺侧麻木区无改善，小指仍伸不直，嘱加强锻炼，动员出院。

1980年4月2日复查：右肘关节伸180°，屈50°，运动功能恢复正常。但右前臂尺侧、第五指及第四指尺侧麻木感如前。第4、5指的夹物力差，小指仍伸不直。作者将其收入院，给予按上述手术方式，将尺神经充分松解，做第二次尺神经前移术，术后第12天拆线，伤口一期愈合，右前臂、第五指及第四指尺侧的麻木区已消失，可以出院。

随访：一年后复查，右手握力及第四、第五指的夹物力，小指的触痛觉均与健侧相近，右肘关节伸180°，屈45°，完全恢复正常。

二十、肘关节骨性关节炎

症状：常见于多用手操作的重体力劳动者，如大卡车司机、木工等。一般骨性关节炎多发生于活动度较大而又承重的颈椎、腰椎和膝关节，相比之下，肘关节比较少见，因此，临床上常被疏忽而误诊。它的主要特点是肘关节不能伸屈到正常状态，但在生活和工作上又勉强够用，关节疼痛是劳动后加重，休息则减轻，最早关节痛为发作性，间歇期痛不明显，逐渐加重，变为持续性疼痛，早起活动肘关节有发僵且痛的感觉，活动一会儿之后关节较前灵便，且疼痛减轻，但活动多了痛又加重。

检查：沿肘关节四周，一定可找出压痛点，尤以尺骨鹰嘴边缘及喙突处深压，疼痛明显，测量肘关节伸约170°，屈曲在60°左右，达不到正常功能。X线片显示尺骨鹰嘴及喙突尖部有骨质增生，肘关节间隙变窄（见X线片）。

分析：肘关节骨性关节炎也叫增生性关节炎，多继发于关节损伤，发病是从软骨面开始，光泽、滑润、硬韧的软骨慢慢变为无光泽、软化而粗糙裂隙的软骨，甚至脱落，继而出现反应性骨质增生，刺激周围软组织，引起肌痉挛甚至挛缩。肘关节发僵，伸屈有障碍，神经受压而疼痛，这是骨性关节炎发病的特性。

治疗：病人坐于术者对面，以右肘为例，凡压痛点均给予按摩200～

400 下，然后将患肢手腕夹于术者腋下，术者左手掌托住患肘后面，右手抵止住患肢肩前部，在用力牵引患肘的同时，左手掌推患肘使之伸直，配合一致用力直至病人疼痛不能耐受为度，如此牵引 2~3 次，然后缓缓屈肘至最大限度，然后弹腋神经 3 下，上下捏握臂膊数下，以缓解手麻，拔伸五指各一下结束手法。治后病人立即感轻松舒服，肘关节活动也灵便了。每周 2~3 次治疗，15 次左右疼痛明显减轻，甚至不痛而停诊。

预后：用上法治疗，疼痛症状一定减轻，肘关节运动较前灵便，但不能根治，手提重物，劳动过度，疼痛又可发作，这种发作治几次就又好了，这方法是目前比之理疗、针灸、封闭、服止痛片较好的疗法。

【病例】

刘某，男，58 岁，1985 年 12 月 6 日初诊。

主诉：一直从事开大卡车工作已 30 多年。右肘于 6 年前发生酸痛，逐渐加重，经常发沉，尤以干了重活，右臂就抬不起来，晚上较早晨重，近 4 个月病情加重，整条臂膊一天到晚发沉，酸痛难受，干不了稍重的活，右手端不起一个 5 磅热水瓶，晚上右臂无处摆放似的难受，常常睡眠中痛醒，经过理疗、针灸、封闭、止痛片等不见效。

检查：右尺骨鹰嘴边缘压之酸痛明显，尺骨喙突处深压也如是。测量右肘关节伸直 170°，屈曲 60°，X 线照片显示，尺骨鹰嘴及喙突有骨质增生，肱尺关节间隙稍狭窄。

治疗：两处痛点各按摩 200 下，然后按活动肘部手法治之（见本书第 13 页肘部手法，但不做滚摇的手法，以免增加关节磨损）。治后立即感右臂轻松舒适，肘关节活动较前灵便。

1985 年 12 月 8 日经治疗轻松约 2 小时，后即右臂难受如前。

1985 年 12 月 12 日经两次按摩后，右肘晚上酸痛稍有减轻，端开水瓶较前稍有劲。

1985 年 12 月 25 日每周两次按摩未曾间断，按摩时局部疼痛较前为轻，端热水瓶倒水，右肘不痛，且有劲。

1986 年 1 月 3 日每周按摩两次未曾间断，晚上睡眠近来不曾痛醒，其他难受也有减轻，测量右肘伸直 180°，屈曲 55°。

1986 年 1 月 12 日每周两次治疗未间断，症状续有减轻。

1986 年 1 月 27 日轻工作一天后，回家的晚上，也没有右臂无处摆放的那种难受了，整个右臂发沉酸痛也基本消失，能坚持全天的轻工作，停诊观察。

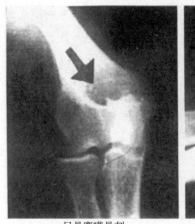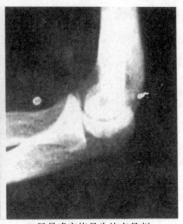

尺骨鹰嘴骨刺   尺骨喙突桡骨头均有骨刺

图 2 - 1 - 11   肘关节骨性关节炎

二十一、肘关节骨化性肌炎

症状：肘关节骨化性肌炎也有人叫肘关节血肿骨化，临床上不时遇到，有外伤史，病程数月，局部仍有肿胀、压痛，肘关节出现严重的伸屈功能障碍是其特征。

检查：对伤后数月肘关节伸屈活动严重障碍，局部仍有轻度肿胀压痛者，就要想到有无骨化性肌炎的可能，应给照 X 线片，并在肘关节四周仔细察看有无云雾状钙化阴影，一旦发现，这就是血肿骨化的证明图（2 - 1 - 12）。

分析：较严重的肘关节损伤，局部一定会出血肿胀，有的甚至如灌香肠，肘关节上下一般粗细，医生应等待肿胀的缓缓消退，其运动功能就会随之恢复正常，但有的医生急于恢复肘关节的伸屈正常功能，采取手法强力伸屈，使已受伤的肘关节再遭受损伤，以致发生骨化性肌炎。还有不是医生的民间武士，对伤后还不能完全伸直与屈曲的肘关节，采取偷袭的方式，突然猛力将其伸直与屈曲，加重了出血与肿胀而得此病。也有少数青年病人，急于恢复患肘的正常运动，自行强力伸直与屈曲，虽疼痛难忍，也咬牙忍受，且反复进行，使肘关节越来越伸屈困难，这是发生骨化性肌炎的一些主要原因。从临床所见，人体全身关节最常发生骨化性肌炎的是肘关节，其次膝关节偶见，其他关节未曾见过。由于中医正骨按摩大夫对

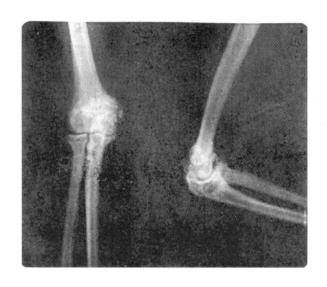

图 2 - 1 - 12　肘关节骨化性肌炎（血肿骨化）

肘关节前、后、外侧均骨化明显，关节不能活动。

关节软组织损伤常进行手法按摩，因此要十分注意，切不可施以暴力，造成此病，会致人于残的，这也是现代医学工作者对肘关节损伤的病人极力宣传不能按摩、推拿的一个主要原因，有的甚至在报章上表示反对意见。其实只做轻柔手法，给予损伤部位以活血化瘀，通利关节，对促进早日痊愈是确有疗效的，绝不会发生骨化性肌炎，这是作者在临床上不断实践所证明了的。

治疗：若 X 线照片在肘关节内外前后多处或一侧出现云雾状钙化阴影，决不能给予推拿、按摩，须静静休息。静观一个月再照 X 线片，看云雾状阴影是否扩大，或钙化更为明显。只有在每隔一个月的两次 X 线照片上，阴影已停止发展且稳定，才可在肘关节四周给予轻柔的按摩，然后被动屈曲患肘，用力大小以病人能耐受为度。不做被动伸肘的手法，是因为此时的肘关节屈后则伸困难，伸后则屈困难，若能治到自动屈肘达 70°，那么在工作和生活上就方便多了。若能治到屈肘接近正常，则伸肘恢复到正常是比较容易的。还可待屈肘进步到一定程度，而且钙化不扩大，可进行一次麻醉推拿，以促进早日痊愈。有少数病人可获得肘关节伸屈正常，但大多数只能达到工作和生活满意的结果。治疗时间较长，医生要有耐心，并须征得病人同意。若病人来诊时肘关节四周已有厚实的钙化阴影，被动活动关节又强直者，可施以手术，先将肘关节后侧及外侧的钙化物质凿除，这些钙化物质在 X 线片上与肱骨骨质有界线可分，宜循此界线凿除。若外侧钙化盛者，可切除桡骨头，以增加肘关节的活动度，然后用轻柔的手法，给予患肘伸直与屈曲的治疗，力量大小以病人能忍受疼痛为度。每周二次推拿，外用活血散熏洗（见本书第 99 页），每月照 X 线片一次，以监视钙化有无发展。待肘关节伸屈活动进展到一定程度，不再好转后，再行第二次手术，凿除内侧及前侧的钙化物质。内侧有尺神经，前侧有正中神经及肱动静脉经过，手术要十分小心，术后还要用手法帮助患肘伸直与屈曲一段时间。此法纵不能达到肘关节完全伸屈正常，也可满足患者生活和工作的需要，因此患者是满意的。

预后：一旦发生此病，多少会遗留肘关节伸屈功能障碍，从事正骨按摩的大夫对此要特别注意。治疗的时间又很长很长，需要得到病人的理解与配合。这是一个难治之症，目前采用此法还有其可取之处。

二十二、捻发音腱鞘炎

症状：在前臂远端的背面桡侧，局部疼痛，轻度肿胀，皮肤稍潮红，摸之局部发热，当活动腕及拇、食指关节、疼痛加重，此病多发生于腕及手指重复、持久、过度用力劳动的工作人员，足跟部也偶有发生。

检查：在腕关节上方 4～5cm 的前臂背面桡侧处按压有明显疼痛，扪之令拇食指活动，可感觉或听到捻发音，这是诊断该病的特有体征。

分析：桡侧腕长伸肌腱经常与拇长伸肌腱同处在一个腱鞘内，而前者在后者的深面并斜向交叉，底部又靠近桡骨，环境比较紧张，一旦过度用力劳动，腱鞘受到摩擦，可发生充血或水肿，引起临床疼痛等一系列症状。

治疗：现代医学采用石膏托固定及休息，或醋酸氢皮质素局部注射，作者主张手法按摩，找出最痛点，由轻到重地按摩数百下，常常按摩一二百下或三四百下后疼痛消失。其次一手握尺桡骨下端，一手握掌，将腕关节背伸、掌屈、尺桡侧倾斜及左右旋转各 5 下，最后弹腋神经 3 下，顺势捏按上膊前臂数下，牵拉五指令发响声，结束手法。一日一次或隔日一次手法按摩，外用活血散熏洗。治疗三五次即可痊愈。

预后：该病越早治疗痊愈越快，好后很少复发。

【病例一】

尹某，女，55 岁，1989 年 4 月 2 日初诊。

自诉：左前臂疼痛红肿已一周，影响工作，因参加饭店拖地、洗碗等工作，一天洗碗碟数百件。

检查：左桡骨茎突部压之疼痛，扪之发热，令患者伸屈拇、腕关节可感到捻发音。

治疗：给予轻手法按摩200下，外敷活血散。

1989年4月3日：经按摩敷药后，左前臂疼痛大减，红肿见消，治法如前。

1989年4月4日：病情继续减轻，治法如前。

1989年4月5日：红肿消退，局部压之不痛，令患者伸屈拇、腕关节，前臂也不痛，停诊。

【病例二】

林某，男，28岁，1990年11月10日初诊。

主诉：右脚跟腱附近疼痛，行走不便已7天，无外伤史，说不清发生疼痛的原因。

检查：右足跟腱正中及其两侧，触之疼痛剧烈，稍压重一点，即痛不能忍受，术者用手指轻捏跟腱上，令踝关节伸屈，可感到捻发音。

分析：跟腱上有捻发音出现，这就是筋膜发炎的证明，追问虽无外伤历史，但有过劳之嫌，才记起有一天骑自行车外出，车胎漏气，遂放车行修理，急步行走约三千米，赶回办公室，第二天就痛起来了，这就是发病的原因。

治疗：用拇食二指轻轻捏于跟腱两侧，缓缓柔和地给予按摩，直至用力捏住上下按摩均不感痛为止。然后术者左手握跟骨，右手抓住足背，左右旋转及背伸跖屈以活动踝关节，上下左右各5下。然后顺势将跟距关节也内翻外翻各5下，弹腓骨头后外侧的腓总神经3下，拔伸五趾各一下，结束手法。然后将活血散开水调稠，摊于纱布上，敷在痛处，绷带包扎，治后疼痛立即明显减轻，行走也不痛，第二天其妻告知，行走右足跟已不痛，现已出差去了。

二十三、桡骨茎突部狭窄性腱鞘炎

症状：起初感觉手腕桡侧发酸，轻度疼痛，逐渐加重，当拇指活动时，痛更明显，有时影响到肩部也酸痛。多发于操持家务的妇女，或手工业工人，也有偶发于骤然用力过猛者，此病临床常见。

检查：用手按压桡骨茎突部有明显疼痛，若嘱患者将拇指屈放掌心，再将其余四指握住拇指，然后术者用轻力将握紧的拳头弯向小指侧，可引起桡骨茎突部的剧痛，此现象为该病的特有体征。

分析：拇长展肌和拇短伸肌的肌腱常同在一个腱鞘内，它移行通过桡骨茎突骨性浅沟中，上覆腕背横韧带，周围环境比较紧张，在手腕长期快速用力的人中，拇长展肌腱和拇短伸肌腱虽有腱鞘保护也易遭磨损，使肌腱和腱鞘发生慢性炎症，甚至腱鞘肥厚，当拇指活动时就会产生疼痛。

治疗：理疗、中药熏洗、按摩，疗程冗长，疗效不佳。用考的松加利多卡因鞘内注射，疗效尚好，但不久常复发，而且考的松之类的药物多用有发生股骨头缺血性坏死的可能，应特别注意。保守无效，现代医学用手术切开腱鞘的办法治疗，效果很好。作者喜用自制钩针刀（见本书第98页）拖割治之。用时将此刀高压消毒，或浸泡于75°的酒精中24小时，皮肤常规消毒，在病痛处注入1%利多卡因或普鲁卡因6mL，将此钩针刀从桡骨茎突远端边缘插入，从皮下组织沿桡骨茎突浅沟上溯约3cm，亦即压痛点上方尽头处，将刀刃按下直至骨质，按下之力不松，拖切直至桡骨茎突远端为止。抽出钩针刀，压一块长条纱布，加压包扎，3日不许下水，满3日去除包扎。为慎重起见，也可口服抗菌药物之类防止发炎。有时拇长展肌腱和拇短伸肌腱分包在两个腱鞘内，甚至有迷走肌腱者，均可用此法治之。若拖切一下未成，可再重复进行2~3下，腱鞘就在皮下，对局部组织损伤不大，附近又无重要神经血管组织，因此这个拖割法虽然是盲目的，但是很安全的。

预后：刀刃要保持锋利，腱鞘病变的范围术前要了解清楚，使之一次拖切成功，术后3日即可恢复原工作，有的随访三年五载未见复发。

【病例】

张某，男，40岁，1989年4月20日初诊。

右手腕疼痛已3年，逐渐加重，与粥店服务过累有关，经过封闭、针灸、按摩、理疗，见效不显。

检查：右桡骨茎突压痛明显，该处可摸到条索状硬物，屈拇握拳尺偏试验疼痛剧烈，用钩针刀拖割治之，3日后复诊，右腕桡侧疼痛消失，屈拇握拳尺偏试验不痛，无须治疗，停诊。

二十四、腕关节急性扭挫伤

症状：有明显外伤史，这和腕关节慢性劳损的发病原因不同。腕部疼痛，一活动即加重。局部肿胀，在两侧对比下更明显。腕关节不敢活动，手握物无力。

检查：无论直接或间接暴力引起的腕部急性损伤，必须拍 X 线片，以排除桡骨下端及腕舟骨骨折。若为单纯软组织损伤，就要查腕背侧韧带、腕掌侧韧带有无压痛，然后查尺侧副韧带及桡侧副韧带有无压痛；再查尺侧腕屈肌及桡侧腕屈肌止点附近有无压痛。然后将腕关节背伸、掌屈，尺桡侧倾斜，使对侧的韧带紧张，再按压痛痛一定加重，这就进一步证明该韧带受了伤，也为手法按摩时将腕关节摆于什么姿势下治疗好得更快有关。用对比观察还可看出患侧的背伸、掌屈或尺桡侧倾斜的运动范围比健侧减少。临床实践证明，凡查出的压痛点，就是软组织受伤的部位，而且压痛最重处，也是受伤最重的地方。只要是软组织的损伤疼痛，就应给予按摩，且重点应放在最痛处。作者认为这是疗效更好的方法，具有中医特色。

分析：腕关节由桡骨的腕关节面与舟骨、月骨的上关节面构成。尺骨不参与其间。由于手腕活动频繁，它遭受损伤的机会也较多。但临床上腕关节背、掌、尺、桡四侧的韧带均遭受损伤比较少见，最常见的是对应性两侧，即掌背侧韧带或桡尺侧副韧带。凡关节遭受扭挫伤，应尽早按摩，并活动关节，以活血、散瘀、止痛，使病情早日恢复。陈旧性由于出血瘀积，未能消散而粘连所造成的疼痛及活动受限，则需较长时间按摩才能痊愈。

治疗：凡找出腕部的压痛点，都应重点按摩 400 下，其他次要痛点则按摩 100 下。然后术者一手握患侧桡尺骨远端，另手由掌心握 2、3、4、5 掌骨至手背，做患肢的腕背伸运动，范围由小到大，能逐渐达到正常运动范围者，使之达到为止，但不可粗暴或强求。然后转成由手背握 2、3、4、5 掌骨至手心，做掌屈运动如前。然后做顺时针与逆时针方向的旋转各 5～10 下。也可用另一种手法，即术者站于患者对面，一手握患肢第 1、2 掌骨，另手握第 4、5 掌骨，在与患肢作对抗牵引下，将患腕关节顺时针与逆时针方向旋转各 5～10 下，并顺势掌屈、背伸及尺桡侧偏斜各 5 下。这一手法可一气呵成，视情况并可重复进行。用力的大小及活动范围，以病人能忍受疼痛为准，一定要注意适度，不可粗暴。接着弹腋神经3下，拔伸5指各一下，手法即全部结束，每周2~3次治疗，也可一日一次按摩。

【病例一】

王某，男，58岁，1990年12月30日初诊。

主诉：昨午双手端一筐，重约30kg的劈柴，端起正向后退时，跌坐地上，右手掌着地，10分钟后，感右腕疼痛，不敢活动，至下午手腕红肿，发热、跳痛，疼痛甚剧。自己用热水浸泡，再贴伤湿止痛膏，不见效，入晚，痛不能睡。

检查：右腕部疼痛，不敢活动，红肿，皮肤灼热，按腕尺、桡侧副韧带处压痛明显，腕掌，背侧轻微疼痛。测量腕关节背伸5°，掌屈10°，桡侧倾斜5°，尺侧倾斜10°，右手握拳捏不拢，无力，X线片正常。给予腕尺桡侧副韧带处重点按摩各400下，腕掌背侧按摩各100下，然后术者一手握患腕，一手握掌骨，在病人能忍受疼痛的情况下，缓缓背伸，掌屈，尺桡侧倾斜，并左右旋转腕关节各10下，弹腋神经3下，捏按上膊前臂5下，以缓解刺激腋神经后的手臂不适，拔伸五指各一下结束手法。教会病人做腕关节的掌屈、背伸，左右尺桡侧倾斜的锻炼，由10下逐渐增加到30下，外用活血散（见本书第99页）熏洗，一日一次。

1991年1月3日复诊：右腕红肿明显消退，活动疼痛显著减轻，按压腕桡、尺侧副韧带处轻度疼痛，治疗如前。

1991年1月6日复诊：右腕外观不肿，腕关节活动轻微疼痛，按压腕桡、尺侧副韧带处痛轻，治疗如前。

1991年1月9日复诊：腕关节活动正常，干轻活不痛，尚不敢于重活，按压腕桡尺侧副韧带处不痛，腕掌背侧韧带处有轻度疼痛，这是由于只看重治疗桡尺侧的副韧带处，忽略按摩腕掌背侧韧带之故。

1991年1月12日复诊：右手腕活动不痛，可干重活，只有腕掌背侧韧带处有轻微压痛，其他处按压无痛，治疗如前。

1991年1月16日复诊：已上班工作，在家干劳动活右手均无何不适，腕关节的桡尺侧副韧带及掌背侧的韧带处压之均不感疼痛，停诊。

【病例二】

张某，男，18岁，1968年11月19日初诊。

主诉：一天前跑步摔倒，左手在胸前倒下，致左腕疼痛，稍肿，不敢活动，经理疗，贴膏药无效。检查：左腕掌背侧均有明显压痛，将腕关节掌屈，再压背侧韧带疼痛加重，背伸压掌侧韧带亦然。腕桡尺侧副韧带处压之不痛。且腕部 X 线片，未见骨折，也无下尺桡关节分离。给予腕掌背侧重点按摩 400 下，按活动腕部手法治疗患腕（见腕部手法），手法结束后，教会病人做握拳及活动腕关节的锻炼（见本书第 26 页），早晚各一次，每次 30 下，外用活血散熏洗，一日一次。

1968 年 11 月 21 日复诊：疼痛稍减轻，握拳仍无力，治疗如前。

1968 年 11 月 25 日复诊：左腕掌屈、背伸，尺桡侧倾斜活动疼痛减轻，握拳稍有劲，治疗如前。

1968 年 12 月 2 日复诊：每周 2 次按摩，未间断，已上班工作，左腕活动自如，不痛，可提 10kg 重物不痛，停止治疗。

二十五、腕关节慢性劳损

症状：无明显外伤史，由于长期手腕过分用力，引起腕部酸痛，逐渐加重，甚至不能坚持工作，腕关节的活动也受限。

检查：找出压痛点是在桡尺骨茎突直下方的副韧带处，还是在指总伸屈肌腱和桡尺侧腕屈肌腱附近。在前臂伸屈肌群总腱即肘关节内外侧部位附近及其下方的肌肉处，甚至肱二头肌长头腱附近都要检查有无酸痛，用健患两侧对比看腕关节背伸、掌屈及桡尺侧倾斜的活动度如何。

分析：前臂的伸肌群与屈肌群向下移行为肌腱而止于腕骨与指骨上面。人在生产和生活中，手腕的活动是很多的，对于长期过度用手力工作的人，腕关节附近的肌腱易遭受劳损，使肌肉发生痉挛，或肌腱发生慢性炎症，引起疼痛及运动功能障碍。

治疗：凡压痛最重之处，应重点按摩 400 下，其他痛点 200 下即可。治疗按腕部手法操作进行（见本书第 14 页腕部手法）。隔日或隔两日治疗一次，最好能暂时改换工种三个月或半年，一时不能改换者，休息一个月，教病人锻炼白蟒吐舌及腕关节锻炼（见本书第 26 页腕关节锻炼），每日早晚各一次，每次 10~20 下，嘱坚持锻炼，久则见功。

预后：按摩治疗腕关节劳损，疗效满意，嘱病人坚持长期锻炼白蟒吐舌及腕关节锻炼，以防复发。

【病例】

闫某，女，42 岁，1989 年 7 月 14 日初诊。

症状：患者为铜棒车间工人，铸件为大规格棒材，平日工作较吃力，近年来右手腕酸痛，干活使不上劲，贴伤湿止痛膏不见好，就多使用左手工作，逐渐左手腕也酸痛，拿不起东西，双手腕均呈现轻度肿胀。

检查：前臂旋转或握拳时手腕部不适。按压腕关节掌或背面疼痛，桡尺骨茎突下方间隙处也痛，尤以桡尺侧腕屈肌腱附近疼痛最重。前臂伸屈肌群总腱附近及其下方肌肉压之也有酸痛，肩前部亦然。

治疗：压痛最重处按摩 400 下，其他腕关节附近的疼痛按摩 200 下，肘肩部疼痛 100 下。然后，按活动腕部手法治疗（见腕部手法）。治后立即感觉手腕舒适轻松，隔日一次治疗，外用活血散见本书第 99 页熏洗，教会病人练白蟒吐舌及腕关节锻炼，一日 3 次，每次 20 下。由于不能改换工种，给休息一月，经 20 次治疗，能坚持原工作，而且工作时手腕不痛，停止治疗。

二十六、腕背腱鞘囊肿

症状：腕背部出现一个肿块，如黄豆或草莓大小，也可发生在腘窝或掌指关节的掌面，后者小如米粒，前者大如鸡蛋，平素肿块处感酸胀及轻度疼痛或乏力。

检查：半球形肿块与皮肤无粘连，但根部附着，不能移动，随着囊内的张力大小，触诊有饱满波动感，或软骨样硬度。腕背部腱鞘囊肿是由拇长伸肌腱与指总伸肌腱之间生出。

分析：发生的原因不明，认为与慢性劳损有关。此病有的起自腱鞘，也有的与关节囊相通。单个发生，内容多为白色澄清的胶冻状黏液，或淡黄色液体。

治疗：有挤破、用针对穿、囊内注药、手术切除及钩针刀拖割法等治疗。作者常用首尾两种方法治疗。

（1）挤破法　此法应征得病人同意，因挤压时有一定痛苦，但方法简便，只要术者用拇指压于囊肿根部，不让黏液回流入腱鞘或关节囊内，并用力将肿块推向深部的骨质，使其处于拇指与骨质的夹击之中，就有可能挤破，若囊内容不充满，囊壁肥厚或痛不能忍，都可使挤破法失败。虽然腕部、足部、腘窝的囊肿都曾挤破过，但实际只有十分之一二的成功率。对于挤破及手术后又复发者，更易挤破。

（2）钩针刀拖割法　常规消毒后，在囊肿根部及四周注入 1% 普鲁卡因或利多卡因 5～10mL，将已消毒的自制钩针刀（见网球肘附Ⅰ）从囊肿顶部插入，直至碰到骨质，纵行切破根部附近软组织，再左右移动 2mm，位置如前，各纵行拖切一刀，然后将刀刃对向皮肤，纵行划破肿块顶部壁层，直至皮下组织，不能划破皮肤。再左右变换 4mm 位置，如前法拖割一次，即可抽出钩针刀，有白色澄清的胶冻状黏液流出。皮上刀孔放一消毒棉球上加纱布块，加压包扎，3 天内手不下水，为预防感染，可口服消炎药，3 日后去除包扎，表皮无任何瘢痕，可恢复原工作。

预后：用钩针刀拖割法切破腱鞘囊肿，简便、有效、安全（因囊肿附近无重要组织）。当天可恢复原工作。由于切开了根部，划破了囊壁层多处，破口不易完好愈合，继生的滑液会流入皮下组织而吸收，复发可能性少，有随访 15 年未复发者。

【病例一】

石某，女，21 岁，1983 年 6 月 30 日初诊。

主诉：半年前、左腕背部发生一肿块，在居民医院封闭二次消失。20 天后，左腕背部又出现一肿块，疼痛，无力，转公费医院行手术切除，三个月后，又复发。检查：肿块质软，与皮肤不粘连，压痛、腕背伸也痛，用拇指抵压住肿块根部，用力将肿块推压在深部的骨质上，再加上另手拇指共同压挤，感一破裂声，肿块消失，轻轻揉按数下，嘱病人如法按摩，每日一次，以阻碍囊壁破裂口完好的重新愈合。5 日后复查，无何不适，观察 15 年未见复发。

【病例二】

叶某，女，30 岁，1983 年 12 月 26 日初诊。

右腕背部起一肿块，逐渐加大已 2 年，平日腕部发酸、发胀、使不上劲，洗单衣拧不干水，骑车稍久右腕疼痛，不能提重物，持物稍久腕部酸痛，厂医门诊部建议手术，不愿意，又到一区中医院用挤破法压痛难忍，未挤破，转来我院。检查：在右腕拇长伸肌腱与指总伸肌腱之间生出一草莓大小的肿块，触之有饱满波动感，建议用钩针刀拖割法治之，病人同意。

1983 年 12 月 30 日由于器械要高压消毒，今日方施行钩针刀拖割法（见前面治疗项下 2）。

1984 年 1 月 5 日复诊时将绷带解开，肿块已消失，有一芝麻大小刀孔已愈合，停诊观察，随访 3 年未见复发。

二十七、腕管综合征

症状：拇、食、中指及环指桡侧有蚁行感，麻木或刺痛，夜间加重，影响睡眠，尤以拇指逐渐乏力，发笨、不灵活、握力减退，以拇短展肌肌力减退为此病的特征。

检查：患手三指半的感觉及痛觉比健侧明显减退，腕关节掌面肿胀，甚至肥厚，压之疼痛，或患指感刺痛。将腕关节掌屈或背伸，患指也有感觉异常。拇短展肌的肌电图出现传导速度减慢。

分析：腕管是由腕骨构成的一个骨性隧道，上覆纤维性腕横韧带，周围环境很少伸缩性，管中通过正中神经和九根指浅、指深、拇长屈指肌腱，一旦腕管内压力增加，就会产生正中神经受挤压的症状。

治疗：在腕关节掌面的肿胀中心按摩 400 下，力量的大小以病人能耐受疼痛为度。在肿胀的上下缘各按摩 200 下，然后一手握桡尺骨远端，一手握患掌，将腕关节左右旋转各 10 下，掌屈背伸各 5 下，桡尺侧倾斜各 3 下，然后提弹腋神经 3 下，捏按上膊前臂数下，拔伸五指使发响声结束按摩。教会病人做腕关节锻炼，即掌屈、背伸、桡尺侧倾斜四个动作。一日 3 次，每次 20 下，治后患腕感轻松，隔日或隔二日 1 次治疗。

预后：按摩效果满意，20 次左右患指感觉正常，有的病人随访 2 年未见复发。

【病例】

梁某，男，40 岁，1987 年 4 月 10 日初诊。

主诉：右手指麻木，有时刺痛已半年，经针灸、理疗、效果不显，建议手术，不愿意，要求按摩。

检查：右腕关节掌面肿胀，稍肥厚，压之疼痛，重压手指感刺痛、拇、食、中指及环指桡侧感觉和痛觉较健侧明显减退，用力将患腕掌屈、背伸，手指感不适。

治疗：在肿胀中心按摩 400 下，在肿胀的上下缘各按摩 200 下，然后将患腕被动左右旋转，掌屈、背伸、尺桡侧倾斜各 5 下，以活动关节，提弹腋神经 3 下，拔伸手指，隔日按摩一次。教病人锻炼患腕掌屈、背伸、尺桡侧倾斜一日 3 次，每次 20 下，治疗到第 5 次，开始指麻见好，肿胀见消，按摩时痛也轻些。共治疗 13 次，肿胀消退，患指感觉近正常，工作中做皮鞋时右手不痛，停止治疗。

二十八、指屈肌腱狭窄性腱鞘炎

症状：常见于操持家务的妇女或手工劳动者。此病多发于拇指，其他手指亦均可发生，大都一指受累，也有多发及对称性者。病情有轻重二型，轻者晨起觉手指发僵、疼痛，经活动后恢复正常，重者手指屈伸会发生弹响，疼痛剧烈影响工作。

检查：压按掌指关节的掌面，即疼痛剧烈，令自动屈伸手指，轻者可感到摩擦音，重者有弹响，有时还可触及到结节样硬块，甚至非被动帮助手指不能伸直或屈曲。

分析：肌腱缺乏弹性，当肌肉收缩时可使其紧张，加上掌指关节部的骨质比较隆起，在指屈肌腱通过掌指关节过程中，可产生摩擦。人的手腕又活动频繁，手的主要动作是握物，当握物时用力最大的地方是掌指关节，因此通过掌指关节的肌腱虽有腱鞘的保护，但若长期努力使用，肌腱会发生慢性炎症而肥厚，反转来压迫肌腱，使肌腱变形，早期临床上可出现摩擦音，晚期有弹响，疼痛也是由此而产生。

治疗：轻者可用按摩治疗，在掌指关节的掌面，找出最痛点，给予200下按摩，其他痛处100下即可。其次一手握掌部，一手握患指，在轻轻牵引下，左右旋转掌指关节各10下。再其次一手托手背，另手掌屈曲患指并伸直之，逐渐加大到正常的伸屈范围。最后弹腋神经3下，捏按上膊前臂数下，以缓解手麻，依次拔伸五指使发响声结束治疗。一周2~3次按摩，外用活血散（见本书第99页熏洗）一日一次，并教会病人自己按摩。发病时间短，病情轻者能获痊愈。病情重者，按摩疗效差，作者采用钩针刀拖割法治之。其方法详述于后：以拇及中指为例，门诊部无高压消毒手术包时，则采取手掌及1、2、3、4指掌面及其两侧均大面积消毒。若有消毒手术包则在1、2、3或2、3、4指掌面与两侧及部分手掌消毒即可，盖上消毒巾。以拇指为例，在拇指远端线横纹正中处（拇指近端还有一道明显而较深的横纹）。注入1%利多卡因4~6mL，从皮丘逐层到屈指肌腱直至骨质均注入一些麻药，等麻药起作用后，将已消好毒的钩针刀，由注药孔插入，从皮下，上达拇掌骨小头的球形尽头（即手术前已摸触好了的第一掌骨小头的球形尽头处）。把刀刃压下直达骨质，从该处一直拖割到进刀孔处（亦即拇指的浅横纹处）抽出钩针刀，令患者自动伸屈拇掌指关节，若无弹响且伸屈自如，则表示手术成功。在刀孔上压两块消毒纱布以止血，膏布固定后，外加绷带包扎，3 天不许下水，并来门诊复查，为慎重起见，也可服消炎药两天。另一进刀法，也可在拇掌骨小头球形尽头的正中处插入，由皮下上达拇指远端的浅横纹正中，将刀刃压下，直达骨质一直拖割至拇掌骨小头球形尽头。这是进刀方向的不同，别无好坏之分。关键是拖割后，患者的拇指能伸屈自如。若有少许障碍，必须将刀再次沿原切口向两端稍延长切口少许，直至拇指伸屈自如为止。若以中指为例，也是如上述方法，从中指第一节指骨的掌面远端浅横纹正中，插入钩针刀，由皮下上达第三掌骨小头的尽头处，不过该小头不如拇掌骨小头粗大清楚，但也可摸出隆凸形状，压下刀刃，一直拖割至中指的远端浅横纹处。或从第三掌骨小头的尽头正中处进刀，由皮下上达中指的掌面远端浅横纹处，压下刀刃，一直拖割至第三掌骨小头的尽头处。目的要达到中指的伸屈自如。其他步骤均如上述方法处理，不予赘述，满 3 日解除绷带。术后即可工作，只是不许下水，以防感染。由于指屈肌腱发生劳损性炎症与肿胀，欲通过坚硬的腱纤维鞘，必将受到阻挡而引起弹响。应用钩针刀拖割，虽解除了腱鞘的束缚，但已发生的肌腱肿胀与物理性炎症，并未全消，对此，要给予一段时间的按摩，是应予以注意的。

预后：刀刃必须锋利，使拖切一次告成。此法虽可一次不成再补切第二第三下，但这是盲目探切，不容易做到第二次恰在第一次的原刀口上，使损伤增加。此病乃肌腱发炎、肥厚，通道狭窄。一旦腱鞘被切开，病因立即解除，故疗效立竿见影，数日而愈，且不复发。由于手指的血管神经是经两侧前进，手掌的血管深浅二弓又位于手掌后半部，因此从第一节指骨底部正中插入钩针刀，用拖割法切开不长的腱鞘，是一种安全有效且简便的疗法，应予推广。

【病例一】

刘某，男，50 岁，小提琴家，1989 年 12 月 15 日初诊。

主诉：近半月感左手掌疼痛，尚能练琴，与近半年家务劳累也有关系。

检查：左手环指掌指关节掌面压之疼痛，令自动伸屈环指，扪之有轻摩擦音，给予按摩 200 下，然后轻轻牵引环指，左右旋转掌指关节各 10 下，再被动屈曲，伸直掌指关节 10 下，并教会病人每日如此按摩 1 次，外用活血散熏洗，一周来门诊两次按摩，共治疗 6 次而愈。

【病例二】

祝某，男，68 岁，1986 年 2 月 20 日初诊。

主诉：左中指疼痛，握拳困难已 11 年，曾在北京、南京几个医院治疗，都是给考的松加麻药封闭，一疗程 8～10 次，见好，但不久又复发。

检查：使握拳中指不能完全屈曲，须用很大努力发一清脆弹响声且疼痛，才能完全屈曲，握拳的手再伸开，中指也不能完全伸直，须用很大力气，又发一清脆弹响声，且剧痛一下，才能完全伸直，这使生活工作诸多不便。用钩针刀切开腱鞘，其方法不予赘述。

1986 年 2 月 24 日来复查：左手握拳又伸开，伸屈自如。此例病程虽长，腱鞘肥厚，使手指伸屈困难，但炎症较少，一旦腱鞘打开，症状若失，恢复较快。

【病例三】

李某，女，66 岁，1985 年 10 月 12 日初诊。

主诉：3 月前逐渐发生左拇指伸屈困难，疼痛逐渐加重，令左拇指伸则不能屈，屈则不能伸，当发生弹响时，疼痛剧烈。检查左拇掌指关节掌面压痛明显，并可触及硬结，给予钩针刀切开治疗。

1985 年 10 月 17 日复诊，左拇指伸屈自如，微痛，停诊观察，随访 5 年未见复发。

二十九、腕、指关节粘连性强直

症状：多由于桡骨远端骨折固定时间太久，又未鼓励病人做握拳锻炼，引起患腕、掌指及指关节肿胀，运动受限以致粘连强直，经过理疗、锻炼、搽药 3 个月以上仍不痊愈者。

检查：按压腕关节掌背侧、桡尺侧与掌指、指关节的上下左右及掌骨间隙等处，看是否有压痛，为按摩做指示。测量腕关节背伸、掌屈、尺桡侧倾斜及掌指、指关节的伸屈活动与前臂旋转功能，均有不同程度的障碍。

分析：桡骨远端骨折夹板固定之后，必须教病人握拳锻炼。固定已满 4 周，可将固定之夹板后退，空出腕关节活动，如此并不影响骨折的固定，鼓励病人锻炼，以避免腕指关节粘连的发生。因为该处皮下就是肌腱，肌腱又靠近骨质，缺乏肌肉的缓冲，一旦出血，关节又不能活动，瘀血积聚，消散很慢，久则化为纤维性粘连，限制了关节的活动。

治疗：腕与掌指、指关节粘连和肩关节粘连一样，不宜用麻醉推拿撕开粘连，因为撕裂的关节囊会错位愈合，使关节更难恢复到正常运动范围，只可在病人能忍受的疼痛情况下，先进行痛点按摩，以缓解肌肉、肌腱、韧带和关节囊的紧张，然后在牵引下按照关节正常运动方向缓缓活动，力量由轻到重，活动范围从小到大，须费时费力才能逐渐将腕、掌指及指关节恢复正常。切不可急于求成，否则会欲速则不达的。每周最好3次按摩，并教会病人做腕、指关节及前臂旋转的锻炼，即握拳锻炼及腕关节背伸、掌屈、桡尺侧倾斜的锻炼另外，屈肘90°，两肘内侧紧贴腰际，做前臂旋前、旋后的锻炼，一日3次，每个动作开始3~5下，逐渐加大到30~50下。外用活血散（见本书第99页）熏洗，一日1次。按摩、锻炼和熏洗，做后都会使僵硬的关节感到松快灵便，视粘连的轻重，疗程一般须2~4个月。

预后：腕与掌指及指关节的粘连性强直，经过较长时间的按摩、锻炼及外洗用药，一定能恢复到正常运动范围，预后良好这是无数次事实所证明的。

【病例】

晋某，女，55岁，1983年8月12日初诊。

主诉：1983年5月1日坐于自行车后摔倒，致右腕疼痛、肿胀，不能活动。到县医院急诊，照X线片，云有骨折，夹板固定。4天后来北京求医，照片云有桡骨远端骨折，对位不佳，用手法整复，夹板固定4周，去除固定后，右腕肿胀、疼痛，活动不便，经过理疗、锻炼、搽药水见效不大。检查：右腕关节仍肿胀，与健侧对比，患腕显轻度桡偏畸形。按腕关节掌、背侧及桡、尺侧均有疼痛，测量腕关节：掌屈10°，背伸5°，尺侧倾斜8°，桡侧倾斜5°，患肢前臂旋前0°，旋后50°，指关节屈伸均受限。五指分开、并拢也稍受限，尤以拇指为甚。给予痛点按摩100下，然后术者左手握患腕，右手握掌指关节部，在病人能忍受疼痛的情况下做被动腕关节背伸、掌屈及尺桡侧偏斜各10下。然后术者左手握患腕之背部，右手放于2、3、4、5指尖上，也是在病人能忍受疼痛的情况下，被动伸屈患指关节10下，再外展、对掌、背伸、旋转拇掌关节各10下。然后术者一手握患肘，一手握腕，将前臂被动旋前、旋后各10下，然后弹腋神经3下，捏揉臂臑5下，拔伸五指各1下，结束手法。教会病人做握拳及腕关节背伸、掌屈、尺桡偏的锻炼与屈肘90°，贴肘于腰际，做前臂旋前、旋后的锻炼，一日3次，每个动作开始做3~5下，逐渐加大到30~50下，外用活血散熏洗，一日一次。

1983年9月12日复诊：每周2次按摩，从未间断，腕、指关节及前臂旋转功能均有改善，腕部肿胀见消，疼痛减轻。

1983年10月15日复诊：每周2次按摩，从未间断，腕部肿胀消失，腕、指关节的活动及前臂旋转功能进步明显，患肢萎缩的肌肉及皮肤色泽恢复近正常，病人刻苦锻炼也是恢复较快的一个很重要原因，已上班，能胜任办公室工作。

1983年10月31日复诊：每周2次按摩，从未间断，检查握拳正常，有力，腕关节背伸80°，掌屈75°，尺偏40°，桡偏20°，前臂旋前85°，旋后90°，健患侧腕部对比，轻度桡偏畸形仍可分辨，给予停诊。

三十、指关节扭挫伤

症状：打篮、排球或指碰硬物触伤，关节肿胀，疼痛、握拳不便，这是临床常见的损伤。

检查：压按指关节的上、下、左、右是否均有压痛，并应找出哪一侧疼痛最重，作为治疗的按摩重点。

分析：指关节或掌指关节，周围环绕肌腱、韧带和关节囊，这些关节之间相距很近，缺乏肌肉的缓冲，加上手指活动频繁，伤后不易获得好好休息，因此修复较慢，治愈时间较长。若已形成慢性梭形肿胀，须数月乃至半年的正确治疗，才能缓缓消退。

治疗：在压痛最重处，重点按摩400下，其他处200下。其次，一手握腕，另手捏患指，在轻轻牵引下，左右旋转指关节各10下。再其次，一手托手背，另手掌将患指推动屈曲并伸展10下，最后提弹腋神经3下，捏按上膊前臂数下，以缓解手麻。依次拔伸五指，会发响声结束按摩。外用活血散（见本书第99页）熏洗，一日一次。

预后：伤后宜立即用按摩治疗，以散瘀活血，消肿止痛。若10~15天后才来治疗，虽然经过治疗，手指已不痛，可照常工作，但肿胀仍存。

【病例一】

石某，男，28岁，1958年10月17日初诊。

患者两天前骑自行车互撞，致左手背撞伤，肿胀、疼痛、握拳困难。检查第四五指，掌指关节及指间关节有明显压痛，尤以掌指关节背面痛最重，虽肿胀，无青紫，X线片未见骨折。给予上述方法按摩，治后即感轻松，外用活血散熏洗，并嘱握拳锻炼，日3次，每次20下。

1958年10月24日复诊：肿胀明显消退，疼痛减轻，活动手指较前有进步，治疗如前。

1958年10月27日：肿胀消失，活动自如，恢复工作，治疗如前，但按摩时稍痛，告知可以停止治疗。

【病例二】

李某，男，74岁，1991年4月10日初诊。

主诉：两周前叠被时左拇指碰撞致伤，当即感左拇指活动不便，轻度疼痛，逐渐加重，第三天去门诊，诊为肌腱炎，给予可的松封闭，症状减轻，但过了一天又疼痛如前。一周后又第二次可的松封闭，注射后见好，但过一天后，痛仍如前，来我院门诊。

检查：对比两侧拇指掌指关节运动，左侧稍受限，且疼痛。外观也稍肿，按压左拇指掌指关节的桡尺侧及掌背侧均有压痛，以背侧痛较重。大鱼际肌处也有压痛，给予左拇指掌指关节桡尺侧同时按摩100下，掌背侧按摩200下，大鱼际肌痛处100下，然后握住拇指远端关节，在轻轻牵引状态下将指掌关节顺时针与逆时针方向各旋转10下。术者右手掌握住患肢拇指缓缓极度背伸再压之使其极度屈曲，然后术者一手握患手食指掌骨，另手握受伤拇指使掌指关节尽量外展，然后左右旋转活动几下腕关节，最后弹腋神经两下，拔伸五指各一下，结束手法。治后立即感患处轻松舒适，活动关节自如。

1991年4月13日复诊：诉患手拇指掌指关节活动较前灵便，疼痛也减轻，当进行按摩时仍有压痛。

1991年4月17日复诊：诉拇指掌指关节活动自如，干家务活时不痛，当按摩时仍感稍有一点疼痛。

1991年4月20日复诊：检查患肢拇指掌指关节已无压痛，外观不肿，活动自如，停诊。

三十一、掌指关节错位

症状：有外伤史，疼痛，不能握拳。

检查：掌指关节部位有压痛，患指关节僵直在某一方位，不能伸屈。仔细对比可见受伤关节与相邻关节表面有些微高凸与凹陷的不同。

分析：掌指关节是掌骨小头的球形关节面与指骨卵圆形凹陷关节面相关节，在某种力量作用下，常会发生错位或完全脱臼。当错位或脱臼时，手背表面掌骨小头向掌侧移位呈轻微凹陷状，而指骨则向背侧移位呈轻微隆凸状，所以术者手法闭合复位时，用左手食中二指夹住患指远端牵引的同时拇指向掌侧压按指骨，另手握患肢手掌，针对患指作对抗牵引的同时，用中指在掌心将患指掌骨向手背侧推挤，会更容易复位。

治疗：术者两手分握患指关节上下方，做对抗牵引。牵引之力，坚持不懈，突然会发出咔嗒响声而复位。有时复位较困难，须在对抗牵引的同时，远端压按指骨向掌侧，近侧端提掌骨向背侧，会更容易复位。

【病例】

刘某，女，80 岁，2000 年 8 月 13 日初诊。

主诉：两周前，因教人弹钢琴，连续四小时，突发右手环指不能伸直与屈曲，微痛，即去公费医院，诊为指屈肌腱炎，理疗，服药，不见效。终生从事钢琴，老而不辍，现在不能弹琴，心理上不能接受，进而心里恐慌。各处求医，两周来一直不见好，经人介绍来广医西单门诊。

检查：右手环指呈 30°屈曲状态，既不能伸，也不能屈，掌指关节掌侧压之酸痛，其他处无压痛，指间关节也无压痛，仔细察看，对比可见第四掌指关节与相邻关节外表形态的高凸与凹陷略有不同，指骨端稍高起，掌骨端稍凹陷。

治疗：由于环指不能伸屈已两周，80 岁老人，身体瘦弱，不敢采取大力牵引复位，怕发生疼痛休克，或骨脆而骨折，乃在掌指关节掌面的酸痛处，缓缓轻柔的按摩 1000 下，待局部皮肤发热，其上下屈伸指肌腱也较前柔软。然后左手牵引环指远端，右手针对掌指关节紧握患肢手掌，轻柔地慢慢加力作对抗牵引。与此同时，突闻一咔嗒响声，其痛若失，病人立即可握拳及伸直五指，考虑错位已 14 天，怕回家又有反复，嘱每日握拳锻炼，一日三次，每次 20 下，翌日必须来复诊。

2000 年 8 月 14 日复诊，无何反复，握拳及伸指正常，停诊。

三十二、腰椎间盘突出症

症状：腰椎间盘突出症是临床常见病，多发生在青壮年男性，有下腰部疼痛放射至臀、腿的疼痛史，咳嗽、大便时痛加重，坐、站、行走均受影响，时轻时重，迁延数月甚至数年。当急性腰腿痛发作时，疼痛剧烈，生活不能自理。该病不仅病人痛苦，而且严重影响生产和工作。

检查：腰部平板，腰椎侧弯，腰活动前屈或后伸受限，左右侧弯尚好，足踩平蹲下，脊柱侧弯可恢复至正常状态。按压腰、骶，椎旁疼痛放射至小腿，骶棘肌按触显紧张，直腿抬高受限，若此时压踝关节背伸，疼痛加剧。小腿外侧感觉痛觉较健侧迟钝，跟腱反射消失。有的病例蹞趾背伸力弱，就要检查大小便之间的马鞍区有无感觉减退，追问小便有无尿不尽的障碍，有是马尾神经受压的一种表现，应引起手法治疗的医生严重注意。若此种病人在手法治疗过程中症状不见好转，应转手术治疗，以免推拿加重马尾神经损伤，有可能发生下肢瘫痪。

在手法治疗之前，一定要照腰部 X 线片，以了解有无腰椎滑脱、畸形、结核、肿瘤等，也可明了腰椎侧弯后凸情况，为手法推拿指明纠正的方向。若有椎间隙前窄后宽，这是椎间盘在该处突出的表现。若有腰 4 或 5 椎体后缘骨质增生，手法按摩宜慎重，因为推拿并不能使骨赘缩小或消失，只有手术才能凿除。

分析：根据人体解剖，腰椎间盘由三部分构成：连接上下两个椎体有一层纤维软骨，椎间盘的周围由坚韧而富于弹性的纤维环包绕，中间为髓核，是一种有弹性的胶样物质。为便于理解，把椎间盘比作自行车的后轮胎，外胎比喻纤维软骨，内胎比喻纤维环，髓核为胎中的气体。外胎部分磨损，抵不住胎内的气压，就会出现一个隆凸的鼓包，这鼓包就比喻为椎间盘突出。有人研究过，第三四腰椎间盘的内压，坐位时每 cm^2 约 10～15kg，直立时减少30%，卧位时减少50%。椎间盘对人体起着弹性垫的作用，可缓和外力对脊柱的震动。另外，也可增加脊柱的运动幅度。人到发育成熟后，随着年龄的增长，椎间盘可逐渐发生退行性变，由于椎间盘的后部较薄弱，而且所受的压力也较大，故椎间盘多向后外侧或后侧突出，压迫脊神经根或脊髓，而出现临床症状。

作者在大量临床实践中认为，椎间盘内存内压力，椎间盘外也有外压力。外压力是由椎体的前后纵韧带和两侧椎弓间韧带、横突间韧带以及棘突间韧带，还有脊柱后方的骶棘肌，多裂肌，侧方的腰大肌、腰方肌组成。由于内压力不平衡，引起外压力也不平衡，使髓核突出且不易移动或回缩，症状不得缓解。中医骨科的手法治疗能取得疗效，就是松弛了肌肉及韧带的痉挛甚至挛缩，通利了关节，使脊柱的外压力逐渐平衡，而影响椎间盘的内压力也逐渐获得平衡，突出的髓核得以移动或回缩，症状因而减轻或消失。

治疗：由于腰椎管狭窄症与腰椎骨质增生引起的腰腿痛，其症状与腰椎间盘突出症近似，手法治疗也相同，为避免重复，将不另立章节赘述。对腰椎间盘突出症，现代医学多采用卧床休息、骨盆牵引、理疗、考的松加利多卡因封闭、腰围保护等。保守治疗无效或症状严重者，手术治疗。作者主张用传统的中医手法治疗，详见"腰部手法"（本书第15页）。若遇急性发作，腰腿剧痛或手法治疗二次不见好转者，主张在门诊行腰椎间孔旁神经阻滞麻醉后推拿，也可对要求快好或症状较重者，立即在门诊给予椎间孔旁神经阻滞麻醉。此法比手法推拿见效快，疗程短。作者认为，腰椎间盘突出症的大量病人，可在门诊手法推拿或麻醉推拿而治愈，需要做手术的只是很少数的病人。为此，愿提出与同道商榷。

麻醉推拿：术者一定要找准进针点也就是腰侧的最痛点，此点多在腰椎4～5棘突间旁开二指宽的交会点上，划一十字痕纹，严格消毒，用10～12cm长的细针头，垂直刺入，碰到椎弓板或横突的骨质，再向外或内探找脊神经后根，直至有小腿的麻窜感为止。注入药液，注药前一定要回吸有无血液或脑脊液流出。若有回血，一定要将针头抽出大半，再另找麻窜感，千万不可将药液注入血管内。确认无回血后，将药液缓缓注入。注药时病人有胀痛，随后发热发木感，都是正常现象。坐骨神经是由腰4、5与骶1、2、3脊神经后根组成，而腰椎间盘突出症90%位于腰4、5或腰5骶1之间，在此位置的椎间孔旁封闭，是有麻醉作用的。但针头有时会刺入腰4、5椎间孔的神经根袖内，抽吸并无脑脊液回流，而注药却可进入硬脊膜内，使双下肢失去感觉及运动能力。避免之道是注药时要多问对侧腿部有无胀痛、发热等感觉，有则停止注药，另找途径。万一注入，就会发生脐以下感觉减退，双腿不能运动，头晕，脉搏加速，人有点难受、想吐等。可将上半身抬高躺卧，有条件时给氧，停止推拿，约30～60分钟恢复正常。毋庸惊恐，这是腰椎间孔旁阻滞麻醉会偶然遇到的情况，不必因噎废食。若病人诉臀部或小腿有剧痛，也可找出剧痛点，先在这一处或两处注入3～4mL药液，将剩下的12mL或15mL药液，注入腰部脊神经后根附近，这样的药量也可起到一定的麻醉效果，而使臀腿部的剧痛，立即减轻。药液注完后，助手先牵住患腿。术者双手压腰部，二人配合用力，使牵压的力量同时作用于患部，然后牵双腿，再牵健肢，回头重复牵患腿，再牵双腿。反复牵压的目的是想使椎间隙增宽，改变髓核突出的压迫位置或还纳。其后手法，按腰部手法（见本书第 15 页腰部手法），不予赘述。每周一次麻醉推拿和一次不用麻醉的手法推拿。一般麻醉推拿 4 次，即可恢复工作，有的一次即愈，有的须 8～10 次，这随病程长短、严重与否而异。

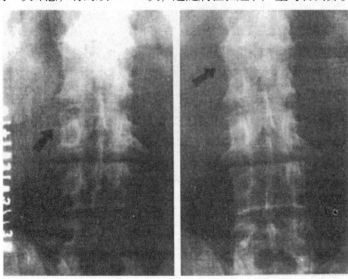

治疗后正常　　　　　　　治疗前腰椎正位侧弯

图 2 - 1 - 13 - a

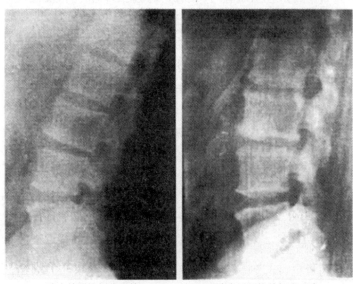

治疗前腰椎侧位过伸　　　　治疗后腰椎前倾度正常

图 2 - 1 - 13 - b

图 2 - 1 - 13　腰椎间盘突出症治疗前后 X 线对比照片

附阻滞麻醉药方如下：2% 利多卡因 7mL，50% 葡萄糖 7mL，维生素 B_1 100mg，维生素 B_{12} 500μg，地塞米松 5mg，川芎嗪 2mL，混合吸入 20mL 注射器内备用。年老体弱者，也可用 2% 利多卡因和 50% 葡萄糖各 5ml。其他药液不变。

预后：腰椎间盘突出症手法推拿治愈后，虽然有的复发，若鼓励病人坚持所教腰部锻炼（具体方法见本书第 24 页），可以减少甚至不复发。随访病人中，有坚持所教锻炼 30 年从未再患腰椎间盘突出症者，（参见图 2 -1-13-a，2-1-13-b）。

【病例一】

陈某，男，50 岁，1980 年 8 月 26 日初诊。

主诉：腰腿酸痛麻胀逐渐加重已八个月，目前走约半里即疼痛难行，曾经卧床休息一个月，骨盆牵引 30kg，理疗、封闭、针灸等不见效，不愿手术，要求中医手法推拿。

检查：腰部平，左侧弯，前倾后仰受限，左右侧弯尚好，抬腿左 40°，右 80°，左小腿外侧感觉痛觉迟钝，跟腱反射未引出，压腰 5 椎体旁左侧疼痛并窜小腿。X 线片显示，腰椎 4、5 间隙前窄后宽。

治疗：用腰部手法推拿（见腰部手法），每周 2 次，并教会腰部锻炼动作（见腰部锻炼）。

1980 年 8 月 29 日复诊：经手法推拿后，有腰腿痛加重反应，洗热水澡后痛减轻，疼痛加重约一天后恢复原状。

1980 年 9 月 9 日复诊：每周 2 次轻手法推拿后，左小腿发麻稍减轻，酸痛如前。

1980 年 9 月 25 日每周 2 次推拿从未间断，腰腿痛有减轻，腰活动也较前灵便。

1980 年 10 月 16 日每周 2 次推拿，腰腿痛继续减轻，腰前屈后伸活动度明显改善，侧弯消失，自觉腰部活动灵便。

1980 年 11 月 6 日每周 2 次推拿从未间断，平日行走坐卧已不觉腰腿痛，但压左臀部仍感轻痛，腰活动接近正常。

1980 年 11 月 16 日出差 10 天未来治疗，未见症状加重，要求继续治疗。

1980 年 11 月 26 日每周 2 次推拿，未间断，腰腿已不痛，腰活动正常，嘱坚持腰部锻炼（具体方法见本书第 24 页），可以停诊。

【病例二】

张某，女，36 岁，1991 年 9 月 9 日初诊。

症状：右侧腰腿痛半年，曾经公费医院理疗、服药、封闭均不见好，且逐渐加重。目前行走不过 200 米，站一刻钟即不愿坚持，坐半小时腰腿痛须更换一下姿势，不能工作已两月。

检查：腰平板，活动受限，抬腿左侧 80°，右侧 40°。双小腿外侧刺激对比，右小腿感觉减退，痛觉迟钝。跟腱反射，右侧未引出。伸拇力两侧对比一样。压腰 5 骶 1 右侧旁疼痛且窜小腿，右梨状肌起止点附近压痛，环跳穴也有压痛，小腿腓骨后面中下部压痛。X 线片显示腰椎侧弯、后弓，其他未见异常。CT 显示右侧腰 4～5 有椎间盘突出，诊为腰椎间盘突出症。收住院，给予右侧腰 4～5 椎间孔旁神经阻滞麻醉（麻醉药方见本书第 9 页），进行麻醉推拿，共 4 人操作，一助手用床单从病人背部经双侧腋下，缚床单于诊察台的脚柱上，双手握住床单的两头，以固定病人上身。另两助手各握住一下肢踝关节，术者双手掌一压于腰 5 棘突上，一压于向后弓的腰椎棘突上。在主持手法推拿者的呼号下，首先，牵患肢的助手将腿尽可能高的牵抬，与固定上身的助手做对抗牵引，术者压腰椎前倾，4 人配合用力一致，共牵压腿和腰 10 下。其次牵健腿的第二助手分别做对抗牵抬 10 下，再回到患健肢双腿牵压 10 下。然后取下床单，术者与一助手各站病人一侧，两人配合用力，做左右斜扳与左右侧扳各 5 下。然后尽可能大地直膝抬高患肢 5 下，接着屈双髋膝关节，两人各一手抱患者小腿，一手扶背，将病人如不倒翁似的在诊察台上滚动腰部 10 下，然后让病人坐起，双腿向前伸直，术者一手压背，一手压膝使直，帮助患者双手向前触摸脚趾 5 下。然后扶病人站起，术者与患者臂挽臂，背靠背，术者臀部顶住患者腰际，用两手握住病人裤带，将病人背起，前后颠动 1～2 下，放病人站地上，稍休息再背起，左右摆动下肢 1～2 下，再放病人站地，再背起前后颠动，如此 3 遍。最后扶病人蹲下，屈腰，至此，麻醉手法推拿即告结束。由于在椎孔旁行阻滞麻醉，患肢会软弱无力，病人站起后，注意扶好，不要跌倒，卧床休息到患肢能自由活动即可恢复正常生活，不主张卧床休息，更反对躺床 7 天。

1991 年 9 月 12 日复诊：病人诉右小腿行走已不痛，腰部疼痛也减轻。给予腰部按摩及推拿治疗（见腰部手法）。

1991 年 9 月 16 日复诊：早起到野外散步，可行走约 1～1.5 千米，腰腿稍痛，手法按摩推拿如前。

1991年9月19日复诊：腰腿痛较前两天又有点加重，但较未麻醉推拿前好，行走、坐、卧一活动久了就有点腰及右腿痛，过去两天比现在好。

1991年9月23日复诊：建议再麻醉推拿一次，病人同意，医生、助手和手法推拿如9月9日。

1991年9月26日复诊：自第二次麻醉推拿后，腰腿已不痛，可坐着看完两小时电影，走5、6里路腰腿不痛，要求回家过国庆节，同意出院。

现已将住院麻醉推拿改在门诊进行，4人改成2人。由于作者年事已高，背起病人的动作，已不做了，但疗效也好。

【病例三】 手术后腰椎间盘突出症

丁某，女，56岁，2005年3月21日初诊。

主诉：一年半前，因腰椎间盘突出症，在某军区医院手术，术后腰痛等症状如前，未见好转。双下肢麻木，坐久或走路多了，即感腰痛。

检查：腰部正中有一约12cm长切口瘢痕，腰活动受限，腰3~4、腰4~5棘突间及骶棘肌边缘有压痛，以左侧为甚，双跟腱反射（＋）。X线腰片显示，第三腰椎棘突左侧旁的椎弓板约二分之一、腰四棘突左侧旁椎弓板的全部及第五腰椎棘突左侧旁的椎弓板约五分之四均被切除，保存了以上椎体的棘突及上下关节突。因切除范围较大，恐有腰椎滑脱，乃照一腰部侧位过伸与过屈X线片，未见腰椎滑脱，但检查时感知活动腰部有滑动响声。（参见图2-1-14）。

治疗：给予每一处压痛点用手法按摩各300下，然后轻轻将腰部斜扳与侧扳。重点放在牵引双下肢，即上身用床单固定，术者握双下肢贴床牵引。不提起双下肢的目的，是不让腰椎前倾，避免可能发生的腰椎滑脱。最后令病人起身，坐于诊察床上，弯腰双手向前摸触足趾，10下。一周3次治疗，共治10次。病人感腰痛减轻，坐久或走路较多时也不腰痛。腰部较前有劲，因医师外出而停诊。

三十三、急性腰扭伤

症状：中医对急性腰扭伤常叫闪腰岔气，多发生于青壮年重体力劳动者，有明显外伤史。有的病人感到腰部发一响声，立即腰痛，假如伤后只靠卧床休息，勉强恢复工作，痉挛的骶棘肌未得到彻底治愈，会遗留腰椎

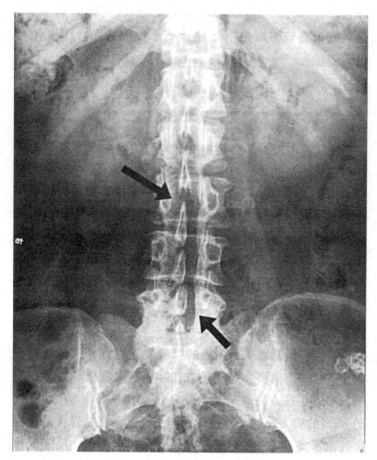

图 2 - 1 - 14　术后 X 片（手术对腰椎的稳定和负重能力产生了影响）

两侧肌力或小关节不平衡，常常因扫地、刷牙、弯腰取物或搬抬轻物件又引起急性发作腰痛，追问之下常能获得这是第几次复发的病史。一般第一次患病腰痛剧烈，行走困难，躺卧不敢翻身，起床不能穿鞋袜，咳嗽疼痛加重，常由人扶持，甚至抬入诊室。

　　检查：腰骶髂关节附近的骶棘肌起点处仔细按压，可找出痛点，有时要用拇指侧方在腰骶髂之间缝隙处寻找有无压痛点，这点对诊断及治疗急性腰扭伤是非常重要的。约 80% 的病人在这个部位受到扭伤，其余在肋脊腰三角区可找出压痛点，一般骶棘肌比较紧张甚至僵硬，反复发作的病人肌紧张不明显，绝大多数病人都是一侧疼痛，偶有两侧压痛者，必有一侧压痛轻微，这可与慢性腰腿痛鉴别。压痛不放射至腿，无坐骨神经痛症状，这又可区别于腰椎间盘突出症。由于它是很明显的软组织损伤，无须照腰部 X 线片。

分析：腰椎上连胸椎，下坐于骶骨上，整个脊柱，腰椎较为活动，它既要承受上身的重量，又要接受下肢传来的振动与冲击，尤以腰 4~5 椎间活动最大，这就是腰部容易发生扭伤的原因。

治疗：现代医学主张卧床休息、理疗、服止痛片甚至封闭。中医骨科主张手法按摩。患者俯卧，术者站于伤侧，仔细找出疼痛部位，重点按摩 400 下，然后按活动腰部手法推拿（见本书第 15 页腰部手法）。治后病人立即感到腰痛明显减轻，活动自如。随老中医学习，他常言"这个病我能让抬着进来的病人，治后自己走着出去"。

【病例】

邢某，女，62 岁，1980 年 6 月 12 日初诊。

一个半月前，端一个盆起身，感腰部发一响声，疼痛，活动不便。痛不向腿部放射，后至门诊给理疗，翻身时，腰部又发一响声，引起剧痛，出大汗，不能起床，收住院牵引，注射维生素 B_1、B_{12}，卧床两周，可稍活动，但行走不便须扶杖，按腰部手法治疗（见本书第 15 页）。

1980 年 6 月 14 日复诊：已能在家行走，腰痛较治疗前减轻，但坐久仍腰痛，按前次手法治疗，当背起病人颠动其腰腿时，病人腰部发一响声，推拿结束后，立即感腰部轻松。

1980 年 6 月 16 日经上次推拿后，回家行走自如，腰部不痛，可以停诊。此例起病也是腰部发一响声，治疗时的响声是腰椎小关节错位的整复，故病痛立即解除。中医正骨的背法是医患 2 人用背靠背，臂挽臂将病人背起并稳住了患者的上身，术者的臀部放于患者的腰际，将病人的下身前后左右摆动，使腰椎的小关节得到复位，这是一个传统的很好的推拿手法。

附：推拿治疗急性腰扭伤 100 例总结

《内经》中有导引按跷的记叙，是中医用按摩治病的最早记载。隋代《诸病源候论》中的腰病候，记有"卒然损伤于腰，不能俯仰，而致痛者，可两手回转七遍"。清代《医宗金鉴》进而将按摩、推拿定为八种手法中的四法，提出"医者须心明手巧，既知其病情，复善用夫手法，然后治自多效"。除文献的记载外，还有许多丰富的手法保存在老中医手中，这是活的宝贵经验。这些都是我们祖先长期和疾病作斗争的智慧结晶，应当很好地研究和整理，使祖国医学的手法治疗得到继承和发扬。

30 多年来，我们在继承老中医宝贵临床经验的基础上，整理总结了一套治疗急性腰扭伤的手法，取得了良好的疗效，现将用此法治疗而有随诊结果的 100 例进行总结报道。

（一）临床资料

100 例中，男 66 例，女 34 例，年龄最小 21 岁，最大 69 岁，以青壮年男性居多。致伤原因以搬抬重物引起发病的较多，但扫地、系鞋带等动作有时也可发病，前者多为壮劳力，后者多是有此病发作史的病例。这种病在体检中都有以下四个特点：（1）有明显外伤史；（2）一侧腰部疼痛；（3）痛不向腿部放射；（4）腰肌有轻重不等的痉挛。本文报道的 100 例中，腰部压痛点在腰骶髂交界附近者 71 例，有时该处痛点须深压方能找出。压痛点在第三腰椎横突以上的脊肋三角区域者 21 例，8 例记载不详。手法推拿次数最多 7 次，最少 1 次（复查时得知），平均 3 次。大多数隔日一次治疗，也有一日一次的。

（二）推拿手法（见本书第 15 页腰部手法）

（三）讨论

（1）急性腰扭伤中医称闪腰岔气，是一种门诊常见病，多为外伤引起骶棘肌痉挛或腰椎小关节嵌顿。中医手法推拿之所以见效明显，主要是按摩可以解除肌痉挛，推拿可解除腰椎小关节嵌顿。

（2）体会到：有外伤史，一侧腰痛且痛不窜腿及腰肌痉挛是急性腰扭伤与其他腰痛鉴别的要点，不具备这三点，似不宜诊断为急性腰扭伤。

（3）推拿手法虽很简单，现又规范化，但正如《医宗金鉴》所云："筋之弛纵卷挛，虽在肉里，以手扪之，得悉其情，法之所施，使患者不知其苦，方称为手法。"所以手法也和其他技术一样，要多做方熟，熟能生巧。

三十四、腰椎滑脱

症状：长时间腰痛或腰及骶部疼痛，有时加重，一侧或双侧下肢痛，坐、走、站均不能持久，久则难受，有的医院诊断合并腰椎间盘突出症，其实这种症状是因为腰椎向前滑脱牵扯了腰间神经所致。常用手法推拿的中医正骨、按摩大夫，要十分注意避免误诊，也偶尔由于脊椎前滑的错位或牵扯引起腰神经根紧张以致发炎，使腰腿部剧烈疼痛，夜不能眠，翻身不便，起不来床。这可先给予腰椎间孔旁神经根阻滞麻醉（见本书第131页），但这种病例不多见。

检查：充分暴露腰臀部，可见腰部前挺呈凹陷现象，这是腰前倾增大之故，仅此一项就要怀疑有无脊椎滑脱。再用手在腰部由上向下平压棘突，可触及棘突高起，叩之疼痛，这是向前滑脱的腰椎使该棘突向后翘起之故。必须照腰部正侧位X线片，以了解有无脊椎滑脱及滑脱的度数。度数的算法是：滑脱椎体下面的整个面积，自后向前等分为四段，临床所见若用卡尺细分，大都在一度左右，二度的较少见，若有滑脱，要进一步照左右斜位片以了解峡部裂的情况。脊椎滑脱，不能用腰椎间盘突出症或急性腰扭伤的手法推拿，这不仅不会见效，反而会使症状加重，这是用手法治疗的中医骨科、按摩大夫要特别注意的。

分析：椎弓上下关节突之间叫峡部，在解剖生理上腰椎向前倾的斜度与应力经常在此起作用。人从事一种劳动，再加长时间磨损，可引起峡部裂，一旦两侧俱裂，就会发生脊柱滑脱。发生滑脱的原因有先天性与劳损性之说，由长期劳损引起的多发生在腰椎第四节，另一种发育上有缺陷再加上磨损，这种滑脱多发生在腰椎第五节。以前者较多见。临床曾见多年前的腰椎X线片正常，后来的照片才发现有了滑脱，也足以证明长期劳损之说。从临床实践发现第四腰椎滑脱远较第五腰椎滑脱容易治好，这可能与第五腰椎椎体平面的向前倾斜度较第四腰椎平面为大有关，也与第五腰椎负重较大有关。现代医学主张手术固定，认为可免将来发生马尾神经受压致伤，使下肢麻痹，小便失禁。事实是，椎体间有坚强的椎间盘连结，还有椎弓间韧带、横突间韧带/棘突间韧带及紧贴椎体而坚韧的前后纵韧带，其外围前、后、左、右还有骶棘肌、腹直肌、腰大肌、腰方肌等等相互交错、牵扯、阻挡。脊椎滑脱要达到压迫马尾神经致下肢麻痹，并不是那么容易发生的。此种病人有随访近40年而未见发生下肢麻痹者。

治疗：现代医学对脊椎滑脱常给予止痛药、休息、戴围腰，疗效不满意，重者手术固定。其实对此病无论症状轻重，均可采用手法治疗，能获得满意疗效，具体步骤如下。患者俯卧，凡查出的腰、臀、腿部疼痛，均须给予200下按摩。然后用床单固定患者上半身，令助手坐于脚端，双手握一腿踝部，不许抬起腿，随床平面拖牵100下，另腿及双腿亦如是各拖牵100下（不可抬起下肢，以免加大腰椎前倾）。然后令病人仰卧，双手指交叉环抱小腿，术者与助手扶其坐起屈腰，再卧下屈髋、膝贴腹如不倒翁式在床上滚动 30～50 下，手法即告结束。然后教会病人，无论坐、走、站立均须将腰后弓，所谓弓腰即将腰部后凸而不是驼背，此姿势最好相随患者的有生之年。还有，在床上做不倒翁式的滚腰动作与弓腰蹲下片刻，都是能缓解腰腿疼痛的较好方法。蹲下起立时也要注意保持弓腰姿势，不可挺腰。在床上做腰部滚动，每日早晚各锻炼一次，每次 50 下，每周两次手法治疗，到无症状为止。若患者掌握了锻炼要领，只要治疗到症状见好，即可停诊。若病人发生了剧烈腰腿疼痛而来求治者，此时须先给椎孔旁神经阻滞麻醉（见本书第 131 页），方能按上述方法治之。此种腰神经根发炎的急性病人，大都要 10 次左右的手法治疗方能治好。作者不赞成戴围腰，围腰虽可起到症状减轻之效，但从长远看，这会使腰部肌肉的软组织萎缩，削弱支持腰部的稳定力量。若照上述所教的锻炼方法坚持锻炼，使腰部的韧带与肌肉获得弹性与张力的加强，对稳定滑脱的脊椎才是有利的。有的西医反对中医手法治疗，但他并不了解中医手法，没有尝过梨子，就说梨子不甜，这种说法不科学。最令人遗憾，个别中医学院毕业的人或从事中医正骨的医生也对病人说不能手法按摩。其实到目前为止，手术治疗并不理想，而中医的手法按摩尚不失为较好的治疗方法之一。若合并有腰椎间盘突出症者，也可在按摩牵引之后，轻柔的给予斜扳、侧扳手法，但切不可用大力。若在侧扳腰部时，有一小的响声发生，病情会立即减轻。若无此合并症者，不必侧扳，有者也只能斜扳侧扳 1～2 次即可。

预后：腰椎滑脱是不能复还原位的，包括手术治疗也是如此。中医手法治好腰腿疼痛后，仍可复发。若能坚持锻炼在床上做不倒翁式的滚动或弓腰蹲下片刻，有数年十载不复发者。偶有疼痛，立即滚腰或弓腰蹲下，其痛若失。作者对每一位病人都叮嘱，平素乘坐电、汽车要一上车就做好弓腰姿势，手握紧扶杆或吊环，以防急刹车时使腰过分前倾，伤及腰部；也要预防踩滑或下楼梯臀部跌坐地上，这些动作都是会加大腰椎前倾的损伤，应特别小心防止，这对预防复发是有好处的。

【病例一】

张某，女，50 岁，1991 年 7 月 2 日初诊。

主诉：一年多以前觉得腰部不适，腿也别扭，有时还痛。到公费医院，给布洛芬，服后不痛，后来腰腿疼痛加重。照 X 线片，诊为腰椎滑脱，建议手术。患者由于二年前做过子宫肌瘤摘除术，有恐惧心理，未予同意，逐渐病情发展，坐不到十分钟就腰腿痛得要站起来，走 1～2 里路即痛得不能再走，躺下不能仰卧，每次去医院，大夫都说不做手术好不了，还有行走困难，小便失禁的可能。由于不接受医师的建议，大夫生气，连布洛芬也不给开了。又到骨科著名的医院去诊治，也是建议手术，不手术就转回本公费医院，后经人介绍来中医门诊。检查：骶棘肌起点（即腰、骶、髂三角部位）两侧压痛明显，两侧梨状肌起止点附近、环跳穴及腓骨后侧中段也有压痛，X 线片侧位显示腰 4 椎体向前滑脱一度多，斜位可见椎弓峡部两侧均已断裂。给予痛点按摩各 200 下，然后病人仰卧，屈双侧髋、膝关节至最大限度，术者左手压髌骨上，右手托骶骨抬起臀部，使腰弯曲 20 下，然后屈髋、膝姿势如前。叫病人双手抱小腿，术者左手扶病人背部，右手抱其两小腿，将病人在床上如不倒翁似的扶其坐起又躺下，以滚动腰背 30 下。最后令患者起床，两前臂分放于术者两肩上绕颈、合掌，术者臀部顶住病人腹部，双手抓住患者裤带，将病人背起，向后颤动 5 下，治疗即告结束。按照腰椎滑脱的病理变化，按摩后，一切推拿腰部的动作都要使滑脱的腰椎有向后回缩的趋势，切不可做加大腰椎向前滑脱的动作，这是非常重要，也是想获得疗效必须注意的。接着教会病人做锻炼，即患者将腰尽量向后弓，手扶物体蹲下，能蹲久者，蹲 2 ~ 3 分钟，因膝痛不能多蹲者，蹲下即起，但起立时也是弓腰的，不许直腰起立；还有在床上的锻炼，即屈髋、膝关节至最大限度，患者双手抱小腿如不倒翁似的坐起，躺下，滚动腰背 20 下，开始不习惯，练久即可滚动自如，待按摩将腰腿痛治好后，可以在家坚持锻炼这两个动作，一旦掌握熟练，即可自己治疗，不必再跑医院。因为一有腰腿痛马上做这两个动作，痛就会减轻甚至不痛，这是屡经实践所证明的。还有平日的预防措施也很重要，例如走路要注意不踩滑、不使臀部跌坐地下，在大街上不要被飞快而来的自行车撞倒，一上电、汽车就抓稳栏杆或吊环，并将腰向后弯弓，以防急刹车使上身剧烈前倾，加大腰椎滑脱，伤及马尾神经。有此准备，即可预防。加上椎体间有坚强的椎间盘连接，还有黄韧带、横突间韧带、棘突间韧带以及紧贴椎体而且很坚韧的前后纵韧带，外围在后方有骶棘肌，前方有腹直肌，左右侧方有腰大肌与腰方肌，它们牢牢地护围着腰脊髓神经，决不是那么容易就使马尾神经受压而致下肢瘫痪的。作者从事中医正骨工作 40 多年，共治疗此病近 100 例，有随访 30 余年未见因腰椎滑脱而罹马尾神经压迫致下肢麻痹者。其实此病无须手术，一得之见，愿与同道商榷。

1991 年 7 月 5 日复诊：治后左侧腰、臀、腿部疼痛较右侧明显减轻，每日三次弓腰蹲下，一蹲就是 2~3 分钟，蹲后腰腿部疼痛会有所减轻。睡后及起床前也练不倒翁式的滚动腰背部动作，但坐不起来，非旁人在背后扶一把起不来。为纠正偏差，检查了病人做的锻炼是否正确，手法治疗如前。

1991 年 7 月 9 日复诊：治疗及锻炼如前，腰、臀、腿部疼痛继续有减轻。

1991 年 7 月 12 日复诊：治疗锻炼如前，左侧腰、臀、腿部已不痛，右侧仍痛，但也较前为轻，可以坐一小时，走半小时，方开始疼痛，已不吃布洛芬了。

1991 年 7 月 30 日复诊：每周二次治疗，从未间断。左侧腰、臀、腿部压之已无痛，右侧痛也明显见好，可以坐着看电视两小时不觉难受，躺下仰卧不痛。每一发作腰、臀、腿部疼痛，就弓腰蹲下，接着在床上做不倒翁式的滚动腰背部动作，腰、臀、腿部就不痛了。停止治疗，嘱在家坚持锻炼，特别要一痛即练。

【病例二】

李某，女，67 岁，1998 年 7 月 14 日初诊。

主诉：腰腿痛两月，1992 年洗澡后，发生过一次腰痛，活动尚好，服止痛药而愈。1994 年又因洗澡发作一次，腰痛不重，经治疗而愈。此次又是洗澡后腰部疼痛，服药、理疗不见好，近一个月来症状日见加重，腰及右腿疼痛，尤以小腿外侧痛甚，夜不能眠，翻身不便，起不来床，大小便要人扶上厕所，自己几乎走不了路，来我院门诊。

检查：睡下，在床上侧一个身要 2~3 分钟，既痛且笨，还要别人帮助才能翻身，按压右侧腰部的骶棘肌、腰大肌、腰方肌边缘均有压痛。梨状肌的起止点及环跳穴以及大腿外侧的阔筋膜张肌、小腿外侧靠近腓骨上部均有压痛，X 线照片显示第 4 腰椎滑脱。由于年龄较大，先给予手法治疗。用床单固定上半身，令助手一条腿、一条腿，双腿随床板平面拖牵各 20 下（不许抬腿），然后，病人仰卧，令屈髋膝关节至最大限度并双手交叉抱住小腿，术者与助手一手扶患者小腿，一手扶背，帮助病人坐起弯腰，再躺下屈髋、膝贴腹，如不倒翁式地滚动腰背部 40 下，结束治疗（由于术者年已 70 有 6，就不做背起病人的动作了），治后病人感轻松一点。

1998 年 7 月 17 日治后虽稍轻松，但不久剧烈腰腿痛如前，晚上仍痛得睡不着，乃给予腰椎间孔旁神经根阻滞麻醉（见本书第 131 页），然后如上次手法治疗。

1998 年 7 月 21 日诉经上次注射后，腰腿部疼痛明显减轻，但仍有疼痛，睡时翻身也较灵活一点。

1998 年 7 月 28 日每周二次手法治疗，未曾间断，已能行走约 100 米左右，坐到门口望望街道，睡时翻身更灵便，但仍很笨很费力，腰部疼痛明显减轻，小腿部是发作性疼痛，痛时仍很剧烈，影响睡眠。

1998 年 8 月 7 日每周二次手法治疗，未曾间断，由于右小腿外侧的发作性剧痛不见好转，乃再给予一次腰椎间孔旁神经根的阻滞麻醉，然后如上次手法治疗。

1998 年 8 月 21 日每周二次手法治疗，未曾间断。经第二次腰神经根阻滞麻醉后，右小腿外侧剧痛即未再发作。晚上睡眠很好，翻身恢复正常，行走 300~500 米无何不适，能洗背心短裤，做一顿饭。可以停诊。嘱平日在家一定要早晚各做一次腰部不倒翁式的床上滚动及弓腰蹲下，最好伴随有生之年（参见图 2-1-15）。

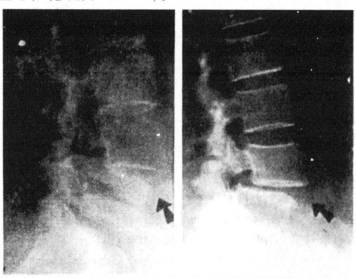

腰椎滑脱二度治疗前情况　　　　腰椎滑脱手法治疗后情况
经手法治疗后，二度滑脱有改善，腰椎体间隙增宽，椎间孔加大。

图 2-1-15　治疗前后对照

【病例三】手术后腰椎滑脱病情加重

高某，男，65 岁，重体力工人。

1991 年 8 月 17 日初诊：诉有十多年腰腿疼痛历史。50 岁退休时查体，照腰部 X 线片，发现腰椎滑脱，建议手术。由于害怕，腰痛就服止痛片，时好时发。后又去中医门诊，中医说治不了，也建议手术，并转往有名医院，才下定决心。术后，双下肢发木，只能坐轮椅行走。来我院门诊，要求能恢复扶拐行走。X 线片上显示腰 4 和腰 5 椎体已用钢板固定，但腰 4 椎体滑脱并未复位（图 2 - 1 - 16，2 - 1 - 17）。查：伸踇伸踝肌力减弱，腓骨后外侧感觉迟钝，双小腿肌肉萎缩，这是手术损伤或滑脱固定压迫坐骨神经的表现。

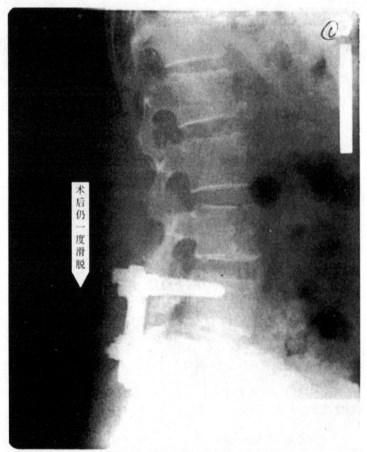

图 2 - 1 - 16

【病例四】

腰五椎体滑脱合并胸椎中段后凸畸形的病例。

任某，女，79 岁，2005 年 3 月 3 日初诊。

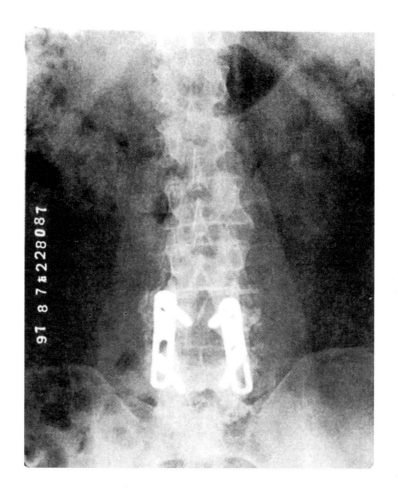

图 2 – 1 – 17

腰椎滑脱，手术也未复还原位，一旦伤到马尾神经，有坐轮椅的可能，若
不手术而用中医手法按摩，贴床牵引下肢，配合不倒翁式的滚摇，疗效可
能会很好，这是中医的简、便、验、廉又一例证，特此推荐。

　　主诉：10 年前，即有腰及背部疼痛。服过药，贴过膏药，见效不显。
以后当疼痛难受时，就吃点止痛药。特别在上市场，手提一点东西，背痛
立即加重。近来手提三个土豆，行走 200～300 米，背痛加重难受，深恐将
来发展不会走路。

　　检查：外观可见驼背畸形。触摸胸椎棘突在 7 - 6、6 - 5、5 - 4 棘突间
隙处有压痛，以 6 - 5 棘突间隙压痛最重。棘突边缘左侧相应部位，也有压
痛。腰部上自肋脊椎三角，下直至腰、骶、髂三角左侧的骶棘肌边缘，均

有压痛，以腰椎第三横突处压痛最明显（即腰部左侧从上至下均有压痛，以腰部中间痛最重）。X 线片显示腰五椎体滑脱，腰椎向左弯曲；胸腰椎脱钙明显；胸椎中段后凸畸形，其椎体前沿有楔形变。

分析：这种病变是因为腰五椎体滑脱合并胸椎中段后凸驼背而引起的骶棘肌与背棘肌长期紧张，导致肌肉劳损而引起疼痛。

治疗：首先按摩以松弛紧张的肌肉，并有舒筋活血的作用。然后，牵而按之以改善腰椎滑脱及胸椎后凸畸形，并活动胸腰椎关节。具体治法如下：在胸椎 6~5 棘突间隙处按摩 600 下，7~6 与 5~4 的棘突间隙各按摩 400 下，棘突左侧的边缘相应部位各按摩 200 下，腰部左侧分上、中、下三个部位在骶棘肌边缘各按摩 300 下。然后，令助手站于约 33cm 高的宽凳上，双手握患者双踝部，抬高双患肢约 30~40cm，牵而抬之，不让双患肢大腿落床上。这样既让前纵韧带紧张又稳定了腰五椎体避免其向前加大滑脱，轻度的一下抬高，一落下的不着床。与此同时，术者双手按于患者背部高凸处。当助手抬高患肢时，术者双手按下。一抬高，一按下的配合默契，共 50 下。休息一会儿，再牵而按之共 150 下。然后，术者站于患者左侧，以右手托抬患者右膝关节，用左手掌推按腰部左侧向右，配合一下一下托抬而向右推之，以改善腰部的向左弯曲。然后，令患者仰卧，术者扶抬患腿至 90°，左右同姿。然后，令患者屈双膝及双髋关节，术者和助手共同扶病人，坐起又倒下，如不倒翁姿势，倒下又坐起，共计 20 下。然后令患者坐起，双患肢伸直，双手摸脚趾向前倾以活动腰部，不后仰，共10 下而结束手法治疗。治后病人立即感觉腰背疼痛减轻，腰部活动较前灵便，全身有舒适感。由于患者住处附近，医生只有一个治疗点，病人年岁较大，身体情况不能去他处治疗，每周只能治疗一次，若能每周治疗 2~3次，疗效会更好。

2005 年 3 月 17 日治疗后腰背部轻松舒适，病情较前有减轻。

2005 年 3 月 24 日治疗手法如前，较未治疗时能多走 1~2 站路且不累。

2005 年 3 月 31 日治疗手法如前，疗效稳定。

2005 年 4 月 7 日治疗手法如前，每次治疗后，即感腰背部轻松。现在去市场购物，提物行走较长时间，也不觉腰背部疼痛加重，十分高兴。

2005 年 4 月 14 日治疗手法如前。建议停诊，观察。今后不要提太重的东西，不要太劳累，若有复发，立即来治疗。（参见图片 2-1-18，图

2 - 1 - 19）。

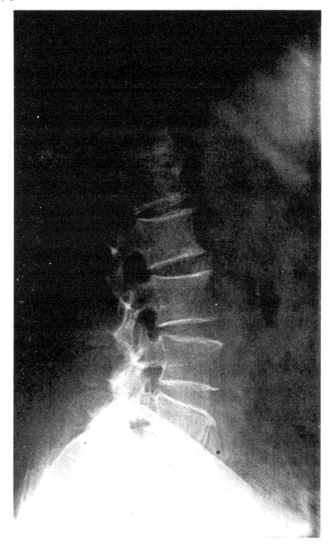

图 2 - 1 - 18 腰椎滑脱

患者 79 岁，腰 5 滑脱，腰左侧弯，胸腰椎明显骨质增生，似此情况，中医正骨大夫，仍能手法按摩、牵引，取得疗效，腰椎滑脱并不都须做手术。

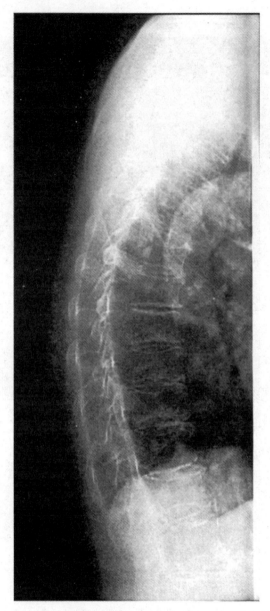

图 2 - 1 - 19　治疗后照片

三十五、骶椎裂合并第五腰椎喙状棘突畸形综合征

症状：腰部有长期酸、麻、疼痛，影响小腿也有此症状，虽然常有腰痛不适，但尚能勉强坚持工作，偶然一次受凉或轻微外伤，可引起较重的

神经根压迫现象。如走几百米甚至几十米即须蹲下方能缓解，多走小腿会抽筋样痛，甚至会发生伸拇力弱、踝关节抬起困难、足部麻木等，影响工作和生活，才引起注意，此病临床常可遇到。

检查：令患者腰部后伸，术者拇指压于第五腰椎棘突用力前推，或患者俯卧，术者拇指压棘突上，另手扶前胸抬起上身，均可引起腰部明显疼痛，这是此病的特有体征。X线正位片见骶椎裂宽大，第五腰椎棘突细长，其远端且尖锐；侧位片第五腰椎棘突远端向后下方弯曲，呈老鹰喙钩状凸起，贴近骶椎裂孔上，造成对该部的挤压。由于该处硬脊膜无骨性保护，易遭磨损及压迫。

分析：由于骶椎两侧椎弓板发育不良，互不愈合，使该处硬脊膜缺乏骨性保护，若遇第五腰椎棘突增大增厚呈鹰喙钩状畸形者，可刺激该处发生炎性反应，局部粘连或组织肥厚。当上身后仰，增大的棘突可压于骶椎裂孔上，引起腰腿部疼痛，甚至神经根压迫现象。

治疗：在下腰部及梨状肌起止点附近与坐骨神经行经的环跳穴处，找出压痛点并按摩400下，大腿阔筋膜张肌的上部及腓骨后方的痛点按摩200下即可，然后按活动腰部手法推拿（见本书第15页腰部手法）。手法的重点放在患肢的对抗牵引上，一牵一放30下，平常只牵3~5下。治后会感到症状减轻，腰腿部舒适。每周2~3次治疗，8次左右可获得明显好转，20~30次可治愈。

【病例一】

施某，男，50岁，1983年6月23日初诊。

腰部酸麻已七八年，影响左腿也酸麻，未经治疗。近10天无外伤，有一次睡时吹风受凉，突然行走约100步，即腰腿酸麻不能继续行走，须蹲下方缓解。近日加重，走约40步即须蹲下，站约半分钟左腿有抽筋样疼痛，晚间睡眠也腰腿痛，医院诊为腰椎管狭窄症，建议手术，正考虑中，半月两次得医院通知住院，引起怀疑，认为目前大医院床位都很紧张，遂决心不去该院手术，找中医治疗。

检查：腰主动活动尚可，腰五左侧压痛窜足跟部，骶骨3、4左侧旁压之酸痛，环跳穴亦然，股骨大粗隆尖端及其凹窝处也有压痛，腿部无压痛，抬腿，左小腿外侧痛觉及跟腱反射均与健侧相似，未查出异常。X线片显示隐性骶椎裂明显，第五腰椎棘突远端呈鹰喙钩状，压于骶椎裂孔上，当病人后仰压第五腰椎棘突疼痛加重，下腰椎有骨质增生。给予腰臀部压痛处重点按摩 400 下，然后用活动腰部手法推拿（见本书第 15 页腰部手法）。以病人双手扶床头，术者握踝关节作患肢对抗牵引为重点，一牵一放达 30 下，治后病人立即感腰臀部轻松舒适。

1983 年 6 月 26 日复诊：治后舒适约一小时，过后又恢复原状，但无加重现象。手法如前，未用其他药物。

1983 年 6 月 30 日复诊：经治疗后睡眠疼痛减轻，走路不见好，手法治疗如前。

1983 年 7 月 4 日复诊：睡眠时已无腰腿痛，行走或坐左臀部痛稍有减轻，能走得稍长一点，约 2 分钟，但走时的疼痛程度如前。

1983 年 7 月 11 日复诊：每周 2 次手法治疗，左臀部疼痛继续减轻，骑自行车或坐都不痛了，走路较前时间长了。

1983 年 8 月 1 日复诊：每周 2 次手法按摩从未间断，目前坐与卧均无腰臀部疼痛，走约 5 分钟方显痛，但不酸麻，按摩时压到的痛点仍感疼痛明显。

1983 年 9 月 1 日复诊：每周 2 次手法推拿，未曾间断，目前腰左侧及臀部已不感疼痛，行走正常，有一次去百货大楼购物，走约两小时无何不适，停止治疗。

【病例二】

戚某，男，56 岁，1987 年 3 月 16 日初诊。

主诉：腰及右腿痛麻已三个月，逐渐加重，以致洗脸刷牙均感腰腿部疼，只能半日工作。曾在高干医院治疗三个月不见减轻，转来我院门诊。

检查：X 线片显示骶椎裂宽大，第 5 腰椎棘突呈鹰喙钩状压于骶裂上。腰五右侧旁及右臀梨状肌起止点附近与环跳穴处均有明显压痛，给予重点按摩 400 下，右腿阔筋膜张肌上部及腓骨后方也有压痛，按摩 200 下，牵引患肢，腰腿部有轻松感觉，用活动腰部手法（见本书第 15 页）推拿，重点放在患肢对抗牵引的手法上，治后立即轻松，每周 3 次，经 25 次推拿，腰腿痛麻消失，可全日工作，无何不适，随访 3 年未见复发。

三十六、第三腰椎横突综合征

症状：好发于青壮年有外伤史的劳动者，门诊常能遇到。主诉腰痛但臀腿部不痛，痛不剧烈，能坚持工作，但经常腰痛不适，多在一侧，也有两侧同时发病者。

检查：本征主要特点是在第三腰椎横突尖端有明显压痛，不放射至同侧臀腿。腰脊肋三角区及腰骶髂交界附近均无压痛，这可与急性腰扭伤鉴别。

分析：五个腰椎以第三腰椎横突最长，其上有棘突与横突，横突与横突之间的短肌附着，横突前侧有腰大肌、腰方肌，后侧有骶棘肌。由于第三腰椎横突承受的拉力较大，损伤的机会亦多，故易罹此病。

治疗：病人俯卧，术者以拇指按于第三腰椎横突尖端最痛处，重点按摩 400 下，若附近骶棘肌外缘有压痛，也要按摩 200 下，然后按活动腰部手法治疗（见本书第 15 页腰部手法），每周 2～3 次，约需 10 次左右治好。若 10 次不见好，可改用钩针刀拖割治之（方法见本书第 159 页病例二）。

预后：治愈后不易复发。

【病例一】

李某，女，38 岁，1990 年 10 月 15 日初诊。

主诉：半年前一次扭伤，引起左侧腰痛，痛不放射至臀腿部。经服药、理疗、针灸不见效，勉强坚持工作，但经常腰痛不适。

检查：左腰脊肋三角区及腰骶髂交界附近均无压痛，当压到第三腰椎横突时，疼痛明显，特别压在横突尖端处痛最重，附近骶棘肌也有轻度压痛，这是第三腰椎横突综合征的特有体征。给予该处重点按摩 400 下，附近骶棘肌的压痛点也按摩 200 下，然后用"活动腰部手法"治之（见腰部手法）。治后立即感腰部轻松，疼痛若失，每周 2 次治疗，共治疗 8 次，腰痛消失停诊。

【病例二】

孙某，男，34 岁，1990 年 12 月 10 日初诊。

主诉：经常腰痛，臀腿部不痛，能坚持工作，但坐久，走路多了都感腰痛，未予注意。一次搬箱取物，扭了一下腰，立即感腰部剧痛不能站立，也不能行走，被妻子扶拖到床上，躺卧 3 日方能起床。经服药、针灸、理疗、按摩仍时常腰痛，顾虑下肢会瘫痪，到处求医，来我院门诊。检查两侧第三腰椎横突均有明显压痛，以左侧为甚，其他腰腿部均未找到压痛处，给予痛点按摩 400 下，然后用活动腰部手法治之（见腰部手法），治后立即轻松。约一天后，疼痛又恢复原状，如此共治 4 次未见好转，建议腰椎间孔旁神经阻滞麻醉（麻醉药物处方见本书第 19 页，麻醉推拿见第

131页）。病人同意，在左侧每周一次阻滞，共两次，也未见效。乃建议用钩针刀拖割治之，获同意。为让患者减轻不适，只先做左侧。方法是常规消毒，1%利多卡因8mL，先皮下、肌肉层少量麻醉，将针头直插到第三腰椎横突的骨质上，方注完药液，然后将钩针刀插入皮下、肌层，直达横突的骨质上，从横突的内侧（即近棘突侧）拖割到外侧的尖顶部，内侧绝不超过上、下关节突，而且刀刃不离开骨质，以免伤及神经根。然后将骨膜上下拨移1~2mm。横突的尖顶末端，可多分离一些部位，但不离开骨质，以扩大松解面积。然后拔出钩针刀，用两块中等大小消毒纱布，折叠成长方形压于刀孔上，用胶布固定，再外加三列绷带两卷，缠绕腰部包扎，用以压迫止血。3天不下水。内服麦迪霉素，一日4次，以防感染。3天后解除绷带，病人诉说术后不太痛，只是腰腹感觉包扎很紧，不想吃饭，刀孔已结痂，如芝麻大小。术后腰痛若失，第10天又如法拖割右侧第3腰椎横突，也获腰痛若失结果，随访4个月，腰痛未见复发。

三十七、第五腰椎横突一侧翼状肥大综合征

症状：固定部位的较长期腰痛，并伴有同侧臀部及小腿疼痛。行走坐卧等姿势只要一使腰部过伸，即可引起坐骨神经痛。平素尚能坚持工作，但经常腰痛不适。

检查：腰5横突部位有压痛，直腿抬高试验受限，X线片显示第5腰椎一侧横突呈翼状肥大，与骶骨或髂骨融合成假关节。

分析：由于第五腰椎一侧横突变大变厚，呈翼状肥大，使附近软组织被挤压或脊神经根受牵扯，也可因一侧为五节活动且负重，另一侧为四节腰椎活动而负重，所承受的力量大小不同，使体位失去内在平衡，以致引起腰腿痛。

治疗：腰部及环跳穴的压痛处要重点按摩400下，梨状肌起止点及大腿外侧、腓骨后侧压痛处按摩200下即可。然后按活动腰部手法治疗（见本书第15页腰部手法），每周2~3次，有的数次即愈，有的需数月方能见好，双侧形成假关节者，较一侧尤为难治。

预后：此病虽可复发，但若坚持腰部锻炼，可以预防（见本书第24页腰部锻炼），复发者也可再用推拿治愈。

【病例一】

施某，男，40岁，1985年4月23日初诊。

主诉：腰部酸痛已 3 年，有时影响左腿也酸麻，未予注意，坚持工作。近 10 天无外伤，由于睡时吹风受凉，发生腰酸痛加重，行走几分钟左腿酸麻抽筋痛，睡眠时也痛，来门诊治疗。

检查：腰活动尚可，腰五椎左侧旁压痛，骶骨第 3、4 椎旁也压之酸痛，环跳穴及股骨大粗隆尖端和凹窝处也压之酸痛，窜左小腿。X 线片显示第五腰椎横突左侧翼状肥大，与骶骨形成假关节；腰部碘水造影，影像清晰正常，未见椎间盘突出压迫脊髓神经现象。给予痛点按摩各 400 下，然后腰部活动手法治之（见腰部手法），每周 2 次手法推拿。

1985 年 4 月 27 日复诊：经上次手法治疗后不见好转，也无加重，治疗如前。

1985 年 4 月 30 日复诊：经手法治疗后，睡眠疼痛减轻，走路尚不好，治疗手法如前。

1985 年 5 月 4 日复诊：睡眠时臀部已不痛，行走及坐时臀部痛减，可稍走长一点，治法如前。

1985 年 5 月 7 日复诊：左腰臀部疼痛明显减轻，治法如前。

1985 年 6 月 1 日复诊：每周 2 次手法治疗，从未间断，腰活动自如，坐或走左侧腰臀部已不痛，左小腿酸麻消失，停止治疗。

【病例二】

赵某，女，36 岁，1983 年 8 月 15 日初诊。

主诉：腰痛剧烈，左侧臀腿部似火烧难受，行走坐卧不宁已一天，经服止痛片、注射杜冷丁也只能好转一时，过后又痛。

检查：不能站立，俯卧左侧腰 5 椎旁压之痛不能忍，乃收住院。照 X 线片，显示左侧腰 5 横突翼状肥大，形成假关节，其他未见异常。

治疗：由于腰腿痛急性发作，不能用手法按摩，稍一触痛处或斜扳侧推活动腰部即痛不能忍，乃改用腰椎间孔旁神经阻滞麻醉（药方见本书第19 页，麻醉推拿见 131 页）。找到压痛最重点做一记号，常规消毒后，在该处将针头刺入，寻找麻窜感或有如平常感到的最难受的痛点，方将药注入。注射前已回吸无血液及脑脊液流出，当注入后不久即感到火辣辣的疼痛减轻，卧床休息 3 天后，能够接受手法按摩及推拿，乃在腰 5 左侧旁压痛最重处按摩 400 下，臀腿部疼痛按摩 200 下，然后用活动腰部手法治之（见本书第 15 页腰部手法）。每周 3 次按摩，共治疗 12 次，腰腿痛消失出院。

三十八、腰椎后凸综合征

症状：多由于胸腰段椎体楔形变或脊柱关节炎引起腰部后凸，患者经常感觉腰背部发紧、发僵、疼痛，甚至臀、腿部也有疼痛，以早晨为重。个别病例天刚亮即痛得不能入睡，非起床不会减轻。多为两侧，也有单侧发病者，腰活动不便，重者在床上翻身也不灵活，影响生活和工作。

检查：望诊与手摸脊柱胸腰段有驼背畸形，嘱患者腰部前屈、后伸活动，受到限制。俯卧检查，腰背部脊柱两侧骶棘肌变薄，僵硬且压痛，尤以骶棘肌起点附近压痛更甚，有的环跳穴及大腿后侧中央也有压痛。

术者用手掌放于脊柱后凸顶部，用力下压，病人感疼痛最重。腰部 X 线片显示椎体楔形变明显，腰椎不仅生理前倾消失，且呈后凸畸形。

分析：由于胸腰段椎体后凸，使强有力的腰背部骶棘肌和背棘肌经常处于紧张状态，久之肌肉的张力与弹性转弱、变薄、发僵甚至挛缩，尤以骶棘肌起点受到牵拉更甚。发僵变硬的肌肉、肌腱、韧带、关节囊反过来又约束脊椎关节的活动，互相影响，疼痛逐渐加重。必须改善脊柱的生理曲度，尽可能使腰椎变直，最好能恢复生理前倾。那些发僵变硬的肌肉要用按摩使之逐渐变柔韧，恢复肌肉的弹性及张力。受限制不灵活的脊椎关节，也要用前屈、后伸、左右旋转的手法，尽可能恢复腰部 6 个方向的正常运动，这样针对性的治疗方能见效。

治疗：病人俯卧，术者首先按摩胸腰段脊椎两侧的背棘肌与骶棘肌及其起点各 400 下，若臀、腿部有压痛者，也要按摩 100～200 下，在肌肉稍微松弛后，双手掌叠起放于后凸高处，令助手牵引的同时术者用力下压，一压一放，放后又压 30～50 下，以病人能忍受住疼痛为度，有时出现轻微的咔嗒响声，是脊柱关节松动的表现，不必介意，重点要改善腰椎后凸，症状才会逐渐好转。经治疗前后的 X 线片对比，腰椎后凸是可以变直，甚至恢复到接近生理前倾。然后用斜扳、侧扳、屈腰、背、蹲等推拿手法活动腰部（见本书第 15 页腰部手法）。治后病人会立即感到轻松，腰活动也灵便一些。最后教病人锻炼，方法是患者仰睡床上，双手抱两小腿，做不倒翁式的前后滚动腰背部 50 下，开始不习惯，慢慢就会滚动自如。接着仰卧如前，双膝和肘关节各屈曲至 90°，两足板与两肘尺骨鹰嘴部及头后部蹬压于床上，作五点支撑的挺腰，如拱形桥式将腰撑起，挺腰越高越好，挺起后放下，放下又挺起，一挺一放 10 下。如此腰背部的一屈一伸，每日睡下及起床前坚持锻炼，久则可改善腰部的后凸与活动，至于治疗，每周二次按摩即可。

预后：治疗这种病，虽然时间稍长，完全恢复较难，但消除疼痛症状，改善腰部活动，是完全可以达到的。过劳后，仍可腰痛重现，再按摩，又会好转。如果能坚持锻炼，也有不复发者。若遇病程短，症状轻者，经此治疗可获痊愈。

【病例】

刘某，女，43 岁，1986 年 10 月 14 日初诊。

症状：青年时就有劳累后腰痛史，逐渐加重，身为诊疗所医生，经过多种理疗，服过许多药物，均不见效。目前坐一小时、走两站路或做点轻微家务都会引起腰痛，甚至连累背痛。平日腰前弯困难，捡地上东西须屈膝以代弯腰，仰卧躺不平，且腰背部压痛难受。最为苦恼者，一醒必须起床，多躺一会儿则腰痛难忍，起床后腰发僵，须活动一会僵儿硬才能消失。

检查：身体瘦弱，摸背脊，以腰 1 棘突为中心，向上下延伸呈一弓形后凸，X 线片显示胸 12、腰 1、2 椎体均有楔形变，腰椎 2、3 向左侧凸。胸腰段棘突两旁的骶棘肌薄弱，发僵且压痛，尤以骶棘肌起点附近压痛最为明显，压痛点不窜腿，与坐骨神经痛无关，骶骨两旁也有压痛，环跳穴无压痛。

分析：由于胸腰段脊椎处于后凸畸形，使两侧的骶棘肌长期紧张、痉挛、挛缩而疼痛，脊柱关节也不灵活，运动受限。因后凸显著，使患者睡下不能平躺，也增加了痛苦。

治疗：病人俯卧，在后凸畸形两侧骶棘肌的压痛点上按摩 200 下，骶棘肌的起点处也按摩 200 下，骶骨两旁的压痛点稍加按摩。然后，用手掌平压在脊柱后凸的最高点，另手重叠加上，以增强臂力。令助手牵引的同时，柔和但是有一定力量地向下压，希望使腰椎的生理曲度能有所改善，力量的大小以病人能耐受为度。下压手法是治疗的重点，也是能取得疗效的关键。然后术者站患者左侧，左手掌推向左侧凸的腰椎，右手握患者右小腿，两手左推右扳同时用力，以改善腰椎的左侧凸畸形。继之右手放侧凸部，左手握患者右肩，两手右推左扳同时用力，这是改善侧凸的手法。最后，令病人双手攀床头，术者双手握患者双踝、牵直双腿，使髂骨嵴离床少许而放下，再牵而提起之数遍，也是改善后凸畸形的手法。手法结束后，病人立即感腰部轻松舒适，3 日后复诊，主诉腰痛明显减轻，有两天一点也不痛。共治疗两个月，每周二次，从未间断，那种早晨一醒必须起床的腰痛已消失，平时门诊工作坐 2~3 小时或干点家务活，也不觉得腰痛，再照腰部 X 线片对比，显示腰椎 2、3 侧凸与腰椎后凸均有所改善，以侧凸改善较明显，停止治疗。

预后：半后后，病人腰部又发生疼痛而来治疗，但较上次症状为轻，干活也较前能持久。由于上次获得了满意疗效，现在有点腰痛就赶快来治，仍用以上手法，6 次达到腰痛消失。凡 X 线片显示胸腰段后凸与侧凸并无其他病症而引起腰痛的病人，均可用此矫正手法治疗，疗效满意。

三十九、胸腰椎棘突间疼痛综合征

症状：以下腰部疼痛开始，间歇性发作，偶尔用力不当而发生腰痛，不能弯腰和用力，逐渐加重，腰痛发作频繁，腰无力，发软，弯腰困难，坐下起不来，站不直，须活动一会儿才能站直，甚至需人扶持才能行走。病情加重的同时，背部也发生疼痛，睡觉翻身困难，背部像背了一个包袱似的发沉，疼痛难忍。有一小部分病人是背部先感觉疼痛，逐渐加重，头一低下背部就痛甚。

检查：腰椎 3~4 或腰 4~5 或腰 5 骶 1 棘突间压痛明显，尤以 4~5 棘突间为甚。其两侧旁骶棘肌附近也有压痛，但无臀腿部压痛，也无坐骨神经痛症状，这可与腰椎间盘突出症、腰椎管狭窄症、腰椎骨质增生压迫腰脊髓神经后根及梨状肌症候群等病相区别。继查背部胸椎 2~3 或 3~4 或 4~5 棘突间压痛明显，尤以 3~4 棘突间为甚，其下棘突间则无压痛，相应的背棘肌两侧也有压痛。病程长者该肌可触及发硬感觉，X 线胸腰椎照片无特殊发现。

分析：脊柱构成人体的中轴，由椎骨、椎间盘、关节及韧带紧密连接而成。从侧面看，脊柱由 4 个生理弯曲构成；颈弯曲突向前方，胸弯曲突向后方，腰弯曲突向前方，骶部弯曲突向后方。胸椎 2~3 或 3~4 或 4~5 棘突间压痛明显与腰椎 3~4 或 4~5 或腰 5 骶 1 棘突间压痛明显，是因为人类乃站立动物，当椎体弯曲由突向前方转而突向后方的姿势中，该部位承受的压力最大，易得损伤。

治疗：患者去医院求治，照 X 线片甚至 CT 片多诊为腰肌劳损、棘突骨膜炎、腰骶部劳损、腰椎骨质增生、腰椎间盘病变、腰椎间盘膨出等等，给予芬必得、寒痛乐、正红花油、狗皮膏、强筋壮骨丸、理疗、强的松注射、按摩等等，疗效不显，迁延时日，有病程长达10年者。作者对此也甚感棘手，近来采用棘突间注射疗法（药见本书第9页）。方法是用6～8cm长针头，套入已抽好药物的20mL注射器上，插进压痛明显的椎骨棘突间。当针头触及痛点时，特别触及到有如平时疼痛的味道时，注入药液的疗效最好。注药前一定要抽吸无血液或脑脊液流出，方可注药。若压痛点有四处，则每处注入4～5mL药液。若压痛为二处，则每处注入8～10mL药液，注药后仍采用如腰椎间盘突出症的麻醉推拿手法治之（见本书第131页）。一周封闭注射一次，另不麻醉手法推拿一次，一周共治疗2次，约4～8周可获得满意疗效，甚至腰背痛若失，一般背痛先好。作者认为用此法封闭后，再麻醉推拿，较之其他疗法为优。

【病例】

李某，女，34岁，农民，1993年2月28日初诊。

症状：无外伤史，腰痛三个月后，背部也发痛，半年来病情逐渐加重，坐约半小时腰背部发紧、发沉、疼痛，腰软无力，坐后不能立即站直或开步走，须活动活动后方行，尤以干劳动活后为甚。去医院求治，照腰部X线片，云无病，有的诊为腰肌劳损，吃养血荣筋丸、理疗等，疗效不显，来我院治疗。

检查：腰5骶1棘突间压痛明显，棘突两侧亦有压痛，背部胸椎3～4棘突间也压痛明显。背棘肌稍硬，压痛，腰部X线片无特殊发现。

治疗：立即用封闭疗法，在腰5骶1及胸椎3～4棘突间各注入8～9mL药液，然后如腰椎间盘突出症的麻醉推拿手法治之见本书第131页，一周一次麻醉推拿，一次不麻醉手法推拿，共治疗四周，腰背痛症状消失，停诊。

四十、腰肌劳损

症状：腰部疼痛，多在骶棘肌起点及腰3横突与腰大肌、腰方肌肌腹外侧边缘等处，骶中嵴两旁及骶骨两侧边缘也有疼痛，且为双侧性，痛不向臀腿部放射是其特点。劳累加重，休息减轻，时轻时重，疼痛为持续性。病史一般较长、偶尔干点重活，剧痛发作，行走困难，睡时翻身不便，生活不能自理。不急性发作时，经常也是老有点腰痛。

检查：腰部活动尚可，外观无脊柱偏歪或明显后凸，两侧骶棘肌紧张，甚至可触及条索状僵硬物，这是肌肉挛缩的表现，压之疼痛不窜小腿。X线照片，一般无明显病变，病期长者，有腰椎偏斜、变直，个别椎间隙狭窄、椎体骨质增生等。

分析：腰肌劳损是临床常见病，由于它腰痛不窜腿，无坐骨神经痛症状，可以和腰椎间盘突出症、腰椎管狭窄症鉴别。它是两侧腰痛，又无明显外伤史，也可和急性腰扭伤分清，它在X线片上，无骶椎裂合并第五腰椎啄状棘突畸形和第五腰椎一侧翼状肥大畸形可资鉴别，又可和第三腰椎横突综合征，腰椎后凸综合征，腰胸椎棘突间疼痛综合征等病情有明显的不同，所以可和上述一些特殊情况的腰痛加以区别。因此腰肌劳损在临床上就不像以前那样笼统，那样多见了。

治疗：一般门诊常用消炎痛等或舒筋活血的中成药治疗，也有用针灸、理疗、封闭的，都见效不显，作者爱用手法治疗。凡找出各部位的痛点，均给予400下按摩，然后活动腰椎关节（详见本书第15页腰部手法），每周2次推拿，轻者1～3个月，病程长者3～6个月腰痛消失，动作自如。急性发作剧痛者3～5次就会好转，但老腰痛须较长时间才能痊愈。

【病例】

石某，女，58岁，1998年7月9日初诊。

主诉：腰痛6个月，25年前即有腰痛史，1973年弯腰拾东西后觉腰部疼痛，不能直腰，须双手持腰，才能站起，自后间歇发作腰痛。6个月前弯腰时感腰部疼痛，休息两天好转，几天后搬25kg大米，腰又疼痛，次日加重，不能直腰，行走，坐卧不便，睡时翻身困难，来门诊。

检查：腰部两侧骶棘肌边缘压痛，腰椎第三横突处也有压痛，向腹部探压腰大肌及腰方肌边缘均有压痛，骶棘肌止点处也有压痛，骶骨中嵴两旁及骶骨边缘处均有压痛，压痛不窜腿，两侧臀部及腿部均无压痛。X线腰片显左侧弯，腰椎变直，腰4～5椎间隙狭窄。

治疗：腰两侧骶棘肌边缘，腰3横突，腰大肌，腰方肌及骶棘肌止点，骶中嵴两旁及骶骨边缘的压痛点均按摩400下（见本书第15页腰部手法），以腰右侧痛重，每周2次治疗。经3次手法推拿，发作的急性腰痛明显好转，直腰，睡时翻身不痛，但坐半小时，行走2里腰仍有疼痛。共治疗6个月，去海南旅游一次无何不适。再照腰部X线片，腰椎左侧弯有明显改善，腰4～5椎间隙狭窄略有增宽，停止治疗。

四十一、腰骶髂关节致密性骨炎

症状：女性居多，以体力劳动妇女较常见，腰痛，以弯腰为甚，畏寒，怕风，怕凉处有如风吹入骨之感。

检查：X 线片显示腰 5 骶 1 关节有致密浓白阴影现象，或发生于髂骶关节一侧。腰骶两侧或髂骶关节一边有压痛，不窜腿，无马尾神经受压现象。

分析：本病原因不明，可能和慢性劳损或轻微感染有关，常见于腰 5 骶 1 关节部位，或髂骶关节一侧。

治疗：活血，消炎，营养药物局部注射，配合手法按摩推拿，可获一定疗效。

使用药物如下：
- a. 2% 利多卡因　　　5mL
- b. 50% 葡萄糖　　　5mL
- c. 地塞米松　　　　5mg
- d. 维生素 B_1　　　100mg
- e. 维生素 B_{12}　　　500μg
- f. 川芎嗪　　　　　2mL

诸药吸入 20ml 注射器内，在严格消毒情况下，用 7~8cm 长针头刺入棘突两旁的腰骶椎骨的椎弓板的骨质上，各注入一半药液。每周一次。然后，第三天辅以手法按摩推拿一次。即一周有药物注射及手法治疗各一次。手法如下：病人俯卧，床单固定患者背后及两腋窝，于诊察台脚柱上，术者牵抖左、右腿及双腿，然后斜扳、侧扳两侧腰部，并如不倒翁式滚摇腰部各 5~10 下，以运动腰骶关节。每 8 次为一疗程，休息一月，再进行一个疗程，一般须 4~6 个疗程，可见疗效。如腰痛、怕冷减轻，甚至不痛，不畏寒，致密浓白阴影明显减退等。

【病例】

刘某，女，46 岁，2002 年 3 月 13 日初诊。

主诉：16 年前，产后即感腰痛，以弯腰痛最为难受，怕冷，畏风。服中药、理疗、按摩等均未见效。公费医疗医院照 X 线腰片诊为腰 5 骶 1 关节致密性骨炎，建议手术，未同意，来我院门诊。建议，每周一次局部药物注射，一次手法按摩、推拿，8 次为一疗程，然后休息一个月，再如前治疗一个疗程，须 4~6 个疗程，希望能坚持下来。经过 4 个疗程，因医师

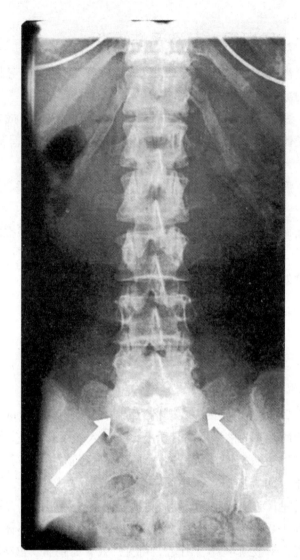

图 2 – 1 – 20　腰骶关节病变治疗前照片
在腰骶关节有一椭圆形浓白致密的阴影，这是病变的所在

外出而停诊。病人感觉，腰痛明显减轻，弯腰已不痛，且便利，怕冷畏风好转。2005 年 4 月 27 日复查照片显示腰 5 骶 1 关节的浓白致密阴影现象明显好转，参见图 2 – 1 – 20、2 – 1 – 21。

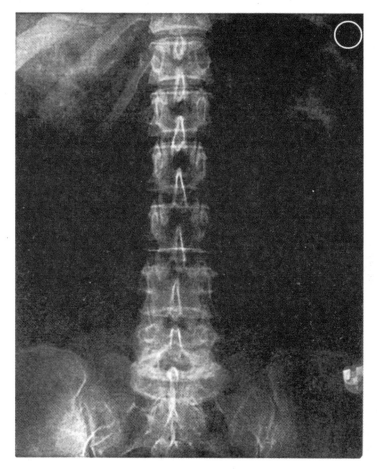

图 2 – 1 – 21　腰骶关节的椭圆形浓白致密阴影，经治疗后。
明显减退几近消失

四十二、类风湿强直性脊柱炎

症状：类风湿性关节炎分周围型类风湿性关节炎和中枢型类风湿性关节炎，以前者最常见。本节只谈中枢型类风湿强直性关节炎，男性占绝对多数。疼痛由骶髂关节开始，当侵犯到腰椎关节时，腰活动不灵便，板直。病变常从下向上发展，当胸椎和肋椎关节遭侵犯时，会出现束带状胸痛，甚至呼吸不畅，若波及颈椎则不能仰视天花板，为帮助诊断，应早期拍骶髂关节 X 线片。常为双侧性，早期有骨质疏松，关节边缘呈较窄致密带；中期有关节间隙狭窄，软骨下骨板呈锯齿状破坏，致密带增宽；晚期关节间隙消失、融合。脊柱 X 线片也是早期骨质疏松，椎间小关节模糊，晚期关节粘连性强直进而骨性强直，韧带钙化，驼背畸形。

分析：类风湿性关节炎，中医称为痹症，是风寒湿三气杂至，合而为痹。风气胜者为行痹，寒气胜者为痛痹，湿气甚者为着痹。现代医学认为原因不明。以关节病变为主，首先侵犯滑膜，使之充血、水肿、有细胞浸润，形成滑膜肥厚。软骨受累后发黄变薄。在软骨下方的骨质中也有炎症，使局部骨质吸收，形成囊形破坏。肌腱、韧带、关节囊也可发生滑膜样病变，久之使受累关节出现粘连性强直，甚至骨性强直。也可发生病理性驼背畸形，是难治症之一。中医正骨科用按摩、中药、锻炼配合治疗。对早、中期病人，凡能坚持与疼痛抗争、锻炼不懈者，可获得一定的疗效，若畏痛不肯坚持治疗、锻炼者，效果不佳。因按摩、推拿、服中药、锻炼可活血消炎并通利关节，使病变减轻，并防止脊椎关节粘连进而发生骨性融合及畸形，以阻缓甚至停止病变的发展。

治疗：受累关节虽出现粘连性强直，但只要腰椎关节尚有一些被动活动，中医对此就认为是可治的对象。首先要将呈现僵硬的骶棘肌与背棘肌按摩到稍现柔软状态，然后用床单将病人上半身固定于诊察台脚柱上，令助手握一腿，分正中、偏左及偏右三个不同方向各牵抖 10 下，另腿亦然，最后牵双腿。然后术者斜扳右腿、右肩使腰部有旋转活动，对侧亦然。然后病人侧卧，术者侧扳腰部，这也可旋转腰椎关节，左右同姿，然后就此位置屈曲腰髋关节并伸展之，以屈伸腰部，左右同姿。然后病人仰卧，术者直腿抬高左腿后，并顺势做"4"字姿势，运动数下，右腿同姿。然后扶病人坐起，令直腿手摸足背、弯腰数下，手法即告结束。在病人能忍受疼痛的情况下，将关节活动到尽可能大的范围，并多多鼓励病人与疼痛作斗争（参照本书第15页腰部手法），然后下床，两足直立与肩齐宽，尽量将腰部俯屈仰伸、左右侧弯及旋转（见腰部锻炼），虽各个方向运动均受到明显限制，也要努力锻炼，一日三次。手法推拿、腰部锻炼会引起关节疼痛，亦应忍耐坚持，练后会松活舒适，配合内服汤药，一日一剂（方附后）。由于该病是一难治之症，疗程较长，需半年到一年，有的病人由外省或农村来京，经济不堪负担，可稍见疗效后，教会亲属回家给予每日一次手法推拿，虽不如医生手法熟练，但每日能将腰椎关节活动一遍，加上汤药的驱风活血以及自己的坚持锻炼，久之可逐渐减缓甚至停止关节及其附近的软组织发炎，进而有纤维膜覆盖创面，避免了脊柱关节进一步粘连，甚至松解了部分粘连，当然更不会骨性强直。与此同时，关节附近的肌肉、肌腱、韧带、关节囊的弹性与张力得到增强，腰椎关节的活动也有所加大，这是有临床实践病例证明了的。遗憾的是我没有用实验加以证明，说服力不强，希后来者为之！！！

【附方】

附子15g，炮姜6g，羌、独活各9g，防风9g，丹参15g，当归15g。功用：散寒燥湿，活血祛风。

预后：较长期的按摩、推拿、服中药并坚持锻炼，久必见效，可获症状缓解，关节活动加大，甚至长期不再发。

【病例一】

王某，男，26岁，以打鱼为业，1989年8月6日初诊。

主诉：腰背部酸痛已10年，经县、市医院服多种中西药，理疗、封闭不见好转，症状逐渐加重，睡下、起床、翻身不灵便，腰背部发僵且疼痛，起床活动一会儿见好，但一干活腰背痛又加重，弯腰困难，影响俯身取物，须蹲下方能拾得，因此不能出海捕鱼，饮食正常，喜热饮。

检查：腰板直，前屈、后伸、左右旋转均明显受限且痛，腰侧弯及蹲下活动尚可，俯卧按骶棘肌起点及背棘肌均有明显压痛，呈僵硬状。被动推拿腰部，关节活动不灵，须用较大力量方能取得活动。抬腿、屈髋膝关节尚可。照骶髂关节，尽可能多包括一些腰椎的X线片，显示骶髂关节狭窄，腰椎小关节模糊，椎间隙尚清晰，未见竹节样骨性融合。双髋关节尚好。诊为中枢型类风湿强直性关节炎，给予骶棘肌起点处按摩400下，然后腰及背部的骶棘肌也按摩400下，使僵硬的骶及背棘肌稍变柔软，痛也有所减轻，然后进行活动腰部的手法推拿（见腰部手法），治后立即感轻松舒适。教会病人做腰髋关节的锻炼（见腰及髋关节锻炼），要求睡前及起床后各锻炼一次，每个动作5～10下，还可逐渐加多。内服汤药，处方：附子20g，炮姜6g，羌独活、防风各10g，丹参15g，当归15g，川芎10g，一剂，煎三遍，混合分6份，每次一份，一日三次饭前服，一剂药服二天，剩余汤药放冰箱内，无此条件者，一剂一日服完。隔日一次手法推拿，共推拿30次，腰背痛，发僵明显见好，自动弯腰、旋转及被动活动腰部均有好转。病人要求回家生产，嘱叫妻子来院，教会按摩推拿方法，让其妻每日给治疗一次，带药方回家，汤药照旧服半年，每日早晚坚持所教锻炼。尤以蹲下动作更为重要，应伴随有生之年锻炼不辍，以保护和防止髋关节强直。若髋关节再受侵犯，则睡下与起床就会非常困难，残废程度就会十分严重，若能坚持按摩、服药、锻炼，注意防寒冷潮湿，增加营养，有可能不再发。

【病例二】

吕某，男，32岁，木工。

患类风湿强直性脊柱炎，来京，住某医院，服中药、牵引、理疗一个月，不见效，由病房一陪住患者的人介绍，于1997年12月12日来中医研究院中医门诊部就诊。

症状：10余年前即感骶腰部不适，疼痛，天气变化前即感症状加重，喜热饮，曾服中药汤剂及丸药，都记不清数了。也服过激素类西药，好好坏坏，症状逐渐加重，睡下或起床困难，上厕须扶物才能下蹲，便后站起亦然，弯腰困难，疼痛慢慢加重，已不能从事木工工作。

检查：令病人仰卧，被动抬腿左70°，右60°，均达不到90°，屈髋更差，以右侧为甚，内外旋转也大受影响，且痛剧。改俯卧，被动斜扳或侧扳腰部，既发紧又死板，十分费力也达不到正常范围，但尚有一些活动，不像脊柱骨性愈合那样死硬，不活动。膝以下及上肢关节正常，X线片显示腰椎侧弯且变直，腰椎关节间隙变窄，但椎间盘未见骨性愈合，骶髂关节已融合，双髋关节间隙呈现一条缝似的，宽窄不同，也不光滑，变窄非常明显，以右侧为甚。经对患者言明，必须要有与严重疼痛作斗争的决心及坚持长期锻炼的毅力，方给予治疗。具体方法是按摩、推拿、内服汤药，自己锻炼，以半年为一疗程。若来京太久经济难以负担，可以一见疗效即叫家人来学会按摩，带药方回家，坚持按所教方法锻炼，半年来京复查。病人由于受病痛的折磨太久太苦，听到有一种可能见效的方法即满口应承，如此开始治疗，每周4次，治疗的步骤如下：令患者俯卧，术者首先给予背棘肌与骶棘肌各按摩400下，有时按摩到发僵的肌束稍变软为止。然后将一床单通过病人腋窝缚于诊察床头脚柱上以固定上半身，叫助手握小腿踝部，向正直的方位牵抖10下，在牵抖的同时，术者下压并斜推腰部配合一致用力，以纠正腰椎侧弯与变直，然后再尽可能外展髋关节牵抖10下，然后再尽可能内收髋关节牵抖10下。如此再牵抖另一腿及双腿，术者配合用力如前，解除床单，术者再斜扳及侧扳腰骶关节各3下（见腰部手法）。然后一条腿一条腿地尽可能抬高，下肢再屈髋、膝，达到最大限度并左右旋转髋关节3下，然后扶病人坐起弯腰手向前努力去碰触足背3下。

再叫病人下床，扶物，双足站与肩宽，足踩平，努力蹲下，用上身体重压髋关节屈曲，并使腰尽量后弓以结束手法。治后病人立即感轻松舒适，疼痛减轻。然后教会病人做髋关节锻炼（见本书第26页髋部锻炼），早晚各一次，每次3~5下，直至30~50下，内服汤药一日一剂（见本书第175页附方），如此每周四次治疗，两周后，腰髋部痛见好，腰髋关节活动范围稍有加大，嘱叫妻子来京学习按摩、推拿，带药方回家，如此可坚持治疗并节省开支。

其妻来京后，先看而后学着做，如此又2周，症状继续好转，其妻也初步掌握了手法，就回山东去了。半年后来京复查，诉说其妻每日早上如所教手法按摩，推拿一次，每日一剂汤药，分三次饭前服，自己坚持锻炼早晚二次，每次每个动作做30下，从未间断。检查：自动及被动抬腿、屈髋的活动范围均有所加大，上下床动作较前灵活，不显困难，蹲下也较前有进步，疼痛也有所减轻，在家闲空还做点木工活，但劳累多点仍感腰及髋部不适且疼痛，嘱如前再坚持治疗半年来京复查。

四十三、骶髂关节错骨缝

症状：骶髂关节错骨缝临床能遇到，但不多见。发病急，大都由于搬重物引起下腰部疼痛，行走不便，严重者疼痛甚剧。此病与纷繁复杂的腰腿痛混在一起，要细察其特有的症状与体征方能诊断清楚。

检查：腰骶两侧和棘突之间以及臀部，无论如何反复仔细地按压检查，均找不出痛点，患者自身活动到某一位置，腰痛又复出现，让病人运动并指出疼痛部位，术者随指点按压，也找不出痛点，这就是骶髂关节错骨缝的特有体征，X线照片看不出异常。

分析：骶髂关节由髂骨的耳状面与骶骨的耳状面构成，关节腔狭小，呈裂缝状，可轻微地上下、前后及旋转运动，有缓解下肢上传的冲击、振荡作用。当内在关节和外在软组织平衡失调，又遇弯腰旋转用大力不当时，就会发生这种骨错缝，由于骨盆上承身体、下领双下肢，是人体骨骼的中流砥柱，所以骶髂关节结构甚为坚固，因此错骨缝并不多见。当一个腰痛病人经仔细检查不能检查出腰臀部的压痛点，就要考虑是否有骶髂关节错骨缝的可能而采取多种可活动骶髂关节的推拿手法治疗。

治疗：病人俯卧，由于找不出痛点，无须按摩。手法的重点要将错了骨缝的骶髂关节恢复到正常位置，用以下推拿，有助于达到这一目的。

（1）患者俯卧，双手握床头，术者双手握患肢踝关节用力作对抗牵引，一牵一放10下。

（2）患者侧卧，病侧肢体在上，并屈髋膝关节于90°位，健侧下肢伸直，术者站于患者腹面，一前臂压于臀部，一前臂放于肩前侧，两前臂以相反方向缓缓用力摇动腰臀，当病人全身松弛不注意时，骤然配合用力一推一扳，使腰部发出响声，左右同姿。

（3）如上体位，术者站于患者背后，一手放患肢膝部，一手握踝关节，将髋膝关节屈曲至最大限度，然后一手抵住骶骨，令握踝之手向后牵拉，如此一屈一伸腰、髋、膝关节3下，左右同姿。

（4）患者仰卧，健肢伸直，患肢膝关节屈90°，其小腿踝部放于健肢小腿上，术者一手压对侧髂骨嵴，一手放患膝上，摆成"4"字姿势，一压一松5下，左右同姿。

（5）如上体位，将两下肢屈髋、膝至最大限度，患者双手抱两侧小腿，术者一手扶病人背部，一手扶膝，将病人如不倒翁似的仰卧起坐10下。

（6）患者仰卧，双腿伸直，术者两手掌分放于两侧髂骨嵴上，两手同时用力左右摇晃病人的骨盆5下，然后右手摇晃骨盆，左手不用力，左手摇晃骨盆，右手不用力，各5下。

应用以上手法推拿，治疗结束后，令病人起床，试着行走，常能获得其病若失之效，毋庸休息即可恢复原工作。

【病例一】

马某，男，28岁，1990年8月10日初诊。

主诉：6年前开始发生腰痛，多在中午时间。由于腰痛不重，也未注意。到二年前一次搬较重物体，突然腰痛剧烈，不能行走，睡在床上翻身困难，也起不来，由人扶持送到医院，检查后说没有事，先后经过三个医院，都说没有事，卧床休息就会好。休息半月就上班勉强工作，反复发作多次。发作一次就卧床二周甚至四周。自后有点累就腰痛，昨天早上腰有点痛，未予注意，入晚越来越重，腰不能前后左右活动，行走不便，睡下翻身也困难，今早深呼吸腰背也痛，友人介绍来中医门诊治疗。

检查：腰背两侧、臀部及大小腿两侧均未找到压痛点，仔细深压也查不出，令病人自己活动腰髋部关节，指明痛点所在，随指点处仔细探压也查不出压痛点，似此作者认为这是关节嵌顿所致，也就是中医正骨所说的错骨缝特点，但是，这种错骨缝在临床并不常见，只是偶然会碰到，不可随意下此诊断。因此，不按摩，完全用活动腰、髋、髂、骶关节的手法，首先令病人手握床头，作对抗牵引，腰腿放松，术者先牵患肢 10 下，再牵健侧 5 下，再牵双腿左右摆动腰臀部并牵抖 3 下。然后，病人侧卧，贴床的腿伸直，上面的腿屈膝 90°，术者站胸前，一肘压臀，一肘压肩关节前方，缓缓前后推动。以活动患腰，当推动数下腰逐渐活动开了时，突然猛力两肘一推一扳，发一响声。然后术者到背部，一手握膝，一手顶腰，将腿尽量屈曲 3 下，再换握膝之手握踝，使腿尽量后伸，左右同姿。然后令病人仰卧，术者一手握踝，一手扶大腿，尽量抬腿使达到最大高度，左右同姿。然后屈左髋、膝，屈右髋、膝，再屈双髋双膝，并抬起臀部各 5 下。然后令病人坐起，术者一手压住双膝使直，一手扶背部，向前弯，让病人最好缓缓能双手触及自己足趾为度，最后病人起床和医生背靠背、臂挽臂，术者臀部顶于患者腰部，将病人背起，先左右摆动 3 下，放患者立地，再背起，又前后颠动 3 下，如此 3 遍，让病人站稳，再扶病人蹲下，术者胸前压病人头颈，尽量使腰屈曲 3 下，手法即告结束。病人站起后，立即感腰痛若失，活动腰部及行走自如，这就是中医所说的"扶进来，走出去"的典型例子。但是这种立竿见影的病例是不多的。只有确诊了骶髂关节错骨缝，又用了正确的复还原位的手法，才能获此效果。

随访 2 年，未再发作腰痛。

【病例二】

梁某，男，29 岁，印刷厂工人，1997 年 5 月 20 日初诊。

主诉：6 天前搬一重物把腰扭了，当即直不了腰，走路困难，睡时翻身痛甚。在市级公费医院治疗，诊为腰椎骨质增生，给内服止痛药，不见效，复诊又认为腰椎骨不正，给理疗、按摩，仍不见效，遂由友人介绍来门诊。

检查：腰椎两侧、骶棘肌起点，腰椎棘突间、骶椎两侧旁及臀腿部均未找出压痛点，经重复查找按压亦然。令病人下床活动，自找痛点所在，按所指部位也压不出痛点，因此怀疑是否骶髂关节错骨缝，乃用多种可活动骶髂关节与腰骶关节推拿手法治之。

治疗：病人俯卧，用床单通过病人双侧腋窝，将上半身固定在诊察台的脚柱上，令助手握一下肢踝关节作对抗牵引，一牵一放 10 下。另腿及双腿亦如是牵抖 10 下，然后解开床单，术者右手扶托病人右腿膝前面，左手压腰骶将患者右腿向上斜抬，放腰骶之手一压，抬与压两手要配合一致用力 3 下。换站另一侧，亦如是抬压之 3 下。然后让病人侧卧，术者站于患者腹侧，将双肘屈于 90°，一前臂压患者臀部，一前臂压患者肩前，双臂同时用相反之力，上推下回扳，如此活动腰部，趁全身放松之际，大力一推一扳，一下足矣。对侧亦如是治之。患者仍侧卧，术者立于其后，一手扶膝，一手握踝，屈髋膝使大腿贴于腹壁，使腰部尽量屈曲。然后扶膝之手换成顶住腰骶，握踝之手将腿向后拉，使腰部尽量过伸 2 下，对侧亦如上法治之。然后病人仰卧，术者将双髋膝屈曲至最大限度 5 下，并左右旋转腰骶髂髋关节 5 下，患者仍仰卧，一腿伸直，另腿膝关节屈 90°，放于另小腿上，摆成 "4" 字姿势，术者一手压髂骨嵴，一手放另腿膝上，放膝上之手同时下压，5 下。对侧亦如是治之。如上体位，将两下肢屈髋膝至最大限度，患者双手交叉抱住两侧小腿，术者一手扶病人背部，一手扶膝，将病人如不倒翁似的仰卧起坐又睡倒 5 下。最后如上体位，患者双腿伸直，术者两手掌分放于两侧髂骨嵴上，两手同时用力，左右摇晃骨盆 5 下。再一手用力下压，一手不用力，左右各压按骨盆 5 下，结束手法，令病人站起，嘱试验会发生疼痛的姿势运动，诉说腰可以直起来了，无何疼痛，告诉若无腰痛就不必复诊了。

随访一年，一次治好后未再复发，因工作忙，未来复诊。

四十四、骶尾部挫伤

症状：有下楼梯踏空或踩滑、撞倒、臀部跌坐地上的外伤史，骶尾部疼痛剧烈，尤以坐于凳椅上为甚，只敢半边臀部落坐，坐后要站起，须双手扶物，才能站起来，睡时翻身也痛，行走不便，影响生活和工作。

检查：首先查骶及尾的骨质部分有无压痛，一般多在骶尾交界处的骶尾骨边缘及尾骨尖部有明显的压痛，凡有压痛的骶尾骨边缘必与其相邻的臀部软组织也会有压痛，两处压痛点应各个按摩。

分析：跌坐地上，臀部着地，临床上很少发生骶尾椎骨折，这是由于强大厚实的臀肌和丰满致密的脂肪，加上骶椎和尾椎各自骨性愈合，有较强的抗冲击力之故。骶尾椎间的关节脱位也很少见，是由于臀肌的缓冲与骶尾椎逐渐向前下形成较大弯曲，减少了与地面直接碰撞，加上尾椎又有一定的活动度，所以临床上很少见到骨折或脱位，骶尾部挫伤的疼痛非常剧烈是因为骶尾椎交界处的骨质上并无肌肉遮盖，易伤及骨膜，触动了敏感的痛觉神经之故。

治疗：凡是找出的压痛点，均必须按摩 400 下，在骶尾骨质及其边缘上的压痛点和其相邻近的软组织的压痛点，要分别给予各自部位的按摩，这对获得较好疗效是很重要的，要予以注意。无论新鲜挫伤或陈旧性挫伤，都可以按摩治疗，都会获得痊愈，只不过后者治疗的时间稍长一点而已。每周 2 次按摩，10 次左右即可痊愈。回家每晚用活血散热水坐浴一次（活血散方见本书第 99 页）。

预后：良好，可以百分之百痊愈，如不再遭受跌坐损伤，不会复发。

【病例一】

程某，女，51 岁，1984 年 8 月 27 日初诊。

主诉：走路踩着香蕉皮，臀部跌坐地上，引起尾骨部疼痛，越来越重，不能坐，一坐剧痛，只好半边臀部落凳椅上，坐下需扶物才能站起，医院给封闭，3 天一次，第 7 天仍不见疼痛减轻，来我院门诊。检查：尾骨尖部压痛明显，骶尾椎右侧旁骨质上也有明显压痛，靠近骶尾椎边缘的臀大肌也有压痛，其他部位无压痛，X 线片未显示骨折或骶尾椎间的关节脱位，给予每一个压痛点以 400 下按摩，给活血散 5 包，每晚热水坐浴一次，每次半小时。按摩后立即感臀部舒适，疼痛减轻。

1984 年 8 月 31 日复诊：按摩后舒适约一小时，过后痛如前，按摩及坐浴如前。

1984 年 9 月 3 日复诊：此次按摩后疼痛明显减轻，可以全臀部坐于椅上，但不能坐久，按摩坐浴如前。

1984 年 9 月 7 日复诊：疼痛继续有减轻，坐下要站起来很方便，不像以前两手扶物才能站起。

1984 年 9 月 14 日复诊：每周两次按摩从未间断，尾骨部疼痛明显减轻，可以坐 4 小时不痛，按摩时仍有少许压痛。

1984 年 9 月 21 日复诊：每周二次治疗，未间断，工作、生活尾骨部无何不适，按摩时也不感压痛，停诊。

【病例二】

张某，男，38 岁，1986 年 8 月 27 日初诊。

主诉：三个月前下台阶踩空，跌坐石阶上，当即剧痛，行走困难，不能落座，一坐剧痛难忍，只好半边臀部坐于凳上，去医院，给贴止痛橡皮膏、服止痛片、嘱卧床休息。卧床两周疼痛明显减轻，勉强上班工作，但仍不能全臀落坐，有一个姿势一坐即痛甚，常常迁就坐着，如此三月，深感不便，经友人介绍来门诊。检查：骶尾椎交界处的骨质上有压痛，骶尾椎右侧旁的骨质上也有压痛，但较轻，附近的臀大肌部分也有压痛，其他处无压痛，给予痛点按摩 400 下，活血散热水坐浴一日一次，按摩后立即感轻松舒适。

1986 年 8 月 30 日复诊：按摩后尾骨部一直感轻松舒适，治疗如前。

1986 年 9 月 5 日复诊：每周二次按摩未间断，臀部平坐于凳上不感疼痛，按摩时疼痛也有减轻。

1986 年 9 月 14 日复诊：每周 2 次按摩未间断，坐着工作时不注意体位姿势，随意坐都行，也无何不适，按摩时已不痛，停诊。

四十五、梨状肌综合征

症状：臀部麻痛，向小腿后、外侧放射，表现在腓总神经分布区，劳累或天气变化时，疼痛加重，有时出现间歇跛行，影响生活和工作。

检查：在梨状肌起点附近的骶椎 2、3、4、5 侧旁压痛最明显，大粗隆尖端的止点及其稍下后方凹窝处也有压痛。其次在坐骨神经行经的环跳穴及大腿阔筋膜张肌或大腿正后方及腓骨后方均有压痛，令患者仰卧，腿伸直并用力内旋，术者双手握踝关节与患肢对抗用力外旋，凡疼痛加重者，为试验阳性。再令患肢用力外旋，术者对抗用力内旋，疼痛并不加重，偶有阳性者，疼痛也较内旋为轻，这是梨状肌综合征的特有体征。下腰不痛，也无压痛，这可与腰椎间盘突出症相鉴别。

分析：根据潘铭紫氏研究（《国人坐骨神经与梨状肌相互关系的报告》），梨状肌和坐骨神经的关系有六型，Ⅱ型是坐骨神经两分支，一支自梨状肌中间穿出，一支自梨状肌下缘穿出，约占 22%。一旦梨状肌受到外伤、劳损或风寒湿侵袭，引起肌痉挛或肥厚或粘连，均可刺激坐骨神经而发生症状。单纯梨状肌综合征发病较少，也较易治愈，一般多与腰椎间盘突出症合并存在。推拿时手法要照顾到两种病，则疗效较好。

治疗：患者俯卧，在梨状肌的起止点附近及环跳穴三处要重点按摩 200 下，其他阔筋膜张肌、腓骨后方的痛点 100 下即可。最后令患者双手握床头做对抗，腰腿放松，术者双手握患肢踝关节用力牵引，一牵一放 20 下。牵而不放病人会感到不舒服，而且术者也较累。一周 2 ~ 3 次治疗，病程短者 3 ~ 5 次即愈，病程长者则需 2 ~ 3 个月。若合并有腰椎间盘突出症者除牵引外，要加腰部手法治疗（见本书第 15 页）。

预后：治愈后较少复发。

【病例】

刘某，男，45 岁，1983 年 7 月 14 日初诊。

主诉：近 20 天来坐约 10 分钟即感双侧腿部麻木，尤以左小腿外侧直至足背麻木为甚。早起或午睡起来，双腿痛如针刺，不能立即行走，需用手捏按一会儿，腰部活动活动才好。

治疗：在骶椎 2、3、4、5 双侧旁重点按摩 200 下，在大粗隆尖端及其稍下后方凹窝处按摩 200 下，环跳穴的坐骨神经移行处按摩 200 下，双侧阔筋膜张肌中段及腓骨后方中下段各按摩 100 下，再先后握左右踝部分别牵引各 20 下，结束治疗手法。

1983 年 7 月 17 日复诊，疼痛明显减轻，原只能坐 10 分钟，现可坐一小时，双腿麻木无进步，手法如前。

1983 年 7 月 29 日每周二次治疗未曾间断，睡后站起双腿已不痛，坐二小时双腿不麻，但右足背有点麻，不重，手法如前。

1983 年 8 月 7 日每周二次治疗，坐四小时双腿双足不麻，有一次曾走20 里路，双腿无痛。

1983 年 8 月 16 日每周二次治疗从未间断，生活、工作无何不适，已恢复到未得病前状态，停诊。

附：按摩牵引治疗梨状肌综合征

梨状肌受凉或受伤后，可引起肌痉挛，因而影响从该肌穿出的坐骨神经，发生臀部及小腿疼痛。我们应用手法按摩加牵引，获得满意疗效，介绍如下：

（一）临床资料

从 1982 年 1 月—1983 年 6 月，我们应用手法按摩加牵引的方法，共治疗此病 20 例。这 20 例中，男 13 例，女 7 例。一侧臀部疼痛者 18 例，两侧臀部疼痛者 2 例。病程在 10 天以内者 10 例，两个月以内者 6 例，一年以内者 4 例。年龄 38～61 岁，均为中老年人。病因：诉说受凉者 10 人，搬物或摔跤引起者 4 人，6 人说不清发病原因。当外院转来要求中医手法治疗前，被诊断为腰椎间盘突出症者 5 人，椎管狭窄症建议手术者 2 人，坐骨神经痛者 6 人。临床上梨状肌综合征病人，均夹杂于腰腿痛病人中，我们是以下四点作为诊断梨状肌综合征的依据：

（1）患肢内旋抗阻力试验，臀部疼痛加重；

（2）梨状肌起止点附近有明显压痛；

（3）腰部无压痛；

（4）牵引患肢，臀部立即疼痛减轻。

（二）手法治疗

按摩着重在骶骨侧旁及大转子尖端附近的最痛点各按摩200下，配合按摩环跳穴，阔筋膜张肌中上段及腓骨后侧的痛点各按摩100下，然后嘱患者双手拉住床头，腰腿放松，术者握踝部，做对抗牵引20下，治疗一次约15分钟，当手法结束时，病人即感臀部疼痛减轻，腿部舒适，病程短者，3~5次痊愈，误诊迁延二个月以上者，10~20次可恢复原工作，每周治疗2~3次。病程长者，治疗时间也长。

（三）讨论

1. 梨状肌与坐骨神经的关系

据潘铭紫教授研究《国人坐骨神经与梨状肌相互关系的报告》有6型。

（1）坐骨神经总干出梨状肌下缘（正常型）占61.6%；

（2）胫神经出梨状肌下缘，腓总神经穿梨状肌而出，这型约占22%，病变与此型关系密切；

（3）胫神经出梨状肌下缘，腓总神经出梨状肌上缘；

（4）坐骨神经总干穿梨状肌而出；

（5）坐骨神经总干出梨状肌上缘；

（6）胫神经穿梨状肌，腓总神经出梨状肌上缘。后4型比例甚少，对临床无重要意义。

2. 梨状肌综合征的发病率问题

从上述梨状肌与坐骨神经的解剖关系，可以了解，一旦梨状肌痉挛，必将刺激穿过该肌的坐骨神经而发生臀腿部麻痛，反过来，腰腿痛的病人中，有一部分就是梨状肌综合征。由于坐骨神经大部分是从梨状肌下缘穿过的正常型，不受该肌病变的影响，所以动辄诊断腰腿痛病人为梨状肌综合征，值得商榷。

3. 梨状肌综合征的诊断要点

（1）梨状肌综合征并无腰痛，据此可排除一部分腰腿痛病人。

（2）梨状肌呈三角形，起自第2~5骶骨侧的盆面，止于大转子尖端，按压其起止点附近有非常明显的压痛，这是有些腰腿痛病人所不具备的特点。

（3）患肢内旋抗阻力试验阳性，而外旋抗阻力不痛或痛也较内旋明显为轻，是因为内旋大转子尖端向前内移动，梨状肌被拉紧，外旋大转子尖端向后外移动，梨状肌反倒松弛之故，这是梨状肌综合征的特有体征。

四十六、坐骨结节滑囊炎

症状：臀部一侧常有不适感，稍痛，尤以坐于较硬物体上为甚。

检查：臀部靠近坐骨结节附近，可触及一肿块，约鸽蛋至鸡蛋大小，囊性，有张力，软韧，光滑。

分析：较瘦的老年妇女、经常坐着少动者，局部组织受压磨损发炎，引起积液，出现包块。

治疗：有的门诊抽出液体，注入2%普鲁卡因4mL，加可的松0.5mL，疗效不佳；有的收住院手术切除。作者喜欢在常规消毒下用1%利多卡因局麻，将钩针刀插入囊内，径直插入坐骨结节的骨质上，拖割口长约1cm，如此平行共切3处，每处相隔少许，均在坐骨结节的骨质上拖割，以破坏滑囊根部。然后将刀刃反向臀部皮下，切开囊壁，直至皮下组织，也切3处，每处相隔1cm，抽出钩针刀，有黏液流出，盖以纱布，绷带加压包扎，3天不许下水，3天后去除包扎。由于有肿块的明确范围，切口又是由肿块内向坐骨结节的骨质上拖割，虽盲目深入切割，也不会伤及附近的重要组织。此法简便有效，较手术切除痛苦少。

预后：虽有少数复发，仍可再次用钩针刀切破，一般复发者甚少。

【病例】

周某，女，70岁，1988年11月24日初诊。

身体消瘦，平日喜盘坐炕头做针线活，感右臀部疼痛，并摸到一个肿块，已两个多月。起初时肿物约黄豆大小，逐渐增大到鸡蛋大小，触之软韧，压痛。由于5年前曾在我院住院用氯胺酮50mg静脉麻醉下用钩针刀插入切破治疗，一直未复发，故又前来求治另一侧坐骨结节滑囊炎。此次在门诊小手术室常规消毒后用0.5%普鲁卡因50mL做肿块周围浸润麻醉，然后术者左手捏住肿块，用钩针刀由皮肤皮下直插入肿块内，然后将刀刃反向先切靠近臀部皮下的囊壁，直至皮下组织，共切3处，每处相隔1cm，切口长约 1.5cm，然后将刀刃向下，朝坐骨结节方向直插至骨质，在骨质上拖割 3 条切口，每条相隔半厘米，抽出钩针刀，刀孔有粘性淡红色液体流出，在孔上压一个消毒棉球，外盖 3 块纱布，用绷带加压包扎。一方面希望压迫囊壁塌陷，且囊壁错位相互粘连，防止充液后肿块复发，另方面又可压迫止血，3 天后解除绷带。此法简便有效，痛苦少，可在门诊小手术室进行，不必住院手术。

随访 2 年未见复发。

四十七、髋关节粘连性强直

症状：多由于潘西氏病或髋关节滑膜软骨瘤病，手术切除滑膜过多，引起纤维性粘连或原因不明的髋关节滑膜病损，致髋部肿胀、疼痛，不能快步行走，走久乏力，仰卧患肢不能伸平，上下楼不便，尤以蹲下大便为甚。经过锻炼、理疗、服药 3 个月以上，仍不痊愈。

检查：髋关节周围有压痛，以前侧为甚，两侧对比，患髋显有肿胀，测量髋关节：前屈、超伸、外展、内收、外旋、内旋均有不同程度的受限。

分析：髋关节滑膜病损或滑膜被切除过多，可以发生粘连，限制了髋关节的运动，由于粘连多少和部位的不同，使髋关节 6 个方向的运动受限也不同。又由于关节、肌肉等运动不正常及血液循环遭受障碍，使局部肿胀与疼痛长期存在。

治疗：治疗的关键是必须将粘连撕开，然后逐渐恢复肌肉、肌腱、关节囊的弹性与张力，使关节运动恢复正常，第一次手法推拿，作者常用硫苯土钠静脉麻醉，助手固定患者骨盆，术者缓缓屈髋，直至正常。然后将患肢伸直牵引使之内收与外展均须达到正常运动范围。然后屈膝髋关节至 90°，将腿内旋与外旋，将患者俯卧，使患髋过伸 10°，这些推拿动作可重复为之，使粘连松解，达到满意程度。麻醉约 10 几分钟醒来，手法推拿早已完毕。麻醉推拿后的第三天，可进行手法按摩，手法之轻重视病人能耐受疼痛为度，以后每周二次按摩推拿，直至恢复关节的正常运动为止。治疗期间视病情进展情况如何，还可再次麻醉推拿。并教会病人做髋关节的锻炼，锻炼动作有四：一是蹲下，二是摆腿，三是踢腿，四是画圈。蹲下：双手扶物，两足分开踩平，不许足尖点地，逐渐使大腿后侧紧贴腓肠肌为正常。摆腿：双手扶物，健足着地，患肢悬起，膝关节务必伸直，不许弯曲，然后患肢如钟摆一般，左右来回摆动。踢腿：患侧之手扶物，健足着地，患肢悬起，膝必伸直，如武打之踢腿，使患肢前后踢起。画圈：站如第三个姿势，将患肢活动如画一个椭圆形圈，按顺时针与逆时针方向各画相等数的圈（见髋关节锻炼），以上四个锻炼动作有助于髋关节正常运动的恢复。嘱病人早晚坚持锻炼，每个动作由开始 3~5 下加大到 30~50 下，以患腿不累为准，一累就不练。

预后：良好，可恢复髋关节正常运动，行走方便，不痛，至少可满足病人的生活和工作要求。

【病例】

王某，男，47 岁，1982 年 9 月 17 日初诊。

主诉：1982 年 6 月 18 日因患左髋关节滑膜软骨瘤病行手术，术后左髋关节疼痛，肿胀、行走不便，上下楼困难，尤以蹲大便为甚，睡时仰卧左腿伸不平。检查：左髋关节前外侧有一约 12cm 长瘢痕，局部显肿胀，压痛明显，测量左髋关节前屈 60°、伸 160°、内收 10°、外展 15°，内旋 5°、外旋 30°。于 1982 年 9 月 28 日在手术室给氯胺酮静脉麻醉下，行手法推拿，助手固定骨盆，术者将患肢伸直，先内收，然后外展均稍超过正常范围。然后屈髋，直到大腿与腹部紧贴，闻有撕裂声，然后将患肢髋膝关节屈至 90°，一手握膝上，一手握小腿，使腿内旋再外旋，均稍超过正常范围。然后上述全部手法再重复一遍，翻病人俯卧，过伸髋关节至 10° 左右，可闻及轻撕裂声，手法结束。麻醉推拿后第三天，病人诉说活动髋关节较前方便，痛稍加重，术者给予痛点按摩，然后在病人能忍受疼痛情况下，将左髋关节按正常运动的 6 个方向活动一遍。

1982 年 10 月 17 日复诊：隔日一次手法治疗，从未间断，病人锻炼也很刻苦，髋部疼痛减轻，肿胀稍消。

1982 年 11 月 4 日复诊：仍隔日一次手法治疗，从未间断，左髋关节活动见好，行走较前方便，肿胀明显消退。

1982 年 12 月 7 日复诊：隔日一次手法治疗，从未间断，左髋关节运动范围增大，但尚未达到正常，由于病人急于返回外地，再次麻醉推拿，手法如上述，第二天病人下床行走，感患肢较前轻松灵便，蹲下自如。

1982 年 12 月 11 日复诊：病人诉仰卧患腿可伸平，行走不痛，上下楼自如。检查髋部肿胀已消，压之不痛。测量左髋关节：前屈 45°，过伸 10°，内收 25°，外展 40°，内旋 15°，外旋 35°，已接近正常旋转活动髋关节不痛。病人要求出院，同意，鼓励继续坚持锻炼一年。

四十八、股四头肌扭伤

症状：由于锻炼伸腿过度，或人多挤行，使大腿根部遭受扭伤。行走患肢腹股沟处疼痛，上楼提腿乏力，当坐下或坐后站起痛更甚，上下自行车不便，且痛剧。

检查：按压髂前下棘股直肌起点附近，压痛明显，将患肢髋、膝关节屈曲至90°，术者手压小腿，令膝关节做抗阻力性伸直，病人感患肢无力，且疼痛加重，是本病的特有体征。髋关节的内收、外展及旋转不痛，骨盆正位 X 线照片无异常。

分析：股四头肌的股直肌头起自髂前下棘，其余三个头均起自股骨，为全身最大的肌肉，有强大的伸小腿力量，一旦受伤，股直肌起点首当其冲。屈髋、膝抗阻力伸小腿动作，股直肌附着处最吃力，因此疼痛必然加重。

治疗：病人仰卧，稍屈髋、膝，在股直肌的起点附近压痛处按摩 400下，股内外侧肌起点附近若有压痛，也要按摩 400 下，然后令病人侧卧，术者一手握患肢踝部后牵，使股直肌紧张，一手在压痛点处再按摩 200 下，然后病人仰卧，左右旋转髋关节各 3 下，强屈髋膝并伸腿 3 下，最后双手捏揉股四头肌及腓肠肌各 100 下，令患者感觉手法后很舒服，每周 2 ~ 3 次按摩，3 ~ 5 次即愈。陈旧者治疗时间相应加长。

预后：痊愈后不再复发，除非又遭外伤。

【病例一】

易某，男，69 岁，1987 年 10 月 26 日初诊。

主诉：20 天前，早起锻炼压腿使直，时间太久，引起行走右大腿根部疼痛，尤以坐下及坐后站起时痛甚，逐渐加重，至某院高干门诊，照 X 线片，作髋关节炎治一个疗程，未见效，要求中医治疗。

检查：髂骨前下棘附近压痛明显，抗阻力屈髋并踢腿，下肢无力且疼痛加重，其他髋关节运动功能正常。不痛，骨盆正位 X 线片未见异常，按上述方法按摩，治后立即轻松，右腿活动较前灵便。

1987 年 10 月 27 日复诊：右大腿行走已不痛，按摩如前。

1987 年 10 月 30 日复诊：经两次按摩，坐下或坐后站起已不痛，早起恢复锻炼，小跑步也不痛，停诊。

【病例二】

张某，女，40 岁，1982 年 12 月 31 日初诊。

主诉：骑自行车扭了左腿已 2 个月，在门诊理疗无效，现行走左大腿根部疼痛，尤以上楼提不起患肢，睡时翻身及起床，均感左腿不灵便，不听使唤似的，且痛，影响睡眠。

检查：左髂前下棘稍下方，相当股直肌起点附近压痛明显，屈髋膝至 90°，术者一手压患肢小腿上，令患者踢小腿，无力且痛剧。股直肌起点附近肌肉发僵，比对侧明显变硬。给予上述方法按摩，治后立即轻松。

1983 年 1 月 3 日复诊：经按摩治疗后，当时轻松，但回家后疼痛加重，晚上痛得不能入睡，约一天后，痛加重反应过去，左腿痛有所减轻，睡时左腿虽痛，但能睡着。

1983 年 1 月 13 日复诊：每周 2 次治疗，从未间断，左腿根部疼痛明显减轻，晚上能入睡，不影响睡眠，上、下楼能正常走，但不灵活，稍痛。

1983 年 1 月 24 日复诊：每周两次手法按摩，从未间断，目前能正常上下楼行走，不痛，已骑自行车上班，左大腿根部不痛，停诊。

四十九、股内收肌扭伤

症状：此病多发生于儿童，但成人也有患者。由于跳皮筋或下坡跨度不当，引起大腿内收肌损伤。儿童患者多诉膝部疼痛，此由于闭孔神经有一感觉支分布于膝关节之故。其实，膝部并无损伤。

检查：摸触膝上无压痛，查股内收肌起点及其下方时，小孩啼哭，有明显疼痛。"4"字试验阳性是此病的特征，即健腿伸直，患肢膝关节屈曲成 90°，外踝放于健肢的小腿上，术者手压患腿膝部使贴诊察台的过程中，嚷痛者为阳性。

分析：股内收肌是指内收长、短、大三条肌肉，该肌收缩时，使大腿内收并旋外，当大腿外展，内旋动作过度时，即可使该肌受到牵扯而产生损伤。北京小女孩有边唱边跳皮筋的风俗，因此股内收肌损伤较常见，但成人也偶有下坡跨越失当而损伤内收肌得此病者。

治疗：在耻骨的内收肌群起点附近找出最痛点各予以按摩 400 下，其下方肌腹的痛点也要按摩 200 下，然后将患肢小腿踝部放于对侧小腿上做"4"字形状，使内收肌紧张。

术者一手压患肢的膝内侧，一手再按摩内收肌痛点400下，边按摩边轻轻压膝部贴床，一压一放，使该肌的痉挛更快变得柔软。治后让病人下地行走，会立即疼痛大减，活动灵便。每周2～3次按摩，3～5次即愈，陈旧者治疗时间延长。

预后：良好，不会复发。

【病例一】

陈某，女，5岁，1985年10月15日初诊。

一天前与小伙伴玩跳房子及单腿蹦，晚上诉右膝部疼痛，腿抬不上床，今早起下地不能行走，哭诉右膝关节痛，由大人背来门诊。

检查：右膝外观正常，伸屈自如，无压痛，压按右腿内收肌处啼哭，做"4"字试验阳性，右大腿外侧不能贴床，健侧可以，内收肌触之僵硬，呈痉挛状态。在内收肌起点附近按摩400下，然后将患腿摆成"4"字式，再在内收肌上按摩，一边按摩，一边令手放膝上轻轻下压，直至内收肌变得比较柔软及所摆"4"字大腿外侧可贴床为止。治后让病人下床行走，已不感右膝疼痛，行走自如。治前由大人背来，按摩20分钟后，能正常行走，这就是中医正骨手法的优点，解除了内收肌群的痉挛，所以治后立即疗效显著。

1985年10月17日复诊：检查"4"字试验，健患大腿两侧一样，都能平放贴于床面，唯病侧感觉稍痛，在家如正常一样跑跳，按摩内收肌时，仍感轻度疼痛，治疗如前。

1985年10月20日复诊：行走正常，内收肌处无压痛，"4"字试验两腿相等，停诊。

【病例二】

王某，女，8岁，1981年12月24日初诊。

右大腿根部疼痛，右脚跟不敢着地已一月余。曾去某医院就诊，照X线髋关节片，查血沉7mm/h，白血球数1.0×10^9/L，中性60%，因未查出问题，嘱回家休息。由于腿痛跛行不见好，来诊。一住院医师接诊，诊断不明，请教上级主任，嘱照双髋X线片，给活血消炎片10包。12月26日1来复诊，腿痛、跛行如前，双髋X线片未见异常。请教作者，了解病情后，检查右腿内收肌压痛明显，"4"字试验阳性，双侧对比，患侧大腿不能平放床上，若欲使大腿外侧贴床，病人痛不能忍，给予内收肌按摩，直至肌肉稍变柔软为止，治后立即轻松。

1981 年 12 月 28 日复诊；经上次按摩后，右大腿根部疼痛减轻，跛行也见好，但行久仍可出现跛行。过去用脚尖点地行走，不敢脚板完全踩地，现可踩平行走，按摩如前。

1981 年 12 月 30 日复诊：症状继续好转。

1982 年 1 月 4 日复诊：行走玩耍如常，右大腿根部不痛，停诊。

五十、股薄肌劳损

症状：股薄肌劳损比较少见，但临床偶可遇到。由于练坐桩或三盘落地，其姿势是双足稳稳扎地，两腿各自内收，使股薄肌的内收力处于紧张状态，练习日久，该肌可发生痉挛，甚至挛缩，偶一盘腿姿势，即可引发该肌痉挛，疼痛剧烈，不能伸腿，不敢走路，在大腿内侧可触及一条索状硬物，摸去十分疼痛，必须立即摆好让该肌松弛的姿势，否则痛势不减，难以忍受，多发生在右腿。

检查：沿股内侧可触及一硬索状物，压痛非常明显，其走向自耻骨下方直至股骨内髁均可压到痛点，以近膝关节内侧痛最重，令患肢内收，压痛加重。

分析：股薄肌位于大腿最内侧的皮下，为带状长肌。起于耻骨下支的前面近耻骨联合，向下经股骨内上髁和膝关节内侧止于胫骨粗隆。此肌收缩时，使大腿内收。该肌肌束小而肌腱长，较少弹性，使用其功能稍久，易发生肌痉挛，这就是股薄肌易得此病的原因。

治疗：沿硬索条状肌肉上，每一压痛点各按摩 400 下，最好按摩至硬索条稍变软为止。每日按摩一次，三次即可痛止，但硬索条上之压痛仍在，最好治疗至无压痛为止。并须改变练功姿势，坐桩虽可练，但患腿不内收，以防复发。若复发就用按摩治之，虽反复发作，亦不会残留后遗症，这是可以放心的。

预后：良好。

五十一、膝退行性严重功能障碍关节炎

又称骨性关节炎或增生性关节炎，也有叫髌骨软化症的。

症状：多发生于中老年人，是临床常见的膝关节疾病。得病之初，感一膝或双膝不适，偶有疼痛，休息时见轻，活动多了加重。逐渐病情进展，上下楼疼痛明显，尤以下楼为甚，须手扶楼梯栏杆，双足踩在同一台

阶方能上下。蹲坑后站不起来。患膝肿胀，有的积液，甚至发生反应性膝关节周围组织肥厚，跛行，走不远，约 300～500 米。甚者生活不能自理，患膝屈曲挛缩不能完全伸直。

检查：病人仰卧，术者一手扶髌骨，嘱患者自动屈伸膝关节，若有摩擦音，是膝关节退行性病变的表现。然后术者将拇、食指张开，从髌骨上方 7～8cm 处由上向下挤压至髌骨上缘，另手指垂直点压髌骨，若髌骨有飘浮于水上之感，是膝关节积液的现象。凡有积液者，膝关节屈伸不会出现摩擦音。然后术者从九个方位检查膝关节周围有无压痛（见本书第 20页膝部手法）先从髌骨下缘、左右周边、髌外上缘、膝内或外侧副韧带起止点及其附近关节间隙、股二头肌肌腱及其止点附近、半膜半腱肌腱及其止点附近、腘窝部、髌韧带两侧的脂肪垫处，这 9 个地方必须查到。在检查有无压痛的同时，对肌肉、肌腱、韧带、关节囊是否呈现发紧甚至条索状僵硬，都要留心记住。然后并拢两下肢，看有无"O"型或"X"型腿现象，双膝腘窝能否贴床伸直。照膝关节 X 线片，看有无关节间隙变窄、软骨磨损、骨质囊性变，这些都可为以后的手法治疗提供有益的指示。

分析：膝关节为人体较大而复杂的关节，由股骨的内、外侧髁与半月板的上面、胫骨的内外侧髁与半月板的下面及股骨的髌面与髌骨的关节面三部分构成。膝关节主要是屈伸运动，也有小量的旋内与旋外运动，同为下肢关节，它与髋关节和踝关节相比缺少骨性围护，完全靠软组织来维持稳定，所以软组织的发病率较高。又由于患病即照 X 线片，可见关节缘骨质增生，关节间隙变窄，关节面不光滑，软骨磨损甚至骨质囊性变。这些科学的证明，正好掩盖了重要的软组织疾病，得不到大夫的重视。例如关节积液就说明滑膜有广泛的炎症，患膝屈曲不能伸直是肌腱挛缩的有力证明，膝关节疼痛并不全来自骨质而是大都来自软组织。有的西医对骨性关节炎不许按摩，其实他并没有从事过按摩，没有尝过葡萄就说葡萄酸，这过于武断。更可悲者，个别中医学院毕业的人也对病人说不可按摩。其实手法是目前对膝骨性关节炎最好的治疗方法之一，这是作者从事中医正骨50 多年的临床实践所证明的。实践是检验真理的唯一标准，愿有志者试行之。

治疗：医院常给安乃近、消炎痛或中成药木瓜丸等，有的用理疗、外敷或熏洗中药配合功能锻炼，见效不显。对经久不愈者，主张手术治疗。如局部软骨切除、骨面钻孔、髌骨切除、关节融合或人工关节置换等。多数病人不愿手术,常来中医门诊求治。作者喜用手法治疗,首先在膝关节周围9个部位查找压痛点(见本节检查),凡查出的痛点,必须按摩200~400下,无压痛处,也要按摩100下。若遇有膝关节不能伸直者,轻的,术者站于患侧,一手压股骨远端,一手压胫骨近端,逐渐加力,使膝关节伸直,并超伸5°~8°。然后术者将患肢踝部夹于腋下,双手握胫骨近端,配合一致用力,牵引膝关节1~2分钟。重者,站立和手压方位如前,令助手握住踝关节,缓缓加力抬高,助手的抬高与术者向下的压膝力量配合一致,直到病人不能忍受疼痛为度,休息一会儿,病人疼痛消失,可再如法抬压数次,若遇有"O"型腿畸形,则在牵引的同时,助手腾出一手抵住患膝外侧,握踝之手尽可能外展,这可使"O"形的小腿有所矫正,并能稍开大膝关节内侧间隙。若遇"X"形腿畸形,则反其道而行之。一周2~3次治疗,少则1~2个月,多则3~6个月,逐渐挛缩的组织得到松解,疼痛的症状完全消失,行走3~5里无何不适,上下楼不痛,蹲下站起便利。应用手法按摩,能促进局部血液循环,使关节内的积液吸收,炎症消退。牵引加矫形的力量,可改善"O"形或"X"形腿所致的关节间隙变窄及畸形。手法按摩加膝关节抬、压,可使痉挛或挛缩的软组织放松,令膝关节伸屈自如,这就是手法推拿能治好膝退行性严重功能障碍关节炎的原因。

【病例一】

常某,女,54岁,1982年4月5日初诊。

三个月前无外伤,感觉左膝外侧疼痛,去公费医院,给消炎痛内服,注射维生素B、强的松,贴关节炎膏药约1个月,突然不能行走,照X线片,诊断膝骨性关节炎、关节积水。抽水,加压包扎,如此抽后又涨,涨了又抽三次,乃来我院门诊。

检查:髌骨周缘、髌韧带两侧脂肪垫处、内外侧副韧带起止点附近、膝关节的股外肌与股二头肌间隙处、股内肌与半膜半腱肌间隙处、腘窝中间均有压痛,以髌骨下缘及脂肪垫附近压痛明显,浮髌试验强阳性,膝关节伸屈功能正常,X线片显示髌骨上下缘、股骨内外髁边缘均有轻度骨刺形成。凡有压痛部位均给予按摩200下,然后腋下夹住患肢踝上牵引膝关节一分钟,股四头肌、腓肠肌各按摩100下,教会病人锻炼股四头肌,即伸踝、直膝、抬腿,早晚各一次,不许练滚膝或蹲下起立动作,外用活血散(见本书第99页)每日一次熏洗。

1982 年 4 月 8 日：经上次按摩后，平地行走痛减轻，左膝发胀见好，治疗如前。

1982 年 4 月 22 日：每周 2 次按摩，从未间断，行走膝痛明显减轻、左膝肿胀见消，浮髌试验弱阳性。

1982 年 5 月 14 日：每周二次手法按摩从未间断，平素行走左膝不痛，上楼髌骨下方稍痛，浮髌试验（±）。

1982 年 6 月 20 日：每周 2 次治疗从未间断，行走，上下楼左膝均不感疼痛，浮髌试验阴性，停诊，嘱千万不要走急路、爬高楼，对患膝的劳累、受凉均应避免，要坚持锻炼股四头肌的抬腿运动。

1990 年 4 月 20 日云去海南岛工作，近日返京特来复查，左膝一直未再发作疼痛，平素早晚坚持锻炼抬腿，一遇左膝疲乏，立即休息。

【病例二】

杨某，女，57 岁，1983 年 6 月 27 日初诊。

左膝疼痛 10 余年，近两月疼痛加重，晚上痛得不能入睡，跛行，上下楼困难，尤以下楼为甚。去公费医院给可的松封闭二次，无效，又改超短波二个疗程，当时见效，过后不好。检查髌骨周缘及膝关节四周均有压痛，以内侧为重，左膝不能伸直贴床，腘窝离床有一拳距离，X 线片显示：膝关节腔变窄，髌骨上下缘有骨刺形成，股骨髁承重关节面不平。给予凡有压痛点之处均按摩 200 下，膝内侧按摩 200 下，然后欲将患膝逐渐加压使之伸直达 180°，但只达 170°左右，病人即疼痛不能忍受，于是放松。按摩股四头肌及腓肠肌，然后牵引患膝，再一次给予痛点按摩，然后再压膝使直。第二次压膝疼痛较轻，伸直也较前次为好，但仍不能使患膝贴床。教会病人锻炼股四头肌，早晚各一次，外用活血散熏洗，日一次，每周 2 次按摩。

1983 年 7 月 1 日复诊：经手法按摩后，膝关节感觉轻松约 4 小时，过后又恢复原状，晚上睡眠时疼痛减轻，治疗如前。

1983 年 7 月 14 日：每周 2 次按摩从未间断，每次先按摩各痛点，然后压患膝使直，目前已能压膝贴于床板上而不致于痛得不能忍受，但放松压力后，患肢又回曲，不过比起初屈曲见好，腘窝离床只有三横指。未按摩前，晚上常痛得不能入睡，现已不痛，跛行也见好，按摩如前。

1983 年 8 月 2 日：每周 2 次按摩从未间断，仍首先各痛点按摩，然后压膝使直，一压即可伸直，压力一去又回缩，但较前回缩少，也不太疼痛。跛行明显好转。过去上下楼须手扶楼梯杆，一步一步双足踩在同一台阶上，然后才上下，现双足可轮换上下，膝痛也减轻，按摩如前。

1983 年 8 月 22 日：每周两次按摩从未间断，左膝伸直与疼痛均好转，但症状未完全消失。

1983 年 9 月 10 日：每周 2 次按摩未曾间断，行走左膝已不痛，跛行消失，上街买菜、做饭不觉困难，按摩如前。

1983 年 9 月 30 日：每周两次按摩，从未间断，左膝可自动伸直，腘窝平贴于床板上，不痛。行走 2~3 千米，患膝不疼痛，亲属云步态已看不出跛行，停诊。

【病例三】

李某，女，70 岁，1998 年 3 月 1 日初诊。

主诉：左膝疼痛 7 年，入夜尤甚，睡不能眠，活动困难，走路扶拐，瘸拐着走约 50 米左右，不能蹲坑，坐坑要起来也得别人帮助，上下楼膝关节不敢用力，一用力则疼痛难忍，走约 5 个台阶即须休息 2 分钟，活动一下发僵的膝关节，才能再上下台阶。一直在公费医院治疗，服药、理疗、封闭、针灸，但病情却日见加重，最后医院建议人工关节置换，不愿手术来中医门诊自费治疗。

检查：小时曾扎脚，后自动解放，但双足仍较小且轻度变形。有中等度 "O" 形腿畸形，双膝关节周围有明显的反应性组织肥厚，尤以左侧为甚。双膝关节不能伸直，腘窝离床约 10cm，也是左侧为重，测量左膝伸 160°，屈 60°，查膝关节九个部位均有压痛。X 线片显示膝关节间隙明显变窄，乍看似无间隙，尤以内侧为甚，关节缘有骨质增生。

治疗：9 个部位的压痛点，均给予按摩 200 下，僵硬的挛缩处更加倍按摩。然后令助手握患肢踝部抬高，术者在牵引的同时，用力使小腿外展，术者一手压股骨远端外侧，一手压胫骨近端内侧，两人相互配合一致用力牵引，然后术者压膝助手抬高踝部使直，直至病人不能忍受疼痛为度。稍事休息不痛后，又复牵压如前，3 次。每周 2 次手法推拿，无任何其他治疗，经 3 个月，从未间断，左膝疼痛明显减轻，尤以夜间已不痛，行走能达 200~300 米，步态也较自然，上下楼也有进步，只是屈曲膝关节时仍痛。由于自费，不能长期坚持治疗，见好就自动停诊了。（参见图 2-1-22）。

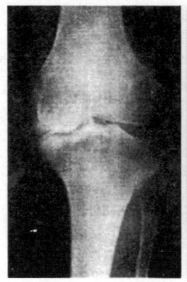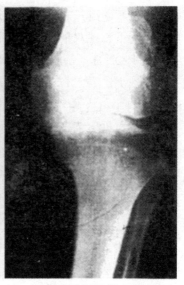

治疗后膝关节内侧关节间隙   治疗前膝内侧关节间隙狭窄
及小腿内翻有改善。   及小腿内翻很明显。

图 2 - 1 - 22　李某"O"型腿合并膝退行性严重功能障碍关节炎治疗前后

附：膝退行性关节炎中医治疗之我见

膝退行性关节炎，又称膝增生性关节炎、老年性关节炎、膝骨性关节炎、髌骨软化症。它是老年人临床常见的膝关节疾病，当上下楼膝关节疼痛时，或蹲下困难、跛行时，就会各处求医。医师应详细体检，先双膝并拢，看有无"O"型腿或"X"型腿畸形，再左手虎口从髌骨上方约 8cm 处由上向下挤压至髌骨上方，另一只手拇指、食指垂直点压髌骨。若髌骨有飘浮于水上之感及骨碰击声，是膝关节积液的现象。再让患者自动伸屈膝关节，医师手扶膝上，若有摩擦声，是膝关节退行性病变的表现。然后术者从 9 个方向检查膝关节周围有无压痛，即第一，先从髌骨下缘的髌骨骨质及其下关节缝隙处，两手拇指相对压于其上，凡有压痛处，就是治疗时要按摩的地方；第二，双手拇指食指压按髌骨左右侧，也是一手压髌骨骨质，另一只手压其下关节缝隙处，这两处的部位并不同，一是在骨骼上，一是在软组织上；第三，如检查髌骨下缘一样，检查髌骨上缘；第四，压按膝关节内外两侧的膝关节间隙处，即膝关节内外两侧的副韧带上，如果副韧带上有压痛的话，其上下的起止点也会有压痛，需要在副韧带上及其上下方的起止点处分别进行手法按摩，其疗效会更好；第五，压按膝下外侧的股二头肌肌腱及膝下内侧的半膜半腱肌止点，由于半膜半腱肌有两个止腱，故两肌腱之间的间隙处也要查找有无压痛；第六是腘窝处（即膝关节的后面）；最后查髌韧带两侧的脂肪垫，此处中医常称为"膝眼"。以上共检查了髌骨上、下及两侧缘，膝内、外侧副韧带，股二头肌肌腱及半膜半腱肌止点，腘窝和髌韧带两侧脂肪垫这9个部位。对这9个部位都要一一查找清楚，为手法按摩指明方向。在老年退行性膝关节炎的病例中，这九处常可查出疼痛，有痛就说明该处有劳损、有病变，就需要手法按摩。按摩会促进血液循环，加速新陈代谢，使痉挛甚至挛缩的肌腱、韧带，关节囊等软组织稍呈松软，并增加肌肉的弹性与张力，也会使关节间隙有所扩大，关节活动有所灵便，疼痛有所减轻，有积液者，其积液也会逐渐吸收、消退。这就是中医正骨手法按摩能够治好膝退行性关节炎的道理，也是中医正骨大夫的手法按摩深受患者欢迎的原因。

膝关节与下肢髋关节和踝关节不同，缺少骨骼保护，完全靠软组织来维持稳定，同时又是一个承重很大的关节，所以膝关节周围的软组织发病率很高。一般患者一诉说膝痛，西医多不检查膝关节部位的软组织情况，立即照X光片，当显示有骨质增生成关节间隙狭窄，甚至骨质囊性变时，这些科学的明证也掩盖了软组织问题，让西医忽视了它的问题，这也和西医未学过按摩也不了解按摩有关。西医对此病的检查与治疗着重在骨，中医则侧重在筋（软组织）。作者对于在此病的9个部位查找出压痛点的患者，必须要进行手法按摩，病情轻的各部位按摩200下，病情重的或筋有痉挛甚至挛缩的患者，须按摩400下、600下甚至800下，直至患者感觉疼痛有所减轻或挛缩之筋稍有柔软为止。若遇到膝关节伸直只能达到165°至170°之间者，必有股二头肌及半膜半腱肌挛缩，此种患者在治疗时须让其俯卧（一般患者是仰卧或坐着治疗），令患者小腿稍微屈曲，则股二头肌肌腱及半膜半腱肌肌腱就会紧张，易于找到，术者拇指与中指分别按于上述两肌腱的止点附近，用力按摩600下至800下，疗效会更好。然后让患者仰卧，术者还要加用使膝关节被动伸直的治疗方法，即医师站于患者膝侧，一手压股骨远端，一手压胫骨近端（即膝关节上下），逐渐加力，使膝关节缓缓伸直。病情轻者在被动达到180°后，还可加用一手托住跟骨，使膝关节超伸5°至8°；病情重者可令助手握住患者踝关节，缓缓加力，牵而抬举之，助手的牵抬之力要与医师向下压膝之力配合一致。以上这些治疗手法，可做到患者不愿忍受疼痛为止，切不可粗暴，牵拉与下压之法可重复进行数次，疗效会更好。最后，术者将踝关节夹于腋下，双手抱住胫骨远端，夹踝之腋与抱住胫骨之手同时用力，与患者体重对抗牵引，可使膝关节间隙与周围软组织稍有开大与松弛。若合并有"O"型腿的畸形者，在牵引的同时，右手抵压膝关节外侧，左手移下压小腿下内侧，配合用力将小腿外展，使膝关节内侧间隙尽可能扩大，同时也使大小腿的肌肉张力与弹性有所改善。若遇"X"型腿畸形，在牵引的同时，则一手抵压膝关节内侧，一手移下压小腿外侧，配合用力将小腿内收，使膝关节外侧间隙尽可能扩大。若无畸形的膝关节间隙狭窄者则正直牵引，这有利于恢复健康。手法是中医骨伤科治疗的手段和特点，是中医学的宝贵财富之一，古书《医宗金鉴》说，手法者"以手扪之，自悉其情，法之所施，使患者不知其苦，方称为手法也"。初学者手法会不熟练，但只要专心学习，加上良师指导，多做则熟，熟能生巧。当手法进行时，病人在感觉有点疼痛的同时，也会感觉到有点舒服，这就是古书上说的"使患者不知其苦也"。治后病人都会立即感到膝部轻松，关节灵便，疼痛有所减轻。一周两次或三次治疗，病情轻者，需治疗一个月；膝关节的股二头肌及半膜半腱肌挛缩伸直达不到180°者，则需治疗 2~3 个月；病期长，伸直只达到165°至170°者，肌挛缩更紧，则需 4~6 个月方能恢复健康。较之西医疗法，目前除人工膝关节置换外，大都叫患者多休息、少活动、理疗、服药，可以说没有什么好办法。膝关节镜的冲洗、修理，也解决不了根本问题。人工膝关节置换术的假体与人体骨质接触，尤其在胫骨那个界面上，日久有可能会发生松动。一个有假体松动的腿，走四五百米路程就会感觉很累，不愿再走，膝痛也是常有的，还有下楼时患肢偶有失控感。任何手术都有感染的可能性，人工膝关节置换，植入了三片假体，它一旦感染还有早发与迟发之分，迟发在 2~10 年之间，感染不痊愈就要做翻修手术，那就不是一侧人工膝关节置换术需要 4 万元，而是 10 万20 万元了，非一般人所能负担。目前我国此种手术还只在大城市开展不久，其技术与设备要求很高，结果如何，尚需 10 年 20 年的随访观察。值得注意的是，作者曾遇到膝退行性关节炎的病人，到个别的医保区级中医医院看病，也让患者做人工膝关节置换术。它们不发扬中医手法按摩的特点，东施效颦，将酿成更多的不良后果。人工膝关节置换术的目的，不外是：(1) 解除膝关节疼痛，(2) 修长肢体长度，(3) 保持膝关节活动度（术后最好的效果是120°，正常人的活动度是145°），（ ）保持膝关节稳定性。中医正骨的手法按摩治疗与之对比，没有膝关节不稳定问题（它不破坏膝部任何组织与结构）。由于按摩松弛了股二头肌及半膜半腱肌的挛缩，活动了膝关节囊及其附近的韧带与肌肉，稍有扩大了膝关节间隙与长度，减轻甚至消除了膝痛。这种逐渐治疗膝退行性关节炎的简便验廉的方法，让病人多了一种治疗方法的选择，是作者最大的心愿，弘扬祖国医学也是作者最大的心愿。

　　附两病例以说明。

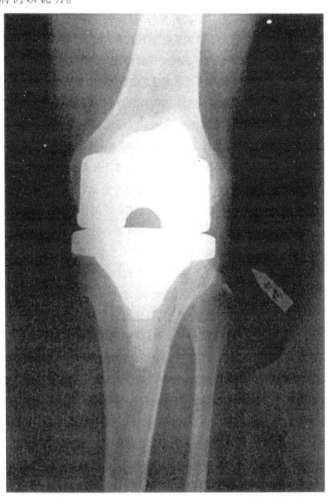

图2－1－23　手术后X线片

患者宁某，70岁，2001年4月在某大医院行膝关节人工置换术，二年半后复查照像，对比可见合金钢膝器与胫骨平台的接触面有磨损而显稍有下陷，人工关节之间的关节面也稍有变形，有行走不能持久，下楼失控感加重。(参见图2-1-23、图2-1-24)。

患者葛某67岁，右膝关节上下楼疼痛，蹲下困难，扶杖跛行，在某大医院门诊建议做人工关节置换术，因害怕手术来我门诊，经一周两次手法按摩治疗，从2003年8月25日至2003年11月24日，患者已丢杖行走，蹲下较前灵便，膝痛减轻，对比X线片可见整个膝关节间隙有所增宽，治后关节内侧间隙也有所开大。(参见图2-1-25、图2-1-26)。

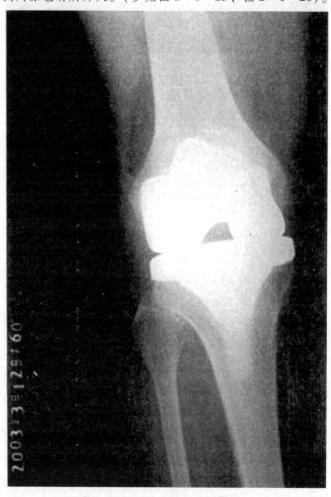

图2-1-24　术后半年X线片

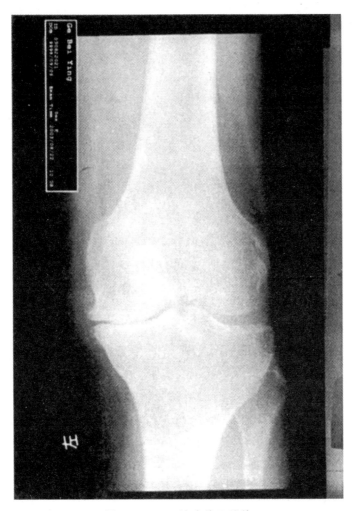

图 2 – 1 – 25　治疗前 X 线片

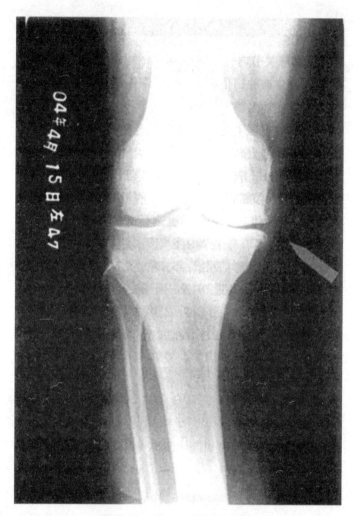

图 2 - 1 - 26   治疗后 X 线片

五十二、膝关节粘连性强直

症状：膝关节粘连性强直是临床常见病，当股骨干下 1/3 骨折、膝关节内骨折石膏固定太久或膝关节周围严重软组织挫伤发生血肿钙化，烧伤瘢痕挛缩等都可引起膝关节粘连性强直，使病人蹲下、上楼困难，严重影响工作和生活，经过理疗、锻炼 3 个月以上不能恢复正常膝关节运动者，叫膝关节粘连性强直。

检查：由于下肢手术后，常需要较长期的伸膝位石膏固定，易引起膝关节屈曲困难，临床上测量关节的活动范围，常见严重的只能活动 10°，最好的也达不到 90°。髌骨上下左右移动也受到限制。若在膝关节内注入碘水造影，照片上可见充盈缺损，这是膝关节囊与股胫骨部分粘连之故，小部分病人伸膝也有障碍，但未见有超过 30°者，因膝关节是伸直固定之故。

分析：股骨干下 1/3 骨折或膝关节内骨折，手术后可以发生瘢痕粘连，又由于长期制动，导致膝关节附近的血液循环和淋巴瘀滞，肌肉、韧带、关节囊不活动和废用，使膝内外侧肌和股中间肌甚至膝关节内都可发生纤维性粘连，使膝关节活动明显受限。只有解除粘连，并逐渐恢复软组织的张力和弹性，才能恢复膝关节的正常运动。

治疗：构成膝关节周围的肌肉、肌腱与韧带是非常坚韧的，一旦发生粘连，想用手法将膝关节屈曲是很困难的，现代医学多用手术松解粘连，但两三周内不加强锻炼活动，又可发生新的粘连。作者在学习老中医手法按摩推拿治疗软组织损伤的启发下，第一次应用麻醉推拿，先将膝关节的粘连撕开，以后在病人能忍受的疼痛限度内，继之按摩推拿，逐渐恢复肌肉、肌腱、韧带、关节囊的张力和弹性，恢复膝关节的运动直至正常为止。每周 2~3 次推拿，外用活血散熏洗，并教会病人加强膝关节的屈伸锻炼，疗程短的需 2 个月，长的要半年方能使膝关节伸屈功能正常。当麻醉推拿进行中，为了避免髌韧带被撕裂，用一种测力计放于患肢小腿上，绷带固定，屈膝的力量均通过测力计达到膝关节，若已到 60kg 的力量尚不能撕开粘连，则算手法麻醉推拿失败，另找时间或接着常规消毒，硬膜外麻醉，上止血带，在膝关节外侧作一小切口，伸入剥离器，剥离部分粘连，在手术台上再用手法推拿松解粘连，一直达到屈膝 45°为止。若多次手术，膝关节粘连重者，也要尽可能达到屈膝 80°，为创造蹬自行车、下蹲、上楼比较方便的一个有用的活动范围，这叫中西医结合治疗。

预后：第一次用麻醉推拿松解粘连，以后用手法按摩推拿，逐渐恢复肌肉的力量及关节的活动，能获得较满意的疗效。已恢复的患膝运动不会再回缩，也不会复发，预后良好。

病例：患者从矿山小火车摔下致右膝软组织严重受伤。右膝伸、屈均有障碍，伤后半年来我院治疗（图2-1-27~2-1-32）。

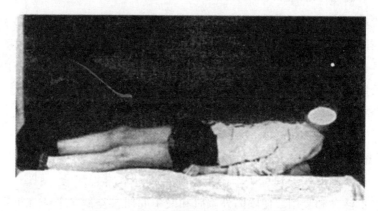

图2-1-27　治疗前　右膝伸直轻度障碍

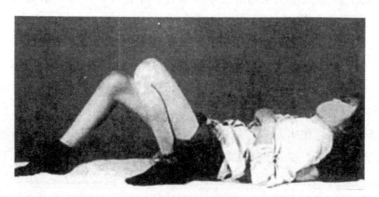

图2-1-28　治疗前　右膝屈曲明显障碍

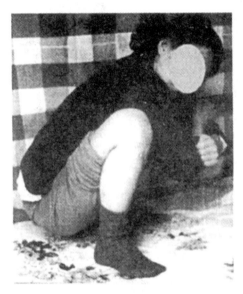

图 2 – 1 – 29　治疗后　右膝屈曲正常

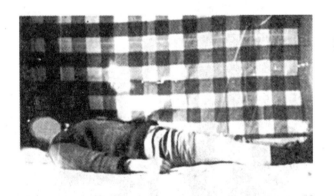

图 2 – 1 – 30　治疗后　右膝伸直正常

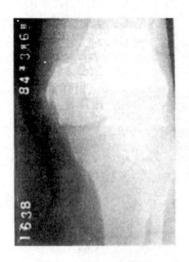

图 2 - 1 - 31　治疗后

矿山女工，手法推拿痊愈后，右膝
内侧骨化性肌炎明显好转。

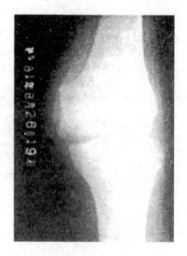

图 2 - 1 - 32　治疗前

矿山女丁，右膝摔伤后，内侧
严重骨化性肌炎。

病例：患者为一钢厂工人，因高热钢锭脱钩，严重烧伤左膝外侧，经
多次植皮创口愈合，膝屈曲产生功能障碍，来我院门诊（图 2 - 1 - 33、图
2 - 1 - 34）。

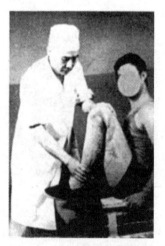

图 2 - 1 - 33　治疗后

手法推拿，痊愈，屈膝正常。

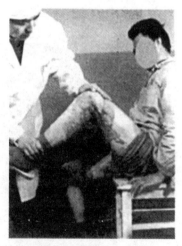

图 2 - 1 - 34　治疗前

左膝关节屈曲功能障碍。

病例：患者胫骨平台骨折术后半年仍有屈膝功能障碍，来我院门诊
（图 2 - 1 - 35 ~ 2 - 1 - 37）。

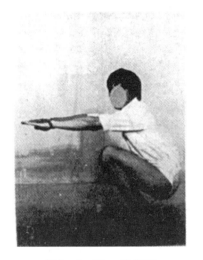

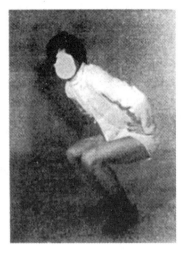

图 2 - 1 - 35 治疗后
手法推拿痊愈后，膝关节屈曲正常。

图 2 - 1 - 36 治疗前
胫骨平台骨折，手术后，屈膝障碍。

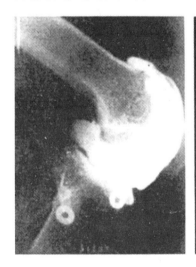

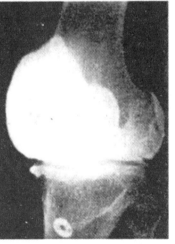

图 2 - 1 - 37 手法推拿痊愈后，膝关节内碘水造影
X 线片显示，关节伸屈正常，但正侧位仍有囊内粘连。

附：推拿治疗膝关节粘连性强直的研究与总结

膝关节内及其附近骨折或软组织严重损伤，治疗不当，均可以引起膝关节粘连性强直。本症如不积极治疗，就会造成永久性病废，严重影响下肢的功能。祖国医学早在一千多年以前——隋代巢元方的《诸病源候论》

中对本症的病机就有了认识："夫伤折已愈，肌肉充满，不得屈伸者，此由伤及筋经，营卫不得循行也。其伤虽愈，筋急相互，不得屈伸也。"

对于本症的治疗方法，历代医家也有进一步的描述："余肿痛已除，伤痕已愈，其中或有筋急转摇不甚便利，唯宜推拿以通经络气血也。"对于膝关节的功能锻炼，提出"舒筋法，治破伤后筋挛缩不能屈伸者，用大竹管，长尺余，两头各钻一窍，系以绳，挂于腰间，一坐即举足滚挫之，勿计工程，久当有效。"

我们在学习老中医手法推拿治疗软组织损伤的启发下，第一次应用麻醉推拿，先将膝关节的粘连撕开，以后在病人能耐受疼痛的限度内，继之按摩、推拿，直至膝关节屈伸正常。自 1976 年 6 月—1985 年 10 月，共治疗 40 例，获得较满意的疗效。

一、一般情况：40 例中，男 23 例，女 17 例。年龄 9~59 岁，平均年龄 30.85 岁。病程 3 个月~96 个月（8 年），平均病程 17.35 个月。

二、膝关节粘连性强直的病因：40 例中因骨折引起关节强直者 29 例（股骨干中下段骨折 12 例，髌骨骨折 8 例，股骨内外髁骨折 5 例，胫骨髁间嵴骨折 3 例，胫骨平台骨折 1 例），严重膝关节软组织损伤 10 例（半月板损伤 2 例。膝关节血肿钙化 5 例，内侧副韧带断裂 3 例），膝部严重烧伤瘢痕挛缩粘连 1 例。骨折病人的一个共同点就是膝关节固定时间过长。

三、40 例病例中，34 例皮肤可见瘢痕。瘢痕短者 10cm，长者 20cm，有的瘢痕与骨相连，外观凹陷，摸触呈坚硬条索状。6 例膝部附近表皮瘢痕呈星状或多处散在瘢痕。不仅从表面呈现瘢痕粘连，从膝关节碘水造影的 12 例中，全部有髌上囊显影缺损。其中膝关节外侧不显影者 7 例，膝关节内侧不显影者 5 例，这说明膝关节内也有粘连，且粘连相当广泛。

四、为了在临床上能准确得知术者推拿力的大小，进一步测出多大推拿力量会发生髌腱断裂，我们设计了一种测力计，把它固定在髌骨下缘 30cm 处，当推拿时，力量通过压力计而使膝关节屈曲。初步印象膝关节较轻粘连，欲达到屈膝正常，必须有 20~30kg 的力量。由于测量例数少及仪器尚需改进，有待进一步观察。

五、膝关节治疗前伸屈受限的程度：40 例中均有膝关节屈曲功能障碍，其中严重者，活动范围只有 10°，最大者 90°。（详见表 1）。

表1　患膝来治时活动范围情况

膝关节活动受限	例数	膝关节活动受限	例数
10°	3	51°～60°	5
11°～20°	9	61°～70°	6
21°～30°	3	71°～80°	4
31°～40°	3	81°～90°	3
41°～50°	4		

21例有伸膝功能障碍，伸膝差5°～30°不等，（详见表2）。

表2　患膝伸直受限情况

与正常伸直相差度数	例数	与正常伸直相差度数	例数
5°	6	20°	3
10°	8	30°	1
15°	3		

六、麻醉推拿的适应症和禁忌症

（1）凡外伤引起的膝关节粘连性强直，均为本法之适应症。

2. 禁忌症有：

（1）骨折断端尚未达到坚固愈合者不能麻醉推拿。

（2）膝部软组织损伤继发血肿钙化，在相隔一个月的X线照片对比下钙化阴影仍在扩大者不能麻醉推拿。

（3）膝关节内骨折，手术引起感染，曾用引流条，后来愈合者不能麻醉推拿。

（4）多次手术，瘢痕广泛，髌骨推之无移动者不能麻醉推拿。

七、疗效评定标准：目前对于治疗膝关节粘连性强直，国内外还无统一的疗效评定标准。对于股四头肌形成术多采用Judet R.的评定标准。此标准规定，术后膝关节活动范围较术前增加100°以上者为优，100°以下～80°为良，80°以下～50°为中，50°以下为差。

我们认为Judet R.的评定方法虽然客观地反映出治疗前后的变化，但不能说明病人是否完全恢复膝关节的正常活动范围，因此我们规定一种功能疗效标准。（详见表3）。

表3 治疗膝关节粘连性强直功能疗效标准

治疗后主动伸膝	治疗后主动屈膝	等级	治疗后主动伸膝	治疗后主动屈膝	等级
180°	45°以下	优	169°~165°	61°~80°	可
179°~180°	46°~60°	良	165°以下	80°以上	差

附：麻醉推拿方法

以右膝为例，在氯胺酮或硫苯妥钠静脉麻醉成功后，第二助手固定髋关节于最大屈曲位，第一助手在术者身后双手握住小腿及压力计的下端，准备向下压膝屈曲，术者左手触摸髌骨及髌韧带的起止点，腘窝压住小腿上部、右手握住压力计的上端，姿势摆好后，在术者指挥下，三人配合共同用力屈曲患膝。当已感觉或听到粘连撕裂声时，屈膝的力量应慢慢施加，切忌一压到底。此时术者触摸的手可感到撕裂声不是发自髌骨本身及其下缘，并且髌韧带止点也无陷下断裂的情况，方可继续加大压力直至达到患膝被动屈曲正常。若粘连坚固，不易达到屈曲正常，也可屈膝90°左右为止，以后再分次进行麻醉推拿。若合并有伸直障碍者，令两个助手压住股骨下端，术者握住小腿远端，使膝关节过伸5°~10°，此时也可听到小的撕裂声。然后在膝部加压包扎，以减少撕裂后创面出血，防止过分肿胀。凡有伸膝障碍者均采用膝伸直位绷带包扎固定，单纯屈膝障碍者，采用膝屈曲位包扎固定。推拿全过程10分钟，术后48小时解除包扎固定。屈膝固定过程中要注意患肢足背动脉的搏动，若病人因之疼痛难忍，可解除绷带固定。要鼓励病人锻炼屈伸患膝，在病人能耐受疼痛限度内，医者还要给予按摩推拿，助其屈伸，4~7天进行一次，待局部肿胀完全消退后，被动推拿仍不能达到正常屈伸范围者，必要时再进行一次麻醉推拿。一般2~6个月膝关节屈伸功能可以恢复正常。

（一）治疗结果

40例病例中有2例尚在治疗中，治疗结果按38例计算。根据本文作者规定的疗效评定标准，优22例，占57.9%；良8例，占21%；可3例，占8%；差5例，占13.1%。

（二）随访情况

40例患者中有28例得到随访，随访时间长者6年，短者3个月，平均26.3个月。患膝关节屈伸功能正常22例。其中患膝屈伸有摩擦音者3例，患侧大腿髌上5cm处周径较健侧小2cm者5例，行走两千米以上患膝感觉轻度疼痛者 4 例。

（三）讨论

（1）从 12 例膝关节内造影，说明髌上囊都有粘连，经过推拿治疗痊愈后再造影的病例中证明膝关节内粘连是可以恢复近正常的。

（2）膝关节附近的深度烧伤、植皮而愈者所发生的膝关节粘连性强直，现代医学不主张手术，恐切口不易愈合，瘢痕难以松解。用推拿方法能使关节恢复伸屈功能正常，可以补充手术之不足。

（3）根据粘连之广泛，肌肉、韧带挛缩之松紧及病人对疼痛之敏感，可以酌情麻醉推拿 1～3 次，但麻醉推拿后每周 1～2 次的手法按摩、推拿是必不可少的。因为挛缩已久的肌肉、韧带、关节囊虽被强迫伸展到正常状态，但外力一去除，又复回缩，需继续手法按摩与推拿，方能逐渐恢复其张力与弹性，这不是一次麻醉推拿或手术所能达到的。

（4）膝关节粘连性强直多因膝关节附近骨折、施行手术治疗或严重软组织损伤造成广泛瘢痕粘连所引起。用推拿按摩手法以松解粘连并逐渐恢复其肌肉、韧带、关节囊的张力与弹性，达到膝关节伸屈功能完全正常是要有一定时间才能逐渐达到，绝不是一蹴而就的。

（5）缺点是当髌骨骨折未达坚固愈合时，强行推拿，有可能沿原骨折线再次骨折。股骨干下段骨折，手术瘢痕广泛，髌骨移动很少，造影剂注入膝关节困难，进行推拿时计力器已达 60kg 尚无粘连撕开声，此时若强行屈膝，则有可能造成髌韧带断裂。14 岁以下儿童的股骨干下 1/3 骨折，若发生膝关节粘连性强直，应不用麻醉推拿，改在常规消毒和麻醉下切一小口，伸入剥离器，边部分剥离粘连，边试着在手术台上用力屈膝的办法进行治疗。由于一部分粘连被手术中的剥离器分开，手法推拿的屈膝力量大大减少，就不会造成髌韧带断裂或儿童股骨干下段骨折，且屈膝可达正常，这叫中西医结合的治疗方法。

五十三、膝关节创伤性滑膜炎

症状：膝关节有受伤史，局部疼痛逐渐肿胀，重者 1～2 小时内有明显肿胀，按压痛痛加重，患膝伸屈活动受限。

检查：膝关节周围何处疼痛最重要检查清楚，用张开虎口的左手压于髌骨上缘 7～8cm 的上方，并向下方推挤，右手拇、食、中指垂直向下按压髌骨，若髌骨有碰撞股骨髁的飘浮感，是关节内有 50mL 以上的积液或积血之故,叫浮髌试验阳性。还要排除以下损伤,一、让病人坐于诊察台缘,患膝放松呈 90°下垂,术者双手握住胫腓骨近端,将小腿拉出或推进,看十字韧带有无断裂,并作健患侧对比;二、内侧副韧带的分离试验也要检查,即两小腿夹一枕头,用绷带捆住双膝稍上方,拍摄两膝正位 X 线片,看患肢内侧关节间隙是否加宽;三、由于疼痛及积血不容易了解,半月状软骨是否破裂留待以后检查;四、最后照患膝 X 线片以排除有无骨折。

分析:膝关节为人体较大关节,主要依赖坚强的韧带和肌腱维持稳定与调节运动,关节囊内面由滑膜层覆盖,是全身关节中滑膜面积最大的关节,一旦遭受外伤,滑膜血管扩张,血细胞及血浆外渗,发生滑膜炎,较重的外伤有时可引起膝关节大量积血。

治疗:在压痛最重处,要重点按摩 400 下,其他痛点按摩 200 下。按摩首先在髌骨下缘、两侧和外上缘,然后内、外侧副韧带及关节间隙处,然后腘窝中间,然后髌韧带两侧的脂肪垫附近,每处必须按摩 200 下甚至 400 下。然后术者用腋窝夹住患肢踝部,缓缓牵引膝关节,使伤筋理顺。最后术者同时一手按摩股四头肌,另手按摩腓肠肌各 100 下,以缓解肌肉的痉挛,使患者感到按摩后轻松舒适,膝关节灵便。教会病人伸膝、足背屈、抬腿锻炼股四头肌运动,坚持每日睡下后及起床前两次在床上锻炼,每次 20 下。每周 2~3 次按摩,轻者 10 次左右痊愈,重者须三个月左右。作者不主张穿刺抽吸积液或积血后加压包扎。用按摩、锻炼和熏洗促进液体吸收,能获得满意效果,这是无数次临床实践所证明的。由于膝关节外伤后疼痛剧烈,行走不便,有的患者因工作需要又不能休息,可先给予封闭(见本书第 9 页麻醉药方)再进行按摩。方法是 1% 利多卡因 6mL,在髌骨外上缘与股直肌止于髌骨上方的外边进针,先在皮下注入药液少许,再边进针边注入药液,此点易穿通膝关节腔且疼痛最少,然后取下注射器,将备好的 16mL 封闭药液完全注入,再给予手法按摩(见本书第 20 页膝部手法)。按摩后疼痛会明显减轻,可正常步行,较之单纯行手法按摩,疗效较好。若关节内积血多者,也可顺便用空注射器抽出一些积血,再注入药液。若不封闭,作者不主张抽血加压包扎,因积血经按摩后会自然吸收,这是许多次实践所证明的。

预后:由于不间断按摩与活动,关节内的出血或积液会自然吸收,也不会使积液反复发作,预后良好。

【病例】

付某，男，11 岁，1985 年 7 月 4 日初诊。

诉半年前在学校跳远，右膝受伤，当即膝部明显肿胀、疼痛、跛行、膝关节屈伸受限，在县医院照 X 线片，骨、关节无异常，给予抽血加压包扎、理疗、服药，半年来右膝仍肿胀、疼痛，上下楼不便，来首都治疗。

检查：浮髌试验强阳性，照膝部 X 线片未发现骨折。按上述滑膜炎的手法治疗和锻炼，外用活血散熏洗（见网球肘附Ⅱ），每日一次。

1985 年 7 月 6 日复诊：无何变化、治疗如前。

1985 年 7 月 10 日复诊：肿胀见消，疼痛也有减轻。

1985 年 7 月 13 日复诊：由于叔叔家住 13 层楼，时常想下楼玩，被电梯工人说了不许坐电梯玩，乃步行上下楼，一天达 8 次之多，引起右膝疼痛加重，积液增多，治疗如前，嘱上下 13 层楼必须坐电梯，不许步行。

1985 年 7 月 16 日：肿见消，疼痛减轻，按摩如前。

1985 年 7 月 27 日：因作者外出开会，停治 3 次，按摩如前。

1985 年 8 月 9 日：每周二次按摩，从未间断，开始行走右膝不痛，须走 20 分钟以上才显痛，但也较前轻，浮髌试验似弱阳性。按摩、锻炼、熏洗如前。

1985 年 8 月 29 日：每周 2 次按摩，从未间断，治后患膝立即轻松舒适，行走已不痛，浮髌试验阴性。

1985 年 9 月 15 日：每周 2 次按摩从未间断，上街在百货大楼买东西，走有半小时，右膝不痛浮髌试验阴性。

1985 年 9 月 29 日：每周二次按摩，从未间断，上街去玩，常常行走四五千米，右膝无何不适，浮髌试验阴性，停诊，回家上学。

五十四、膝关节交锁

症状：膝关节在伸腿或上楼等的运动中，突然感到疼痛或剧痛，患膝不能正常伸屈，跛行，甚至一步也不能行走，经过自己将膝关节摆动或进行按摩都未能解除症状者，常来门诊求治。

检查：患膝伸直在 120°～150°位置，屈曲在 65°左右，膝关节正常伸屈运动受到阻碍，医者稍一将患膝伸直或屈曲，则疼痛难忍，不让稍微移动。大多数膝关节内侧压痛明显，X 线照片显示有膝关节腔狭窄，或骨刺形成，偶可见股骨髁关节承重面有软骨缺损，有的出现游离体。

分析：膝关节交锁有的由于骨性关节炎，有的是半月状软骨破裂引起，有的是游离体卡于关节之间，必须首先解除交锁，再进行其他治疗。

治疗：膝关节一旦交锁，病人是很痛苦的，必须首先解脱交锁。具体步骤是：病人仰卧，术者将患肢踝上夹于腋下，双手四指抱住胫骨内外髁，两拇指肚顶住关节间隙内外侧，缓缓加力牵引，同时嘱病人手扶床边，放松患腿作对抗牵引，在牵引情况下，术者将膝由轻到重、由小到大地上下左右摆动并旋转。在牵引下活动，患膝疼痛是能忍受的，甚至不痛。若能听到一响声，表示交锁解除，疼痛立即消失，患膝可自由活动。有的在治疗过程中，并不发生咔嗒响声，但牵引手法后，患膝伸屈正常，且无疼痛，也是交锁解除的表现。然后患膝四周的压痛之处仍须按摩，有手术指征者（如游离体）手术治之，无手术指征者可用保守按摩治之。每周2～3次，一日一次用活血散熏洗，并教会病人患膝伸直、踝关节背屈伸、抬腿锻炼股四头肌，一旦锻炼得腿部肌肉很发达，可维持膝关节的稳定，使交锁不易复发。

预后：交锁虽有可能再复发，但临床并不常见，这和病人能否坚持锻炼股四头肌有关。

【病例一】

黄某，女，65岁，1986年3月1日初诊。

诉昨天因偶然伸右腿，突感疼痛，右膝不能伸直，逐渐疼痛加剧，引起心烦，早搏，人难受。服药后心烦好转，自己按摩不见好，跛行，一走即痛，来门诊求治。

检查：右膝伸150°，屈曲65°，欲将患膝伸直，痛不能忍。患者过去照X线片证明右膝关节有游离体，不愿意手术。

治疗：患者仰卧，术者用腋窝夹住患腿踝上，双手握胫骨髁，两拇指左右顶住膝关节内外侧间隙，缓缓牵引，并嘱患者双手握床沿做对抗牵引，放松患肢，然后术者双手将患膝上下左右轻轻摇摆，并左右旋转之，同时慢慢牵膝使直，直至完全伸直为止。然后将患膝平放于床上使达180°，并超伸5下，再将膝慢慢屈曲达正常弯度，如此3遍，患膝周围凡查出有压痛处，均给予按摩100下，然后将患腿的股四头肌及腓肠肌也各按摩100下，以缓解肌肉的痉挛。最后嘱病人自由屈伸患膝，并下地行走，患者感走路不痛，膝关节活动正常，这是交锁已被解除的表现。

【病例二】

藏某，女，65 岁，1989 年 11 月 3 日初诊。

主诉上八楼时突感右膝发一响声，立即剧痛，不能行走，抬回家中，卧床不起。右膝不敢活动，稍一移动，即痛不能忍，过去无同样病史。

检查：右膝内侧关节间隙处压痛明显，稍一移动患膝，即剧烈疼痛。X 线照片显示，髌骨上下缘有骨刺形成，关节间隙狭窄，未见有游离体。

治疗：将患腿踝上夹于术者腋下，双手抱住胫骨髁，两拇指顶住膝关节间隙内外侧，缓缓牵引，嘱病人双手握床沿，做对抗牵引，并放松患肢，在牵引情况下，病人不诉痛，乃将患膝上下左右摆动，然后左右旋转，并慢慢牵之使直，达 180°，然后将腿平放床上，并超伸患膝 5 下，然后慢慢屈曲患膝达正常弯度，如此 3 遍，凡膝关节周围查出有压痛处，均按摩 100 下，患腿的股四头肌及腓肠肌各按摩 100 下，令病人自由屈伸患膝并下地行走。见已解除交锁，患膝恢复了正常运动，嘱来门诊治疗患膝骨性关节炎，每周二次，外用活血散熏洗（见网球肘附 Ⅱ），日一次，教会病人锻炼股四头肌，即伸踝、直膝，抬腿至 90°，并鼓励坚持锻炼。

1989 年 11 月 7 日，经上次手法牵引解除交锁后未再复发，可在家行走，但右膝仍有疼痛，按摩如前。

1989 年 11 月 21 日，每周 2 次按摩从未间断，已可自己走来门诊，右膝不痛，平素在家买菜做饭无何痛苦停诊。

随访一年未见复发。

五十五、腘窝囊肿

症状：在腘窝部出现一个肿块，逐渐扩大到鸡蛋大小，呈椭圆形或圆形，常伴有膝关节压迫感或胀痛感，少数有膝关节功能限制，蹲下不便。

检查：肿块硬韧，有张力，稍呈波动感，光滑，压之轻度疼痛，用电筒顶住肿物皮肤照射，在肿物上压一纸筒观看，包块透光明亮，说明肿物含液体内容。

分析：由于慢性外伤或磨损刺激，发生炎症，出现积液性包块，逐渐增大，囊肿的外层为纤维组织构成，内衬滑膜，大多数是单房，也有个别呈葡萄串状，囊肿基底多位于半膜肌肌腱与腓肠肌内侧头之间，或半膜半腱肌腱之间，也有少数在股二头肌腱前方隆起，因此囊肿的基底与腘动、静脉、神经相隔尚远，这些重要组织在腘窝中线附近，这是敢用钩针刀盲目切割的解剖基础。

治疗：有的抽出液体注入普鲁卡因加可的松，一般无效，大都主张住院手术切除。作者常于严格消毒下用1%利多卡因20mL注入半膜肌肌腱与腓肠肌内侧头之间的附近，然后再用30mL注于囊肿周围，用钩针刀（见本书第98页网球肘附Ⅰ）经皮肤插入囊肿内，进入半膜肌肌腱与腓肠肌内侧头之间或半膜半腱肌肌腱之间，顺肌腱行走方向切破囊肿的基底部，然后将刀刃反向皮下切破囊壁，直切至皮下组织为止。这些靠近皮下组织的囊壁，每相隔0.5cm左右切破一处，共切破三处，抽出钩针刀，有无色粘稠液溢出，在刀孔上压一消毒棉球，上盖数块纱布，绷带加压包扎，两天不许下水，三天后解除绷带。为慎重起见，可应用三天抗生素，作为预防感染。此法较手术切除简便有效，痛苦少，并可在门诊手术室进行。在用钩针刀切破前，常于门诊用双手拇指抵压住囊肿根部，将肿块推到胫骨骨质上加压挤破。此法只有10%的成功可能，一旦挤破，接上用力按摩，以期滑膜能与破裂口错位粘连愈合，不再复发。

预后：纵有一些复发，仍可再次用钩针刀切破。

【病例一】

姜某，女，54岁，1982年9月6日初诊。

一年余前，发现右腘窝处有一肿物，逐渐加大，伴有膝关节胀痛感，一直未予治疗。近半年右膝胀痛加重，下蹲不便，来门诊。检查右腘窝可见一5cm×6cm大小肿块，压之软韧，有波动，光滑，按之稍痛，用电筒贴于皮肤照射，在肿块上压一纸筒观看，肿物透光明亮。在1%普鲁卡因局麻下，用钩针刀经皮插入囊肿内，深至半膜肌肌腱与腓肠肌内侧头之间顺肌腱方向切破囊壁基底部，再插至半膜半腱肌肌腱之间，顺肌腱方向切破囊肿壁，然后将刀刃反向切破近皮下组织的囊壁，每隔0.5cm切破一处，共切3处，抽出钩针刀，刀孔压一棉球，上盖纱布，绷带加压包扎。内服消炎片三天，3天不下水，然后去除包扎。观察半年复发，再次钩针刀拖割治之，观察2年未见复发。

【病例二】

高某，女，51岁，1984年2月7日初诊。

患者于7个月前觉左膝腘窝发胀，摸到一包块，逐渐长大，至某医院，诊为腘窝囊肿，行穿刺抽出淡黄色黏液一筒，并注入药液，数日后，肿物又增至原来大小，共行穿刺抽液5次，不好，乃来门诊，检查：左腘窝可触及一个 5cm×6cm 大小包块，与皮肤不粘连，稍感波动，光滑，软韧有张力，压之不痛，膝活动及蹲下正常。在门诊给予双手挤压，痛难忍，不破。在门诊小手术室常规消毒下，用 1% 利多卡因 20mL 注入半膜肌与腓肠肌内侧头之间，再用 20mL 浸润于囊肿周围，将钩针刀经皮插入囊肿内，深至半膜肌肌腱与腓肠肌内侧头之间（可摸清），切破囊肿基底部，再深入半膜半腱肌肌腱之间，顺肌腱方向切破囊肿之壁，然后将刀刃反向皮下，切破囊肿接近皮下的囊壁，直至皮下组织（可摸清），每隔半 cm 切一处，共切 3 处。将钩针刀抽出，刀孔压一消毒棉球，上盖数块纱布，绷带加压包扎，3 天不许下水，口服消炎片 3 天，然后去除绷带。观察 2 年未见复发。

五十六、膝关节内侧副韧带扭伤

症状：有明显的外伤史，疼痛，膝内侧副韧带起止点附近压痛明显，两膝内侧对比，可见轻度肿胀，甚至皮下青紫，跛行，患膝屈伸运动受限。

检查：分清压痛点是在内侧副韧带的起点还是止点，关节间隙部位有无压痛，为重点按摩找出目标。若要分清是韧带部分断裂，还是完全断裂，可进一步做分离试验，即一手压住股骨外髁，一手握住小腿下部，使之外翻，若膝内侧有轻度间隙加大的怀疑，可两小腿夹一枕头，用绷带捆住双膝稍上部，拍两膝正位 X 线片，看内侧关节间隙是否加宽，还可排除胫骨髁间嵴有无撕脱。一般膝内侧副韧带扭伤是不会有韧带完全断裂现象出现的。

分析：膝关节主要依靠坚强的韧带和肌腱维持其稳定并调节活动，一旦膝外侧遭受打击或闪扭，内侧副韧带损伤是较常见的，轻者部分断裂，重者完全撕开，同侧半月状软骨也受到损伤，甚至胫骨髁间嵴撕脱。前者可以保守治疗，给予按摩，后者必须石膏固定或手术，这里只讲病情轻者的手法治疗。

治疗：病人仰卧，找出最重的压痛点，给予重点按摩 400 下，新伤手法要轻柔，陈旧者手法可重，当然以病人能耐受疼痛为度。其他痛点也要按摩 200 下，然后轻轻屈伸膝关节，能达到正常活动范围更好，也不要强求，以避免太痛或加重损伤。然后术者将患肢踝部夹于腋下，双手握小腿，身向后倾，以牵引患膝，使关节软组织理顺，最后双手上下分开、按摩股四头肌及腓肠肌各 100 下，结束治疗，外用活血散熏洗（见网球肘附 Ⅱ），每日一次，按摩每周 2~3 次，5~8 次即可痊愈，陈旧损伤治疗日期随之延长。

【病例】

邹某，女，29 岁，1979 年 9 月 28 日初诊。

4 天前，右膝被 25kg 面粉袋从外侧砸下，当即疼痛，未予注意，仍工作，逐渐加重，右膝伸屈不便且肿胀，膝关节内侧副韧带止点压痛明显，关节间隙处也有压痛，分离试验（-），X 线照片无异常。给予最痛处重点按摩 400 下，膝关节内侧间隙处按摩 200 下，然后被动伸屈膝关节，缓缓达到正常范围。夹住患肢踝部牵引膝关节，最后按摩股四头肌及腓肠肌各 100 下，以松解该肌的痉挛，让病人感到治疗后舒服，按摩后立即轻松，膝关节活动较前灵便，每周 2 次按摩，共治疗 5 次痊愈。

预后：一年后因腰痛来治疗，追问右膝情况，云干劳动活右膝无何不适。

五十七、膝关节内侧副韧带断裂

症状：膝关节内侧副韧带断裂，门诊常可遇见。有明显外伤史，膝内侧疼痛，未完全断裂者尚可维持行走，若全部断裂则行走困难，膝内侧肿胀。根据肿胀的轻重，也可推断是部分断裂还是完全断裂。有时皮下出现瘀血，说明损伤更重。

检查：局部压痛可以了解韧带损伤的部位是在股骨内髁的起点，还是在胫骨内髁的止点；也有在膝关节内侧间隙压痛明显者，要考虑是否有内侧半月板撕裂；因韧带的内面与半月板紧密相连，还要查浮髌试验，看膝关节内有无积血。关节分离试验非常重要，方法是术者一手推患肢大腿外侧，另手握小腿轻轻用力外展，可感到患膝不稳或分离。然后再做抽屉试验，即屈膝 90°，术者双手握胫骨近端，如开抽屉似的向前挪，有异常移动为前十字韧带断裂。上述的分离与抽屉试验若有怀疑，还可做健侧对比试验，就更明显了。最后一定要摄捆绑双膝稍上方，两小腿间夹枕的双膝正位 X 线片，对比看患膝关节内侧间隙有无加宽，可确诊内侧副韧带是部分断裂还是完全断裂，是否并发胫骨髁间前结节撕脱。

分析：膝内侧副韧带起自股骨内髁，向下止于胫骨内髁，扁宽而坚韧，由于膝关节一般有轻度外翻，加上小腿外侧较之内侧易受外力打击，一旦突遭膝部过度外展，可导致膝内侧副韧带部分或完全断裂，甚者连带半月板破裂及胫骨髁间棘撕脱骨折。若撕脱骨折移位很大或内侧副韧带止点处断裂，因它位于缝匠肌、股薄肌及半腱肌三个肌腱的深面且相互愈着，形似鹅掌，一旦内侧副韧带止点断裂回缩，即不易与远端断裂处接触。除上述两种特殊情况须手术治疗外，凡新鲜损伤，不管是单纯膝内侧副韧带断裂，还是合并胫骨髁间棘撕脱骨折，均可采用非手术的保守治疗。预后良好。

治疗：膝内侧副韧带断裂诊断确定后，凡是 3 天以内的新鲜损伤，均可采用膝关节内收长腿管型石膏固定，为期 8 周，然后拆除石膏照双膝关节分离试验 X 线片正常者，可给予膝关节周围及大小腿的肌肉按摩（见本书第 19 页膝部手法），按摩后，自动屈曲膝关节，到发生轻度疼痛为度，每周 2～3 次按摩，并教会病人锻炼膝关节（见本书第 27 页膝关节锻炼），一直治疗到恢复正常运动功能为止。若膝关节受伤严重，韧带愈合后，周围发生粘连较多，按摩 3 个月仍不能达到正常运动范围者，可进行麻醉推拿一次（见本书第 212 页膝关节粘连性强直），以帮助恢复正常运动功能。按摩期间，在家用活血散熏洗，一日一次，疗效满意。

预后：良好。

【病例】

孙某，女，36 岁，1991 年 12 月 25 日初诊。

主诉：3 日前，因路上有雪，骑自行车摔倒，致右膝受伤，扶车行走回家，晚间上厕所下台阶时，跪于地上，就站不起来。第 2 天送区医院，大夫按了几下，说没事，病人诉右膝好像脱了环似的，不听使唤，请求照 X 线片，照片后，诊为韧带损伤，又强调没问题，休息几天就会好。第 3 天，病人感右膝痛甚，不能行走，来我院门诊，由人背上楼。

检查：右膝内侧压痛明显，不敢活动，术者左手将患肢大腿外侧向内推，右手握小腿轻轻外展，感膝关节不稳定，乃左右对比检查，右膝明显有分离感，抽屉试验阴性，垫枕于两小腿间，捆双膝关节做小腿分开姿势，照正位 X 线片，显示健膝关节内侧间隙宽 0.4cm，患侧 1.3cm，间隙明显增宽，在右膝关节内收状态下用长腿管型石膏将患肢固定，第 10 天复诊，石膏无松动，可能与患膝内收状态下固定有关。1992 年 2 月 26 日拆除石膏，仍似第一次照 X 线片，两小腿夹一枕头，用绷带将双膝关节捆紧，照双膝正位片，患膝关节内侧间隙宽 0.5cm，断裂的膝内侧副韧带已愈合，嘱坐于诊察台，将患膝自动尽可能屈曲，虽有疼痛，但可弯下约40°，然后将腿伸直，给予按摩髌骨周围与股四头肌、股二头肌、腓肠肌、比目鱼肌、半膜肌、半腱肌等处，然后叫病人试着下地行走，不敢开步，嘱回家如前锻炼膝关节屈伸运动，一日3次。

1992年3月4日来复诊：自动屈曲患膝可达约80°，肌肉发僵也明显好转，按摩如前，行走尚可。

1992年3月25日来复诊：自动屈膝可达100°，术者助其屈曲患膝达130°，虽有诉痛，但尚可忍受。按摩如前，教会病人的丈夫给予按摩，不必来门诊。

1992年4月25日来复诊：患膝伸屈运动正常，可行走5千米，无何不适，已工作半个月。仍如前捆紧照双膝正位X线片，患膝关节内侧间隙宽0.4cm，与健侧等同。停诊一年后随访，患膝行走无何不适，曾旅游登山，右膝不痛。（参见图2-1-38）。

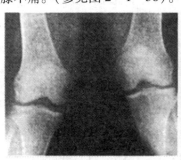 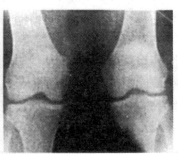

右膝内侧副韧带断裂，关节间隙增宽，对比健康的左膝内侧关节间隙正常。　二个月后，如前捆绑双膝照X线片，断裂的副韧带愈合、右关节间隙恢复正常。

图2-1-38　患者孙某治疗前后双膝X线对比片

五十八、膝关节外侧副韧带扭伤

症状：有外伤史，疼痛，膝外侧有压痛，两膝外侧对比可见轻度肿胀，行走不便，膝关节不能完全伸直或正常屈曲。

检查：将患肢摆成"4"字式，在外侧膝关节间隙处，可摸到条索状坚硬的外侧副韧带，要找出最重的压痛点是在其起点还是止点或关节间隙处，为重点按摩找出目标。然后术者一手抵住股骨内髁，另手握踝上，使膝内翻，看有无膝外侧副韧带松动不稳现象，以判断韧带是部分断裂还是完全撕开，分离试验阳性者，疼痛会明显加重，膝外侧副韧带完全断裂者很少。

分析：膝外侧副韧带为索状坚韧的纤维束，又加上双膝内侧护卫，不易遭到外物暴力的打击而内收，因此外侧副韧带损伤远比内侧副韧带损伤为少，当然临床上还是可以偶然遇到膝外侧副韧带损伤的。

治疗：病人仰卧，在压痛最重处，给予重点按摩400下，其他痛点也要按摩200下，然后缓缓伸屈膝关节，以便恢复其正常运动功能。然后术者将患肢踝上夹于腋下，双手扶住小腿，缓缓加力牵引膝关节，以牵顺受伤的软组织，有利早日痊愈。最后一手按摩股四头肌，另手按摩腓肠肌各100下，以缓解痉挛，使治疗后病人感到舒适而结束手法。一周2~3次治疗，6次左右即可痊愈。外用活血散熏洗（见网球肘附Ⅱ），每日一次。

预后：良好，不会遗留伤后疼痛。

【病例】

袁某，男，19岁，1980年4月12日初诊。

一天前左膝内翻扭伤，疼痛，跛行，膝关节不能伸直，也不敢屈曲。将患腿摆成"4"字式，坚韧索状的外侧副韧带止点附近压痛明显，起点稍有疼痛，关节间隙处无压痛，对比健患侧可见轻度肿胀，其他髌骨周缘、髌韧带两侧及腘窝部均无压痛，抽屉试验（-），浮髌试验（-），由于疼痛原因，未查半月状软骨有无破裂。给予痛点按摩，然后缓缓伸屈膝关节，达到正常运动范围，然后牵引膝关节5下，双手按摩股四头肌及腓肠肌各100下，结束手法。治后病人感膝关节灵活，疼痛减轻，共治5次痊愈。

五十九、膝关节错位

症状：有明显外伤史。膝部疼痛，肿胀，站立或行走不便。

检查：髌骨骨质四周边缘及其下方关节间隙处，压痛明显，内、外侧副韧带和其起止点、股二头肌及半膜半腱肌止点附近均有触摸痛，腘窝及髌韧带两侧的膝眼也有压痛。膝部照X线片，排除骨折。

分析：中医正骨大夫常诊断关节错位，在现代医学除幼儿桡骨小头半脱位外，从不诊断错位，但在临床实践中，确实存在关节错位。例如，从事重体力劳动者，四人在扛抬一个大重物件时，由于配合不默契，有人腰部发一咔嚓响声，闪了腰，立即引起腰部剧痛，不能动弹。当中医为其手法治疗，活动腰部时，突发一响声，疼痛立止，其病若失，这就是关节错位又复位之故。作者在治疗一位从自行车上被撞倒的病人时，也遇到膝关节错位的病例。从解剖上看，膝关节为人体中较大关节，又没有骨骼围护，是一个靠软组织维持负重的平面关节。构成又比较复杂，它是股骨的内、外侧髁与半月板的上面，胫骨的内、外侧髁与半月板的下面，股骨的髌骨关节面与髌骨的关节面之间组成的膝关节。半月板充填于股、胫两关节面之间，又与交叉韧带连系，并可随膝关节屈伸或小腿旋转而移动。这种关节，若一旦遭遇打击，就可能发生膝关节错位。

治疗：中医多用手法按摩及牵引治疗外伤所致的膝关节疾病，以消除肿胀及疼痛而达到痊愈。具体治疗手法，详见下叙病例的治疗中，不予赘述。

【病例】

患者范某，女，54岁，2004年12月13日初诊，

诉：于2004年10月29日正骑自行车进行时，被另一青年男子也骑自行车由左后方向前撞倒，右膝着地，右腿当即不能弯曲。即送中医骨科医院，照X线片，无骨折，膝部肿胀，有一处皮破，涂中药膏，外缠绷带包扎。复诊时改贴狗皮膏，一直右膝疼痛，但肿胀渐消，伸曲腿和上下楼梯疼痛，不能下蹲，腿由伸到弯或由弯到伸均有筋扭拌感，膝盖外侧弯曲处手摸触有一鸽蛋大小硬结，后转来我院门诊。

检查：右膝髌骨骨质两侧和上下方边缘及其下关节间隙处，均有压痛。内、外侧副韧带和其起止点及半膜半腱肌、股二头肌止点附近有触摸痛。腘窝和髌韧带两侧的膝眼，也有压痛。浮髌试验阴性，半月板未查出破裂现象。

诊断：（1）右膝关节扭挫伤。（2）右膝关节内侧间隙狭窄（这是X线片显示的老年性膝关节退行变所致，与此次外伤无关）。

治疗：凡查出有压痛点的地方，就认为该处受到损伤，均给予手法按摩，以膝外侧疼痛最为明显，重点按摩400下，其他处200下。按摩完后再进行牵引，即术者将患腿踝关节夹于右腋下，双手抱住患膝关节下方的胫骨近端，夹踝之腋与抱住胫骨之双手，同时配合用力牵引，使膝关节与周围软组织的痉挛得到松开，按摩可以活血止痛，牵引可以使患膝关节通利灵便，以此结束治疗，治后病人立即感觉轻松、舒适及活动灵便一点。

复诊：2004年12月15日。治后患膝较前轻松，但半天后，又恢复原状。

治疗手法如前。

复诊：2004 年 12 月 17 日。治后行走痛较前稍有减轻，能多走一点路，但曲腿时疼痛感和筋扭拌感未见好，治疗手法如前。

复诊：2004 年 12 月 20 日。患膝行走疼痛较前又有所减轻，治疗手法如前。

复诊：2004 年 12 月 24 日。治后患膝轻松舒适，能多走一些路程，但曲腿疼痛和筋扭拌感不见好，治疗手法如前。

复诊：2004 年 12 月 27 日。第六次治疗，按摩后，正牵引时，患膝关节突发一可听见的咔咚响声，被握住的大腿都抖动了一下。嘱患者观察病情变化。作者认为，这种现象是撞倒后，右膝着地被冲击力所致的膝关节错位，一直未得到整复。又因为伤后时隔一个多月，才有牵引治疗。错位附近的伤处，形成轻度粘连，所以每次虽给牵引，直至第六次才得以复位之故。

复诊：2005 年 1 月 3 日。经上次治疗后，曲腿时疼痛感和筋扭拌感明显减轻。但 2 日后，曲腿疼痛感和筋扭拌感又有点加重，比未发生弹响前要轻。当站立做事时，膝部有时会发生轻微的咔吧声，治疗手法如前。

复诊：2005 年 1 月 5 日。治后，患膝右腿可跨过自行车坐位，并骑行一段路程，这是伤后未有过的，治疗手法如前。

复诊：2005 年 1 月 10 日。当按摩完后，正进行手法牵引时，患膝又发一较轻的咔嗒响声，大腿也轻度的抖动了一下，治疗手法如前。

复诊：2005 年 1 月 12 日。上次治后，患膝行走、上下楼及蹲下，活动自如，只有下楼时膝外侧稍痛。上次治疗牵引时，又发生第二次弹动与响声，是由于第一次复位，伤后日久，周围筋的痉挛、牵扯，不能完全复位，第二次证明受伤错位，逐步复位的缘故。

复诊：2005 年 1 月 19 日。现在骑自行车上班，只有膝外侧副韧带处及股二头肌止点附近有压痛，下楼时该处轻度疼痛。其他处均无压痛，手法治疗如前。

复诊：2005 年 1 月 24 日。现在患腿行走，较前有劲，当进行牵引时，又发一轻微响声，无腿的弹动，手法治疗如前。

复诊：2005 年 1 月 26 日。可以停诊，但患者怕病情反复，要求治到患膝一点也不痛，才愿停诊。

复诊：2005 年 1 月 31 日，治疗如前。

复诊：2005 年 2 月 2 日。患者要求还治疗一个月。因此 4 日、7 日、14 日、16 日、18 日、23 日共再治 6 次。手法治疗如前，但时间较短，手法较轻。然后停诊。

8 个月后复查病人右膝行走正常。

六十、胫腓上关节扭伤

症状：有外伤史，行走痛，甚至跛行。诉膝部疼痛，有时疼痛较剧烈，经久不愈。

检查：查找髌骨周围、膝内、外侧副韧带起止点、股二头肌腱及半膜半腱肌腱、腘窝部、髌韧带两侧的脂肪垫等处，均找不出压痛点，反复用力深压也不诉疼痛，但在腓骨小头内外侧压痛明显。小腿两侧对比，可见有轻度肿胀，压痛的部位与膝关节疾病有明显不同是其特点，也是诊断的主要依据。若追问曾有过什么外伤，方诉说下公共汽车被背后人推挤，足着地不稳扭了一下，或诉说下坡较急，足站定转身扭了一下，多发生在右腿。

分析：胫腓关节由腓骨小头关节面与胫骨的腓骨关节面构成。关节有坚韧的腓骨小头韧带连接，此韧带分为前后二部，前部起自腓骨小头前面，斜向上止于胫骨外侧髁的前面，后部起自腓骨小头后面，斜向上止于胫骨外侧髁的后面。该韧带厚而强韧，使关节相当稳定，但是若遭遇下坡的冲力与小腿旋转之际，也可扭伤该韧带，但不常见。若先有膝退行性关节炎，后受外伤，也是可以鉴别的，因膝关节疾病绝不会出现腓骨小头内、外侧的压痛。

治疗：腓骨小头（小头外形颇似蛇头）就在膝关节稍下的外侧皮下，因此腓骨小头的外侧面与内侧面可触摸清楚，这也就是腓骨小头韧带的起点处，该处必有压痛。每处压痛点应按摩 400 下，然后将患肢踝部夹于术者腋下，双手抱住胫腓骨近端，配合一致用力牵引，在牵引的同时，可将小腿外展与内收并左右旋转上下颠动 3 下，然后使患膝伸直，一手压股骨远端，一手握踝部使膝关节超伸 5°～8°，3 下，再屈髋、膝关节达最大限度 3 下，弹腓总神经 3 下，结束手法。

【病例】

范某，女，30 岁，1992 年 4 月 16 日初诊。

主诉：下公共汽车被背后人推挤扭了右腿，当即右膝疼痛，跛行，第二天症状加重，去公费医院门诊，认为膝关节扭伤，给止痛片、跌打丸内服不见效，又给理疗、针灸、外敷膏药，服回生第一丹，如此40余天，虽勉强工作，但右膝行走仍痛，来我院门诊。

检查：髌骨周围、膝内、外侧副韧带、股二头肌腱与半膜半腱肌腱、腘窝部与髌韧带两侧脂肪垫等处均无压痛，但在腓骨小头前后两侧压之疼痛，乃给予痛点各按摩400下，然后将患肢踝上夹于术者腋下，双手抱住胫腓骨近端，夹腿之力与抱胫腓骨之手配合一致用力牵引一分钟，在牵引的同时，双手将小腿外展、内收，并左右旋转3下而结束手法。令病人下地行走，试看膝部疼痛。诉说膝部疼痛减轻，给予每周2次手法推拿，共治疗6次，痊愈而停诊。

六十一、腓肠肌扭伤

症状：由于激烈跑动，突然跳起，可使腓肠比目鱼肌移行于肌腱联合附近，遭受损伤，引起小腿肚部位疼痛、肿胀，行走不便，陈旧者亦可追问到外伤史。此病不常见，但能遇到。

检查：小腿腓肠比目鱼肌紧张。触之肌肉缺乏柔韧性而呈僵硬状，压痛明显。令患肢踝关节用力背屈，术者握足背跖屈作对抗试验，小腿肚疼痛加重是其特有体征。

分析：腓肠肌与比目鱼肌的肌腱相互愈着组成跟腱，叫小腿三头肌，该肌强大有力，对维持人体直立有重要作用，跑跳着地不当，肌肉移行于肌腱附近处，可发生撕裂伤。

治疗：在肌肉与肌腱交界处找出最痛点，予以重点按摩400下，然后三头肌肌腹的僵硬情况应按摩使之变为柔软，疼痛症状会立即减轻，最后，左右旋转并屈伸踝关节5下，在腓骨头附近弹腓总神经3下，结束手法，每周二三次治疗，3~5次即愈。

预后：治愈后不会复发，也无后遗疼痛。

【病例】

穆某，男，55岁，1983年11月22日初诊。

14天前打羽毛球跑动伤了右小腿，当即疼痛逐渐肿起，经过理疗、贴药、服止痛片，仍行走疼痛，外交活动受到影响，要求中医按摩。

检查：右小腿肚下内方，相当于腓肠比目鱼肌与肌腱交界附近压痛明显，腓肠肌僵硬，有压痛，踝关节背屈对抗试验，小腿肚疼痛明显加重，经予痛点按摩 400 下，腓肠比目鱼肌僵硬处直按摩到肌肉有柔软感为止。最后旋转屈伸踝关节 5 下，弹腓骨头附近的腓总神经 3 下，嘱早晚各练习蹲下起立 5 下。

1983 年 11 月 26 日复诊：按摩后，右小腿疼痛明显减轻，行走痛也见好，治疗如前。

1983 年 11 月 29 日复诊：右小腿平素及行走均不痛，但踝关节稍肿，重点按摩踝关节。

1983 年 12 月 3 日复诊：右小腿无何不适，踝关节肿全消，停诊。

六十二、跖肌拉伤

症状：跖肌拉伤比较少见，但临床偶可遇到。由于足尖点起站立用力，或跑步踢绊，上身前倾，右足调整使身躯不倒下，可引发此病。有小腿肚疼痛，迈不开步似的，行走无劲，且一走一痛，多发生在右腿。

检查：小腿肚中上段外侧有一长条状压痛点，这和腓肠比目鱼肌拉伤的压痛是在小腿肚中下段正中处不同。两者压痛位置的差异，是可资鉴别的特征。令患足背屈或跖屈，压痛更为明显，其压痛走向的位置也更清楚，表明在小腿上外侧。

分析：跖肌起自股骨外髁及膝关节囊，向下移行于跟腱，位于腓肠肌外侧头与比目鱼肌之间，肌腹呈细小的梭形状态，肌腱细长，是该肌在人类已退化之故，虽功能作用不大，但有时仍可受伤，其特征是压痛点在小腿肚中上段外侧，若检查有此症状，应考虑为此病。

治疗：在患肢小腿肚中上部外侧的压痛点，应按摩 200～400 下，其上达腘窝的外侧有压痛，也要按摩 100 下，然后令踝关节背屈或跖屈，在此姿势下，压痛更为明显，再各给予按摩 400 下，治后令病人步行，那一走一痛和迈步不便的症状立即消失，隔日或一日一次按摩，3～5 次即愈。

预后：良好。

六十三、刺激性神经痛综合征

症状：腿曾受过碰撞、挤压或牵拉的损伤，自后该处出现过敏性疼痛，一般刺激即可发生难以言状的不适或不易忍受的疼痛。阴天下雨，患肢可预感难受，多为持续性疼痛，还可影响工作或睡眠。

检查：病变处有过敏性触痛或为钝痛或刺痛，但部位固定且压痛明显，范围不大，无肿块可触及是其特征。

分析：刺激性神经痛的发病原因不明，可能与神经内外的瘢痕粘连有关，若发生在下肢骨骼的皮下浅表部位，中间无重要血管、神经、韧带及肌腱等组织，作者常用钩针刀在病变稍上方将传导神经来源切断，可获得疼痛立即消失的效果。

治疗：找出明确的固定的压痛部位，又是在皮下直达骨质的浅表地方，可横行或垂直切开骨膜及皮下组织，将骨膜上下剥离少许，也不会损伤到重要组织，以遮断传导神经的来源，阻止疼痛的发生。方法是常规消毒下，注入1%利多卡因6~8mL，在病变稍上方插入钩针刀直至骨膜，将骨膜横行切断并用刀刃上下剥离骨膜少许，以阻止神经鞘的对位愈合（若是在股骨或胫骨内外髁部位，痛域中含有膝内外侧副韧带者，则只可垂直切开骨膜，以避免切断副韧带，这是应该注意的）。然后，将钩针刀上提一点，同样横行切断皮下组织，拔出钩针刀，用消毒纱布多层压迫止血，包扎固定，3天不能洗澡，也不要沾水，以免感染。3天后去除包扎，可获得疼痛消失的效果。若仍有少许疼痛，可找出固定部位，如上法再进行钩针刀手术1~2次。

【病例】

任某，女，49岁，1991年10月9日初诊。

主诉：1979年跌伤左腿，诊为左膝内侧半月板损伤，行手术切除，自后切口瘢痕肿痛，有一硬块。转院天津，诊为神经纤维瘤，行手术切除，术后疼痛消失。4个月后，左膝内侧切口又疼痛如前，1987年转到北京，也诊为神经纤维瘤，行手术切除，术后疼痛症状如前，未见改善，于1991年10月9日来我院门诊，诊为刺激性神经痛，在股骨内髁高凸处有一固定的压痛点，范围约一元的硬币大小，压痛非常明显，其间无膝内侧副韧带。

由于外地来京治疗，收住院行上述钩针刀手术，术后疼痛大减，但原压痛点的后下方，仍有一小块地方呈过敏性疼痛，按压仍在皮下即是骨质的地方，位于半膜半腱肌之前，在第一次钩针刀后的第14天，又于该压痛处再进行钩针刀手术一次，术后该疼痛消失。但最初原压痛点的前下方又有一个疼痛过敏点，范围约黄豆大小，又给予第二次钩针刀手术，术后左股骨内髁即未再出现疼痛及按压痛而出院。

在门诊观察三周，无何不适，回赤峰工作。

六十四、踝关节扭伤

症状：踝关节扭伤在门诊最为常见，有外伤史，踝关节外侧肿胀明显，甚至青紫瘀斑，疼痛，跛行，活动困难。

检查：首先要检查跗骨窦，这里的压痛最为明显。然后在外踝骨的直下方查跟腓韧带的止点，该处也是常有压痛的地方。接着再查腓骨远端后面的距腓后韧带，此处也是常有压痛的，但压痛一般都比跗骨窦处为轻。再向前查跖骨 3、4、5 骨间隙有无压痛及踝关节正中与内踝三角韧带等处有无压痛，为下一步治疗找出要按摩的痛点，这是哪里有软组织受伤哪里就会有压痛而要进行按摩的原则。反转，疼痛可以引导医生找到受伤的组织予以按摩。X 线照片虽可排除踝关节的骨折，但若遇肿胀明显又有青紫瘀斑的病例，就一定要照踝关节外侧韧带有无断裂的 X 线片。方法用 1%利多卡因 10mL，在常规消毒下注入踝关节内，然后由人掌握将足极度内翻，照一张踝关节正位片，看距骨内翻角度（见图 2－1－39）。角度测量方法是在踝穴胫骨两个凹面最深点之间作一连线，再在距骨两个凸起最高点之间也作一连线。正常踝关节虽用力将足内翻，此二线也是平行的，至多不会超过 5°，一旦外踝有韧带断裂，这两条线就会出现角度，一般 5°～10°，表示有距腓前韧带断裂，10°～15°有跟腓韧带断裂，15°～20°有距腓前和跟腓韧带同时断裂，20°～30°有距腓前、跟腓、距腓后三根韧带都断裂，有韧带断裂和没有韧带断裂的治疗方法是完全不同的。

分析：胫腓骨下端构成踝穴，中容距骨，组成具有屈伸活动的踝关节。关节外侧有距腓前、距腓后与跟腓三条韧带，其坚强度远较内侧的三角韧带为弱，加上距骨体前宽后窄，当足背屈时，距骨体的宽部进入踝穴，踝关节稳定。当足跖屈时，窄部进入踝穴，因而踝关节不稳定，所以走在高低不平的路面上或跑跳或下阶梯时容易发生足跖屈内翻位扭伤。扭伤可分轻度损伤和韧带断裂，断裂首当其冲的是距腓前韧带，暴力再大些，就会距腓前、跟腓韧带同时断裂，甚至有距腓前、距腓后、跟腓三根韧带都断裂合并踝关节脱位。这种严重损伤很少见。因为等不到出现这样大的暴力之前，胫腓骨远端已抢先出现骨折了。本文只谈软组织损伤，除以上解剖特点外，踝关节前外方还有一个跗骨窦，由距骨沟和跟骨沟组成，它与踝关节的屈伸活动密切相关，常被临床医师所忽视，由于它所处的位置在足背最低，且形成窦，伤后的瘀血常积聚于此处，若不注意散

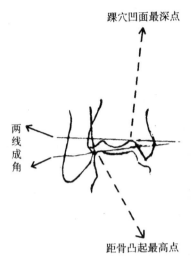

踝穴凹面最深点

两线成角

距骨凸起最高点

图 2-1-39　距骨内翻角度测量图

瘀，久之，瘀血虽可大部分吸收，但总有少许固体成分纤维化而成筋结，发生粘连，使踝关节活动时，该处长期疼痛，影响生活和工作，这种后遗症并不少见。此点应与外侧韧带断裂的后遗症相鉴别，前者是可以应用手法按摩完全治好的，虽然治疗的时间较长，韧带断裂则影响踝关节稳定，按摩疗效不佳。

治疗：当轻度新鲜扭伤时，无论是伤后立即到来，或 1~2 天后才来，都可以进行手法按摩，只是新鲜伤的手法要轻，陈旧性损伤手法可重。有的西医，反对伤后立即按摩是不懂按摩原理，作者几十年的临床实践，从未发生按摩后出血反倒加重的例子，都是瘀血散开，肿胀渐消，疼痛减轻，关节活动灵便。治疗的具体步骤是：患者取坐或卧位，术者在伤肢外侧，首先按摩跗骨窦 200~400 下，在病人能耐受疼痛的情况下，拇指尖要深入跗骨窦的基底按摩；然后踝关节的周围凡查出有压痛之处，都表示有轻重不等的损伤，应给予按摩 100~200 下；然后一手握住内外踝，一手握足背，左右旋转各 5~10 下，再背屈跖屈 5~10 下，弹腓骨头附近的腓总神经 3~5 下，拔伸五趾各一下，最后在腓肠肌上按摩 100 下而结束治疗。给活血散（见网球肘附Ⅱ）每日 1~2 次熏洗，治后立即感轻松舒适，踝关节活动灵便。每周 2 次，一直治到痊愈为止，即跗骨窦按摩时也不痛为止。

有韧带断裂且为新鲜损伤者，也要轻轻按摩，并轻轻左右旋转，屈伸活动踝关节数下，以理顺经络，摆正关节，然后热敷活血散于伤处，用宽绷带固定踝关节于极度的背屈外翻位，扶双拐，患肢不着地行走。每周来门诊 2 次，每次用绷带加固患肢的背屈外翻位，视距骨内翻角度的大小，若在 10°以内者，四周解除固定；20°以内者，6 周解除固定。松开绷带之日，即可照轻度扭伤的手法进行轻柔的按摩，并嘱双足要踩平，走稳，慢步地下地行走。外用活血散熏洗，一日一次，每周 2 次按摩，一直到按摩时无压痛为止。

若是陈旧性扭伤，照轻度损伤的手法程序按摩，但按摩手法可以稍重，活动踝关节的手法也较用力，即术者站于患足的对面，一手握跟骨，一手握足背，在双手牵引的情况下，左右旋转踝关节各 5 ~ 10 下，屈伸各 10 下，然后再将跟距关节牵引，使尽量内翻及外翻各 5 下，其他手法均照轻度扭伤按摩，每周 2 ~ 3 次，陈旧性踝关节扭伤的治疗时间较长，有时须半年左右，教会病人早晚锻炼踝关节的旋转、屈伸活动，要坚持不懈，方能获益。

【病例一】

于某，男，47 岁，1966 年 7 月 26 日初诊。

主诉：两天前拉车上坡滑倒，致右足内翻受伤，感踝关节外侧疼痛，活动不灵便，行走右足无劲，外观轻度肿胀，自己擦了一些碘酒，未去治疗。第二天肿胀明显，出现青紫，疼痛加重，不敢走路，扶杖跛行，遂来门诊。检查：右足外踝处一动即痛，皮肤肿起发亮，有瘀斑，跗骨窦处压痛最明显，腓骨直下及其后方均有轻度压痛，踝关节正中及足背处无压痛，内踝三角韧带处有轻度压痛。为慎重起见，在外踝常规消毒下，注入 1%普鲁卡因 10mL 于踝关节内，由医师亲自将患足极度内翻照一张踝关节正位 X 线片，踝关节无骨折，距骨内翻角度在 5°以内，排除了骨折与韧带断裂乃在跗骨窦基底部按摩 400 下，其他痛点按摩 200 下，然后术者站于患足对面，一手握跟骨，一手握足背，在牵引情况下，左右旋转踝关节各 10 下，背屈、跖屈 10 下，并顺势将足极度内翻外翻各 3 下，弹腓总神经 3 下，按摩腓肠肌 100 下而结束手法。用活血散熏洗，一日一次，锻炼踏步及蹲下动作，早晚各一次，每次 10 下，踝关节自动左右旋转并伸屈各 10 下。

1966 年 7 月 28 日：经按摩熏洗活血散，锻炼踏步、蹲下、活动踝关节，局部疼痛明显减轻，行走不必扶杖，肿胀也见消一点，治疗如前。

1966 年 8 月 11 日：每周 3 次治疗从未间断，走路已不痛，但感右足无力，走路若触及地上石子，足外侧疼痛，按摩如前，活血散熏洗，锻炼如前。

1966年8月25日：每周3次按摩从未间断，行走、跑跳右踝均已不痛，但按摩时仍痛，稍肿，治疗如前。

1966年9月20日：每周3次治疗从未间断，熏洗、锻炼如前，按摩时踝部各处均不痛，已上班三天，工作干重活，在家做饭洗衣均无何不适，可以停诊。

【病例二】

陈某，女，40岁，1979年1月25日初诊。

主诉：下楼梯踩空摔倒，人坐于小腿上，左踝关节肿胀疼痛，不能行走，送来门诊。检查：左外踝肿胀，皮肤发亮，青紫瘀斑，跗骨窦压痛剧烈，腓骨远端下方及其后面均有压痛，跖骨3~4与4~5骨间隙处也有压痛，内踝三角韧带轻度压痛，X线照片未见骨折。由于伤势较重，怀疑有外侧韧带断裂，乃在常规消毒下，注入1%普鲁卡因10mL于踝关节中，令人掌握患足，极度内翻情况下，照一踝关节正位片显示有距骨内翻角10°。在踝关节背屈外翻位置下，用绷带固定，患足不着地，扶双拐行走，每周在原有固定基础上不动，再加强背屈外翻位绷带固定2次，共固定41天，解除绷带，见踝外侧仍有肿胀，行走不便，左踝关节背屈、跖屈受限，特别以内翻为甚，外翻正常，跗骨窦及腓肠肌处压痛明显。给予跗骨窦处按摩400下，腓肠肌按摩200下，然后一手握跟骨，一手握足背，在牵引情况下，轻轻左右旋转踝关节5下，背屈、跖屈各5下，顺势轻轻牵跟距关节，使尽可能内翻、外翻各3下，弹腓总神经3下而结束按摩。外用活血散熏洗，一日一次，锻炼踝关节旋转及屈伸活动，早晚各一次，每次20下。

1979年4月5日复诊：自从解除绷带固定后，每周2次按摩，从未间断，走平路，上下楼较前疼痛减轻，走得较前平稳，踝关节活动受限明显改善。

1979年5月10日复诊：每周2次按摩从未间断，上下楼行走自如，不痛，当牵引活动踝关节时，曾两次发生清脆响声，每发生一次清脆响声后，即感患足活动较前灵便一点，这是手法解除了部分粘连之故，已上班工作，无何不适乃停止治疗。

预后：一年后复查，左踝关节活动正常，行走无何不适，从未再扭过左足。

【病例三】

刘某，女，44 岁，1980 年 4 月 5 日初诊。

主诉：半年前，行走时踩于尺许深的坑内，致左踝关节扭伤，肿胀、疼痛，在某医院照 X 线片无骨折，服止痛片、擦药液，嘱卧床休息 2 周，然后采用多种理疗，也用过封闭，肿胀疼痛见好，但行走仍痛，影响工作，乃来门诊。检查：踝关节外侧及足背仍有轻度肿胀，压之出一凹痕，内、外踝、跖骨 2 ~ 3、3 ~ 4、4 ~ 5 骨间隙处均有压痛，以跗骨窦处压痛最重，腓肠肌也有酸痛。给予跗骨窦处按摩 200 下，其他痛点按摩 100 下，然后牵引下活动踝及跟距关节，弹腓总神经，拔伸趾关节而结束按摩。外用活血散熏洗，日一次，锻炼踝关节活动（方法见本书第 28 页）早晚各一次，每次 20 下。

1980 年 4 月 23 日复诊：每周 2 次按摩从未间断，内外踝及足背肿胀有所消退，行走左足疼痛减轻。

1980 年 5 月 15 日复诊：每周 2 次按摩从未间断，左足肿胀明显消退，行走稍痛，小腿肚酸痛也见好。

1980 年 7 月 5 日复诊：每周按摩 2 次从未间断，左足已不肿，行走不痛，已上班工作，无何不适，停止治疗。

六十五、踝关节粘连性强直

症状：由于内踝、外踝或双踝骨折，予以内翻或外翻位石膏固定太久，引起踝关节附近软组织粘连，发生踝关节运动障碍，致行走不便及疼痛肿胀，经过理疗锻炼、擦药水等治疗 3 个月以上仍未痊愈者。

检查：两侧对比，患侧踝关节周围呈慢性肥厚性肿胀，其周围及跖骨间隙等处，可找出压痛点，以跗骨窦处压痛最为明显。测量踝关节的屈伸及距跟关节的内外翻活动，患侧比健侧有不同程度的运动范围缩小。

分析：伤后的出血、肿胀，由于固定长达 1 ~ 2 个月，踝关节不得活动，局部瘀血积聚，消散很慢，日久纤维化粘连，牵制了踝关节的正常运动，也使得局部肿胀不能全消，长时间存在疼痛。

治疗：跗骨窦处的压痛点，应予重点按摩 400 下，踝关节周围及跖骨间隙找到的痛点，也应各按摩 100 下，然后术者左手握跟骨，右手捏住脚背，在用力牵引的情况下，左右旋转踝关节并屈伸各 5 ~ 10 下，以背屈踝关节为主，然后也是在用力牵引情况下，将距跟关节向内翻再向外翻各5~10下，然后在腓骨小头后外侧弹腓总神经3下，拔伸五趾各一下，最后术者一手按腓肠肌，一手按膝上部的股四头肌，同时各按摩100下，结束手法。教会病人主动锻炼踝关节左右旋转及屈伸运动，每日早中晚3次，每次各练30下，用活血散15g加半脸盆水煮开，盆中放一高出水面的物体，足踩物上，踝关节盖一旧毛巾，用杯盛药水，缓缓倒于毛巾上湿热敷，待药水温度不太烫，可放足于药水中泡，水面应浸过踝关节，等到药水不热，就算熏洗完毕，一日一次，药水放于阴凉处，第二日煮开再用，一包药面，热天可用3天，冬季用7天。每周2~3次按摩，视粘连轻重，约2~4个月才能达到肿胀、疼痛消失，踝关节的正常运动得到恢复。

预后：按摩可完全治愈，不留后遗症及疼痛，也不会复发。

【病例一】

赵某，女，55岁，1988年1月5日初诊。

主诉：于1987年8月25日下楼梯踩空摔倒，人坐于小腿上，致左踝关节肿胀，疼痛，不能站立，被送往医院。照X线片，诊为左踝关节脱位、腓骨远端骨折，立即手法复位成功，外用石膏托固定。41天后去除石膏，锻炼、理疗、外搽药水，共治疗4个多月，踝关节仍有肿胀，行走疼痛，大约走500米即不能支持，行走跛，不稳，尤以下楼最困难。

检查：左踝关节外侧跗骨窦处压痛明显，腓骨远端直下及其后侧、内踝及第3~4、4~5跖骨间隙等处均有轻度压痛，腓肠肌压痛明显。测量踝关节背屈100°，虽用力推也达不到90°，因此，足行走不能踩平，跖屈比健侧稍差一点，距跟关节外翻正常，内翻明显受限。给予跗骨窦及腓肠肌二处重点按摩各400下，其他压痛点100下，然后一手握患肢跟骨，一手握足背，在病人双手扶床沿的对抗牵引下，用力左右旋转及屈伸踝关节各5下，以背屈踝关节为重点，再内翻、外翻距跟关节各5下，弹腓总神经3下，拔伸5趾各一下，按摩腓肠肌及股四头肌各100下，教以如何锻炼踝关节（方法见本书第28页），外用活血散熏洗，日一次，每周2次按摩。

1988年2月2日复诊：每周2次治疗，从未间断，感觉走平路、上楼很自由，下楼困难改善不明显，走路仍不能超过一里。有一次在用力牵引踝关节的治疗时，发生清脆响声一次，下地行走试试，感左足运动要灵便一点。

1988年3月1日复诊：每周2次手法按摩，从未间断，下楼较前自如，但仍有不便，能走约 1 千米，还不能走太长，又有一次牵引踝关节转动、屈伸时，又发生撕裂的响声一次，自后左踝关节活动又灵便一点。

1988 年 4 月 8 日复诊：每周二次按摩，从未间断，下楼较前更自如了，但比健侧稍差，试走 1.5 千米无何不适。在牵引治疗过程中，又一次发生撕裂声，踝关节每响一次，就见灵便一些，这是解除了部分粘连之故。

1988 年 5 月 6 日复诊：上商场买物，有意试试走约 3 个小时无何不适，下楼也不感到左踝行走不便，停诊观察。随访 2 年，左踝关节行走不痛，运动自如。

【病例二】

杨某，女，32 岁，1988 年 4 月 1 日初诊。

主诉：22 年前，患右胫骨骨髓炎，行手术后，切口不愈合，第二次手术也不封口，经多方服药、打针，2 年后创口流出两块小骨头而自动愈合，但右小腿一直疼痛至今，阴天或劳累后疼痛加重，服消炎片及止痛药对付。后穿高跟皮鞋，但穿后非常难受，腿疼痛加重而不敢穿，近两年行走不便及疼痛稍有加重。检查：右胫骨下 1/3 内侧有 10cm 长、1cm 宽瘢痕，小腿肌肉明显萎缩。测量踝关节背屈、跖屈及距跟关节内外翻运动范围均较健侧小，尤以踝关节背屈为甚，用力推也达不到 90°。踝关节周围呈慢性肥厚性肿胀，踝关节正中及跗骨窦（即踝关节前外侧）压痛明显，踝内侧及跖骨间隙均有轻度压痛，腓骨长短肌、胫前肌及趾长伸肌起点附近（即小腿上方前外侧）压之酸痛明显。X 线片显示胫骨下 1/3 变粗，表面凹凸不平，无死骨，踝关节腔狭窄，在压痛明显处各按摩 400 下，其他痛点 100 下。然后在用力牵引情况下，左右旋转并屈伸踝关节，内翻及外翻距跟关节，踝关节背屈是手法的重点。教会病人主动锻炼踝关节，外用活血散熏洗。为了避免手法的刺激引起骨髓炎发作，给予鲜蒲公英 500g，洗净切碎，煮水当茶饮。若无鲜蒲公英，可用干者 30g 代替，每周二次手法按摩。

1988 年 4 月 5 日复诊：经手法治疗后，感到右腿特别轻松，疼痛也有减轻。

1988 年 5 月 3 日复诊：每周 2 次按摩，从未间断，过去经常发作右小腿的疼痛不适，必须服消炎片及止痛药才能入睡的现象，一个月来未曾患过。

1988 年 6 月 10 日复诊：每周 2 次按摩及推拿，从未间断，治后右腿感觉非常轻松，舒适，踝关节周围肿胀见消退，显出了内外踝的轮廓，平时右小腿轻痛不适明显见好，两个多月来，手法按摩并未见刺激骨髓炎的发作，停止蒲公英内服。

1988 年 7 月 15 日复诊：每周 2 次按摩，从未间断，过去右腿怕凉，总是比别的年轻人提早季节早穿及错后晚脱棉毛裤，从不敢穿短裙，今年试着穿短裙，右腿并不怕凉。右踝关节行走较前灵便，多走一些路也不觉累。

1988 年 9 月 30 日复诊：每周 2 次按摩，自己锻炼踝关节及外用洗药从未间断，过去买的一双高跟皮鞋，特意穿上走来门诊给大夫看，云已穿了半月，无何不适，照 X 线片复查，右踝关节腔与治疗前的照片对比，关节间隙增宽，关节面的光滑、平整也有明显改善，但与健侧对比，关节仍稍显狭窄，平整面稍差（见图 2 - 1 - 40）。5 年后随访，自停诊后，未再用任何治疗，工作及生活上不觉右小腿有何不适，如常人穿高跟鞋、短裙。检查：右踝关节屈伸及跟距关节内外翻与健侧对比，只背伸稍差一点，其他相同。

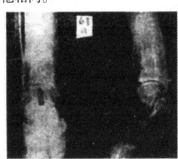 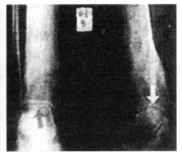

胫骨骨髓炎后的踝关节间隙变窄　手法治疗后的关节间隙增宽、症状消失
对比中不但踝关节间隙增宽且胫骨下段也有改善。

图 2 - 1 - 40　杨某治疗前的 X 线片及治疗后的 X 线片

六十六、跟腱损伤

症状：有典型外伤史，伤时小腿部似遭电击或被猛打一棍的感觉，疼痛剧烈，行走困难，跖屈无力，外观肿胀。

检查：肌腱断裂处可触及一凹陷横沟，这是诊断的要点。健、患侧对比可查出跟腱的紧张度消失，压痛明显。令患肢足趾点地，不能站立，X

线侧位片，显示跟腱阴影中断或紊乱。

分析：腓肠肌与比目鱼肌也叫三头肌，向下移行组成跟腱，由于它有维持人体直立的作用，其肌肉特别发达。该肌损伤有的是遭到开放性锐器割裂，有的是青年人猛烈跳跃或中老年人已呈现组织退行性变，突然用力过猛，而发生闭合性跟腱断裂，前者断裂口两端整齐，后者呈马尾状撕裂。临床上又分完全断裂和部分断裂。对此，现代医学多主张手术，两端"8"字形缝合，甚至部分断裂亦主手术治疗。作者认为部分断裂是保守疗法的适应症，甚至闭合性完全断裂，年老不愿手术者也可保守治疗。

治疗：以下所述是保守疗法。

（1）跟腱部分断裂：凡部分断裂，裂口多位于肌肉移行于腱组织附近处，可由裂断的凹陷横沟触知。由于断口靠近肌肉，并呈马尾状断裂，愈合日期较整齐腱断裂为短，因此屈膝屈踝的上下两片石膏托固定二周即可，如此可防肌肉过多的收缩及粘连。固定期间需扶双拐行走，患足不能着地。固定的两周期间主要是避免疼痛，让肌腱愈合是第二位的。因为马尾状的断裂部分，是一定会相互交错愈着的。两周解除石膏托之后，伤口上下所有的压痛点及硬韧的组织部分，均应给予轻柔的按摩，以恢复三头肌的弹性及张力，并松解局部轻度的粘连，一直按摩到无压痛，肌力恢复正常为止。一周2~3次按摩，约需10~15次痊愈。外用活血散熏洗（见网球肘附Ⅱ），以帮助活血化瘀。

（2）跟腱闭合性完全断裂：若不愿手术或年老体弱者，也可采用保守疗法，只是石膏托固定的时间要6周，解除石膏托之后，按摩方法如上述。这种治疗对三头肌力的恢复是很好的，但疗程较长。

预后：部分跟腱断裂可恢复到足趾点起站立、跑跳近正常，闭合性完全断裂者，三头肌肌力也可恢复到较好状态。

【病例】

杜某，男，58岁，1990年7月7日初诊。

主诉：3月10日，搬一较重箱子，突感右小腿后部如被电击了一下，入晚，小腿肚疼痛，肿胀，行走不便。翌日，去某中医医院门诊，给洗药及内服药，不见效，又由本单位医师按摩，仍不能下地行走，疼痛明显。第4天去某大西医院，检查：右腓肠肌内侧头的肌与腱交界处有下凹及压痛，诊为三头肌腱断裂，长腿上下两片石膏托跖屈位固定。固定到两周期间，因睡下不便及难受将长腿改成短腿石膏托，共固定6周，去除石膏，嘱扶双拐行走，然后改单拐、改扶杖而行，总共三月余。目前仍有小腿肚痛，足背肿，扶拐跛行，影响右大腿及右臀部也痛，要求中医治疗。检查：右梨状肌起止点附近及环跳穴均有压痛，右大腿阔筋膜张肌中段也有压痛，右腓肠肌内侧头有长约 10cm 条索状硬物一条，压痛非常明显，右足背肿胀，一压一个凹痕，跗骨窦处也有压痛，乃给予腓肠肌硬索处上、下、中段各按摩 200 下，其他压痛点按摩 100 下，踝及跟距关节在牵引下屈伸旋转并内外翻各 5 下，不许扶杖，教练走平、走稳、走慢，以便逐渐恢复右腿肌力平衡。经按摩治疗后，立即感整个右腿轻松舒适。每周 2 次来门诊按摩，外用活血散熏洗。

1990 年 7 月 9 日复诊：按摩后当即舒服，约 4 小时后，右小腿肚感疼痛加重，如此一天，今日已恢复未按摩前状态，治疗如前。

1990 年 7 月 13 日复诊：按摩后轻松半天，但疼痛未加重，治疗如前。

1990 年 7 月 16 日复诊：右臀及右大腿部疼痛减轻，跛行见好，小腿肚疼痛也减轻，按摩如前。

1990 年 7 月 20 日复诊：右小腿肚条索状硬物见软，压痛减轻、右臀部及大腿外侧已无压痛，该两处停止按摩，其他处治疗如前。

1990 年 7 月 23 日复诊：右足背已不肿，跗骨窦处无压痛，右小腿肚条索状物只有在健患侧对比触摸下才能感觉得出来，压痛也较前明显减轻，按摩如前。

1990 年 7 月 27 日复诊：按摩时右腓肠肌内侧有点压痛，其他处均无压痛，未正式上班，但已去单位处理要紧事，按摩如前。

1990 年 7 月 30 日复诊：右小腿肚仍有轻度压痛，按摩如前。告诉病人可以上班，不治疗也可，病人要求彻底痊愈，不要留后遗症，乃继续按摩。

1990 年 8 月 2 日复诊：按摩如前。

1990 年 8 月 6 日复诊：按摩如前。

1990 年 8 月 11 日复诊：可以停止治疗。

六十七、单纯先天性马蹄内翻足

症状：患先天性马蹄内翻足的婴儿，出生后一般容易发现。它的三个主要畸形是（1）前足内收，（2）跟骨内翻，（3）踝关节跖屈。足内缘及足跟后上方均有一深陷的横行皮肤皱痕，足外踝突出，内踝不明显。

检查：用手按压患足跟腱、跖筋膜及内踝的三角韧带均较健侧紧张，甚至呈索条状僵硬，被动背屈踝关节及外翻距跟关节均受限。正位 X 线片显示距骨与第一跖骨、跟骨与第 4、5 跖骨各不相平行而形成角度，距骨与跟骨纵轴之间的夹角也明显小于正常时的 30°。

分析：单纯先天性马蹄内翻足，是指不合并其他先天性畸形。临床常见男多于女，单足较双足稍多，病因不明。有遗传说、有宫内足部位置异常说，也有的说是肌肉韧带发育不正常所致。

治疗：首先在跟腱、跖筋膜、三角韧带等紧张处进行重点按摩 100 下，由于婴儿皮肤嫩，手法要轻柔，按在筋上的手指切不可磨蹭皮肤，只可在发紧的筋上按摩，患肢的皮肤与术者的手指是紧贴不动的。以左足为例，术者左手虎口顶住患足第一跖骨处，拇指放足底，其余四指放足背，推患足前足外展。右手握患足跟骨，用大鱼际肌顶住跟骨外侧，其余四指握跟骨内侧，使跟骨外翻。在术者左手外展前足，右手外翻跟骨的同时，两手配合用力再将患足的踝关节背伸，由于婴儿的关节、肌肉、韧带都很柔软，只要轻轻用力即可矫往过正，使足呈外翻畸形。手法的重点是踝关节的真正背屈，而不是中跗关节的背屈，这在手法推拿时应予以注意，不要造成平足，甚至反弓足，也叫摇椅足，致将来下地行走时疼痛。三条主要紧张的筋松活之后，其他部位的筋又显出紧张也要按摩。开始每日一次治疗，待畸形改善后，可隔日一次治疗，直至三个部位的畸形在无外力矫正的情况下也不出现，并应将畸形略略矫往过正一点。X 线正侧位片显示跟骨、距骨及前足三者的结构关系恢复正常。至此，教会患儿父母每日手法矫正一次，并定时复查，直至婴儿下地行走正常为止。一般新生儿早期手法推拿，数周即可矫正。

预后：患儿在下地行走前，手法矫正的疗效甚佳，且很少复发，尤以新生婴儿，效果既快又好，若延误到下地行走以后，不仅手法的疗程较长，而且有的要配合石膏固定，4 岁以上更需配合手术矫正。

【病例】

许某，男，出生一个月，1983 年 1 月 29 日初诊。

出生即有畸形未注意，在一次洗澡中，发现左足与右足不同，前来门诊。

检查：两足对比，左足前足内收，跟骨内翻，踝关节跖屈，足外踝突出，内踝不明显。术者两拇指摸触健患两侧的跟腱、三角韧带及跖筋膜都明显地感到患侧比健侧紧张。试着用双手矫正畸形，婴儿啼哭，照双足正侧位 X 线片对比，左足距骨与第一跖骨不相平行。给予发紧的筋各轻柔地按摩 100 下，然后术者左手虎口顶住患足第一跖骨处，拇指放足底，其余四指放足背，推前足外展。右手握患足跟骨，用大鱼际肌顶住跟骨外侧，其余四指握跟骨内侧，使跟骨外翻。在术者左手外展前足，右手外翻跟骨的同时，两手配合用力将患肢踝关节背屈，只用了小小的一点力量，就将畸形达到了矫往过正的程度。如此一松一紧，将畸形矫正 30～40 下，结束手法。

1983 年 1 月 30 日复诊：如前按摩与手法矫正，发紧的筋似觉松软一点，外观也似乎好了一点。

1983 年 2 月 4 日复诊：每日一次按摩及手法矫正，畸形的前足内收、跟骨内翻、踝关节跖屈均明显好转，跟腱、三角韧带与跖筋膜较前明显变软。

1983 年 2 月 8 日复诊：每日一次按摩从未间断。双手配合轻轻用力就把畸形矫正过来。婴儿不啼哭，矫正后的姿势不会立即转回到畸形状态，健患两侧的筋对比，其柔软度相近似。

1983 年 2 月 13 日复诊：每日一次按摩从未间断，健患足对比，外观相似，患足看去尚矫往过正一点，照双足正侧位 X 线片，患足骨骼的排列结构已和健侧相同，停止治疗。嘱一个月来复查一次，教会婴儿母亲做矫正手法，在停诊期间，每晚为婴儿按摩一次，直至婴儿下地行走为止。参见图 2 - 1 - 41。

六十八、足背部腱鞘囊肿

症状：足背部长一肿块，如蚕豆至鸽卵大小，半圆形，略呈扁平，行走稍久足背有酸胀感或轻度疼痛。

检查：肿块呈软骨样硬度，也有软韧性的，细细体察，能感觉波动，肿块不能移动，若用粗针头抽吸出透明粘稠液体，是确诊的明证，也可排除纤维瘤的误诊。

分析：腱鞘囊肿大部分起自腱鞘，也有少数从关节囊起源，主要是慢性外伤刺激所致。囊肿壁分内外两层，内层覆以滑膜，能分泌黏液，外层是纤维组织，足部囊肿多是单个，很少有多个腔洞的。

治疗：作者首用挤破法，若失败，则用钩针刀插入切破法。

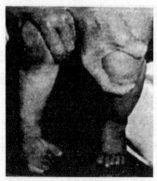

a.治疗前

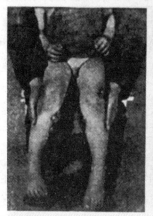

b.治疗中

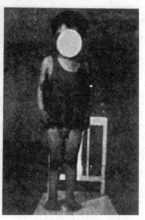

c.治疗后

图 2 - 1 - 41（a、b、c） 许某单纯先天性马蹄内翻足

挤破法：将右拇指肚压于肿块根部，推囊肿贴于骨质上，用力侧推，再叠左拇指于右拇指上，加强推压之力，使囊肿夹于拇指与足骨之间，将囊壁挤破。侧推压住囊肿根部的目的是不使囊液顺来源流回腱鞘或关节囊内、以增强对囊壁的内外压力使之破裂。若成功，手感可体会到囊肿已被挤破，肿块立即消失，若用尽最大的手力仍不能挤破，或病人对压痛不愿忍受，均为失败，则采用钩针刀插入切破法。

钩针刀插入切破法（钩针刀制法见网球肘附Ⅰ）：常规消毒后，给予局麻，用钩针刀从囊顶部插入，直至碰到骨质，纵形切破囊肿根部的软组织，直切到骨质为止。然后向左右各移动少许，再如前各纵切一刀。然后将刀刃向着皮肤，纵行切破囊肿顶部的壁层，直到皮下组织，也如上述切破二处，抽出钩针刀，刀孔有黏稠液流出，上压一消毒棉球，盖上纱布，绷带加压包扎，手术即告结束。3 天不下水，以防感染，3 天后去除包扎，在囊肿根部与顶部各切破囊壁 3 处的目的，是想多破坏囊肿，让切破的囊壁高低错落愈合，使滑膜分泌的液体不能在囊腔积聚，以避免复发。该处无重要血管及神经，故可大胆进行盲目纵形切破。

预后：钩针刀插入切破法，曾进行 10 余例有随访 10 年者，未见复发。一旦复发也可再次用钩针刀切破。

【病例一】

王某，54 岁，1987 年 8 月 29 日初诊。

3 年前左足背踇跖与第一楔骨附近长一蚕豆大小包块，逐渐扩至鸽卵大小，曾经过针灸、服药、三棱针对穿挤出黏液，不久肿块又再起，某医院建议手术，不愿意，来我院门诊。检查：包块软韧，有弹性感及波动，征得病人同意，在无麻醉情况下，用右拇指侧推压住包块根部，将囊肿挤于跗骨上逐步加大压力，继又将左拇指叠于右拇指上，增强手劲。这期间手指突感一破裂声，包块消失，用一块纱布折起加厚压于囊肿上，用绷带加压包扎 7 天，7 天后来复诊，包块未见再起，随访 3 年无复发。

【病例二】

张某，男，46 岁，1980 年 3 月 11 日初诊。

半年前，右足背第二楔骨靠近第二跖骨间，有一草莓大小包块，有酸痛胀感，曾经医生挤压变小变软，但不久又高起来，不愿意手术。检查：包块如软骨样硬度，不能移动，细细触诊，似微有波动，穿刺抽出黏液，建议钩针刀插入切破。经说明清楚，同意。当即消毒，注入利多卡因 10mL，沿针孔插入钩针刀，直碰到楔骨骨质，纵形切开约 1cm 长，然后将刀刃对向囊肿顶部，纵形切破囊壁 1.5cm，切至皮下组织为止，然后左右移动 0.5cm，各纵形切破一处，也是长约 1.5cm，直至皮下组织，最后抽出钩针刀，有黏稠白色液体流出，刀孔上压一消毒大棉球，加压包扎 7 天，7 天后复诊，包块不见高起，随访 10 年未见复发。

六十九、足背与足底部软组织挛缩综合征

症状：多由于第五跖骨基底部骨折，虽已骨性愈合，但行走仍足部疼痛，跛行，走不及千米，则足痛不愿再行，严重影响生活和工作。

检查：足背轻度肿胀，第 5 跖骨基底部的骨质上及其附近有压痛、跖骨间隙尤以 3～4，4～5 骨间隙处压痛较重。跖筋膜呈条索状僵硬，足底心

有明显压痛，用手横握足背挤压跖骨，触动了足的横弓也有疼痛，测量踝关节跖屈背屈与距下关节外翻、内翻的活动范围，均受到限制，患肢小腿肚与胫骨近端的前肌群起点附近也有压痛。

分析：由于第五跖骨基底部骨折包扎或石膏固定后，局部仍痛，患者顾虑重重，不敢下地行走，有的虽下地行走，也是用足跟或足尖或足底内侧踩地跛行，使踝关节的负重，足肌与小腿肌的伸缩，在不正常步态下运动，日久，致足骨间肌、跖筋膜、甚至小腿的前后肌群发生痉挛甚至挛缩。踝关节的活动也受到限制，表现走路足痛、跛行，不能多走。又由于血液循环不畅，足背长期呈慢性肿胀。

治疗：足底心的跖筋膜压痛点，要重点按摩400下，足背4~5、4~3骨间隙处的压痛点，按摩200下，其他痛点100下。然后术者一手握患足跟骨，一手握跖骨处的足背，在用力牵引的状态下，将踝关节跖屈、背屈，并顺势使距下关节内翻外翻各10下。然后弹腓骨小头附近的腓总神经3下，拔伸五趾各一下。最后一手按摩腓肠肌，一手按摩股四头肌各50~100下，以使患肢感到轻松舒适。手法结束后，必须立即教会病人足底踩平行走，不要怕痛，要走平、走稳、走慢，不要快步跛行，上身也要摆正姿势，不要弓腰驼背，复诊还要检查锻炼的姿势正确与否，外用活血散熏洗（见网球肘附Ⅱ）一日一次，每周2~3次按摩。

预后：虽然治疗时间稍长，但能完全治愈，也不会复发。

【病例一】

孙某，女，49岁，1988年4月19日初诊。

四个月前，因滑倒右足内翻引起第五跖骨基底部骨折，经敷药，外用纸板包扎固定而愈。但行走时足底足背均感刺痛，小腿有一条筋牵拉着似的，不能上街买菜，因手不能提重物，十分苦恼。检查：足背肿胀，跖骨间隙均有压痛，尤以4~5、4~3跖骨间隙为甚，足底跖筋膜呈条索状僵硬，压痛最明显，小腿肚及阳陵泉穴处也有压痛。踝关节的跖屈背屈与距下关节的内翻外翻均受限制。用力推举踝关节背屈，勉强达直角程度。X线照片第5跖骨基底部骨折已骨性愈合。给予跖筋膜按摩400下，跖骨每个间隙按摩200下，其他痛点100下。然后一手握跟骨，一手握足背，在用力牵引下，将踝关节尽量背屈与跖屈，并顺势使距下关节内翻、外翻各10下，以用力恢复踝关节的背屈为主。然后弹腓骨小头后面的腓总神经3下，拔伸五趾各一下。最后一手按摩腓肠肌，一手按摩股四头肌各100下，结束手法。教会病人足底踩平行走，不要怕痛。开始不习惯，可以慢慢稳步行走，不要图快跛行。上身也要摆正，还教会了病人做踝关节的跖屈背屈与左右旋转的锻炼，早晚各练一次，每个动作做 20 下，外用活血散熏洗，日一次。

1988 年 5 月 10 日复诊：每周 2 次按摩、洗药、锻炼，从未间断，每次按摩后，小腿感轻松舒服，足部刺痛减轻，但半天后又复还原。

1988 年 6 月 3 日复诊：每周二次按摩从未间断，右足部刺痛明显减轻，能行走一小时，若再走则不好受。

1988 年 7 月 8 日复诊：每周 2 次按摩从未间断，右足底行走已不痛。若走 2 小时以上仍有不适，按摩时仍有轻痛，右足背跖骨间隙处压之不痛，小腿肚也无压痛，可以上街买菜，若手提 5kg 重物品，则感右足疲软无力。

1988 年 8 月 12 日复诊：每周二次按摩从未间断。上百货大楼购物 3 小时，有意试试足力，感到右足无何不适，手提 5 ~ 10kg 重物上楼，也不感吃力，右足背不肿，踝关节活动自如，建议停诊。

【病例二】

霍某，女，54 岁，1988 年 4 月 25 日初诊。

主诉：1987 年 6 月 21 日上班踩滑摔倒，不能站起，送医院照 X 线片，诊为左足第 5 跖骨基底部骨折，给了 5 瓶红药片、健步虎潜丸、按摩乳等整一个月的药，只有大小便才扶双拐上厕所，其他时间就躺在床上，又两个月后丢拐，左足背肿胀，稍一行走肿胀就更厉害，疼痛加重，足底不敢放平行走，去几家医院照片显示骨折已愈合，说好得不错了，回去锻炼锻炼肿胀疼痛就会好的。有的给两个月洗药，洗后仍不见好，到处求医，迁延至今。病人对能否治好失去信心，担心年老留下残废。目前一行走，足底足背就热辣辣地疼痛，不敢上街买菜，手提稍重一点的东西，左足就更痛。检查：左足背肿胀，跖骨间隙均有压痛，足底跖筋膜中段压痛明显，与健侧对比，筋僵硬呈条索状，腓肠肌与股四头肌均有压痛。测量踝关节跖屈、背屈及距下关节的内外翻均受到限制，以踝关节背屈较明显。用力推挤，勉强达到直角程度。针对以上检查，重点按摩跖筋膜及跖骨间隙处，其他痛点也按摩 100 下，被动活动踝关节以恢复正常运动，重点恢复背屈，让病人早日正常行走。教会病人足底踩平走路，锻炼踝关节活动，外用洗药，每周按摩 2 次，整整治疗 3 个月，足背肿胀全消，踝关节活动正常，左足多次行走 5 千米左右无何不适，因工作忙要求停诊。

七十、足副舟骨畸形综合征

症状：多由于有足副舟骨畸形，又遭足外翻扭伤，使胫后肌止于舟骨粗隆部分的纤维撕裂，甚者足舟骨与副舟骨的假关节也可发生错位，因而引起行走时足内侧疼痛。无副舟骨畸形者，少见发生此综合征。

检查：凡诉足内侧行走酸痛者，必须检查足内侧有无副舟骨畸形，有的足舟骨处（即内侧中后段部位）比较突出，且具双侧对称性，压足舟骨隆突的骨质上及其近端与跖侧必有酸痛，有时压痛甚剧。踝关节周围，足心跖筋膜也要检查，看有无压痛，然后照一双足并拢的正位 X 线片，显示双侧均有副舟骨，大多数足舟骨与副舟骨之间有一假关节形成，也有愈合成整体者，但隆突于皮下都是一样明显。

分析：曾因足部外伤所照的 X 线片多未见有副舟骨。有的解剖书说这是子骨，作者认为副舟骨是畸形，它在足背内侧的纵弓中央特别隆突，使附于其上的胫后肌纤维易遭受足外翻时的扭伤，致足行走时发生疼痛，一旦切除副舟骨即可痊愈。用按摩疗法虽然时间稍长，也能治好。

治疗：现代医学主张手术切除副舟骨，术后大多数获得痊愈，也有因未切除假关节或隆突部凿除不够，致行走仍有疼痛者。作者从事中医正骨，常思哪些病能用手法按摩代替手术，加上去香港讲学并治疗，得知该地的中医正骨医生只能用手法、针灸、中药治病，不许局麻与手术，因此萌生用按摩治疗此病的念头。凡来我门诊的此种病人，均陈述手术与非手术两种疗法，供选择。有不愿手术者，则用按摩治之。方法是：凡副舟骨附近找出的压痛点，都要重点按摩 200 下，踝关节周围及足心跖筋膜找出的痛点，按摩 100 下。然后术者一手握跟骨，一手握足背，在用力牵引的情况下，左右旋转踝关节并屈伸之，各 5～10 下，然后顺势将跟距关节内翻、外翻 5～10 下，弹腓骨小头后面的腓总神经 3 下，拔伸五趾各一下，按摩腓肠肌 100 下，结束手法。教会病人做踝关节的左右旋转与屈伸锻炼，一日二次，每次 20 下，外用活血散熏洗（见网球肘附Ⅱ），日一次，一般疗程须 2～4 个月方能疼痛消失。

预后：良好。

【病例】

杨某，男，52 岁，1987 年 10 月 6 日初诊。

主诉：4 年前，左足内侧红肿、疼痛，行走痛更甚，厉害时足下不了地，去医院诊为感染，给注射消炎针，休息，见好，一工作，左足又痛。曾先后去几个医院，诊断治疗大同小异，逐渐发展成双足交替患病，好好坏坏，绵延4年。目前双足内侧行走一里左右就痛得不能坚持，甚为苦恼，影响生活和工作。检查双足舟骨内侧均显隆突，在隆突的骨质上压之疼痛，其近端与跖侧也有压痛，这些压痛都比较明显，两踝关节前方及跖筋膜中点也有压痛但较轻，照双足并拢正位X线片，证明有副舟骨畸形。给予副舟骨隆突部及其近端与跖侧各按摩200下，两踝关节前方、足弓中心跖筋膜处各按摩100下，然后在用力牵引下左右旋转并屈伸踝关节各10下，内外翻跟距关节各10下，以跟距关节的内外翻手法作为重点治疗，然后弹腓总神经3下，拔伸五趾各一下，结束手法，教会病人做踝关节的锻炼，每周二次按摩，外用活血散熏洗，一日一次。

1987年10月17日复诊：每周二次按摩，经治疗后，行走疼痛减轻。

1987年10月31日复诊：每周二次按摩及熏洗、锻炼，从未间断，双足心的跖筋膜处压之已不痛，双踝关节前方疼痛减轻，副舟骨隆突部与其附近疼痛也有减轻，能行走二小时双足不痛，已开始上班，做检查建筑工地的工作。

1987年11月20日复诊：双足坚持日常工作无何不适，但按摩时副舟骨隆突部及其近端与跖侧仍有轻度疼痛，走路时不感痛。为了完全治好，要求继续治疗，仍每周2次按摩，从不间断。

1987年12月15日复诊：近3周在工地行走较长路程，双足无何不适，按摩时副舟骨处也不痛、给予停诊观察。

随访3年，一直坚持工作，双足未再发生疼痛。

七十一、跟骨刺综合征

症状：多发生于中老年人，是常见病，行走时跟骨底侧疼痛，尤以早晨起床开始步行最甚，有刺痛感，走片刻后，疼痛减轻，继续走多了又痛加重，休息以后开步走也如此。

检查：在跟骨底侧中央偏内前方，压痛明显。术者拇指肚可触及皮下有一圆形软韧性包块，压之痛甚，其周围按压不痛。照一双足内翻合跖并列的X线侧位片，可见双足跟骨底侧有骨刺形成，但另足跟骨底侧并无压痛，个别病人也有双侧同时发病者。

分析：由于跟骨底侧骨质增生，行走承重的压力，使骨刺下方形成滑囊并增厚扩大，以减少对跟骨下面皮肤的压力，当行走、站立过久或外伤可以使滑囊发炎，痛就是滑囊发生无菌性炎症的结果。检查时压按软韧的包块才会产生疼痛，其周围压之并不痛，痛就是滑囊发炎之故。另侧跟骨虽有骨刺，其下也有滑囊，但未发炎，故不痛。手法治疗能使疼痛消失，或许是按摩之后局部血液循环旺盛，增加了抵抗力，消灭了炎症。

治疗：由于足跟下的皮肤是弹力纤维和脂肪构成，皮肤比较厚实，故按摩时须用较大力气，有的医生因此采用木制或金属丁字器按摩，作者认为器械绝不能代替人的手指，手指的感觉可以帮助了解病情，明确诊断，积累经验。当治疗时可应用拇指甲在找到的有压痛的包块上按摩 600~800 下，这样比较省力，然后用拳在跟骨底侧捶击 100 下，腓肠肌与比目鱼肌移行于肌腱附近常可找到压痛点，也要按摩 100 下。若跟腱止点附近找到了压痛也要按摩，无压痛则不必按摩。弹腓骨小头后面的腓总神经 3 下，结束手法。教会病人锻炼，即跟骨底侧放在一鹅卵石或竹、木、硬塑料管上踩住，给予一定压力，感到轻度疼痛，然后将跟骨底侧在物体上前后、左右旋转滚动，一日二次锻炼。还有一个民间疗法：按足跟形状做一双层布垫，内装长头发，洒上樟脑粉于其中，作为半截的鞋垫穿戴，以减轻骨刺压力，又可起到局部药敷的作用。再外用活血散熏洗（见网球肘附Ⅱ）一日一次，每周二次按摩，视病情轻重，一般需 2~4 个月疼痛消失。

【病例一】

范某，女，47 岁，1975 年 2 月 20 日初诊。

主诉：左跟骨底侧行走时疼痛已 2 个月，起初以为是路走多了，休息几天就会好的，近来疼痛加重，尤以早晨下床开始行走痛最重，跛行，走几步以后，痛减轻，继续走多了一点，痛又加重，休息后开始走也如此，影响生活和工作，曾经服药、针灸、封闭 2 次，均不见好，要求按摩。检查：左跟骨底侧中央偏内侧稍前方，有一明显的压痛点，手指可感到有一圆形软韧性包块，约蚕豆大小，与皮下无粘连，可滑动，除这个压痛点之外，整个足跟底侧再找不到第 2 个压痛点，然后压腓肠肌移行于肌腱处也有疼痛，整个腓肠肌肌腹压之有酸胀痛感。重点按摩跟骨底侧 600 下，然后病人俯卧，屈患肢膝关节至 90°，在跟骨底侧用拳捶击 100 下，其他痛点按摩 100 下，结束手法。教会病人锻炼及如何做半截后跟药物鞋垫（见跟骨刺综合征治疗项）外用活血散熏洗。治后左足行走不痛，感轻松舒适。

1975年2月23日复诊：经按摩左足行走不痛、舒适，但半天后痛如前。

1975年3月25日复诊：每周2次按摩、外用洗药，自用鹅卵石压于足跟底下滚动，也做了药物鞋垫，买不到樟脑，买了卫生丸压成粉放入，这些锻炼和治疗从未间断，每次治疗后的舒适感较前延长，早晨起床下地行走时疼痛也有减轻。

1975年4月30日复诊：每周2次按摩从未间断，锻炼、洗药如前，早起行走左足已不痛，但有时又会疼痛，虽然痛，但也较以前轻。

1975年5月15日复诊：每周两次按摩从未间断，近半月早起厂地行走左足已不痛，要去外地一趟，不来治疗、锻炼、洗药仍准备坚持，停诊观察。

随访4年未再复发。

【病例二】

关某，女，46岁，1958年8月27日初诊。

主诉：左跟骨底侧行走痛已3年，3年前，两跟骨底侧每走一步即疼痛一下，不走不痛，未经治疗。今年春，右足底不痛，左侧痛加剧，尤以晨起下地行走及坐下站起痛甚，走几步痛减轻，若走得久了，痛又加重，影响工作，故来门诊治疗。检查：左跟骨底侧内前方压之痛甚，细触可感到有一个拇指甲大小的软韧性包块，与骨质无粘连，可随压力稍有移动，跟骨结节部即跟腱止点附近无压痛，腓肠肌移行于肌腱处，压之酸痛，整个腓肠肌、比目鱼肌均有压之酸胀感。按上述方法在足底侧及腓肠肌腱2处各按600下和200下，捶击足底侧部100下，弹腓骨后面的腓总神经3下，结束手法按摩，外用活血散熏洗，一日一次，嘱用一节晒衣的竹棍压于足痛处前后滚动200下。

1958年9月8日复诊：每周3次按摩，遵嘱活血散熏洗及竹棍滚动一日一次，从未间断，目前走在平地上足底不痛，若走在不平的路上或晨起下地仍感足底酸痛及发热感。

1958年9月25日复诊：每周3次按摩，锻炼、熏洗从未间断，走路足底踩到石子已不感酸痛，只有点不舒适感。

1958年10月22日复诊：每周三次按摩、熏洗锻炼如前，目前走路已不痛，踩着石子也不痛，能行走8~10里也不感足底痛，唯劳动一天后，足底有点累，不舒服。

1958年11月11日复诊：每周3次按摩，从未间断，锻炼、熏洗如常，走路久或踩到石子均不痛，好像没有发生过足底行走痛似的，停诊。随访3年未复发。

七十二、类风湿性跟骨炎

症状：无何诱因，感觉双足跟行走疼痛，时轻时重。当负重行走或走路时间较久，疼痛加重，有时因剧痛需扶双拐步行。每晨起，下地行走之初，痛甚，勉强跛行数步后，疼痛减轻，若走久，跟痛又加重，跟骨周围可见软组织肿胀。

检查：跟骨周围压痛明显，肿胀处按之呈软韧性肥厚，跟骨触之显粗大坚硬，X线片可见骨质如磨玻璃样，纹理不清，骨皮质密度增高，跟骨有不规则增生和跟腱钙化。

分析：有人认为跟骨骨皮质密度增高，骨纹理模糊，是骨内压增高，血运受阻的表现。受小儿股骨头缺血性坏死钻孔术的启示，将跟骨内外侧作穿透性钻孔，希望增加血运，减轻骨质内部的压力。此手术只要严格消毒，防止感染，其操作既简便又安全。将类风湿性跟骨炎试用跟骨钻孔术后，获得了一个较满意的疗法。

治疗：术前修剪趾甲，用新洁尔灭或千分之一的过锰酸钾水清洗泡足两晚，若为双侧，在硬脊膜外麻醉下，严格消毒，铺单，上充气止血带，在跟骨外侧跟距关节下1cm左右做一长约5cm切口，由皮肤、皮下组织直切至骨质，把跟骨外侧完全显露在直视下。在骨膜上，用手摇钻的中或大号钻头，垂直钻通对侧的骨皮质，形成钻孔2或3排，即6或9个钻孔，将跟骨内外侧骨皮质钻通，然后冲洗创口，放人青霉素粉（术前做了过敏试验）缝合切口，跟骨外侧加压包扎，然后，放充气止血带，对侧亦如此处理，术后即可下地行走，待麻醉消失后，大多数病人诉说行走足跟已不痛。

【病例】

刘某，女，18岁，1983年1月28日人院。

主诉：双脚跟间歇性疼痛3年余，3年前无何诱因，突感双脚跟疼痛，时轻时重，当挑担行走或走路太久，疼痛加剧。在当地县医院服中药，一度疼痛消失，去年上述症状又出现，曾去天津就医，无效，今年在县医院摄片，疑为跟骨刺，转来首都。照X线片，跟骨底部未见骨刺，但有磨玻璃样骨纹理不清，跟骨显不规则增生和跟腱钙化，建议手术钻孔，病人同意。清洗三天双足皮肤后，于 1983 年 2 月 2 日在硬膜外麻醉下，严格消毒铺单，上充气止血带，如上述步骤，先在左足跟骨外侧钻 6 个孔，右足跟骨钻 9 个孔，以便比较哪一侧疗效好。两侧切口一期愈合，术后第一天下地行走，两足跟均感疼痛，但痛的味道和原来的疼痛不一样，是伤口疼痛。住院 11 天双足行走已不痛而出院，左右跟骨虽各钻 6 到 9 个孔数的不同，但术后下地行走及出院时无何明显分别。

1983 年 3 月 31 日来复查，在家乡行走约 5 千米路无足跟痛，挑担负重行走亦如此，局部无压痛，踝及距跟关节运动正常。

第二章

骨折

第一节　正骨手法概述

中医正骨的手法，简要分为牵、挤、端、提、靠、炼六种。

一、牵

是在肢体的纵轴，作骨折远近两端的对抗牵引，用力轻重要适宜。例如股骨干骨折，或肌肉发达者，可用大力；肱骨干骨折，或老、幼、体弱者，一般的牵引就可复位，以避免造成断端分离，不易愈合。牵引是整复骨折的手法第一步，为克服肌肉短缩，纠正断端重叠，恢复骨骼的支架作用及肢体长度，使断端对位，是重要的手法之一。

二、挤

在上法的牵引下，术者手指直接作用于骨折的两断端，将前后左右的侧方移位，按照 X 线片上显示的骨折情况，使断端整复到解剖或近解剖对位，骨折对位越好，愈合越快，后遗症越少。

三、端

从下往上端或从外向内托。

四、提

使陷下之骨提出如旧也。

五、靠

固定之谓也。当整复对位良好视骨折部位和类型之不同，用纸板、竹片、杉皮、木质夹板固定之。为固定而用的夹板、布带、压垫、棉花必须在整复之前按伤情需要准备好。中医正骨的外固定，适用于绝大多数闭合性骨折，只有股骨颈骨折、严重的肱骨髁、股骨髁间的 T 型、Y 型骨折、塌陷较重的胫骨平台骨折、严重分离的髌骨和鹰嘴骨折等因整复对位困难且不易稳定，宜手术治疗。相信这些难治的骨折，在中西医结合的研究中，也一定会获得简便有效的具有中医特色的满意疗法。

六、炼

锻炼之谓也。锻炼可使骨折局部的血流量增加，代谢产物运走，防止关节周围组织的挛缩及粘连，有利骨折愈合及功能恢复。但是锻炼要以不影响骨折的固定为限度，避免发生骨折断端间的扭转、剪力，对断端的垂直挤压力，则有利骨折的愈合。

为容易理解牵、挤、端、提、靠、炼的具体内涵，举新鲜闭合性柯雷氏骨折为例：一助手固定患肢前臂近端，术者两拇指分放于尺桡两边背侧的骨折远端，两食指放于尺桡两边掌侧的骨折近端，在用力对抗牵引下，术者双手拇指挤骨折远端下陷成角，达到两骨折断端的背侧接近在同一平面时，然后双食指将骨折近段向上一端，顺势两手将腕关节尺偏，这些牵、挤、端的整复手法，一气呵成，并在牵引不放松的这一位置下，在桡骨背侧放一棉花压垫，上盖一过腕关节的夹板，掌侧夹板平腕关节，桡侧也放一棉花压垫夹板过腕关节，尺侧夹板平腕关节，用四条布带扎紧，用力大小以病人不觉太紧为度，外缠一卷绷带，前臂放于颈腕吊带中，若一次未达解剖或近解剖复位者，可如上法再整复一次，最好一次成功，以免断端芒刺磨损太多，对位后不易稳定。整复固定完毕后，嘱患者握拳锻炼，骨折的部位和类型不同，手法的整复固定和锻炼也随之而有所不同，将在各个骨折项下叙述。现代医学的骨折著作很多，因此在骨折篇幅中只叙述作者认为具有自己特色的部分，如此既避免重复赘述，也节省读者的宝贵时间，以遂作者决不照抄书本的初衷。

第二节　骨折的治疗

骨折著作很多，包罗万象，为避免重复、抄叙，千篇一律，本书只写了被认为具有自己独特手法与疗效的这一部分。

一、鼻骨骨折合并鼻偏曲

症状：鼻突出于脸部，易受外伤，伤后常有疼痛、肿胀、鼻出血，严重者多有鼻骨骨折。由于鼻下部为软骨，易令鼻部偏斜，患者多因此而求诊。

检查：察看鼻部有无肿胀、出血及鼻部偏斜。触摸是否疼痛，有无骨擦音。常规 X 线照片，以排除骨折。

分析：鼻骨左右成对，中线相接，其上接额骨，左右两侧与上颌骨连接，下缘以软组织与鼻正中软骨相接。上部窄厚，下部宽薄。由于鼻突出于脸部易受外伤，发生鼻骨骨折或鼻偏曲。

治疗：中医正骨认为，外鼻外貌有偏斜者，可用器械插入对侧鼻腔，另手拇指对准偏斜之处．轻柔的推挤而整复之，简便易行，7～10 天保护鼻部勿再受伤。

预后：良好。

【病例】

张某，男，22 岁，2005 年 8 月 16 日初诊。

诉七天前打篮球被肘部撞伤鼻部，当即疼痛，肿胀。未予注意。肿胀稍消后，发现鼻向右侧偏斜，始去医院求诊。X 线片显示鼻骨骨折（图 2 -2-1）。建议手术，不同意。来我院门诊。

检查：鼻部稍肿。无出血。鼻部向右侧偏斜明显。触摸疼痛，未闻及骨擦音。

治疗：令病人仰卧诊察台上。备好一根筷子，在它的圆端缠上纱布数圈，用线缚紧（或用脱脂棉）插入偏斜的对侧鼻腔。另手拇指对准偏斜之处，轻柔的向对侧推挤。与此同时，握筷子之手，相对用力抗衡。立即显鼻部外貌居中，不见右偏。乃停止手法。病人稍感疼痛，能忍受。整复过程约一分钟。

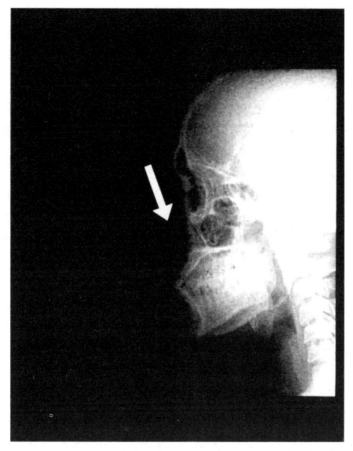

图 2 - 2 - 1　鼻骨骨折

预后：两个月后复查，鼻正中无偏曲。

二、肱骨大结节骨折

症状：有外伤史，局部轻度肿胀，疼痛，肩关节活动受限。

检查：肱骨大结节处有压痛，患肩一动即痛，活动受限，X 线片显示有大结节骨折。

分析：肱骨大结节骨折，由于它是松质骨构成，血管又丰富，所以容易愈合。附着于其上的有由背后来的冈上、冈下及小圆肌，也有由前胸来的胸大肌，上面又有三角肌遮盖，因此虽然骨折，也不会移位很大，而且在防止肩关节周围的软组织挛缩及粘连的手法按摩和推拿过程中（见本书第 10 页肩部手法）骨折的对位还会得到改善，所以该骨折采用手法或手术复位是不必要的。

治疗：肱骨大结节骨折无论移位大小，都不要手法或手术复位，只要将患肢置于颈腕吊带中休息即可。若合并肩关节脱位，只要脱位整复了，大结节骨折就会一同复位。若合并于肱骨外科颈骨折，也不要加以处理，只要整复外科颈骨折。作者认为要注意治疗的不是骨折复位，而是要注意肩关节粘连，特别是中老年人，固定 7～10 天，就有肩关节粘连性僵直的可能。所以作者对中老年人患此病者，在颈腕吊带中休息到第 3 天，就轻柔地给肩部按摩与推拿（见肩部手法），然后再每周二次按摩，手法的轻重以病人能耐受疼痛为度。第 10 天就要教以锻炼（见本书第 25 页肩关节锻炼），如此，一直到完全恢复正常为止。待到骨折愈合时，肩关节活动也正常了。一般 6 周即可治愈。若一旦发生肩关节粘连性强直，虽然按摩推拿，也要 3～5 个月才能恢复正常，比骨折痊愈时间长多了。若让理疗、服药、锻炼，时间就更长，应引起注意。骨折后 3 天即开始轻柔地按摩，10 天就让锻炼，是否会造成不良后果？经临床实践证明，预后良好，特予介绍。

【病例一】

高某，女，50 岁，1976 年 10 月 15 日初诊。

主诉：两天前被自行车撞倒，致右肩受伤，到大学医院照 X 线片，诊为肩关节脱臼合并大结节骨折，当即将脱位闭合复位成功，但大结节骨折对位不理想，建议手术。病人不愿意，来我院门诊。X 线片显示肩关节脱位已整复，大结节骨折轻度移位。作者提出骨折可以不手术，但要求去除石膏托，改颈腕吊带，休息到第 3 天即给予按摩，活动患肩，手法会稍痛，是否愿意接受中医正骨治疗，请予考虑，患者同意。

1976 年 10 月 19 日复诊：给予患肩周围轻柔的按摩，然后按肩关节 6 个运动方向轻柔地给予活动（见肩部手法），在内收内旋状态下予以前伸上举，这是避免上举外旋易发生肩关节再脱臼之故，治后仍沿用颈腕吊带休息。

1976 年 10 月 24 日复诊：右肩肿胀见好，疼痛减轻，患肩敢轻轻活动，按摩推拿如前，去除颈腕吊带自由活动。

1976 年 11 月 8 日复诊：每周二次治疗，右肩疼痛明显减轻，能自动前伸上举达 120°，外展 80°，后伸摸背达腰带上方。当活动时患肩稍痛，并不重，继续治疗如前。

1976 年 11 月 24 日复诊：每周 2 次治疗，从未间断。患肩 6 个方向的运动接近正常，且不痛，被动按摩推拿肩关节不痛。照 X 线片复查，大结节骨折已愈合，对位较前片见好，停诊观察。

【病例二】

张某，男，58 岁，1986 年 8 月 22 日初诊。

主诉：两个月前踩滑摔伤右肩，照 X 线片诊为大结节骨折，移位不大。给颈腕吊带固定 4 周，去除吊带后，右肩关节活动明显受限。来我院门诊。主诉：穿衣、吃饭、大便、掏裤兜都不方便，一碰剧痛，常在睡眠中痛醒。检查：患肩前伸上举 100°，外展 70°，且耸肩，后伸摸背只达臀肌附近，且一活动患肩即痛，按压肱二头肌长头腱进入结节间沟一直到肱骨头至肩峰附近都有压痛，与此相对应，背面的冈上、冈下、小圆肌肌腱附近也有压痛，肩关节周围的软组织发僵稍硬，这是伤后遗留肩关节粘连性强直。给予痛点各按摩 200 下，然后照肩关节 6 个运动方向给予推拿（见本书第 10 页肩部手法），手法结束后，教病人睡前、起床后各做一次肩关节锻炼，每个动作 5～10 下，逐渐增加锻炼次数（见本书第 25 页肩部锻炼），不必服药。

1986 年 8 月 25 日复诊：经治疗，患肩疼痛减轻，活动也较前灵便一点，按摩推拿如前。

1986 年 9 月 10 日复诊：每周 2 次按摩，从未间断。右肩疼痛明显减轻，前伸上举可达 120°，外展 80°，耸肩见好，后伸摸背达骶 1 附近，治疗如前。

1986 年 10 月 6 日复诊：每周 2 次治疗，从未间断。右肩关节活动时稍痛，肩周围软组织摸去柔软近正常，前伸上举 135°，外展 90°，后伸摸背可达裤带上方，洗澡可以自己用毛巾擦背，自己洗背心、裤衩能胜任，不过活动或轻工作仍感右肩不如左肩灵便，按摩推拿如前。

1986 年 11 月 15 日复诊，每周 2 次按摩未曾间断。已上班工作，能胜任，患肩不痛，前伸上举 145°，外展正常，后伸摸背达胸十二棘突，且不痛，建议停诊。

三、肱骨外科颈骨折

症状：多由摔倒手掌着地，间接暴力引起，肩部疼痛，不敢活动，多发生在老年人，是门诊常见的一种骨折。

检查：肩部压痛明显，轻度肿胀，青紫，照 X 线片，并可了解骨折类型。

治疗：裂纹骨折、外展型或内收型骨折而有嵌插者，都不需要手法复位，更不要石膏或夹板固定，用颈腕吊带，也是为了减轻伤后疼痛。此类骨折若不及早活动，非常容易发生肩部粘连，引起肩关节严重功能障碍，到那时要恢复肩关节的正常活动，就比骨折愈合要多花几倍的时间了。作者对此类骨折，在颈腕吊带休息 3 天，伤痛有所减轻后立即在有压痛处轻轻按摩各 100 下，然后站于患侧背后，术者用前臂从患肢上膊后面绕经腋窝，将手掌搭于患肢肩前，另手紧握骨折断端，轻轻将患肢关节左右旋转各 5 下，并尽可能外展手臂，能达 90°更好。然后仍一手握骨折端，另手握住肘部，将患肢缓缓从前面上举至尽可能高度，到病人诉疼为度。再将患肢放下，后伸，使手摸触臀或腰部，这个动作是肩关节的后伸、内旋两个动作的复合运动，是最容易引起疼痛的动作，一定要缓缓进行。病人一诉痛即将手垂直放下，待痛停止再进行，可反复数次。这种被动运动，并不会移动骨折断端，而是肩关节在运动，这是经临床实践证明的。给予按摩及被动活动后，病人会立即感肩部轻松舒适，疼痛减轻。中医的这种治法，可使骨折愈合与肩关节功能恢复同步进行，大大缩短疗程，这是经过临床实践一再证明了的。对外展型及内收型骨折成角较大，又未嵌插者，须手法整复。以外展型为例，术者双手四指紧握骨折外展姿态的远端，两拇指伸入腋窝顶住骨折近端，轻轻配合用力，将拇指顶住近端双四指内收，即可将外展的骨折远端整复，达到解剖复位，常发生响声，是骨折复位的表现。内收型者则反其道而行之，然后如嵌插的治疗方法治之，这种骨折整复是很容易的，若外展或内收骨折而有嵌插，无需整复，因肩关节活动范围很大，稍有畸形愈合，并不显功能障碍，预后良好。

【病例】

李某，女，75 岁，1998 年 1 月 16 日初诊。

主诉，摔伤左肩，疼痛，左手不能活动，去公费医院照 X 线片，诊为骨折，给固定，由于病人患卵巢癌，正放、化疗中，身体虚弱，3 天后即不能忍受而改用颈腕吊带。又 7 天，因肩部不适及疼痛而影响睡眠，来我院门诊。

检查：X 线片显示左肱骨外科颈裂纹骨折，左肩部肿胀、瘀斑，左手臂不能活动，触之痛甚。

治疗：言明，不用颈腕吊带，要给予按摩及活动患肩，要坚持所教锻炼，若不能接受，则另请高明。患者同意，乃去除颈腕吊带，在肱二头肌腱进入结节间沟处及对应部位的背部肩胛冈外下方等处的压痛点各按摩200下，三角肌起止点及上臂中部也按摩100下，然后如肱骨外科颈骨折的治疗方法活动患肩（见肱骨外科颈骨折的治疗）。由于肩关节已10天不动，周围肌肉发生痉挛，关节有所粘连，被动活动受到一定限制，稍一用力，即疼痛难忍，只好由轻到重，慢慢来。治后立即感肩部轻松，活动见好，然后教病人自动前伸上举，外展及摸肩搭背（见本书第25页肩关节锻炼），早晚各一次，每次3~5下，逐渐加到20下。每周2次手法治疗，按摩4次以后，患肩自动及被动外展、内收、前伸上举、后伸摸背等运动均有进步，疼痛也有减轻，晚上能睡好。如此手法治疗两个月复查照片，骨折已愈合，肩关节活动近正常，停诊。

四、肱骨干骨折

症状：有外伤史，局部肿胀和疼痛，上臂出现畸形或成角畸形，肩、肘关节不敢活动，一动即剧痛。

检查：触之疼痛，有异常活动或骨擦音，这是骨折的证明。照X线片以明了骨折的类型，一定要检查患肢的伸拇、伸腕力量，以排除桡神经是否受伤。

分析：直接暴力或投掷手榴弹或掰腕用力过猛，均可产生肱骨干骨折，前者多为横断或粉碎骨折，后二者多为螺旋或长、短斜形骨折。闭合性的肱骨干二段或三段骨折，无论该段的移位情况如何，均可用手法复位治疗，且不要大力对抗牵引，以免断端分离。能整复到解剖复位最好，若只达50%的对位，也可接受，因为在中医正骨夹板固定的治疗过程中，当7~10天再整理加固夹板时，轻轻挤靠移位的断端，能使对位更好，这在实践中是常见的。相反，值得注意的是在夹板固定过程中，要防止肱骨横断的骨断端分离，使愈合时间延长，甚至不愈合。这是由于颈腕吊带前臂下坠的重量，会逐渐将肱骨干断端分开，也要时常检查已伤及桡神经的伸拇、伸腕力量恢复情况如何，若3个月未见逐渐改善者，要考虑手术，未伤及桡神经者，也要注意骨痂生长过程中是否挤压到桡神经，所以要多检查伸拇伸腕力量。

治疗：凡闭合性肱骨干骨折，无论新鲜或陈旧的横断骨折，包括骨断端分离在 1cm 以内的，作者均采用手法复位，不超过肩肘关节的四块短夹板固定，外加宽 10cm 的膏布绕肩、肘关节加固，使骨折端接触，避免分离，促进骨痂生长。具体做法是，毋庸麻醉，一助手握骨折近端，术者一手轻轻握肘关节作对抗牵引，另手整复成角或移位的骨断端，新鲜横断的，一般可达到解剖或近解剖复位，遇整复困难者，对位 50% 即可接受，不必强求解剖对位。然后将已量好尺寸、准备好的 4 块不超过肩肘关节的短柳木夹板分放上臂的前后左右，用 3 根布带缚紧，外缠一个绷带加固。然后令助手一手压肩关节，一手托肘部，上下加压，使骨断端靠拢，术者与护士将撕好的宽 10cm 的长胶布自肩胛冈下方贴起，通过肩关节、上臂到尺骨近端，绕过肘关节，经上臂回到肩胛骨背部与原胶布起点汇合并重叠 20 ~ 30cm。夹板外加胶布，可促使骨断端牢牢接触，不致分离。前臂用颈腕吊带。固定结束后，再照一次 X 线片，以明了骨折断端对位情况，如此固定 6 ~ 8 周，若中途胶布松动，可在原有基础上如前法再缠绕胶布一圈，遇少数有胶布过敏或天热不愿接受者，可改用尼龙扣带如上法固定肩肘关节。每月照一次 X 线片。若有骨痂生长，即可去除胶布，仍用不超过关节的短夹板固定，不用颈腕吊带，自由活动肩肘关节，一直到骨断端的骨痂生长牢固，才去除短夹板。对中老年病人，为预防发生肩关节周围炎，在胶布固定 2 个月后，无论照片有无骨痂生长，都要去除宽胶布的固定，只用短夹板固定即可。每周给肩关节按摩及被动运动 6 个方向的动作两次（见本书第 10 页肩部手法），手法要轻柔，以不妨碍骨痂生长为度。因为此时骨断端已有纤维性愈合，不用暴力骨断端是不会分开的。由于医生给予运动的是肩关节，而不是骨折断端，因此不会折断骨痂，反而加强了血液循环，促进了新陈代谢，对骨痂生长与增加其牢固度是有益的。当中老年人一旦发生肩周炎，欲达治愈，比骨折愈合的时间还长，应予以预防。螺旋或长短斜形骨折，不需要外加胶布长条固定。

预后：由于肩关节是全身运动范围最大的关节，只要骨断端能对位 50%，骨折愈合后，肩关节运动部分受限也显不出功能障碍，这是 50 年来近百例闭合性肱骨干骨折的治愈经验。对此作者只做过陈旧性肱骨干断端分离的少数几例手术，但在门诊却见过由于青年医师在术中误伤或取钢板挑断桡神经，致患肢手与腕的功能严重残废。因桡神经从腋窝下行，沿肱骨后面的桡神经沟转至外侧，下降于肱骨外上髁前面分浅深两支。对做肱骨干骨折的手术者，应特别注意勿伤及该处的桡神经。（参见图 2 - 2 - 2）。

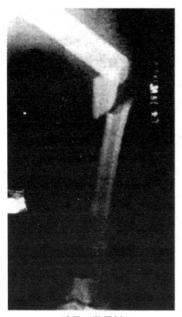 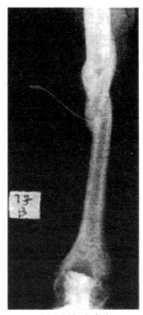

肱骨三段骨折　　　　　　　短夹板加宽膏布
治疗前　　　　　　　　　固定治疗后

图 2－2－2　肱骨干骨折治疗前后

附：小夹板外加胶布固定法治疗
肱骨干骨折 45 例总结

肱骨干骨折目前采用小夹板固定、石膏外固定以及手术治疗均能取得较好的疗效，但如果处理不当，造成骨折断端分离，使骨折迟延愈合或不愈合，形成假关节，给病人带来痛苦。我们采用小夹板加胶布固定法治疗本病，疗效满意。现将用本法治疗的肱骨干骨折 45 例的情况，总结报道如下。

（一）临床资料

45 例中男 28 例，女 17 例，年龄 17～78 岁，平均年龄 49 岁。初诊时属新鲜骨折者 36 例，伤后 20～30 天就诊者 9 例。按骨折类型分类属横断骨折 22 例，粉碎骨折 18 例（三段骨折 1 例），斜形骨折 5 例。其中有 4 例曾经外院处理，就诊时已发生骨折断端分离分别达 0.4、0.5、0.6、1.0cm；3 例合并有桡神经损伤，其中 1 例于伤后两个月出现桡神经损伤症状。

（二）治疗方法

不麻醉，用对抗牵引，畸形及成角即可纠正。整复时力求手法轻、准、稳，一次成功。复位后由助手维持位置，用 4 块短夹板固定，不超过肩肘关节，寸带扎紧，然后在夹板外，用宽约 10cm 的胶布条，一端粘于肩部（相当于锁骨外 1/3 处），胶布条向下延长，兜住屈肘 90 度时的尺桡骨近端，再向上延长，与起点重叠 10 厘米，粘牢即可（呈环状悬吊肩肘部）。

固定早期 1 周内观察 2 次，以后复查时间可延长。对稍有成角、整复不够满意的病例，于首次整复后 2 周，骨折断端已有纤维粘连时，纠正成角最佳。2 周后嘱病人带夹板活动肩关节及握拳锻炼。上述活动及锻炼，对老年患者尤为重要，可以避免发生肩关节周围炎。我们以 X 线片出现少量骨痂为去掉胶布的标准。

（三）治疗结果

本组病例随访时间最短 14 个月，最长 7 年零 8 个月，复查内容包括检查局部外观有无畸形、肩肘关节功能有无障碍、桡神经损伤恢复程度以及劳动能力如何等。

本组 45 例患者，骨折对位，对线均好。其中 4 例骨折断端分离者，断端接触良好，达到骨性愈合，无肩、肘关节功能障碍，恢复原工作能力。3 例合并桡神经损伤病例，1 例伤后 3 个月自行恢复；1 例伤后 3 个月未见好转，行松解术，手术中发现桡神经与周围组织粘连，经松解术后，7 个月好转，6 年后复查已无症状；另 1 例伤后 2 个月出现桡神经症状，呈进行性加重，伤后 3 个月行探查术时见骨痂压迫神经干，术后即缓解，2 年零 5 个月后复查时，仅诉虎口部痛觉减退，无其他症状。

（四）体会

肱骨干骨折，由于整复时操作不慎，如过度牵引，反复多次整复，可使骨折断端骨茬磨损；骨折远端肢体及石膏固定的下垂重力的牵引，可使骨折断端分离。使用本法进行肱骨干骨折复位时，牵引力不宜过大，手法要轻，不加重骨折断端及周围软组织损伤。本法用小夹板外加胶布固定，去除了骨折远端下垂重力的牵引，45 例患者伤后愈合良好，未出现骨折断端分离。

注：该文是由我提供病例及 X 线片，和方存中大夫商讨，由其执笔并获刊登于 1982 年第 10 期《中医杂志》，在此，我将其收入本书的肱骨干

骨折篇内，以供读者参考并向方大夫致谢。

五、肱骨外髁骨折

症状：肱骨外髁骨折发生于 2~11 岁年龄，以 4~6 岁小孩最多见。由于跌倒手掌触地，地面的反作用力传到外髁，可以发生不同程度的移位骨折，这是因为肱骨外髁乃前臂伸肌的总附着点之故。伤后患肘外侧肿胀疼痛，不敢活动。本症的肿胀与肱骨髁上骨折不同，前者肘外侧肿而内侧不肿，后者肘关节上下肿如灌香肠一般。

检查：肘关节外侧压痛，尺骨鹰嘴及肱骨内髁部位无压痛，若折片呈四度移位，就可触及骨块与骨擦音，必须照 X 线片，以了解骨折的移位情况，这对手法复位是有指导意义的。

分析：肱骨外髁较内髁略小，位于肱骨下端的外侧，其前下缘叫肱骨小头，呈半球形突起，与桡骨小头凹相关节。前臂伸肌主要起自肱骨外髁。一旦跌倒手掌着地，由于伸肌群收缩力的不同，可以产生不移位的一度裂纹骨折；也可以是向外下方移位的二度骨折；还可以呈骨片上缘下移至肘关节间隙附近且张口，就差一点骨片快要离开肱骨母床脱出肘关节的三度骨折；四度是肱骨外髁带着肱骨小头甚至部分滑车完全离开了肱骨母床，脱出肘关节。骨片由于被前臂伸肌群的牵拉而呈 90° 甚至更大的外翻并且旋前。一二三四度的骨片移位不同，治法也各异。国外文献报道，四度骨折手法复位很困难，甚至有的说不可能，必须手术。作者跟随老中医学习，亲眼目睹用手法闭合复位成功，我们在继承老中医宝贵经验的基础上，进行了尸体解剖与 X 线影屏透视下手法复位的全过程，找出了复位的规律，并加以总结报道，分别刊登于天津医药杂志骨科副刊 1966 年 10 卷 2 期及北京中医创刊号 1982 年 3 月第 1 期。由于手法的逐渐熟练，使复位的成功率更高。根据外科的治疗原则，任何方法，凡能达到简、便、验、廉者，就是最好的方法。手法闭合复位治疗肱骨外髁四度骨折，有此优点。

治疗：一度骨折，只要在外髁贴一长约 5cm、宽 3cm、厚 1cm 的压缩棉花垫，外加绷带包扎，前臂颈腕吊带即可。二度骨折要用手法复位，在棉花垫上，内外髁各放一块夹板固定，然后颈腕吊带。三度、四度骨折一定要将骨片复还原位，不用麻醉，也可用 1% 利多卡因 10mL 注于血肿内，但必须有血液抽出，方可注入药液，麻醉才会有效。患者坐或卧位均可，助手一手握患肢上臂，一手抓住掌骨，使腕关节掌屈，术者一手握住前臂，患肘屈曲30°左右，另手找到骨折片，四度会有骨擦音。由于已了解了X线片上的骨片旋转移位情况，在对抗牵引下，张大肘外侧的肱桡关节，掌握骨片的拇指将之向上向尺侧及肘后方推去，若感到一响声，是骨折复位的表现。拇指压住肱骨外髁，扶病人去放射科透视；或外髁上加一棉花压垫，外用两块超肘关节的夹板，上扎3根布带，再在夹板外用一个绷带缠裹加固。然后颈腕吊带去照X线片，以明了复位情况。掌握了复位规律，手法送回原位并不难，有时几分钟就成功了。若遇复位困难者，一定要保留小孩的嫩皮肤不被挤破，为手术切开复位留有余地，这是应该要想到的。

手法复位要想达到骨折的解剖对位是不可能的，近解剖复位可以达到，但复位后骨折片的外侧缘向外超过肱骨干外侧缘小于1厘米，骨折片的肱骨小头关节面与滑车关节面平行，向上斜不超过20°者方可接受，在此范围内能获得骨性愈合，也不会出现肱骨外髁畸形，否则必须再手法整复，甚至手术，这点对于应用手法复位者要特别注意。夹板固定到两周，X线片上就会显出淡淡的骨痂阴影，一有骨痂，即可去除夹板固定，让肩、肘关节自由活动。最多3周要去除夹板，从未见肘关节发生粘连性强直。

预后：良好。但也曾在门诊见到由乡村转来的病人，四度骨折后，手法复位不成功又未转入医院手术，成年后，由于患肘畸形及劳动力严重受损，才来求治。X线片显示骨折片仍处于肘关节腔之外，桡骨头因无肱骨小头的阻挡，生长得比正常要长，致肘关节发生屈曲障碍，端一个5磅暖水瓶倒开水都端不起，被动肘外翻可达90°畸形，严重影响从事农业劳动，但手提重物尚可。这提示肱骨外髁四度骨折必须复位，否则可遗留严重残废，待成年后才来治疗，手术也无法矫正，应引起中医骨科医师的特别注意！！！

附：肱骨外髁旋转脱位骨折的闭合复位治疗

肱骨外髁骨折有旋转脱位者，必须复位，否则一定损坏肘关节功能，影响劳动。我们自1959年在老中医手法闭合复位成功的经验启发下，应用中西医结合的方法，逐步掌握了它的治疗规律，获得了满意的结果。

（一）临床资料

我院自1959年1月至1965年8月共治疗该骨折12例（附表）。年龄最大者 11 岁，最小者 4 岁。男 11 例、女 1 例。在伤后当天来治者 8 例，2、3、4、6 天来治者各 1 例。这些两天以上来治的病人，都经过一二次甚至三次的手法复位，未获成功而转来我院。复位次数越多，局部肿胀越严重，再复位就更困难。我们有 2 例就因为局部肿胀大甚，而采取患肢悬吊皮牵引，待肿胀明显消退后，方进行手法复位。有 1 例伤后在外院复位两次，未获成功，第 6 天方来我院治疗，也复位成功。

受伤原因：有 8 例是由约 1 至 3 米高处跌下，3 例背人玩耍时摔倒，1 例单脚跳蹦被推倒。其中 6 例肘部着地，3 例屈肘手掌着地，3 例原因不明。关于创伤机制，我们同意暴力作用于鹰嘴，由乙状切迹的骨嵴作为一个楔子推开了外髁。

12 例中，为了仔细观察，有 10 例住院治疗，2 例在门诊观察。我们认为这种病人只要复位良好，可以在门诊治疗。麻醉方法：臂丛 7 次，乙醚 3 次，局麻 2 次，未用麻醉 2 次（有 2 例病人复位两次方成功）。若遇紧急情况或地处偏僻农村，也可不用麻醉进行复位。

治疗手法：患者于麻醉后取坐位或卧位均可。助手握稳患肢上臂，术者一手握住前臂，做对抗牵引，并屈肘至 150° 左右。另手拇指找到骨折片（有骨擦音），然后将折片向前向上推挤（以肘窝为前、鹰嘴为后、肱骨远端为上，桡骨小头为下）。待推挤到肱骨外髁附近，拇指仍用力推住肱骨外髁的外侧方，并用力将折片下压。同时握住前臂的手，将患肘缓缓屈伸，寻找折片恰好进入原位的机会，一旦折片复位即可闻一响声。也可在折片被推挤到肱骨外髁附近，术者将患肢前臂旋后，内翻，以开大肱桡关节，使折片易于复位。当一闻响声，则屈肘至 70° 左右，复位折片就不会再脱出。

固定方法及日期：复位成功后，屈肘，外敷活血散，绷带包扎并绕 8 字形以固定肘关节在屈曲位，然后于肱骨外髁处加一拇指指腹大小厚约 0.8cm 压垫，上臂内外侧用夹板超肘关节固定，前臂悬吊胸前。固定日期最长 31 天，最短 14 天，平均 22 天。去除固定后给予洗药浸泡，主动练习肘关节活动，有的给予按摩。

随诊情况：12 例中，有 4 例不满半年，未计算在内。8 例有随访的，时间最长 6 年 9 个月，最短的 7 个月，平均 29 个月。除 1 例随访发现患脑炎，功能不好检查外，其余 7 例肘关节功能均达到伸 180°，屈 35°~45° 之间，外翻角，在 7° 以内，无 1 例内翻，旋前均 90°，旋后 120°。已达骨性愈合的 7 例，大多数是在 3~4 个月之间愈合，只有 1 例已一年 5 个月尚未愈合，X 线片中亦无硬化及其他不愈合征象，是否与患儿有软骨病、身体发育不佳有关，尚待继续观察。到目前为止，未发现有尺神经炎的病例。骨折局部都摸到有一蚕豆大小骨性凸起，外观无畸形，局部无压痛。两侧照了健侧对比 X 线片，发现患肢外髁骺线已愈合，而健侧未愈合，测量肢体长度与健侧相同。两例做了内外髁之间的宽度测量，患侧比健侧均宽 0.5 厘米。

（二）讨论

（1）复位　有三个步骤：（1）先找到折片；（2）向前向上推挤；（3）待折片到达外髁附近，则用力下压。掌握此规律之后，手法闭合复位则比较容易。

（2）固定问题　本组曾有两例采取伸肘固定，发现折片容易移位，后在 X 线透视下，试验伸直与屈肘固定，那一种可靠，结果发现屈肘在 90°以下，桡骨小头顶挤折片不易脱出。因此我们将起初的伸直固定改为屈肘固定，在屈肘过程中，折片仍可向外移位，乃在外髁加一压垫。虽然如此，仍有个别病例折片轻度外移，但不影响骨折愈合和肘关节正常功能。

（3）治疗问题　本组 12 例均以手法闭合复位，获得成功。屈肘、夹板超肘关节固定，没有发生再移位，大都能获得骨性连接，随访时肘部功能良好。

目前现代医学对该骨折主张手术复位，例如 1933 年 SPeed 提倡金属钉内固定，效果最好。他认为骨折碎片分离很远，伴随被附着的肌肉拉得翻了筋斗，用闭合复位，是极端困难，甚至不可能的。当复位被获得时，骨折碎片也不稳定，且容易再移位。经验还告诉他，用闭合复位治疗这种骨折，不连接或连接不良，是很普遍的，肘关节将来的功能有严重障碍。1962 年 John 也主张手术复位。虽然 1954 年 Mcleane 主张闭合复位，也获得了 9 例成功的结果，但他的手法是使肘关节向后侧外侧先脱臼，然后复位骨折碎片，这种方法增加局部损伤，也加重病人痛苦。国内 1962 年上海第二医学院吴守义等主张该骨折手术复位，缝合软组织，效果最好。1964年北京积水潭医院俞敦仁等主张两根克氏针内固定，是手术治疗中较好的一种方法。我们用比较简单的闭合复位手法，从 1959 年以来，治疗的 12 例有旋转脱位的肱骨外髁骨折，均获得复位成功，这种方法比较容易在农村推广应用。

（4）应注意问题 肱骨外髁旋转脱位骨折是一种肘关节内的骨折，若复位不能成功，必须不延误治疗有利时机，最迟在 3~4 天内送达能复位成功的医疗单位去治疗，以免遗留残废，影响关节功能。

附病例总结（按发表年月先后附后）

附表 肱骨外髁旋转脱位骨折病例摘要

病例	受伤年、月、日	年龄	损伤位置及原因	诊前情况	伤后诊日	麻醉	固定日期	骨愈合	随访情况
1	1959.1.28	8	平板车上跌下，姿势不清	外院捏二次	当天	未用	31	骨性愈合	6 年 7 个月后随访，伸时180°屈40°外翻5°
2	1963.10.22	5	背人摔倒，右手着地	外院捏2次	6 天	臂丛	21	骨性愈合	1 年 10 个月，伸肘180°屈肘40°外翻7°
3	1964.4.14	7	人压身上，手压身下，姿势不清	未经治疗	当天	臂丛	25	未愈合	1 年 5 个月，伸肘180°屈肘35°外翻畸形
4	1964.7.22	4	窗台跌下，手掌着地	未经治疗	当天	局麻	20	骨性愈合	1 年后，伸肘180°屈肘35°无内、外翻畸形
5	1964.9.1	5	背人摔倒，肘着地	未经治疗	当天	臂丛2次	28	骨性愈合	迁外地，伤后4个月伸肘180°屈40°
6	1964.9.13	4	单脚蹦跳被推倒，肘着地	未经治疗	当天	乙醚	27	骨性愈合	10 个月，伸肘180°屈35°无内外翻畸形
7	1965.3.23	5	1 米多高树上摔下，肘着地	外院捏一次	4 天	乙醚	26	骨性愈合	6 个月，伸肘180°屈45°无内、外翻畸形
8	1965.3.31	7	床上摔下，肘着地	外院捏三次	2 天	臂丛乙醚	23	未查	后患脑炎，肘痉挛未复查
9	1965.7.6	11	3 米高树上摔下，肘着地	未经治疗	当天	臂丛	14	尚未愈合	肘着节功能近正常
10	1965.8.4	5	1 米多高摔下，姿势不清	未经治疗	当天	未用	16	尚未愈合	肘关节功能近正常

续表

病例	受伤年、月、日	年龄	损伤位置及原因	诊前情况	伤后诊日	麻醉	固定日期	骨愈合	随访情况
11	1965.8.5	7	2米高处摔下，肘着地	未经治疗	当天	局麻	21	骨性愈合	肘关节功能近正常
12	1965.8.31	6	1米多高墙上摔下手掌着地	外院三次整复	三天	臂丛	18	尚未愈合	2个月伸肘165°屈35°无内、外翻畸形

（本文发表于《骨科》1966年第2期）。

附：肱骨外髁旋转脱位骨折的
手法复位治疗40例总结

肱骨外髁旋转脱位骨折，是一种肘关节内的骨折，必须复位，否则肘关节会发生外翻畸形和迟发性尺神经麻痹，严重影响劳动。对这种骨折，一般认为用手法复位是非常困难的，偶然获得复位，骨折片也不稳定，容易再移位。还有人认为手法复位治疗这种骨折，会发生骨断端连接不良或达不到骨性连接，将来肘关节会发生严重的功能障碍，影响参加劳动。

（一）临床资料

一般情况：40例中，男35例，女5例，年龄最大者11岁，最小者1岁半，其中4、5、6岁的占总数一半以上，达22例。伤在左侧者29例，右侧者11例。伤后第3天来治者5例，第5天来治者4例，第6、第7天来治者各1例。这些3天以上来治的病人，都经过一二次甚至三次的手法复位，未获成功而转来我院。复位次数越多，局部肿胀越重。我们对骨折后第7天来治的，用手法复位尚获成功，而7天以上的均未获成功，改用手术切开复位（开始我们治疗这种骨折，为了仔细观察，都收入住院治疗，以后就多在门诊处理）。麻醉以臂丛和血肿内注射为主，有9例未用麻药，也复位成功。这说明若遇条件不具备的偏僻农村，只要掌握了复位技术，也可不用麻醉。

手法治疗：手法是治疗的关键。首先，要了解X线片上骨折片的旋转移位程度。其次，必须将旋转移位的骨折片拨正过来。以伤在左侧为例，患者取卧位，术者左手握住患肢前臂，右手拇指找到骨折片（有骨擦音），将骨折片向肱桡关节推挤，待推挤到其附近，空出左手压住骨片，不让退回，然后右手拇指用稳而持续的力量（用力不要太大），将骨折片向尺侧、向肘后方向推挤。同时，左手拇食指也帮助将骨折片向肘后方向加压，若不成功，可以重复进行。一旦骨折复位，即可闻一响声。也可在术者将骨折片向尺侧、向肘后方向推挤时，左手握住患肢前臂于旋后位与握住上臂的助手作对抗牵引，并使肘关节内翻，以开大肱桡关节间隙，同时将患肘缓缓屈伸于 90°~160° 之间，配合推挤骨折片的右手，寻找骨折片复还原位的机会。若听到复位的"咕噜"响声，则屈肘 80° 左右，并进行 X 线透视，看是否复位。我们在 X 线透视下，发现屈肘位骨折片比较稳定，伸直位骨折片有被前臂伸肌群再拉出的可能。

固定方法及日期：在肘关节保持于 80° 的屈肘情况下，在肱骨外髁处加一压垫，其大小厚薄如 5 分硬币。压垫下衬以棉花，再在上臂内外侧用夹板超肘关节固定。内侧夹板宜硬，外侧夹板宜软而可弯动，使固定较稳，且不易发生肱骨外髁部的皮肤压疮，前臂悬吊胸前。固定日期最长 31 天，最短 14 天，我们认为 14 天的固定是足够的。去除固定后，主动练习肘关节活动，外用洗药熏泡。每两周或一月复查一次，半年后肘关节伸屈仍未恢复正常者，可给予按摩治疗。

随诊情况：40 例中有 3 例不满半年，3 例在治疗后半年内即未再来复查失去联系，1 例骨折复位后 4 个月患乙型脑炎，两手抽搐，不能言语，随访 10 年，患肘伸直 165°，其他尚正常（未计入随访数内），其余 33 例均有较长期的随访。随访时间最长的 14 年，最短的 9 个月，平均 6 年 5 个月。得到随访的这些病人，发现 1 例伤侧外翻角 16°，健侧 6°，呈现左肘外翻畸形，随访 12 年，到目前 18 岁为止，患肢小指不麻木，针刺两侧小指感觉相似。在观察过程中，其外翻角度有随着年龄长大而逐渐减轻的趋势。27 例检查了握力，左右手对比握力正常。有 17 例患肢肱骨外髁处外观稍高起，摸之如豆大到鸽卵大之骨隆突，13 例无此现象，3 例未做记载。得到随访的 33 例，均有 X 线片，其中 30 例在生活、学习、劳动中均无何不适，测量肘关节伸屈功能均正常，外翻角 32 例在正常范围内获得骨性愈合，我们认为凡用手法复位成功的大都可达到骨性愈合，时间有快有慢，这与骨骺损伤程度有关，也和解剖复位情况密切联系。凡对位良好者愈合时间短，对位差者愈合时间长，而且是后来肱骨外髁处遗留骨包隆起的原因。我们还照了一些肘关节健、患侧对比的 X 线片，发现患侧肱骨外髁骺线较健侧融合为早，但测量肢体长短、周径以及肘关节的功能均未见明显差异。随访的 33 例中，2 人已参加工作，均属重体力劳动，对患肢毫无影响；3 人在高中；6 人在初中学习，在学工、学农劳动时，推车、抡大锤患肢均无何不适，仅个别诉劳动过重时，患肘有点酸累，但一经休息即好。

（二）典型病例介绍

王某，男，8 岁。于 1959 年 1 月 28 日来门诊检查，诉 2 小时前从三轮上跌下，左肘受伤，肿胀，疼痛，肘关节活动受限，触摸肱骨外髁处有骨擦音。照 X 线片示左肱骨外髁骨折，折片脱出肘关节且旋转。在门诊用手法复位失败，收住院再行手法复位成功。局部固定，一月后解除固定，自动活动。1965 年及 1973 年两次随诊并照 X 线片，获骨性愈合。检查左肘关节伸 180°、屈 45°、外翻角 4°，握力左手 35kg。已参军干重体力活，左肘关节无何不适。

（三）讨论

通过 40 例肱骨外髁旋转脱位骨折的手法闭合复位治疗和 33 例较长时间随访的结果来看，我们认为该骨折片虽然脱出肘关节外，而且旋转，只要手法复位的规律一旦掌握，复位成功率还是很高的。骨折复位后在外髁处加一五分硬币大小棉花垫即可牢牢固定，直至骨性愈合，参加重体力劳动而肘关节不痛，功能恢复满意。本疗法不需手术、痛苦小、疗程短、疗效好、费用省，简便易行，便于推广。

（本文发表于 1982 年《北京中医》第 1 期）

六、肱骨内上髁骨折

症状：肱骨内上髁骨折，多发生于 6~17 岁年龄，由于跌倒时的前臂处于外展姿势和屈肌群的急骤收缩，可以发生不同程度的一、二、三、四度骨折，肘内侧轻度肿胀，甚者肿胀较重，皮下瘀血，疼痛，肘关节不敢活动。

检查：肘内侧有压痛，一二度骨折可触到骨片及骨擦音，三度者摸不到骨片，但有肘关节被动屈伸的严重障碍。四度有肘关节畸形，尺骨鹰嘴向上突出，肘后骨突点的等边三角形发生变异，必须照 X 线片方能确诊属于哪一类型。

分析：肱骨内上髁是前臂屈肌的总附着点，一旦发生骨折，可以是稍移位，骨片略有分离的一度骨折，也可以是骨片被拉向前下方的二度骨折，还可以是折片嵌入肘关节腔内的三度骨折，四度是合并肘关节脱位的内上髁骨折。

现代医学认为三度的骨折片要脱出肘关节腔，须使患肘脱位，如此，手法有损伤附近尺神经的可能，不如手术简单安全。作者在学习中医正骨的过程中，临床上遇到的三度骨折，从未做过一例手术，都获得了手法复位成功。在学术交流会上，有人提出手法不能达到解剖复位，骨折附近的骨痂生长就会增多，有可能产生迟发性尺神经炎；其次，骨性愈合者少，小孩长大后，若从事重体力劳动，有产生患肢臂力不足之虞，主张手术克氏针交叉固定为好。作者认为三度骨折的骨片嵌入肘关节腔，使肘内侧没有了肌腱和关节囊的阻挡，在手法复位时，只要将前臂外展，则肘关节内侧就会张口扩大，术者屈腕并将前臂极度屈曲，且向外旋转时而腕关节也随之背伸，利用屈肌群的拉力，很容易就可把骨片从肘关节内拉出来；或采用极度屈肘随之前臂极度旋前，即患肢前臂背侧对向术者，渐渐内旋至前臂掌侧对向术者，骨折片即可由肘关节腔内脱出。这里要提请特别注意，在骨折复位后的治疗过程中，患肘自动伸屈会有暂时的受限，切不可用强力被动伸屈或粗暴手法按摩，以免发生骨化性肌炎，如此会造成肘关节伸屈功能受限的残废。作者曾随访不同程度移位的病人100例，最长达18年，有的患者已从事架子工或木工，患肘无任何不适。其中82%的骨折是纤维性愈合，只有18%达到骨性愈合，但无一例有迟发性尺神经炎。肘关节的携带角正常，左右手握力相近。作者认为任何治疗既简单又有效，就是好方法。

治疗：一度骨折，颈腕吊带休息即可；二度要用手法，尽可能将骨折片向上向后推之，使靠拢近端骨折面，外用一棉花压垫，在内外髁各放一夹板，超肘关节固定，前臂颈腕吊带；四度要先将脱臼的肘关节复位，内上髁骨折片按二度骨折处理。这里重点叙述三度的治疗方法。不必麻醉，若小孩不合作，也可在肘关节腔内注入1%利多卡因10mL。术者一手屈腕，且兼握前臂，另手托患肘，兼抵止住肘外侧，然后握前臂之手极度屈肘，并向外旋转而伸直之，这一姿势既可使肘关节内侧张口扩大，又使腕关节和前臂屈后外旋而伸直之，让骨片受到屈肌的拉力而从肘关节腔内牵了出来。一旦骨折片离开了肘关节腔，肘的伸屈功能即可被动达于正常，也可在肘关节内侧摸到骨折片。若一次未成功，可如上法重复进行。手法宜轻柔稳准，切忌粗暴，以免增加损伤。作者也曾使用极度屈肘随之前臂极度旋前的手法，使骨折片脱出肘关节腔。中医正骨过去是师传徒、父传子，手法丰富多彩，各家不同，以上手法供同道参考。

预后：良好。

附：闭合复位法治疗肱骨内上髁Ⅲ°Ⅳ°骨折

肱骨内上髁Ⅲ°骨折为合并肘关节半脱位，骨折块嵌夹于鹰嘴滑车关节间隙中的一种关节内骨折。其闭合复位难度大，以往的复位手法尚欠满意，现代医学多主张手术治疗。

肱骨内上髁Ⅳ°骨折为合并肘关节全脱位的一种骨折类型，在闭合复位过程中，骨折块容易嵌夹于关节间隙中形成Ⅳ°骨折，从而增加了复位的难度。

我们在继承老中医整骨手法的基础上，采用"屈肘前臂极度旋前法"闭合整复肱骨内上髁Ⅲ°、Ⅳ°骨折，取得了较满意的疗效。此种手法动作轻柔简便，复位成功率高，无尺神经损伤情况，Ⅳ°骨折在复位过程中也可避免形成Ⅲ°骨折。现结合我院1964—1980年16年内26例肱骨内上髁Ⅲ°Ⅳ°骨折病例的临床总结，就闭合复位的手法及预后等问题作一初步探讨。

（一）临床资料

肱骨内上髁Ⅲ°骨折：本组共12例，占同期肱骨内上髁骨折总数260例的5%，在肱骨内上髁骨折各型中发病率最低，其中3例陈旧性病例本文不做讨论。其余9例均为男性，左侧6例，右侧3例，年龄13~17岁，平均14.6岁，均为伤后2天以内就诊的新鲜病例。

肱骨内上髁Ⅳ°骨折：本组共17例，占同期总数的7%，发病率略高于Ⅲ°骨折，居倒数第2位，其中男16例，女1例。左侧10例，右侧7例。年龄8~17岁，平均13.8岁，均为伤后1天内就诊的新鲜病例。

（二）复位手法

肱骨内上髁Ⅲ°骨折："屈肘前臂极度旋前法"，臂丛或血肿内麻醉后，术者位于患侧，一手握患肢前臂远端，另一手托扶于患肘部，将患肢置于屈肘前臂旋前位，先轻度屈伸患肘，然后极度屈肘，前臂极度旋前，犹如前臂由背向掌、由桡向尺侧做划半圆弧动作，骨折块即可由关节间隙中脱出而呈Ⅰ°或Ⅱ°位，再按Ⅰ°、Ⅱ°骨折处理。

肱骨内上髁Ⅳ°骨折："屈肘前臂旋前法"的复位手法基本同于肘关节脱位的整复法，但应强调：在整个复位过程中，必须始终将患肢前臂置于屈肘90°、前臂极度旋前位，则可避免骨折块嵌夹于关节间隙形成Ⅲ°

骨折。

Ⅲ°、Ⅳ°骨折复位后，均应置患肢屈肘90°前臂中立位固定2～3周。

（三）治疗效果

肱骨内上髁Ⅲ°骨折：本组9例新鲜者采用闭合复位法均获得成功。治疗后骨折位置达Ⅰ°者（解剖或近解剖复位）7例，达Ⅱ°者（骨折块略向掌侧及远端移位）2例，（参见图2-2-3）。随诊7例，时间7个月～9年5个月，平均4年3个月。7例全部无肘内、外翻畸形及尺神经症状。X线片显示均无肘发育障碍，骨性愈合2例、纤维性愈合5例。除3例合并骨化性肌炎而遗留肘屈伸功能障碍外，其余4例无后遗症状。

3例患骨化性肌炎患者情况如下：

1例因合并肱骨外髁撕脱骨折，于外髁部产生大块骨化，肘伸屈175°～85°。

1例在我院复位固定一周后，即自行去外院按摩治疗，每隔日重手法被动伸屈肘治疗一次，随诊发现后阻止时，已重力按摩10数次。14月后拍X线片显示骨化性肌炎已形成，肘伸屈155°～80°。

1例原因不详，骨化性肌炎严重，已手术切除2次，现又复发，肘伸屈150°～70°。

肱骨内髁Ⅳ°骨折：本组17例闭合复位全部成功，复位过程中无1例形成Ⅲ°骨折。治疗后骨折位置达Ⅰ°者12例，呈ⅡⅢ°者5例。随诊10例，时间半年至7年，平均4年。10例均无肘内外翻畸形及神经症状。X线片显示肘发育正常，骨性愈合6例，纤维性愈合4例，除1例合并骨化性肌炎而遗留肘功能障碍（肘伸屈170°～60°）外，其余9例均无后遗症状。

（四）讨论

1. 在生理条件下，前臂旋转动作主要由桡骨围绕尺骨运动完成，尺骨干及尺骨鹰嘴仅有轻度旋转及侧向移动。在肱骨内上髁Ⅲ°、Ⅳ°骨折的病理条件下，由于肘关节囊及尺骨副韧带的损伤，当前臂极度旋前时，尺骨干的旋转角度将大大增加，鹰嘴半月切迹也会有较大的倾斜及侧向移动，我们正是利用了这一病理条件下的异常活动。

2. 采用"屈肘前臂极度旋前法"整复Ⅲ°骨折，主要是利用前臂极度旋前时，尺骨干异常的旋转角度使得尺骨鹰嘴向尺侧倾斜，从而加大了肘关节内侧间隙，同时由于鹰嘴半月切迹向尺侧方向的侧向移动，将骨折块直接推出关节间隙。由于作用力直接、方向性好，所以操作简便轻柔，复位成功率高。

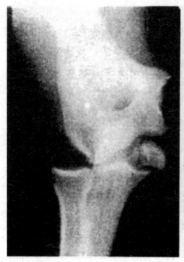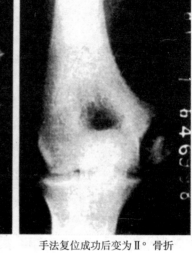

肱骨内上髁Ⅲ° 骨折治疗前　　　手法复位成功后变为Ⅱ° 骨折

图 2 - 2 - 3

3. 分析采用 Watson - Jones 法整复Ⅲ°骨折往往难以成功的原因，可能是由于（1）骨折块受到屈肌牵拉时容易发生旋转而嵌顿于关节间隙中；（2）肱骨内上髁附丽之肌群，除尺侧屈腕肌外，旋前圆肌、桡侧屈腕肌等肌束均斜向掌面桡侧走行。前臂极度旋后时，这些肌肉将骨折块拉向掌面桡侧方向，因而不利于骨折块复位，所以采用此法复位往往失败。

4. 肱骨内上髁Ⅳ°骨折复位不当时，往往容易形成Ⅲ°骨折。如文献报道的一组 14 例中有 4 例发生此种情况，占 1/4 强。

我院老中医在整复肘关节后脱位时，强调应将患肢前臂置于极度旋前位，认为这有助于关节复位，又可避免复位过程中发生喙突骨折。我们在整复肱骨内上髁Ⅳ°骨折时，继承了老中医的这一传统手法，所以本组 17 例Ⅳ°骨折在复位过程中无 1 例形成Ⅲ°骨折。

5. 本组Ⅲ°Ⅳ°二型骨折共随诊 17 例，除其中 4 例合并骨化性肌炎而遗留肘功能障碍外，其余 13 例均无后遗症状。

合并骨化性肌炎的 4 例中，骨折块位置呈Ⅰ°者 3 例，呈Ⅱ°者 1 例；骨性愈合者 3 例，纤维性愈合者仅 1 例。

无后遗症状的 13 例中，骨折块位置呈Ⅰ°者 8 例，呈Ⅱ°者 5 例；骨性愈合者 5 例，纤维性愈合者 8 例。

这有助于说明：肱骨内上髁Ⅲ°、Ⅳ°骨折复位后，骨折块位置达Ⅰ°或

Ⅱ°，骨折呈骨性愈合还是纤维性愈合，对预后影响无明显差异。因此不必为强求解剖复位而反复整复或手术，也不必为追求骨性愈合而采用长时间、复杂严格之固定。骨化性肌炎是本骨折影响预后的主要因素。采用轻柔简便的复位手法和早期主动的功能锻炼，避免反复粗暴的整复及强力按摩刺激，是减少骨化性肌炎发生的已知因素，而其他因素尚有待进一步研究探讨。

注：该文是由我提供部分病例及 X 线片和周殿华大夫商讨，由其执笔并获刊登于 1982 年第 2 卷第 1 期《中华骨科杂志》。在此我将其收入本书的肱骨内上髁骨折篇内，以供读者参考，并向周大夫致谢。

七、肱骨小头骨折

症状：是一种临床比较少见的骨折，儿童或青年均可发生。由于跌倒时，桡骨头的冲击，使肱骨小头被劈裂而骨折，折片向上移位，局部肿胀、疼痛，肘关节屈曲困难。

检查：肱骨小头部有压痛，有时可触到骨折片，被动屈肘明显受限，确诊要靠 X 线的侧位照片，有半球形骨折块向上浮起。

分析：肱骨小头为半球状突起，与桡骨头组成关节，一旦被劈裂骨折，折片多呈半球形向上移位，若带有部分滑车，则失去了半球状而呈长条形，使手法复位变得十分困难。因为肱骨滑车是与尺骨的半月切迹组成关节，半月切迹前方又有冠突，不像桡骨头是平滑的，易于复位。这对用手法复位为主的中医正骨大夫在看片时要十分注意。若无手术室设备者，不必先试行手法而应及早转院手术为宜。

治疗：X 线侧位片显示半球状骨折块未带有部分滑车者，可以手法治疗。在患肘关节内注入 1% 利多卡因 10～15mL，病人取坐位，一助手握上臂，另助手牵前臂，且屈肘 30° 左右。术者左拇指压住肘窝的肱二头肌腱内侧，以防骨片向肘内侧滑移，右拇指在肘外侧触到骨折片。肿胀重，来诊稍晚者不易找到，则将拇指尖顶住肱骨干，然后用力向下向后推压，与此同时，两助手作对牵引，以扩大肘关节腔，即可压入肱桡关节间隙，当骨片复位时，可感到一响声，然后过 90° 屈曲，用 8 字形绷带将肘关节固定在 90° 位。复位后的骨折片被桡骨头和肱骨远端抵止在肱桡关节腔中，是很稳定的。前臂颈腕吊带，鼓励握拳锻炼，四周后解除绷带，肘关节自由活动（参见图 2－2－4）。

预后良好。

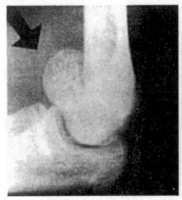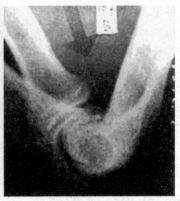

肱骨小头骨折治疗前　　　　　　手法复位成功后

图 2 - 2 - 4

附：手法闭合复位治疗肱骨小头骨折

肱骨小头骨折国内尚未见报道。国外于 1853 年 Hahn 首先报告，1974年 Fowles，报告 6 例，主张将骨折片切除，认为效果优于切开固定或手法复位。我们在学习中医手法的基础上，从 1972 年起采用闭合复位治疗此种骨折 3 例，获得成功。现介绍如下：

例 1：女，38 岁。5 天前由梯上摔下，右手着地受伤，经外院 X 线片示肱骨小头骨折，因患者不同意手术，故来我院治疗。在臂丛麻醉下，经手法闭合复位成功。随访 10 年，右肘关节功能正常劳动中患肘不痛。

例 2：男 18 岁，7 小时前骑自行车摔倒，左手着地，当即左肘疼痛，肿胀，肘关节活动困难，X 线片示肱骨小头骨折。在臂丛麻醉下行手法复位成功，随访 7 年 10 个月，左肘关节功能正常，劳动时患肘不痛。

例 3：男，21 岁，10 小时前从自行车上摔入一米深的沟内，左肘着地受伤。X 线片示左肱骨小头骨折，行手法闭合复位成功。随访 2 年，左肘关节功能正常，劳动时患肘不痛。

3 例均获得骨性愈合。

手法介绍：患者取坐位，患肘屈曲 30°左右（以肘伸直为 0°，下同）。第一助手固定上臂，第二助手一手牵前臂，另手拇指压住肘窝内侧，防止骨折片向肘内侧方滑移。术者用拇指在肘外侧触到骨折片，然后将骨片向下向后用力推按，即可压入肱桡关节间隙（如图）。当骨折片复位时，可感到一响声。然后屈肘 100° 行夹板固定，骨折片即不易再脱出。24～28 天解除固定，自动练习伸屈肘关节，外用洗药。解除固定后 1 个月左右即可恢复肘关节正常功能（参见图 2 -2-5）。

（本文发表于《中华外科杂志》1982 年第 20 卷第 5 期）

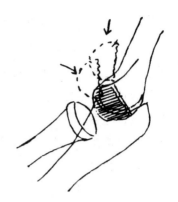

图 2-2-5　肱骨小头骨折手法复位示意图

八、桡骨头骨折

症状：跌倒时手掌触地，地上反作用力由桡骨远端向上传到近端，使桡骨头遭受冲击而骨折，在成人多为纵裂或粉碎骨折。儿童则是桡骨颈或叫桡骨头骨骺骨折，肘关节外侧肿胀、疼痛，不敢伸屈活动。

检查：桡骨头部有压痛，尺骨鹰嘴及肘内侧无压痛，肘后骨突点的等边三角形正常，必须照 X 线片方能确诊，也有利于手法复位。

分析：对于成人桡骨头的纵裂骨折或断裂的一小半已脱出肘关节腔外，甚至粉碎塌陷者，均可采用保守治疗，只有在骨片磨损刺激会发生创伤性关节炎的时候，才采用手术切除桡骨头，这是作者多年来的治疗经验。对于儿童桡骨颈骨折呈"歪戴帽"，桡骨头关节面倾斜大于 30° 以上，甚至桡骨头关节面侧倒 90°，骨片靠在远折端旁边者，均可用手法复位，获得成功。因断端是骨骺部位的骨折，断折处较光滑，很少芒刺，再加上折片近端很短，远端甚长，利用骨折远端 180° 的反复旋转，使近折端游离活动，这大有利于手法复位还原。

治疗：对于成人，在肘部肿胀处，给予轻柔的按摩，顺乎自然而且轻轻地屈伸肘关节，以轻度疼痛为准，切不可施以粗暴手法，以免发生骨化性肌炎，然后外敷活血散（见本书第 99 页），颈腕吊带悬挂胸前即可，隔日一次手法按摩，以散瘀活血，能使肘关节运动功能早日恢复正常。一般约须 2～3 个月的时间，可不必急于手术。对于儿童桡骨头骺骨折，"歪戴帽"在 30° 以内者，颈腕吊带悬挂胸前即可，超过 30°，甚至骨片侧倒于远折端旁边，即桡骨头关节面倾斜 80°～90° 者，应在臂丛或血肿内麻醉下用手法复位。助手握上臂，术者一手握前臂，另手拇指找到骨折片，向上向尺侧推挤的同时，握前臂的手将患肢前臂先旋前，再旋后的反复活动，使骨折远端的桡骨转动，以配合复位，一旦复位成功，在桡骨头部放一棉花压垫，屈肘90°，用绷带将肘关节作8字形固定，颈腕吊带悬挂胸前。复位后的骨折片很稳定，不必夹板固定。若一次未成，可反复进行，直到成功为止，此手法并不增加损伤。儿童桡骨头骺骨折，切不可手术切除，因儿童骨骼正在生长发育，肘部的肱桡关节缺少了桡骨头，无物抵制肱骨小头，它就会疯长，使肘关节伸屈受限，且携带角增大，使患肢手的端起力量明显减弱，肘关节出现畸形，造成残废，应特别注意。

预后：手法复位预后良好，这是临床多年的随访而得出的结论。

附：手法闭合复位治疗桡骨头骺完全移位骨折

我院自1977年以来，用手法闭合复位治疗5例桡骨头骺完全分离骨折，其中男4例，女1例，年龄6～13岁，均因外伤而致肘关节损伤，伤后就诊时间为1小时～2天。查体均发现受伤的肘关节肿胀、疼痛，压痛，活动受限，X线片均显示桡骨头骺完全移位骨折。麻醉后。予以手法闭合复位，均获成功。随访40天～4年，所有病例伤肘的外翻角度均与对侧相等，肘关节屈伸及前臂旋转功能良好。

复位方法：在臂丛或血肿内麻醉下，患者取坐或卧位，患肢前臂旋后。以左侧为例，第一助手握前臂，第二助手握上臂，做对抗牵引。术者用右拇指在桡骨头外侧摸到骨折片，若肿胀严重，可轻轻按摩，直至能摸清骨折片。其余四指抵于前臂尺侧，左手握上，用力拉开肱桡关节，右拇指将摸到的骨折片向尺侧及向上方推挤。与此同时。令第一助手在牵引下将患肢前臂先旋前再旋后，并反复进行，使骨折远端的桡骨转动，以配合术者复位。一旦原先可触及的近端骨折片消失，肱桡关节位置触诊正常，说明复位成功。经X线片证实后，用胶布将一6cm×2cm×1cm的长方形棉花压垫固定在桡骨头外侧，屈肘90°，用绷带将肘关节作8字形固定，颈腕吊带悬挂胸前即可，无须用夹板固定。

若上述方法难以复位，可改用第二种手法，即术者用左手握住患肢腕部，右拇指摸到骨折片后，在助手的对抗牵引下，左手将患肢前臂旋前。与此同时，右拇指将骨折片向尺侧及向上方推挤，两手配合用力，如拧干毛巾姿势，骨折片较易进入肱桡关节而复位。2周后可去除固定，外用洗药，自动练习肘关节伸直，很快即可恢复正常功能（参见图2-2-6）。

（本文发表于《中华外科杂志》1983年第21卷第8期）。

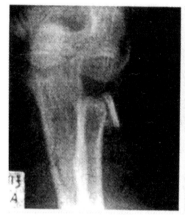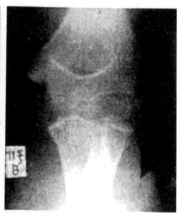

桡骨颈骨骺完全移位骨折治疗前　　　　手法复位成功后

图2-2-6

九、尺骨上1/3骨折合并桡骨头脱位

症状：由于跌倒时手触地的姿势不同，着力点各异，冲击力通过尺骨上1/3传到桡骨头，可以使桡骨头向前、向后或向外侧脱位。同时尺骨上1/3或尺骨鹰嘴部骨折，这种损伤通常叫孟氏骨折，多见于儿童，成人偶可发生，但常为桡骨头向后方脱位型。肘部和前臂肿胀，疼痛，有时出现畸形。

检查：有明显压痛，要触摸桡骨头有无向前、向后或向外侧脱位。若肿胀重者就摸不清，必须照X线片，要包括肘关节，最好肘腕关节均包括在X线照片之内。正常桡骨头与肱骨小头相对，桡骨干纵轴的延长线一定通过肱骨小头中心，若有偏移，说明桡骨头有脱位。尺骨是上1/3，还是尺骨鹰嘴，甚至是尺桡双骨折，要予以注意。还要检查有无伸拇、伸腕和手指并拢无力及指的痛觉减退，以明了是否有桡、正中或尺神经的合并损伤。一般桡神经深支受伤较多。

分析：在跟随老中医学习过程中，对新鲜孟氏骨折，无论儿童或成人，均采用手法复位。首先整复桡骨头脱位，尺骨骨折注意较少。老中医常说这种骨折"比如打伞，只要骨架子撑开，伞衣就自然张开了"。整复的手法是桡骨头向哪里脱出，术者的拇指就对向它施压，第一助手握前臂，顺着脱出的方向予以屈肘或伸肘，利用三点杠杆作用，很容易就将桡骨头复还原位，并在后疗法中严密保护桡骨头不再脱出。至于尺骨断端，因有桡骨的支撑，虽难以解剖复位，但一般对位对线很好，能获得骨性愈合及肘腕关节的运动功能正常。作者继承此法，在临床也未遇有失败者，究其根源，首先是儿童的关节囊、韧带和肌肉柔软，且弹性较大，使脱出的桡骨头容易复还原位。其次整复手法应用了杠杆原理，试以脱出的桡骨头为阻力点，术者拇指压于桡骨头之处为支点，助手握前臂远端屈或伸肘为力点，则力点与支点的距离，远远大于支点与阻力点的距离，使整复的力量远远大于阻力，这就是成人孟氏骨折也容易还纳的杠杆作用原理。综上所述的浅见，愿提出与同道商榷。

治疗：根据老中医的整复手法，具体步骤如下：

一、桡骨头向前脱位：凡新鲜骨折无论儿童或成人均不用麻醉。第一助手握前臂，第二助手抓住上臂，术者拇指肚压住桡骨头脱出的前臂掌侧，姿势摆好后，开始整复。术者两拇指重叠加力将脱出的桡骨头向下压，第一助手握腕上，将前臂旋后用力屈肘，第二助手握上臂，做对抗牵引，并要使上臂不摆动，三人配合用力，待屈肘达到90°左右时，脱出的桡骨头即可复还原位。在屈肘90°情况下，术者用拇指抵止住桡骨头外侧及肘窝前侧，不让桡骨头再脱出，另手握前臂旋前、旋后转动3下，然后绕桡骨头的后、外、前侧放一长6cm、阔2cm、厚1cm已压紧的棉花压垫，外用胶布固定，再在上臂远端及前臂近端用绷带仿"8"字形将肘关节屈曲90°固定，使患肘不易伸直，也就是限制桡骨头脱出。绷带要将棉花压垫绑紧，然后外用4块夹板，前臂的背侧夹板要超腕关节，桡侧的夹板要过肘关节，其余掌侧和尺侧两块夹板是作为对抗缚紧之用，贴近肘腕关节即可。夹板用3条布带缚紧，外加一个绷带包扎加固，然后颈腕吊带悬挂胸前，治疗即告完毕。照X线片，以了解复位情况。

二、桡骨头向后脱位：术者拇指压住向后脱出的桡骨头，第一助手将肘关节极度屈曲，在术者用力将桡骨头向前推挤的同时，第一助手配合用力将肘关节缓缓伸直，第二助手握上臂做对抗牵引。在肘关节伸直的过程中，桡骨头即可复还原位。其余的旋转前臂，夹板固定、颈腕吊带如前，不予赘述。

三、桡骨头向外侧脱位：术者拇指压住向外侧脱出的桡骨头，第二助手握上臂，第一助手将伸直的前臂屈曲至90°的过程中，顺势缓缓将前臂旋前，脱出的桡骨头即可还纳。其余处置如桡骨头向前脱位，不予赘述。在后疗法中，每3天要观察一次压于桡骨头的桡侧夹板是否松弛，若有，则须在原有固定的基础上，再外加一个绷带将夹板加固即可，直至尺骨断端出现骨痂。每10天或半个月照X线片一次，以尺骨断端长出骨痂且稳定为止。对于有尺骨上1/3或尺骨鹰嘴部骨折，未见有桡骨头脱位的患者，X线片上桡骨干纵轴的延长线也通过肱骨小头中心，对此种骨折，要做孟氏骨折处理，以防损伤时桡骨头的确脱出来了，后遇某种情况复还了原位。若不注意固定桡骨头，可以在治疗过程中桡骨头将再一次脱位，变成慢性，那时手法复位不易成功，手术复位也将遗留肘关节功能障碍，应予以注意。

预后：良好。作者对待孟氏骨折，必须等尺骨断端骨性愈合，肘腕关节运动功能正常，方予以停诊，否则留在门诊观察治疗。从未见有还纳的桡骨头再脱出来，也没有见过尺骨断端不骨性愈合者。

十、陈旧性桡尺骨干骨折遗留成角畸形

桡尺骨干骨折后，骨断端间可发生重叠、旋转、侧移位和成角4种畸形，复位有的容易，有的很困难。常常整好了桡骨，尺骨又错位，顾此失彼，勉强对好了，在夹板固定中也有的又错位。作者虽治过一些桡尺双骨折，但一直没有掌握规律，故不敢抄书作为自己的经验而介绍。但治疗过一些陈旧性桡尺骨干横断残留成角畸形的骨折，治疗的手法比较简单，且有规律。无论骨折后3个月或6个月，只要骨断端间未完全骨性愈合，就可在前臂平放于桌面上，若背侧成角，前臂掌面放于桌上，若掌侧成角，前臂背面放于桌上，术者双手叠掌，放于成角最高凸处，用大力下压，常能感觉到一响声，畸形立即平复，一次不成，可再二再三，直至高凸平复为止。然后用过腕关节的夹板固定。开始每3天来门诊复查一次，一周后，每周来复查一次。若绷带松弛，不必解开，可于其上再加固一个绷带即可。每月照X线片一次，直至骨性愈合为止。此法也可用于陈旧性股骨干骨折的成角畸形，疗效良好（参见图2-2-7）。

【病例】

高某，女，20岁，1989年1月17日初诊。

主诉：5个月前，右前臂被机器轧伤，当即送某医院急诊，照片示前臂双骨折，手法复位，石膏固定1个月，照X线片，对位不好。转某中医

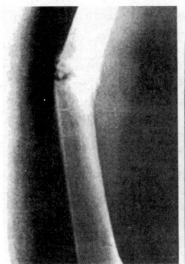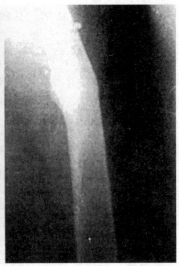

股骨干横断成角畸形愈合治疗前   手法加压复位畸形改善，已骨性愈合。

图 2 - 2 - 7

院，手法整复，夹板固定共 4 个月，发现右前臂背侧高凸，轻度疼痛，右
手旋转受限，转来我院。照 X 线片，显示右桡尺骨干中下 1/3 横断骨折，
骨折线明显，断端在同一水平，只有少量骨痂生长，向手背侧成角，测量
为 15°，压之稍痛，经病人同意，未用麻醉，令患肢前臂掌侧平放桌面，
术者双手掌叠起放于高凸之尖顶，突然用大力下压，感到有一响声，高凸
处变平，病人并不觉太痛，用四块夹板过腕关节固定，照 X 线片显示桡尺
骨干骨折的成角畸形已平复，对位良好。嘱每周来复查一次，每日患肢伸
直，手掌直压墙壁，用力推挤 20 下，一日 3 次，每月复查照片一次，经 4
个月的夹板固定及直臂平推锻炼，达到骨性愈合，停止治疗，嘱半年内不
能从事重体力工作。

　　随访 3 年，已恢复原工作，右前臂旋转功能良好，握力与健侧相等。

十一、桡骨远端骨折

　　症状：多发于老年人，有滑倒手掌着地外伤史，腕关节上方肿胀、疼
痛明显。

　　检查：外观有典型"餐叉"畸形。压之疼痛。照 X 线片可确定诊断，
并可显示骨折移位情况及如何手法整复。

　　分析：骨折多发生在桡骨远端 2 ~ 3cm 之内，因为该处是松质骨，加

上年老骨骼疏松,是一个薄弱点。故该处常发生骨折。从解剖观点,桡骨下端有尺骨切迹与尺骨小头构成桡尺远侧关节,桡骨上端有环状关节面与尺骨的桡骨切迹构成桡尺近侧关节。这两个关节在运动时,是共同活动的,就是前臂的旋前与旋后运动。一旦桡尺远侧关节遇到破损而复位不良,则前臂的旋转运动就会受到限制而遗留功能障碍。还有桡骨下端拇指侧向下方突起,叫茎突。另小指侧,有一凹面,叫尺骨切迹。构成拇指侧高于小指侧,不在同一平面,向尺侧倾斜 20°~25°。骨折后,复位不良,就会使腕关节向尺、桡侧运动受限。还有桡骨下端背侧面凸隆,掌侧面低下,不在同一平面,向掌侧倾斜 10°~15°。骨折后,整复不良,就会使腕关节上下运动受限(即掌屈背伸运动)。

治疗:无移位骨折用夹板、竹板或纸板固定。对已移位骨折,必须手法整复。骨折的远端向背侧和桡侧移位,近端向掌侧移位。根据这种情况,作者采用的整复手法是:令助手握住患肢前臂上端与术者做对抗牵引。术者两手拇指压于骨折远端的背侧。两手食指和其余指托于骨折近端的掌侧。在对抗牵引下,术者双拇指用力向掌侧压下,当骨折断口呈一轻微 V 字形时,立即用双食指将骨折近段向手背侧托起,紧接着腕关节尺偏,可见"餐叉"样畸形立即消失。这种压下个端起、尺偏的三个连续快速的手法,常能达到解剖或近解剖复位。整个过程约 1~2 分钟。此时,术者掌握患肢不动。令助手将整复前已预备好的 8 块棉花垫及 4 块夹板、分放于桡、尺、掌、背四侧。放于腕背及桡侧的夹板,通过腕关节,但又靠近它。放于掌部及尺侧的夹板,靠近而不通过腕关节。用 2 条绷带做的带子捆扎。这样可使远近端已移位、虽然整复尚有潜在移位趋势的骨折,被牢牢固定,不再移位。照 X 线片,证明复位,也可示病人及其家属复位成功。然后教病人握拳锻炼、肘关节伸屈及肩关节旋转运动。一日 3 次,一次 10~20 下,这既可以促进骨断端的血液循环旺盛,又可以防止老年人继发肩周炎和指关节伸屈障碍。嘱第二天一定要来复诊,以防骨断端继续出血,夹板压迫太紧发生缺血性挛缩,又可调节绷带的松紧度。第一周每 3 天来复诊一次,自后一周复诊一次。至第 4 周,将夹板均退于腕关节后方。以便患肢腕关节背伸、掌屈、尺、桡侧运动。6~8 周去除夹板。当骨折愈合时,患肢的肩、肘、腕、指关节同步正常。若遇远端粉碎骨折,复位手法同前,但要轻柔。合并的尺骨茎突骨折,毋庸治疗。据作者所悉,这种简、便、验、廉的中医治疗手法,在英、美国家,是不允许中医治疗骨折的，香港也是如此，回归后有改进，这是行业的陋规和利益的争抢，不顾病人的幸福，让骨折患者没有治疗选择的自由。在我国则不同，病人是可以自愿看中医或西医的。(参见图2-2-8、2-2-9)。

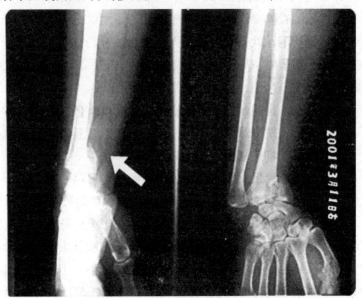

图2-2-8　手法复位前

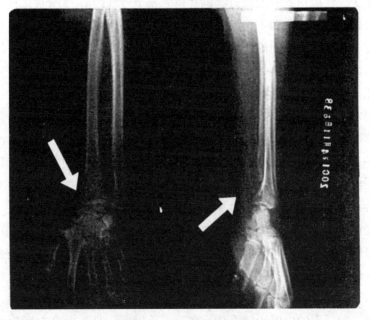

图2-2-9　手法复位后

此外，对复位不良，畸形粘连已一个月左右，将遗留腕关节功能障碍，又不愿手术，愿接受中医手法矫正者，可以应用中医的打断重接方法予以治疗。

具体步骤如下：臂丛麻醉，然后术者左手握患肢前臂，右手握掌部，两手配合用力，将患腕关节先由背伸而尺偏，顺势掌屈旋转至桡侧。接着反向先由尺侧，背伸而桡侧顺势掌屈旋转至尺侧。如此反复左右旋转数十下，即可在原骨折线处将断端与粘连打开，待完全拆开后，即可用上述压下，抬起，尺偏的三手法整复。虽不能达到新鲜骨折那样好的解剖复位，但能获得对位对线可接受的改善，其后腕关节功能也好。固定及后疗法如前，不予赘述。这种对位不好的陈旧性柯雷氏骨折，只要在45天之内，正骨老中医很喜欢采用打断重接的手法。经临床40余例的实践，证明确能较前明显改善外观畸形及后来的腕关节功能，是一个简便验廉的方法。

预后：凡新鲜柯雷氏骨折，用此法均能获得满意疗效。凡一个半月之内的陈旧性对位不良的柯雷氏骨折，打断重接后，也能获得较好改善，让病人满意。

【病例】

唐某，女，66岁，2001年3月11日初诊。

主诉：早上，从阶梯上踩空，摔倒，右手支撑着地，致右前臂远端压痛明显，呈"餐叉"状畸形。照X线正、侧位片，显示右桡骨远端骨折、尺骨茎突骨折。

治疗：用本文上述的中医对桡骨远端骨折传统手法整复，立即畸形消失。夹板固定。患部疼痛减轻。教以握拳锻炼，屈伸肘关节活动及肩关节轮转运动。第36天复诊，照X线片，显示骨折对位保持近解剖复位。

预后：一年后复查，右腕关节活动及前臂旋前与旋后运动正常。

十二、史密斯骨折

症状：史密斯骨折也叫桡骨远端屈曲型骨折，跌倒后手腕肿胀，疼痛明显，腕关节不敢活动，临床比较少见。

检查：肿胀处压痛明显，手腕不能活动，照X线片显示骨折移位，与柯雷氏骨折正好相反，骨折远端向掌侧移位。

治疗：新鲜骨折不用麻醉，也不用助手，术者一手紧握骨折近端，拇指压住骨折近端高起的前臂背侧，另手从小鱼际肌缘紧握患肢手的掌背侧，食指顶住骨折远端高起的前臂掌侧，拇指与另手拇指相对，首先两拇指下压，使骨断端下陷，以分离其嵌插，然后食指迅速抬起骨折远端，并顺势将腕关节尺偏。柯雷氏与史密斯两种骨折术者的两手握法不同，但压下、抬起、尺偏的三个动作是相同的，一般可达到解剖复位。夹板和压垫分放的位置与柯雷氏骨折不同，即棉花或纸压垫要放在骨折远端的掌侧和骨折近端的背侧，如此可使已复位的骨折加强稳定，不易再错位。桡骨茎突也要放一压垫，使腕关节尺偏，放于掌侧、桡侧的夹板，要超过腕关节，背侧尺侧的夹板，贴近腕关节即可。此种骨折若不注意这样固定，虽然对位很好，第二天来复查时已错位如前，这是应该引起警惕的。其余处置如柯雷氏骨折，不予赘述。

十三、腕舟骨骨折

症状：多因跌倒手掌触地，地面的反作用力向上与体重的扑倒力通过桡骨下压，上下加压于舟骨而骨折。因舟骨腰部首当其冲，故该处占舟骨骨折的80%，由于跌倒姿势的微细不同，舟骨的远端、近端、结节部均可发生骨折，以近端骨折最少。舟骨近端因血运较差，易发生缺血性坏死。舟骨骨折多发生于青壮年男性，新鲜骨折时，腕部非常疼痛，运动受限，鼻咽壶处初看似无肿胀，若两手对比即可显出。

检查：鼻烟壶处压之剧痛，腕下掌桡侧舟骨结节部也有压痛，似此结合临床症状，应怀疑有舟骨骨折，切不可匆忙草草认为是腕部挫伤，贻误骨折的诊断。要照正、斜、尺偏二个位置的 X 线片，虽未见骨折，也要给予腕关节固定的处理，待两周后，再如前照一次 X 线片，方可确诊无腕舟骨骨折，这是避免误诊最有效的方法。因起初舟骨多为细微裂纹骨折，虽用放大镜亦不易看清，两周后骨断端芒刺被磨损及吸收，骨折线就清楚了。此外还有一种经舟骨月骨脱位的损伤，由于发生率很少，也常易误诊，这种腕舟骨骨折合并月骨、头状骨关节脱位的误诊，后果是很严重的，常致腕关节运动功能丧失，使病人工作和生活大受影响。避免之道，只有注意看 X 线侧位片，正常月骨与头状骨的关系如花盆中栽一仙人掌，一旦月骨与头状骨不相关节，则仙人掌就不在盆中而在盆外了。作为中医正骨医生，应掌握这个看片的技术，方不致于误诊。

对于陈旧性腕舟骨骨折，由于肿胀已消，压痛减轻，也会疏忽诊断，但只要检查一下，手掌平放桌上，使劲下压，这一动作立即产生明显疼痛，这是陈旧性腕舟骨骨折的特征。当然只有照 X 线片，才能分出骨断端呈囊性变，还是硬化型或近端缺血性坏死。这三种常见的陈旧性舟骨断端的病理变化，对用何种治疗最好，是有不同效果的。

分析：舟骨是八块腕骨中最大、最主要和最多发生骨折的一块。八块腕骨分成远近两排，两排腕骨之间的运动，随腕关节尺偏或桡偏而不同。当腕关节尺偏时，近排腕骨向桡侧移动，而远排腕骨却相反，随掌骨同方向移动。当腕关节桡偏时，近排腕骨向尺侧移动，而远排腕骨却相反，随掌骨同方向移动。利用两排腕骨之间相反方向的移动，结合舟骨骨折线的走向，采用腕关节平伸尺偏或桡偏位固定，可促进骨折愈合。若腕舟骨腰部骨折，是桡斜线骨折时，腕关节的中立位与桡骨纵轴垂直线的交角约为 20°，使腕关节尺偏后，此角度可减少到 0°（参见图 2 - 2 - 10）。当锻炼握拳，前臂肌肉收缩，骨折断端在未治疗前会发生剪力，而当尺偏固定后则变成压力。若是尺斜线骨折时，腕关节的中立位与桡骨纵轴垂直线的交角约为 24°，使腕关节桡偏后此角度可减少到 8°，大大减少了剪力，故有利骨折愈后，见下图（2 - 2 - 11）所示形状。这是作者多年临床经验总结的一个创见，也是 1982 年荣获卫生部科技成果奖的项目。

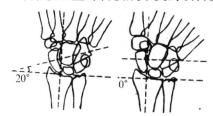

图2 - 2 - 10　桡斜骨折线示意：中立位骨折角度为 20°，
尺偏后可变为 0°

骨折线呈桡斜线骨折"是指骨折线的走向由舟骨桡侧近段斜向尺侧远段"（图 2 - 2 - 12）。

"该骨折尺偏后，桡骨纵轴垂直线的交角由 20°变成 0°，当握拳锻炼，骨断端由剪力变成压力。有利骨折愈合。"（图 2 - 2 - 13）。

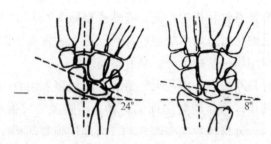

图 2 - 2 - 11 尺斜骨折线示意：中立位骨折角度为 24°，
桡偏后可变为 8°

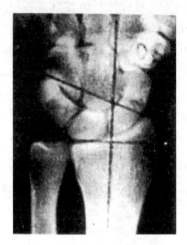

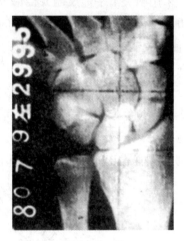

图 2 - 2 - 12　　　　　　　　　　图 2 - 2 - 13

骨折线呈尺斜线骨折"是指骨折线的走向由舟骨桡侧远段斜向尺侧近段"（图 2 - 2 - 14）。

该骨折桡偏后，桡骨纵轴垂直线的交角由 40°变成 8°。当握拳锻炼，骨断端大大减少剪力。有利骨折愈合（图 2 - 2 - 15）。

治疗：随老大夫学习．发现中医对肱骨髁上骨折常用马粪纸固定，对掌骨骨折多用一段筷子作分骨垫放于掌骨间，启发作者在鼻烟窝放一圆形压垫，外加纸板固定治疗腕舟骨骨折。作者所在单位是一个除治疗外尚有研究任务的机构，要出成果。在 20 世纪 70 年代，腕舟骨骨折尚属一个颇有研究价值的课题。因当时中西两医的疗效都不理想，尤以陈旧性骨折为甚，因而对此进行了临床研究。其治疗步骤如下。根据腕关节正位 X 线片，视骨折线是桡斜线骨折，还是尺斜线骨折，前者是指骨折线的走向由舟骨桡侧近段斜向尺侧远段，而后者是指骨折线的走向由舟骨桡侧远段斜向尺侧近段，这两种骨折线的走向恰好相反。似此桡斜线骨折，腕关节应平伸尺偏位固定，尺斜线骨折，腕关节应平伸桡偏位固定。方法如下：

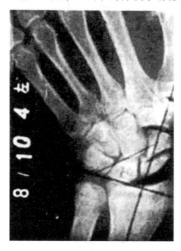
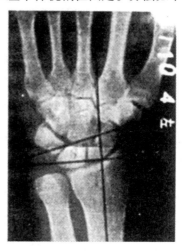

图 2 - 2 - 14　　　　　　　　　　图 2 - 2 - 15

一、桡斜线骨折的固定方法：用硬纸板剪成如下图（2 - 2 - 16）所示形状，并剪小圆纸片四块。固定时，将大小纸板浸湿，以便塑形，小圆纸片用薄层棉花包裹，以免叠起的小片侧倒，用 3~5 块小圆纸片做成的压垫，要稍高出拇长伸肌腱，并小于鼻烟窝，紧贴桡骨茎突下方放入鼻烟窝内，这样才能压在舟骨远端，否则就压在大多角骨上。压垫可起骨断端稳定的作用。压垫用胶布固定，以免绷带包扎时移位。然后将患肢拇掌关节稍上方桡侧放于纸板缺口的中线，纸板两边包裹手掌心、手背和前臂远端，两边缘不要接触，使尺侧留有间隙，以便包扎的压力集中于压垫上。纸板近端剪几条纵形裂口，使其容易贴紧压垫，不被宽阔的手掌及较粗的上段前臂把纸板抬起。纸板用绷带缠绑固定，缠绕的方向是由桡侧手背向尺侧绕回。绕时用力，手掌心朝地。缠绑的重点要放在腕及拇掌关节处，如此缠绑后的腕关节自然尺偏。包扎固定后，手指会暂时有静脉阻滞性充血，无碍血运。鼓励病人握拳锻炼，每日三次，每次20下。纸板每月如上法更换一次，同时摄X线片复查，若已骨性愈合，解除固定，腕指关节活动自如。

二、尺斜线骨折的固定方法：用硬纸板剪成下图（2 - 2 - 17）所示形状，如上法固定。所不同者，纸板两边分别包裹第 1 和第 5 掌骨两侧，两

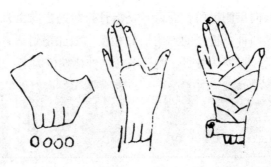

图 2 - 2 - 16

边缘在手背不要接触，缠绕绷带的方向是由尺侧手背用力向桡侧绕回，使固定后的腕关节偏向桡侧。

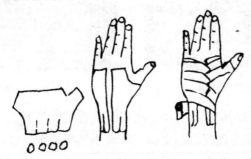

图 2 - 2 - 17

经纸板加压垫法治疗的新鲜和陈旧性腕舟骨骨折已 600 余例，新鲜舟骨骨折能百分之百骨性愈合，陈旧性的囊状变和近端缺血坏死者也可全部治愈，只有硬化性骨断端边缘整齐、光滑、骨密度增加者疗效不佳，若未达如此硬化程度者，尚可用此法治疗。

三、手术治疗：硬化性腕舟骨骨折，纸板加压垫固定治疗 4 个月，不见好转者，可采用现代医学的手术治疗。方法是在常规消毒、臂丛麻醉下，沿桡骨茎突作 5cm 长切口，直至骨膜，取长约 2.5cm 一块桡骨茎突作为骨栓，又可开大手术野，刮除骨断端硬化组织，在舟骨远段中央通过骨断端钻一孔，将骨栓穿入，缝合切口，外用石膏托固定，待拆线后，即用纸板加压垫法治疗，常可获骨性愈合。

四、桡骨茎突切除术：硬化性舟骨骨折，已造成创伤性腕关节炎者，虽然纸板加压垫法治疗获得骨性愈合，但腕关节运动受限及活动时疼痛不能改善。若舟骨骨折已愈合，可行桡骨茎突切除术，因腕关节磨损是由舟骨远端摩擦所造成，即在桡骨茎突部分，并非桡骨全关节面受损，只要切除桡骨关节面的1/4～1/3即可改善腕关节的运动和疼痛，这是一个简便有效的疗法，病人满意。

五、腕舟骨骨折近端缺血性坏死摘除术：作者曾遇见2例，均因缺血性坏死不愈合而行舟骨近端摘除术，术后腕关节运动丧失，这二位患者均为年青人，又是右手，给工作和生活造成很大不便。X线片显示已掏去的舟骨近端所留下空隙为远端进入所代替，使腕关节被卡死，一点也不能运动，只好将腕骨近排完全切除，用头状骨来代替近排与桡骨关节面相关节，获得接近正常的运动范围。唯手背面稍现缩短，握力也较差，较之腕关节不能活动，病人是满意的。

预后：良好。截止著书之时，用纸板加压垫法治疗腕舟骨骨折，仍不失为一种轻便、省时、价廉、骨性愈合高、无腕指关节僵直后遗症的最佳疗法。

附：纸板加压垫法治疗陈旧性腕舟骨骨折

腕舟骨骨折造成腕关节活动受限及疼痛，治疗较为困难，容易发生迟延愈合。有些作者主张3个月以上不愈合者行手术植骨治疗。1972年以来我科用纸板加压垫法治疗病程在1个月以上、经X线片证明的陈旧性腕舟骨骨折75例。其中病程在3个月以上的55例，经治疗51例获得骨性愈合，疗效满意。

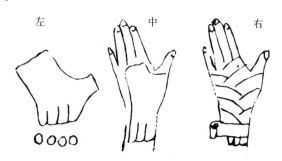

图2-2-18　尺偏位固定的材料与方法
左：硬纸板形状　中：硬纸板包裹位置　右：绷带缠绑固定的情况

（一）固定材料与方法

用硬纸板剪成图1所示形状，并剪小圆纸片3块。固定时，将大小纸板浸湿，小圆纸片用薄层棉花包裹，放入鼻烟窝内，用胶布固定。压垫要稍高出拇长伸肌腱，并小于鼻烟窝。然后将患腕桡侧平放于纸板中线，纸板两边包裹手掌心、手背和前臂远端，两边缘不要接触，使尺侧留有间隙，以便包扎的压力集中于压垫上。纸板近端剪几条纵形裂口，使其容易贴紧压垫。在纸板外加缠绷带，缠绕的方向是由桡侧手背向尺侧绕回。缠时用力，手掌心朝地，缠绑加压的重点要放在腕关节及第一掌指关节处。包扎固定后，手指会暂时有静脉阻滞性充血、无碍血运。包扎完成后立即鼓励病人握拳锻炼，每日3次，每次20下，纸板每月如上法更换一次，同时摄X线片复查。

（二）临床资料

（1）一般情况：本组55例年龄13～78岁，以20～30岁男性居多，均在门诊治疗。

（2）骨折部位：舟骨近端骨折9例，腰部骨折43例，远端骨折4例，有1例是双侧骨折。有2例治愈后于7个月及9个月时受外伤，又于原骨折线处骨折，经本法再次治愈。55例中治疗前有骨断端移位者21例，合并同侧柯雷氏骨折1例，桡骨茎突骨折1例。舟骨结节部骨折一般认为愈合较易，未列入本组内。

（3）骨折后时间：伤后3～6个月的20例，6～12个月的19例，1年以上的16例，最长的1例病程13年。

（4）骨折分型及治疗结果：据X线片所见可分为5型：第一型：骨折线清晰可见，称裂缝型，计12例，均获得骨性愈合，愈合日期33～152天，平均69天。第二型：骨折断端呈现一椭圆形的密度减低区，称囊状型，计13例，均获得骨性愈合，愈合日期30～152天，平均88天。第三型：骨折断端分离，出现明显的间隙，有的宽达6毫米，称分离型，计23例（24个舟骨），均获骨性愈合，愈合日期31～202天，平均108天。第四型：骨折近端呈缺血坏死征象，称坏死型，计2例，其中1例94天获骨性愈合，另1例未愈合。第五型：骨折断端边缘整齐、光滑、骨密度增加，称硬化型，计5例，3例未获骨性愈合，2例骨性愈合的日期分别为133天及255天。

前三型共48例，占87.3%，全部骨性愈合；后二型只7例，占12.7%，但有4例未获骨性愈合。愈合时间最短30天，最长255天，平均93天。

（5）随访情况：55 例中随访到 43 例，随访时间半年至 7 年，平均 2 年半。51 例经 X 线片证明获得骨性愈合的病人中，39 例得到随访，原骨折线无一例再现骨折；4 例未达到骨性愈合的病人，有的观察 2.5~5 年，骨折仍未愈合。根据 43 例随访情况评定结果：优 22 例，良 15 例，可 2 例，差 4 例。

（三）讨论

（1）本法作用机理的进一步探讨：通过测量骨折线角度，说明腕舟骨腰部骨折线在中立位时，与桡骨纵轴垂直线的交角约为 20°，尺偏后此角度可减少到 0°。当前臂肌肉收缩时，骨折断端在未治疗前形成剪力，而当尺偏位固定后则成为压力，从而促进骨折愈合。我们还通过观察尺偏固定后舟骨远端的位置来分析压垫的作用。方法是摄腕正位 X 线片，于第一掌骨近端最突出点与桡骨茎突最突出点之间做一连线，测量舟骨远端最突出点与该线的垂直距离。对比固定前后，此距离可缩短 2~4mm。从而表明尺偏固定后舟骨远端靠近鼻烟窝下，更易于受到压垫的直接压力作用，使骨折断端间接触更紧。

（2）分型与预后的关系：55 例中，裂缝型、囊状型、分离型共 48 例。均获得骨性愈合，疗效满意。缺血坏死型 2 例中，有 1 例未愈合，此例是固定到第 4 个月时，自动解除固定，中断治疗。硬化型 5 例中，有 3 例未获骨性愈合，其中 1 例治疗 4 个月后自动停止治疗。随访中要求患者再坚持固定 6 个月，但仍不愈合，因此认为本法对硬化型骨折疗效不佳。

另外本组有 1 例病程较长，合并腕创伤性关节炎，桡舟骨关节面表现磨损。虽经本法治疗后获得骨性愈合，但腕关节运动受限及疼痛不见改善，随访 4 年，创伤性腕关节炎有日渐加重趋势。

参见图 2-2-19~图 2-2-26。

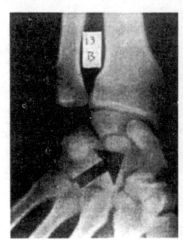
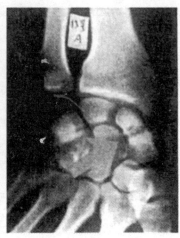

图 2-2-19　陈旧性腕舟骨骨折（囊状型）治疗前后 X 线对比照片
右为治疗前纸板加压垫法固定治疗，获得骨性愈合时间约 2 个月。

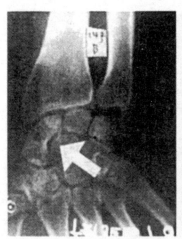
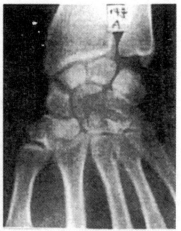

图 2-2-20　陈旧性腕舟骨骨折（硬化型）治疗前后 X 线对比照片，右为治疗前
骨折断端由于长期摩擦，使断端变平、变硬且分离。用纸板加压垫法固定
治疗，获得骨性愈合。

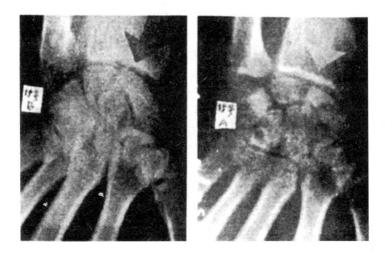

图 – 2 – 21 陈旧性腕舟骨骨折（坏死型）治疗前后 X 线对比照片，右为治疗前

由于外力作用损伤了供应的血管，以致舟骨近端缺血性坏死。右侧箭头所指舟骨近端
比远端变白是骨质缺血坏死的表现。用纸板加压垫法固定治疗，获得骨性愈合。

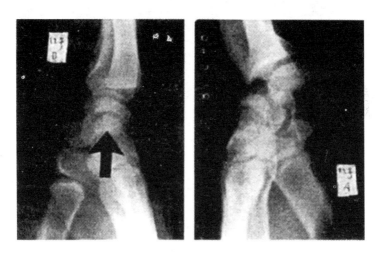

图 2 – 2 – 22 经舟骨骨折月骨头状骨脱位

治疗前后 X 线对比照片，右为治疗前。愈早复位，预后愈好。但 18 天之内亦获手法复
位成功。

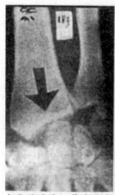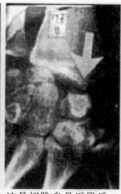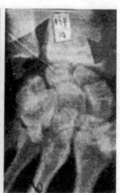

来我院治疗，作者不得 这是切除舟骨近段后， 腕舟骨折(陈旧性)有的骨
已，将腕骨近排切除。 远段进入近段位置，使 科大夫主张将舟骨缺血
头状骨顶替了近排与桡 腕关节被卡住，一点也 性坏死作近段切除。
骨远端关节面组成关 不能活动。
节，获得满意的腕关节
活动。见图7、图8

图 2 – 2 – 23　　腕舟骨折治疗

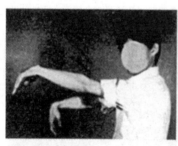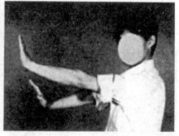

图 2 – 2 – 24　　坏死型舟骨折，不愈合，被某院切除舟骨近端后，腕关节不
能活动，来我院求治。切除腕骨近排后，腕关节背伸、掌屈的活动情况。

3. 本法的优缺点：优点是取材容易，费用省，固定轻便可靠，疗效较
好。据文献资料，魏指薪用硬托板固定与中药治疗陈旧性舟骨骨折 17 例，
平均愈合时间 20.5 周，骨性愈合率 47%。Hull 用手术植骨固定治疗 39
例，平均愈合时间 15～18 周，骨性愈合率 61.5%。Mc – Donald 用手术骨
栓固定治疗 20 例，平均愈合时间 15.2 周，骨性愈合率 85%。而本组愈合
时间平均 13.2 周，骨性愈合率 92.7%，较以上报道为佳。本法缺点是纸
板受湿后失去固定作用，天热洗澡尤其不方便；握拳锻炼时，第一掌指关
节处纸板易折断。曾发生过拇掌指关节僵直 4 例，经较长时间按摩及锻炼
方恢复。并发生压垫边缘皮肤溃破 3 例，经移动压垫位置或暂停治疗半

月，待皮肤愈合后方继续固定。为此，本方法正在进一步改进中（本文刊于 1981 年《中华外科杂志》第 5 期）。

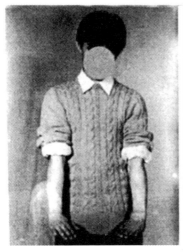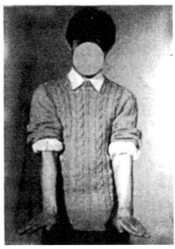

图 2 – 2 – 25

坏死型舟骨折，不愈合，被某院切除舟骨近端后，腕关节不能活动，来我院求治。切除腕骨近排后，腕关节尺偏与桡偏的活动情况。

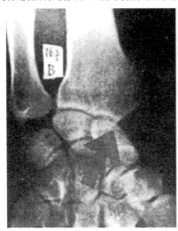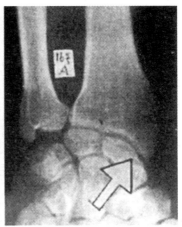

图 2 – 2 – 26　腕创伤性关节炎

右侧照片的桡骨茎突外侧部分，关节面磨损变平，硬化。长期舟骨远段骨片的摩擦，造成桡骨茎突关节面硬化。发生腕创伤性关节炎。可手术切除茎突的硬化部分，使腕关节活动范围增大，疼痛减轻。如左图。

附：纸板加压垫法治疗腕舟骨骨折
197 例临床研究

腕部诸骨中，腕舟骨骨折最为常见，它是一种关节内骨折，容易发生延迟愈合或不愈合。对这种骨不连接，国外主张手术治疗，但疗效尚不满意。祖国医学早在一千多年以前的唐代，蔺道人著《仙授理伤续断秘方》中，就有复位后用衬垫、夹板固定的合乎科学的记载。随老中医临床学习，见他们对掌骨骨折于掌骨间用分骨垫、对肱骨髁上骨折用纸板固定的方法，启发了我创用纸板加压垫法治疗腕舟骨骨折，获得了满意疗效。

（一）固定材料与方法

硬纸板一块，小圆纸板 3 片，四列绷带 2 卷。用时纸片浸湿，小圆纸片放于鼻烟窝处，硬纸板包裹腕关节。包扎固定后，立即握拳锻炼，动静结合。

（二）临床资料

（1）一般情况：本组 197 例，年龄 13～78 岁，以 20～30 岁为最多，计 125 例，占 64%，男 175 例，女 22 例。右侧 86 例，左侧 111 例，均在门诊治疗。

（2）骨折部位：舟骨近 1/3，22 例，中 1/3，145 例，远 1/3，18 例，结节部位 12 例。其中 2 例双侧骨折，4 例治愈后于 2 个月、7 个月、9 个月、13 个月时受外伤，又于原骨折处骨折，经本法再次治愈。合并同侧月骨头状骨脱位 1 例，柯雷氏骨折 3 例，桡骨茎突骨折 3 例，骨折断端移位者 45 例，均发生在陈旧性骨折，新鲜骨折未见有一例移位者。

（3）骨折病程：197 例中，1 个月以内的新鲜骨折 94 例，陈旧性骨折 103 例中，1～3 个月内的 40 例，3 月～1 年的 43 例，1 年以上的 20 例，最长的 1 例病程 13 年。

（4）骨折分型及治疗结果：据 X 线片所见，陈旧性腕舟骨骨折，可分为五型。

第一型：骨折线清晰可见，称裂缝型，计 36 例，均获得骨性愈合，愈合日期 28～161 天，平均 62 天。

第二型：骨折断端呈一椭圆形密度减低区，称囊状变型，计 34 例，2 例未愈合，愈合日期 98～210 天，平均 93 天。

第三型：骨折断端分离，出现明显的间隙，称分离型，共计 14 例，均获得骨性愈合。愈合日期 31~158 天，平均 96 天。

第四型：骨折断端边缘整齐、光滑、密度增高，称硬化型，计 14 例，获得骨性愈合者 10 例，4 例未愈合。愈合日期 92~255 天，平均 153 天。

第五型：骨折近端密度增高，呈缺血坏死型，计 5 例，获得骨性愈合者 4 例，1 例未愈合。愈合日期 94~217 天，平均 160 天。

（三）讨论

（1）测量骨折线的走向与尺偏或桡偏位固定的关系：通过测量 94 例新鲜腕舟骨骨折线的走向，发现有两种不同图像（见图 2-2-27）。

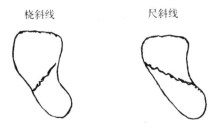

图 2-2-27　骨折线图像

第一种图象称桡斜线，第二种图象称尺斜线。

①桡斜线骨折与尺偏位固定的关系

桡斜线骨折，是指骨折线与桡骨纵轴的垂直线所产生的交角落在舟骨的桡侧，亦即骨折线由舟骨近端桡侧斜向远端尺侧。如摄片的交角约为 20°，尺偏后此角度可减少到 0°。当前臂肌肉收缩时，骨折断端在未治疗前形成剪力，而当尺偏固定后则成为压力，从而促进骨折愈合。

②尺斜线骨折与桡偏位固定的关系

尺斜线骨折，是指骨折线与桡骨纵轴的垂直线所产生的交角落在舟骨的尺侧，亦即骨折线由舟骨远端桡侧斜向近端尺侧。骨折线的走向与桡斜线正相反，如摄片的交角约为 24°，桡偏后此角度减少到 8°，若尺偏则加大到 40°。骨折角度越小，骨断端间剪力越小，说明尺斜线骨折应桡偏位固定。从尸体的腕舟骨模拟尺斜线的走向造成骨折，然后将腕关节摄中立、桡偏、尺偏三个位置的 X 线片也证明尺斜线骨折应采用桡偏位固定是有其解剖学根据的。

③桡斜线骨折的尺偏位固定和尺斜线骨折的桡偏位固定与两排腕骨的关系

腕骨由远近两排组成，当尺偏时，近排腕骨移向桡侧，而远排及其掌骨则向尺侧倾斜。桡偏时正相反，近排腕骨移向尺侧而远排腕骨及其掌骨则向桡侧倾斜。舟骨为近排腕骨中最长大者，其远端超过近排腕骨而平头状骨的中部，腰部与月骨和头状骨组成的关节相平。舟骨腰部发生骨折后，舟骨远端的骨块就与远排腕骨一起活动，近端的骨块就与近排腕骨一起活动，两排腕骨间关节的活动就改为通过舟骨骨折线的活动，故舟骨骨折线所受的剪力很大。若将桡斜骨折线的舟骨骨折固定于尺偏位，就可变剪力为压力。因为腕关节尺偏时，舟骨的远端骨块向尺侧移动，近端骨块向桡侧移动。而桡斜骨折线的走向是从舟骨近端桡侧斜向远端尺侧，恰好使舟骨两断端靠近贴紧、稳定，尺斜骨折线桡偏位固定亦同此理。

（2）通过测量舟骨位置，观察压垫的作用：取正位X线片，于第一掌骨与桡骨茎突最突出点之间作一连线，测量舟骨远端最突出点与读线的垂直距离，对比固定前后的X线片，此距离可缩短2~4mm。此外，舟骨体也伸出桡骨茎突远端16~21mm。从而表明尺偏位固定后，舟骨远端不仅靠近鼻烟窝皮下而且承接压垫的面积增加，更易于受到压垫的直接压力作用，使骨折断端间的接触更紧、更稳。

（3）本疗法与国内外各种治疗方法比较：103例陈旧性骨折与国内外各种治疗方法比较疗程明显缩短，愈合率也较高。国外对陈旧性腕舟骨骨折多采用手术治疗。手术与非手术相比，若不手术能获得骨性愈合，其优越性不言自明。

（4）本法优缺点：优点是取材容易，费用省，固定轻便可靠，疗效较好。缺点是纸板不能受湿，压垫边缘有时纸板过厚可发生皮肤破溃，须进一步改进。

附表1：

表1　陈旧性腕舟骨骨折愈合率与愈合时间比较表

来源	病程	治疗方法	固定时间	例数	愈合数	不愈合数	刊出年代
魏指薪	2月以上	硬托板固定加外敷中药	20.5周	17	8	9	1964
马承萱	2周以上	石膏固定	未记载	14	7	7	1980
Hull W. J	2周以上	手术植骨	15~18周	49	35	14	1976
Stewart	4周以上	手术	20周	99	51	48	1954
本组	1月以上	纸板加压垫固定	13.3周	103	96	7	1981

（本文获1982年卫生部科技成果奖）。

附：144 例新鲜腕舟骨骨折的治疗

腕部诸骨中，腕舟骨骨折最为常见，它是一种关节内骨折，在新鲜骨折时期较易治愈，一旦转成迟延愈合或不连接，则治疗较为困难，可造成腕关节疼痛及活动受限，影响劳动。我们学习老中医用马粪纸在掌骨间加分骨垫治疗掌骨骨折方法的启发下，于 1972 年创用在鼻烟窝处放上小于该窝且稍高出拇长伸肌腱的纸压垫，外加纸板绷带包扎固定的方法，获满意疗效。现将病程在一个月以内有随诊结果的 144 例，做一总结。

（一）临床资料

（1）一般情况：本组 144 例，其中 1 例为双侧腕舟骨骨折，左侧 96，右侧 49，左右之比为 2∶1。男 128 例，女 16 例，男女之比为 8∶1。年龄 13 ~64 岁，其中 18 ~30 岁 109 例，占 76%，说明腕舟骨骨折以青年男性居多，均在门诊治疗。

（2）骨折部位：舟骨中 1/3 骨折 114 例，115 个骨折，占 79.3%，其中有 3 例发生近端缺血坏死，2 例为粉碎性骨折。远端 1/3 骨折 11 例，占 7.6%，其中有 1 例为粉碎性骨折。近端 1/3 骨折 3 例，占 2.0%，结节部位骨折 16 例，占 11.1%。合并同侧柯雷氏骨折 6 例，桡骨茎突骨折 1 例，尺骨茎突骨折 1 例，经舟骨骨折月骨头状骨脱位 1 例。

（3）骨折线的走向：由于腕舟骨受伤时身体倒下手掌着地的姿势不周，骨折线发生的走向也不同。我们测量了全部腕关节正位 X 线片的舟骨骨折线的走向（结节部位骨折除外），发现呈桡斜骨折线走向的 77 例，78 个骨折，占 53.8%；尺斜骨折线走向的 38 例，占 26.4%；骨折线呈水平走向的 13 例，占 9.0%。所谓桡斜骨折线是指骨折线由舟骨桡侧近端斜向尺侧远端，而尺斜骨折线正相反，是指骨折线由舟骨桡侧远端斜向尺侧近端。从桡斜骨折线与桡骨纵轴的垂直线所产生的交角约 20°，尺偏后此角度可减少到 0°。当锻炼手掌握拳、前臂肌肉收缩时，骨折断端间由剪力变成压力。从尺斜骨折线与桡骨纵轴的垂直线所产生的交角约 24°，桡偏后此角度可减少到 8°，角度越小，骨断端间剪力越小，因此，桡斜骨折线腕关节应伸直尺偏位固定，尺斜骨折线腕关节应伸直桡偏位固定，这样可促进骨折愈合。骨折端均呈裂缝状，无一例移位。

（4）随访情况：144 例中，75 例得到随访。随访时间半年到 10 年，平均 3 年 2 个月。经 X 线片证明，无一例再显示骨折。检查患腕掌屈、背伸、尺、桡偏的活动范围及模仿双杠悬空承担体重患腕有无疼痛的扶桌试验，发现停诊半年后复查的病人，腕关节功能均可达正常或近似正常，承担体重时患腕不痛，恢复原工作。

（5）骨折愈合时间：经 X 线片证明，获得骨性愈合者143 例。愈合日期最短24 天，最长171 天（是经舟骨月骨脱位者），平均56 天，骨折不愈合1 例，为近端缺血坏死。

（二）固定材料与方法

（1）桡斜骨折线的固定方法：用硬纸板剪成一定形状（注：如附文《纸板加压垫法治疗陈旧性腕舟骨骨折》之图1），用时浸湿，小圆纸片用薄层棉花包裹，此压垫要小于鼻烟窝，并稍高出拇长伸肌腱，紧贴桡骨茎突下方放于鼻烟窝内，用胶布固定，上包硬纸板，用绷带自桡侧向尺侧缠绑固定，使包扎后的压力集中于稍高起的纸压垫上。包好后，手指会暂时有静脉阻滞性充血，无碍血运。鼓励病人握拳锻炼，每日3 次，每次20 下。纸板每月如上法更换一次，同时摄 X 线片复查。

（2）尺斜骨折线的固定方法：用硬纸板剪成一定形状（注：如本章第十三节"腕舟骨骨折"图2－2－13－8），如上法固定，所不同者，纸板两边分别包裹第1 和第5 掌骨两侧，两边缘在手背不要接触，缠绑的方向是由尺侧手背用力向桡侧绕回，使固定后的腕关节偏向桡侧。

（三）讨论

（1）腕骨由远近两排组成，当尺偏时，近排腕骨移向桡侧，远排腕骨则向尺侧倾斜。桡偏时，正相反，近排腕骨移向尺侧，远排腕骨则向桡侧倾斜。由于舟骨为近排骨中之最长大者，其远端超过近排腕骨而平头状骨的中部，腰部与月骨和头状骨组成的关节相平。一旦舟骨腰部发生骨折后，舟骨远端的骨块就与远排腕骨一起活动，近端的骨块就与近排一起活动，两排腕骨间关节的活动就通过舟骨骨折线间活动，故舟骨骨折不易愈合。若将桡斜骨折线型的舟骨骨折固定于尺偏位，就可使骨折两断端贴紧、稳定，有利于骨折的愈合。因为腕关节尺偏时，舟骨的远端骨块随远排向尺侧移动，近端骨块随近排向桡侧移动，而桡斜骨折线的走向是从舟骨桡侧近端斜向尺侧远端，恰好使舟骨两断端靠拢。尺斜骨折线型的舟骨骨折应桡偏位固定，其理相同。

（2）固定用的纸板经过多次改进，起初使用的纸板是把第1 掌指关节包括在内予以固定，因曾发生第1 掌指关节僵直，引起拇指运动受限及疼痛，乃改用本文的纸板固定，经过临床实践检验，未再发生第 1 掌指关节僵直。此后，发现尺斜骨折线型的舟骨骨折应桡偏位固定，又设计了本文的固定纸板。由于纸板受潮湿变软易折断，又改用牛皮板作固定材料而克服了这一缺点。

（3）本法优点是疗效较好，疗程较短，固定材料轻便。缺点是小纸压片垫过厚高出拇长伸肌腱太多会发生皮肤压疮，应予以注意。

（本文刊发于 1985 年《中华骨科杂志》第 1 期）

附：腕舟骨结节部骨折的治疗

腕舟骨结节部骨折，文献所记认为容易愈合。根据我们治疗 20 例的体会，结节部骨折若将腕关节伸直固定于桡偏位，对愈合有利；若尺偏位固定，则可致愈合时间延长，甚至不愈合，现总结如下：

（一）临床资料

20 例腕舟骨结节部骨折中，病程在一个月以内的新鲜骨折 17 例，陈旧性骨折 3 例。此种骨折占我们治疗的腕舟骨骨折总数的 0.65%。男 16 例，女 4 例；年龄 19～48 岁，其中 20～30 岁占 15 例；左侧 12 例，右侧 8 例；在 X 线照片中骨折线只见一裂缝并无移位者 14 例，骨折线分离有移位者 3 例，有分离而无移位者 3 例，19 例获得骨性愈合，1 例未愈合；愈合日期最短者 28 天，最长者 130 天，平均 60 天；随访 8 例，测量患腕关节背伸、掌屈、尺桡偏的功能均与健侧相同，腕关节活动或劳动时不痛。未骨性愈合的病例，则有鼻烟窝处压痛，工作久或重体力劳动时患腕酸痛，但腕关节功能与健侧相同。由于结节部骨折有分离、移位、不愈合等现象，因而引起了我们的注意。我们进行了尸体腕关节解剖，见有起自桡骨茎突部的腕桡侧副韧带及起自桡骨下端前缘和茎突的桡腕掌侧韧带分别有部分强韧的纤维束止于舟骨结节部，当腕关节尺偏时，上述附着于舟骨结节的韧带就呈现紧张。若腕关节桡偏，韧带则松弛，再将舟骨结节部造成骨折，然后尺偏，骨折片被韧带牵拉出现分离，加力则向近心端移位，桡偏则无此现象。

（二）固定方法

用硬纸板剪成一定形状（注：如本章第十三节"腕舟骨骨折"图 2-2-13-8），固定时浸湿，将纸板缺口处放于第一掌指关节稍上方，不固定该关节，纸板两边分别包裹第一和第五掌骨两侧，两边缘在手背不要接触，留有间隙，使包扎落实，纸板近端剪几条纵形切口，以便纸板能紧贴腕关节。在纸板外加缠绷带，缠绑的方向是由尺侧手背用力向桡侧绕回，使腕关节呈桡偏位固定。缠绑要多在腕及第一掌指关节处绕扎。包扎固定后，手指会暂时有静脉阻滞性充血，无碍血运，嘱病人握拳锻炼，每日3次，每次20下。纸板每四周如上法更换一次，同时摄X线片复查。

（三）讨论

（1）由于舟骨结节部有腕桡侧副韧带及桡腕掌侧韧带附着，一旦外力使结节部骨折而腕关节又向尺偏方向运动时，则该韧带可将骨折片牵开甚至移位。结合临床，我们有一段时间将腕舟骨骨折一律固定于尺偏位，这使结节部骨折愈合时间延长，甚至有一例发生不愈合，这是一个教训。自从改用桡偏位固定后，愈合时间缩短，疗效提高。

（2）腕舟骨结节部骨折，可因为腕关节位置摆放不同，使X线照片不能显示骨折线而误诊，也可将未愈合的骨折误诊为已骨性愈合而解除固定，作者就曾亲身遇到过这两方面的情况。通过临床实践，凡结节部骨折必须照掌下斜45°位的X线片，方可避免误诊（即手掌平放台上，然后让小指的指掌骨侧着床，拇指的指掌骨侧抬高45°的位置），为稳定起见可用一45°三角架垫于掌心。

（3）20例结节部骨折，其中3例为陈旧性，1例不愈合；说明一般都认为容易愈合的此种骨折，若不及时并合理地固定，也可产生不良后果，故宜注意。

（本文发表于《北京中医杂志》1984年第2期）。

十四、掌骨骨折

症状：由直接暴力引起的掌骨干骨折，多为横断，骨折远端向手背侧翘起。由传达暴力引起的掌骨颈骨折，骨折远端向手掌侧翘起。局部肿胀疼痛，不能握拳，一握疼痛加重。

检查：局部压痛，触摸手背或手掌，看有无高起的硬块，活动与之相关的指关节，疼痛加重，照X线片以了解骨折的移位及成角情况，这对手法复位是有指导意义的。

分析：掌骨为小管状骨，可分为一体及两端，掌骨之间有屈第2~5指的掌指关节的蚓蚓状肌及内收食指、环指和小指的骨间掌侧肌和外展食指和环指的骨间背侧肌。当掌骨干骨折，由于手指的活动及其重力常使骨折远端向手背侧翘起，而掌骨颈骨折正相反，骨折远端向手掌侧翘起。此外，骨折远端还会向尺侧或桡侧偏移，这在手法整复时，除应牵开骨断端的重叠，还要推正骨折远端的尺偏或桡偏，方能达到解剖复位。

治疗：对新鲜掌骨干骨折，中医一般不用麻醉，已耽搁 7 ~ 10 天方来治疗者，在严格消毒下，于掌骨两侧的伤处近端，各注入 2% 利多卡因 3 ~ 5mL。然后术者左手握腕关节，右手牵指部，在对抗牵引达到高起的硬块平下去以后，若骨折远端向尺侧偏移，拇指除应将骨折远端由手背压向手掌之外，还应将骨折远端偏向桡侧推挤，以求解剖复位。若闻一响声，表示骨折断端已复位，然后在骨折远端偏向尺侧那一边的掌骨间放一短圆筒形纸压垫，手背高起处也放一四方形纸压垫，用胶布固定，再外加一"U"字形纸板，连接部放在小指侧，两边分别包裹手的掌面和背面，不固定腕及掌指关节，用一个四列绷带包扎固定。这可使骨断端稳定，不易再移位，嘱轻轻握拳锻炼。

对掌骨颈骨折的手法复位，也是左手握腕关节，右手牵指部，在对抗牵引下，先屈掌指关节至直角位，同时右手的食指在掌侧将骨折远端托起，左手拇指由背侧推挤骨折近端使之对位。术者仍牵引维持屈曲掌指关节在直角位的姿势下，由助手将已准备好的短圆筒形纸压垫放于掌骨间隙，另一四方形纸压垫放于掌侧的原高起处，用胶布固定，在掌指关节 90° 屈曲握拳位，用直角夹板固定。直角夹板粘以胶布，外用绷带包扎，待包扎完毕，术者牵引的两手方松开，照 X 线片以了解整复固定后的对位情况。第三日来复查，在原有绷带固定的基础上，再外加一个四列绷带包扎加固。第 7 天来复查，照 X 线片，若对位良好，以后就不易再移位了。仍再外加一个绷带固定，再两周后来复查，再加固，一直固定到 10 周，照片有骨痂生长，方去除固定，4 个月后可恢复正常干作。

【病例】

张某，男，21 岁，1992 年 5 月 29 日初诊。

主诉：6 天前，抓犯人，右手被反击，撞于床沿上，闻一响声，右手感疼痛，未予注意，第二天右手背肿起，疼痛，不能握拳，到医院照片，诊为第四掌骨骨折，建议手术，不同意，去一区级医院手法整复，包扎固定，因不能照片，又去某大医院复查，骨折错位如前，云只有手术才能复位。来我院门诊，X 线片显示第 4 掌骨干骨折，远断端向手背翘起，并向尺侧偏移，乃搓一圆筒形纸压垫，中心较坚实而不空虚，搓好后用胶布固定，以免回松，再用纸板剪一四层方形小纸垫，为压翘起的骨突之用。再剪"U"字形纸板一块，用以包裹手掌和手背。准备好以后，在第 3~4 与 4~5 掌骨间的伤处近端，各注入 2% 利多卡因 4mL，术者左手握患腕，右手牵第四指，在对抗牵引的同时，右拇指将骨折远端向掌侧和桡侧推挤，如此坚持约一分钟，闻一弹响声。术者仍维持此一姿势不动，嘱助手将短圆筒形纸压垫放于第 4~5 掌骨间用胶布固定，再放一方形纸压垫于手背原骨突起处，也用胶布固定，然后将"U"形纸板的中央放于小指侧，两边分别包裹手掌和手背，腕及掌指关节不固定，将四列绷带用力从小指侧经手背从手掌绕回，把腕与掌指关节之间的手背牢牢固定，需用两个四列绷带才能牢靠，再照 X 线片，达到解剖对位，嘱轻轻握拳锻炼。

1992 年 6 月 6 日来复诊：在原有包扎基础上再外加一个绷带固定，照片骨折断端对位良好如前。

1992 年 6 月 13 日来复诊：在原有固定的基础上，再外用一个绷带予以加固。

1992 年 6 月 23 日来复诊：在外院又照了一个 X 线片，对位如前，解除后加的一个绷带，再外加一个绷带固定。

1992 年 7 月 13 日来复查：照 X 线片，骨断端已有骨痂生长，去除绷带固定，嘱握拳锻炼，可做轻工作。

1992 年 8 月 5 日来复查：照 X 线片，骨断端已愈合，可以停诊。

十五、肋骨闭合性骨折

症状：肋骨骨折是临床常见的一种骨折。胸部受伤后，局部疼痛剧烈，不敢深呼吸，更不敢咳嗽，重者只能倚躺，不能平卧，十分痛苦，若咳痰带血，这是骨断端刺伤肺组织的表现。

检查：先用五指从背部顺肋骨拖压到胸前，粗粗了解一下压痛点在哪几根肋骨上，然后用拇指查出最痛点及其范围，为重点按摩找出目标。由于第 1、2 肋骨前有锁骨，后有肩胛骨护卫，故骨折多发生于第 5~10 肋之间，第 11、12 为浮肋，也不易骨折。肋骨呈半椭圆形，通常骨折部位多在腋中线附近。触诊时也要注意胸廓软组织有无捻发音，这是骨断端刺破胸膜和肺，空气经裂口进入胸壁皮下的气肿。一般较少见。要照肋骨斜位 X 线片，因正位重影易将骨折线蔽盖。肋骨的上下缘均有肋间肌相连，故单侧骨折 1~4 根，肋骨也移位不大。由于中医正骨常用按摩及挤拢骨断端的手法，常于此时可感到骨擦音，为未发现 X 线片上有骨折的疏忽得到了纠正。

分析：贴近肋骨的胸膜，由肋间神经分布其上，感觉灵敏，一旦肋骨骨折，必定刺激附近的胸膜。所以疼痛剧烈，病人只敢浅呼吸，使呼吸道不畅通，分泌物溢积，肺呈不张状态，因而更增加了病人的痛苦。中医用按摩止痛，又将两手分放于骨折的上下端，令病人咳嗽的同时配合用力挤压胸廓，使骨断端嵌插，这种方法既可排痰，又扩展了肺不张，也减轻了疼痛，是符合病理生理要求的。

治疗：首先用手掌从背部拖压到胸前，就粗略地知道了哪一根肋骨疼痛，再用拇指触按最痛点是在肋骨上缘、下缘、肋骨骨质上，还是在肋间，于该处重点按摩 400～600 下，次要的痛点也要按摩 100～200 下，然后令患者健侧上肢手扶头顶，术者立于该侧，双手掌平放于肋骨骨折的上下端，令病人从肺内咳出（不是从喉头咳出），当病人正咳嗽之际，术者双手配合沿肋骨两断端对向用力挤压，使骨断端嵌插。由于咳嗽转移了注意力，又加大了胸内压，让病人接受此挤压胸廓的手法时，并不会感到剧烈疼痛。如此咳嗽配合挤压 3～5 遍，手法结束。治后立即感觉疼痛减轻，胸部舒畅，精神愉快，有立竿见影之效。每日或隔日一次治疗，一直治到无胸壁压痛为止，大约需时一个月左右。任何事物若无对比，不见差异，作者最喜欢接治经过覆瓦状膏布固定 3～4 周而不见效的病人，立即去除膏布，采用上述手法。由于人时刻在呼吸，胸廓在不停地运动，覆瓦状膏布固定，并不能使胸壁得到休息，反束缚了肺部的扩张，而中医对此病的治疗，能做到减轻疼痛，畅通呼吸及促进排痰，是具有中医特色又符合生理病理的疗法。

预后：良好。

【病例一】

丁某，男，56 岁，病历号 009758，X 线片号 23190，1983 年 12 月 25 日入院。

诉：右肋疼痛一天，一天前登椅上窗台取物，不慎摔下，右肋部搁在椅背上，当时疼痛剧烈，行动困难，急诊照 X 线片，显示右 8、9、10 肋骨骨折，收住院。检查：右胸部 8、9、10 肋骨腋中线处有轻度肿胀，压痛明显，浅呼吸，不敢咳嗽，主治大夫给卧床休息，打止痛针，不见好转，第三日作者查房，主张手法按摩，病房医生乃将病人请作者主治，按上述方法治后即感疼痛减轻，胸部舒适，隔日一次按摩，至 1984 年 1 月 27 日检查，肋骨断端模糊，有少量骨痂生长，触诊右胸壁已无压痛，给予出院（参见图 2 – 2 –28、图 2 – 2 –29）。

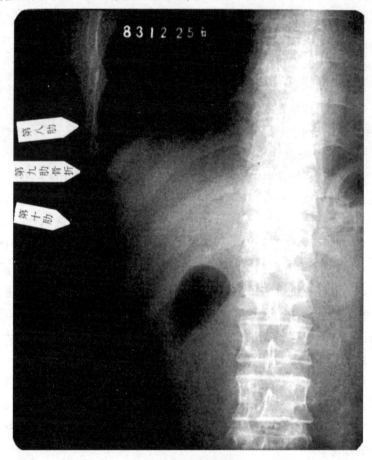

图 2 – 2 –28　骨折照片

【病例二】

郭某，女，42 岁，农业部干部，参加砌墙劳动，不慎摔倒，左胸部搁于砖堆上，疼痛剧烈，呼吸不畅，急送某大医院，照 X 线片未发现骨折，诊为胸部挫伤，给止痛药，回家休息。不能平卧，不敢深呼吸，左胸部疼痛难忍，请作者到家诊治。病人半躺于床上，不能起床，痛苦面容，就病人位置，在左第 8、9 肋骨腋前线查出最痛点，尤以第 8 肋骨下缘疼痛最甚。给予该处 600 下按摩，第 9 肋 200 下按摩，然后扶病人坐于床沿，健

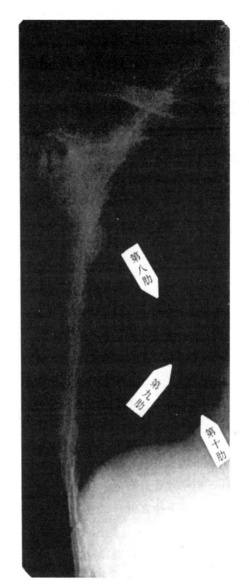

图 2 - 2 - 29　手法复位后照片（骨折解剖复位，可见
手法按摩及挤压胸廓，并不会使肋骨错位）。

侧上肢手扶头顶，术者双手顺肋骨走向分放于 8、9 肋的背部和胸前，术者
前胸紧贴患者健侧胸壁腋中线，以加强病人胸廓的稳定，姿势摆好后，叫
病人从肺内咳出的同时，双手用力在患侧胸壁骨断端对向挤压，感到骨擦
音，如此咳嗽挤压共 5 遍，结束治疗，令病人下床行走，患者立即感疼痛

减轻，胸部舒畅，在地上行走并不觉疼痛加重。作者云有骨折，家属不信，因照片云无骨折，翌日又去医院，并告知曾请中医按摩，云有骨折，再照 X 线片，果然第 8 肋骨骨折，隔日一次手法按摩共治疗 20 次而愈。

十六、脊柱胸腰段锥体压缩骨折

症状：高处跌下，足或臀部着地，或巷道弯腰工作，重物击于肩背部，脊柱骤然前屈，使胸腰段椎体受到很大冲击，诉腰背部剧痛，不敢活动，应考虑有脊柱骨折的可能。

检查：令病人活动足趾，抬腿并伸屈踝关节，以了解下肢运动情况，搔刺小腿的皮肤感觉及引出跟腱和膝的反射。若无神经损伤，将病人平直推转俯卧，视腰背部有无肿胀，用食、中、环三指平放于脊柱处，从上理下触摸有无棘突高起，这高突既是手掌下压之处，又是平坦后即表示椎体已恢复其高度的标志。照脊柱正、侧、斜位 X 线片，即可确定诊断，并区别其类型，若有脊髓震荡或损伤，则损伤水平以下的感觉、运动和反射将会有所表现。只要蹈趾能微动，都是作者能治疗的范围。若完全截瘫，就没有治好的办法了。

分析，脊柱构成人体的中轴，由多数椎骨偕椎间盘、上下关节突及前后纵韧带、黄韧带、棘间韧带紧密连接而成，具有保护脊髓、支持体重、吸收震荡的作用。它有四个生理曲度：即颈腰前突和胸骶后突。椎骨间各韧带连结坚固强韧，尤以前纵韧带能防止脊柱过度伸展，间以椎间盘、使中医骨伤科用过伸牵引配合快速手法复位，能达到已压缩的椎体再部分恢复其高度，没有这个解剖基础是达不到目的的。

治疗：安排于家庭病房治疗前，须做好三个准备：（1）绝对卧床二周，为此要有人护理大、小便及饮食；（2）必须睡硬板床，床垫可厚一点；（3）做一个垫于腰部的软枕，并须逐渐絮高，为稳定已恢复压缩的椎体之用。手法步骤如下：将病人俯卧于整复后不再搬动的硬板床上，一条折叠的床单从背部经两腋窝穿出头前，扎于床头柱上，一助手持之做对抗牵引，两助手各握住一个踝关节，用力同时牵抬下肢，使患者腹部稍微离开床面，与此同时，术者双手掌重叠放于已高起的棘突上，用力下压，由主持术者号令，四人配合一致用力，一下一下地直压到棘突平下去为止。其间病人疼痛难受时，可休息片刻，再度牵引配合用力下压，不用麻醉。手法结束后，把病人平直推转到仰卧，教会患者在床上做 4 点支撑挺腰运动。即膝、肘屈曲 90°，脚板与肘部压于床板上，术者双手托于腰际，将病人腰部尽可能高地抬起，教病人亦如此挺腰锻炼，一日 3~5 次，挺腰的高度由小到大，做到尽可能高的挺起，在腰下放一软枕。至此，病人已感腰背部疼痛减轻，舒适轻快。伤后愈早治疗，疼痛减轻愈快，这是由于手法牵引整复，既恢复了压缩的椎体，又理顺了伤处的关节与软组织，也消散了局部的血肿之故。卧床 2 周后，戴一个既围住了腰又能挺胸的支具，下床活动，一日 2 次（无支具须卧床 3 月，方可起床），3 个月后去除支具，避免弯腰，6 个月后可做弯腰动作。由于长期处于挺胸姿势，突然可以弯腰，会有弯不下腰及低头不便之感，可进行轻度腰部手法按摩（见本书第 15 页腰部手法），经过近百例治疗，从无不良副作用。若伤后 10 天半个月才来治疗，经过卧床休息，腰痛已有所减轻，此时采用上述手法，疼痛会加重，但数天即可过去，须向病人说明，以增强对此种治疗的信心，若从预防遗留顽固的腰痛起见，进行此次手法整复，还是值得和有益的。若遇未用手法复位，只卧床、锻炼、挺腰而遗留有坐约半小时即感腰痛难忍的病例，虽已是多年的陈旧老伤，也可应用上述手法，予以每周 2 次治疗，亦有疗效，这是作者的一点经验，供同道参考。

【病例一】

解某，男，22 岁，1982 年 9 月 19 日人院，住院号 014555，X 线号 52274。

主诉：今日上午 8 时 30 分工作时，约 2 吨重锅炉滑下，压于左肩部，弯腰未倒地，当即昏迷，5 分钟方清醒，送 301 医院急诊，照片示胸 12 椎体压缩骨折，无床位转来我院。检查：神志清楚，呈痛苦面容，血压平稳，双下肢自腹股沟以下触觉、痛觉消失，肌力 Ⅱ 级，跟腱反射未引出，膝反射正常，给予卧床葡萄糖点滴治疗，午夜 2 时，病房值班大夫叫醒作者，云病人腰痛及下肢麻木加重，须行椎管减压术，检查并未发现必须马上手术的指征，主张用牵引手法复位治疗，将病人如搓面条似的平直推转俯卧，折叠成 8 寸宽的床单自背部经两腋窝至头前缚于床架铁柱上，一助手持之做对抗牵引，两助手各牵一小腿的踝关节上方，站于方凳上，作者双掌叠起，压于高耸的第 12 胸椎棘突上，由主持者叫一、二、三，在第三声时四人配合用力，正当牵抬下肢使腹部稍离床板时，术者用力下压棘突，一下一下地进行，待病人诉两胸肋或腰痛难忍，方停下休息片刻。如此四遍，直至第 12 胸椎棘突已平复为止，结束手法，将病人平直推转到仰卧，一助手屈髋膝使足板踩床上，并维持此一姿势，叫患者双肘屈曲压于床板上，术者双手托腰部，使腰挺起，如此 3 遍，腰下放一软枕，嘱医生护士每日三次如上法将病人腰部抬起，治后病人立即感腰痛减轻，背部舒适，1982 年 9 月 23 日查房，病人腹胀一直未大便，用大黄、芒硝、枳实、厚朴各 9g，水煎服，一剂大便即通。

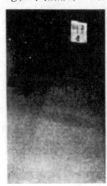 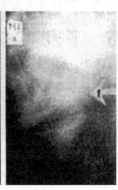

一年后，复查照片骨折已愈合，仍保持压缩的80%恢复。　伤后一天，手法整复，使压缩恢复了90%，是复位后当天的照片，细看尚可见骨折裂纹。　2吨重锅炉滑下，压肩部，致胸椎12压缩1/2骨折。

图 2-2-30　患者解某脊柱腰椎段椎体压缩骨折治疗前后及复查的对比 X 线照片

1982 年 10 月 10 日：病人开始能自己在床上做 4 点支撑，练习挺腰，只是挺腰的高度稍小。

1982 年 10 月 19 日：下肢的感觉，运动及反射均有明显改善，嘱回家卧硬板床锻炼，休养、照 X 线片复查，第 12 胸椎椎体已恢复至正常高度的 90%，与治疗前的 X 线片对比，有明显改善。

1982 年 12 月 19 日来门诊复查：仍卧床休息，未下床活动，下肢肌力恢复近正常，有力，跟腱反射引出，胸 12 棘突处压痛轻，照 X 线片胸 12 椎体与一月前相同，嘱可以下床练习行走，但不许弯腰。

1983 年 1 月 2 日来门诊复查：已挺胸下地行走，腰部稍感疼痛，其他一切尚好。

1983 年 2 月 28 日来门诊复查，坐或走约半小时即感腰部有点累，卧时舒服。

1983 年 12 月 7 日来复查：云已恢复原工作，仍开卡车，无任何不适，坐 4 小时腰部不感疼痛，照 X 线片，胸 12 椎体骨折已愈合，椎体高度较之以前的照片稍有压低，但不明显，胸 12 与腰 1 椎体前缘已有骨桥连接。

【病例二】

张某，男，32 岁，1991 年 12 月 16 日入院。

主诉：被 300kg 重铁板门倒下砸伤，救起后，感腰部剧痛，左下肢不能运动，送当地医院照 X 线片，云胸 12、腰 1、腰 3 椎体压缩骨折，建议手术，病人不同意，转来北京已伤后 6 天。检查：胸腰段棘突稍高起，左下肢足趾及踝关节能微微运动，小腿皮肤感觉迟钝，跟腱反射未引出，膝腱反射正常，大小便能解出，当即在病房硬板床上进行过伸牵引手法复位的治疗，治后立即感腰痛减轻，教会病人在床上作 4 点支撑的挺腰锻炼，卧床四周，戴山东文登制作的已获国家二等奖的围腰支具，下床活动。3 个月去除围腰，不许做弯腰动作，照 X 线片对比，胸腰椎体的压缩，其高度均有所改进。6 个月后照片，胸 12、腰 1 椎体前缘已显有骨桥阴影，开始练习前弯腰动作，看电视坐 2~3 小时腰部无何不适，因要回内蒙古，去王府井大街买东西，走约 3 小时也不觉累，可以出院。

十七、骨盆骨折脱位

症状：骨盆骨折脱位，常由较大直接冲击力引起，是一种严重损伤，骨盆部位疼痛明显，髋关节一动即痛，不敢翻身，要注意骨盆内的脏器有无损伤，如血管、肠管、膀胱、尿道等破裂出现的症状。

检查：先用指压耻骨联合处，再两手分放于髂前上棘，轻轻用力向外下方做骨盆分离试验，然后两手分放髋部，做对向挤压，这些检查都会引起骨盆部剧痛，髋关节也是一动即痛，这些现象应注意有骨盆骨折的可能，进而要特别警惕病人表情淡漠者，有无休克的潜伏，每 5 分钟测量血压一次，必要时输血，考虑有盆腔内较大血管破裂不断出血，就要做好抢救手术的准备或转院。其次查下腹部是否膨隆，有尿潴留，这是尿道破裂的表现。再膀胱肠管破裂者，腹膜会出现炎症刺激症状。若盆腔内无脏器损伤，单纯骨盆骨折脱位，处理还是比较容易的。为明确诊断要拍摄骨盆正位 X 线片，需要时加拍骶髂关节斜位或骶尾骨正侧位片。

分析：骨盆由左右髂骨、骶骨及尾骨构成，有保护盆腔器官及作为脊柱与下肢间的桥梁起传递重力的作用。骨盆环的前部，由坐骨上下支和耻骨联合组成，不是人体直立或坐位负重的部分，这些地方的骨折都属于无损于骨盆环完整的骨折。骨盆环的后半部由骶骨及髂骨体与坐骨体构成，是人体直立或坐位负重之处。一旦发生坐或耻骨支骨折合并骶髂关节脱位，要很好处理，方不遗留残废。

治疗：对于一侧耻骨单支或上、下支骨折或两侧耻骨单支或上、下支骨折或耻骨联合分离，中医正骨的治疗是不卧床休息，伤处的疼痛点要手法按摩，以散瘀、活血、止痛。手法的轻重，要根据病人的耐受力，以按摩当时及其后均感舒适为度。内服生骨壮筋之品，如正骨紫金丹（见成人股骨头缺血性坏死一节），一般4~6周疼痛明显减轻，可以恢复轻工作。对于坐或耻骨支骨折合并骶髂关节脱位的病人，由于骨盆环的完整被破坏，一般的治法是复位、卧床、牵引，但复位多不理想，因骶髂的耳状面关节很不稳定，大小便时易移动，曾遇见数例复位后，卧床牵引3~6周，照片骶髂关节脱位如前。乃采用在X线透视下，用人力牵引复位正常后，病人健侧半斜卧位，常规消毒盖布后，人力继续维持牵引，用手摇钻将克氏针从髂后上棘斜行经骶髂关节钻入骶骨，手感体会到克氏针是钻在骨质的硬度上进针，若手感钻入在空无抵抗处，则停止前进，平行或从下向上交叉钻入另一根克氏针即可。有电视荧光屏的设备，可在直视下钻入，无此设备，须钻好后再照X线片一次，以便认可或将针作部分调整，最后把克氏针尾部卷曲，留在皮外，用酒精纱布缠好针孔，回病房臀部垫气圈，患侧下肢行膏布皮肤牵引8~10周，然后拔除克氏针，在床上活动一周，扶双拐，患侧下肢不负重行走，待X线照片骨折已愈合，方可丢拐步行，有患侧腰腿部疼痛不适者，可行按摩治疗。

【病例】

刘某，女，32岁，1982年12月25日入院。

诉：3天前骑自行车、被一卡车撞倒，当即送回民医院转宣武医院，在急诊室住了3天，牙齿钢丝固定及下唇缝合。拍摄X线腰、髋部照片，诊为左腰5横突骨折，左耻骨上支、右耻骨下支骨折，左侧骶髂关节脱位。未收入病房转我院。检查：无盆腔脏器破裂现象。诉腰痛，腹胀，不能坐或站立，左髋不能活动，肿胀，耻骨联合处肿胀，压痛。

1982年12月29日在硬膜外麻醉下，上身两腋窝固定，人力牵引左下肢，在可移动X线机透视下，左骶髂关节脱位一牵引即复位。将病人右侧半斜卧位，并固定此体位，常规消毒盖布，手摇钻进克氏针前，再透视复位正常，继续维持牵引。术者从髂后上棘斜向内下方进针，一直手感针前进在骨质硬度上，直至克氏针进约5~6cm后，针进在空虚无抵抗处，乃停止针前进，再从髂后下棘斜向内上与第一根针交叉钻入，钻毕再透视，见两根克氏针均未穿入盆腔。被动伸屈髋关节，骶髂关节不再脱位，将克氏针剪断，尾部卷曲留于皮外，用酒精纱布包好针孔，送回病房，臀部垫一气圈，患侧下肢膏布皮牵引。

1983 年 1 月 21 日去除下肢膏布牵引，练习患侧下肢活动。

1983 年 2 月 28 日拔除克氏针，患侧下肢不负重在床边练习站立。

1983 年 3 月 30 日已扶双拐患肢不负重步行，X 线片显示耻骨支骨折处已有骨痂生长，左骶髂关节复位正常，丢拐缓步行走，可以出院。

1983 年 6 月 30 日出院三个月来复查，左腰及臀部走约半里即感酸痛，步行无力，须休息。压腰 5 左侧及骶髂关节边缘酸痛明显，给予按摩后立即轻松舒适，嘱暂不宜走太长的路。

1984 年 1 月 10 日来复查：上王府井百货大楼购物，走一小时后方感腰臀部酸痛，即不敢多走，其他无任何不适。

1986 年 1 月 10 日复查，已恢复学校工作，干家务，曾去泰山旅游 10 天，均无任何不适。

随访 15 年，预后良好。

十八、尾骨骨折

症状：多由于下楼或骑自行车摔下，臀部跌坐地上，臀部的骶尾骨受到撞击而引起疼痛，特别是坐下或起立时疼痛加重。临床上骶尾部挫伤常见，而尾骨骨折不多。因为尾椎受两侧坐骨结节的保护，加上臀部厚而软韧，使它有缓冲余地而不致遭到太大打击。

检查：骶尾骨的正中或两边侧或一侧按之明显压痛，照骶尾部的正侧位 X 线片，可明确诊断。

分析：尾骨是三角形小骨块，由 4 个尾椎愈合而成，上宽下窄，向前下方弯曲，第一尾椎与骶尖相关节，至老年时愈合而不能分开，其他 2、3、4 尾椎则退化成结节状愈合的小骨块。从肛门伸入手指，可摸到骶尾关节附近，另手再在体外用双合诊手法，因其中既无肌肉又无肥厚脂肪，对整复骨折非常有利。因此作者对此种骨折，均用手法复位，并理顺筋络，对减轻疼痛及促进愈合是可取的。

治疗：病人俯卧，由于尾骨骨折骶尾部有严重疼痛，应查清疼痛部位是在骨质上，还是在两边侧或一侧，其上几位骶骨两侧有无压痛也要检查，凡是有压痛的地方，都要按摩 100～200 下，严重疼痛处，要按摩 400～600 下。然后让患者跪伏诊察台上，术者一手戴上消毒手套，抹上润滑油，用中或食指轻轻旋转插入肛门，顶住骨折部位，另手从体外用双合诊手法将骨折复位，并理顺其两旁的筋络，至此治疗结束。隔日按摩一次，或每周两次按摩亦可，外用活血散熏洗坐浴，一日一次。按摩后，疼痛会立即减轻，感觉舒适，10～15 次左右疼痛即可消失。

预后：良好。有人怀疑手法整复后，每日大便又会错位，实际大便是顺骶尾的弧形而下，加上大便性软，不会使已复位的骨折再错位。

【病例】

卢某，女，33 岁，1972 年 9 月 28 日初诊。

主诉：3 天前，骑自行车被摩托车撞下，臀部跌坐于街石上，人不能站起，感尾骨部剧痛，立即送医院，拍 X 线片显示尾椎裂纹骨折，无移位（图 2-2-31），给云南白药，接骨丸内服，贴麝香回阳膏，嘱卧床休息。3 天来尾骨部疼痛加重，翻身困难，一直未解大便，来我院门诊。检查：尾骨尖部明显压痛，骶尾椎交界处的左侧骨质上也有明显压痛，附近的臀大肌软组织也有压痛，其他处无压痛。给予每个压痛点 400 下按摩，活血散热坐浴每晚一次。

1972 年 9 月 30 日复诊：每周 2 次按摩未间断，尾骨部疼痛有减轻、按摩时痛仍明显。

1972 年 10 月 2 日复诊：每周 2 次按摩未间断，今日臀部已可平坐而不感剧痛，按摩时痛也减轻。

1972 年 10 月 9 日复诊：每周 2 次按摩未间断，臀部平坐已不痛，尾骨尖部压之痛轻。

1972 年 10 月 16 日复诊：每周 2 次按摩未间断，坐一小时臀部不感疼痛，按摩时伤处稍感轻度疼痛，睡时翻身自由，行走不痛。

1972 年 10 月 30 日复诊：每周 2 次按摩，每晚坐浴一次从未间断，上班工作坐 4 小时臀部不感疼痛，按摩时伤处也不觉压痛，可以停诊。

十九、成人股骨头缺血性坏死

症状：成人股骨头缺血性坏死，和儿童股骨头缺血性坏死的症状相同，都是患肢腿和髋部疼痛，跛行，但成人症状明显且重。发病原因可查清，不是有股骨颈骨折的外伤史，就是有激素治疗史。近年由于一些医务

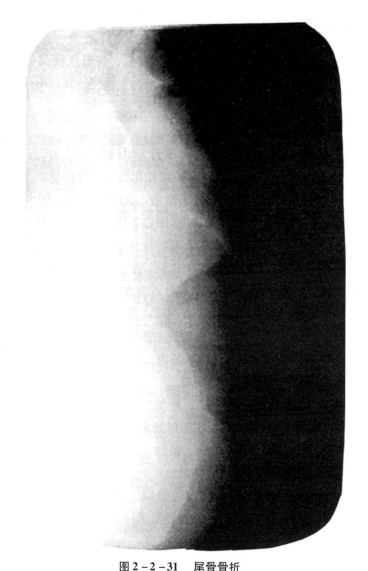

图 2 – 2 – 31　尾骨骨折

尾骨处于两侧丰满的臀部之间，X 线照片较之其他部位影像清晰较差，此照片
尾骨侧位的坚骨质有明显断裂，骨折无错位。

所对骨科的疼痛症状动辄给予激素，而且用药时间长，致成人股骨头缺血
性坏死患者增多，应注意慎用激素。

　　检查：仔细按压环跳穴及股三角区附近（即腹股沟韧带下内方），一
定能找到压痛点，因该二处是股骨头前后面的对应部位。检查的压力可传
达到病变部位，应立即照双髋 X 线正位片，查看股骨头有无囊状骨质缺损

现象，头的圆满形状与健侧对比有无不同，确诊要靠 X 线及 CT 照片，甚至同位素摄影或磁共振照片。

分析：对股骨头出现囊状阴影或骨质断裂，甚至破碎者，只要头的圆形没有塌陷，中医疗效甚佳。若已塌陷，头形不能复起，此后必将发生创伤性骨性髋关节炎，预后不良。

治疗：环跳穴及股三角区附近的压痛点，应重点按摩 200～400 下，然后患者俯卧作对抗牵引患肢 20 下，立即教会病人做患肢髋关节的摆腿、踢腿、划圈三个动作的锻炼，早、中、晚各练一次，每次 10 下（见本书第 191 页髋关节粘连性僵直的锻炼）。扶双拐患肢不承重行走，直至股骨头坏死部分有承重骨纹长入为止。内服正骨紫金丹（方剂附后），早晚饭前服。汤药：当归 15g，熟地 15g，川芎 9g，赤芍 9g，丹参 15g，红花 9g，煎水，午饭及睡前服。每周 3 次按摩，待患肢疼痛减轻后，教会病人家属做按摩，睡下后及起床前各按摩一次，每次股骨头前后部压痛点各 100 下。服药、锻炼、扶双拐如前。此后每月复诊一次，照 X 线片对比，当股骨头囊状阴影中有承重的骨纹长入，可丢拐正常行走，但尚应避免剧烈跑跳，其他按摩锻炼服药再继续一年。

预后：经 30 余例的治疗观察，凡股骨头未塌陷者，经 6～8 年随访，囊状骨质缺损中有较正常骨纹为粗的承重骨纹长入，有的股骨头保持了初诊照片时的原有圆形，有的微有下陷，但并无创伤性骨性髋关节炎现象，髋关节活动正常或近正常，这与一直坚持锻炼有关，行走八里十里下肢不痛。

【病例】

李某，男，58 岁，1989 年 6 月 20 日初诊。

患者于 1988 年 1 月 7 日踩于冰上滑倒，致左腿疼痛，跛行。由于病情不严重，未去医院，回家卧床 3 天，下地行走，左髋部及大腿仍痛，两周后痛不见好，乃来我院检查，照 X 线片，示股骨颈骨折，外展型。既然伤后还走路已两周，无须住院，可在家疗养，但绝对不许患肢做架腿姿势或盘坐。内服正骨紫金丹，日 2 次，每次一丸。至 1988 年 5 月 24 日照 X 线片，骨折已愈合，停止治疗，患者感觉良好。至 1989 年 1 月 5 日上班，照常工作，有时并搬抬物件，逐渐感患腿又发生疼痛，在单位医院照片，云没有问题。直至 1989 年 6 月，患腿疼痛加重，抬腿及行走无力，又至我院复查，照 X 线片显示左股骨头缺血性坏死，告知用中药治疗须一年左右的时间，又去西医医院做了同位素扫描，云股骨头坏死范围大，已介于早期和中期之间，头塌陷 3~5mm，建议人工股骨头置换，于 1989 年 6 月 20 日又回我院，要求中医治疗。中医不同意有 3~5mm 的塌陷，最多 1.5mm，给予左环跳穴及股三角区附近的压痛点各按摩 200 下，然后患者俯卧，双手扶床头，术者握患肢踝关节作对抗牵引，牵后放下，放下又牵共 15 下，然后让病人起床，健足站地，患肢提起，膝必须伸直，手扶物体，练患髋的摆腿、踢腿、画圈三个动作（见本书第 191 页髋关节粘连性强直的锻炼），一日 3 次，每次每个动作 10 下，扶双拐，患肢不承重行走，内服正骨紫金丹，早晚饭前服。汤药：熟地 15g，赤芍 9g，当归 15g，川芎 9g，丹参 15g，红花 9g。煎水，中饭及睡前服，每周 2 次按摩。

1989 年 7 月 27 日复诊：扶拐、服药、锻炼及每周 2 次按摩，从未间断，执行医嘱十分认真，诉患肢痛减轻，累的感觉也见好，教会病人的妻子做按摩，每晚睡下及起床前各按摩一次，每次 100 下，其他治疗如前。

1989 年 9 月 13 日复诊：患肢已不痛，也无累的感觉，扶拐、服药、锻炼及每周 2 次来门诊按摩从未间断，每 3 个月照 X 线片复查对比，股骨头囊状阴影模糊。

1990 年 1 月 23 日复诊：第 3 次照 X 线片、显示股骨头囊状骨质缺损已消失，其中有承重骨纹通过与股骨颈的承重骨纹相连，并且较正常承重骨纹为粗，股骨头与初诊时的照片相比，仍保持圆形，只微有塌陷，髋臼与股骨头外缘微有骨质增生，嘱丢拐正常行走、服药、锻炼、按摩同前。

1990 年 2 月 24 日复诊：已下地行走，左小腿肿胀，大腿及髋部疼痛，因此常在床上休息，步行时间不多。嘱放心行走，一累就休息，休息好了又走。

1990 年 4 月 15 日复诊：每周 2 次按摩，不来门诊时则由妻子按摩，服药、锻炼如前。已正常行走，但左腿偶有轻痛，不适，肌肉较健侧萎缩。

1990 年 6 月 20 日复诊：由于胃部不适，每日大便 3 次，自动停药已 3 周，锻炼、按摩如前。照 X 线片股骨头承重骨纹较前更明显，头的圆形如前，无何变化，髋臼与股骨头外缘的骨质增生不见扩大。

1991 年 1 月 23 日复诊：已上班半年，工作生活如常，但不干重活，不走长路，一累就休息，每半年照一次 X 线片，无任何变化，继续观察。（参见图 2-2-32）。

附正骨紫金丹方

丁香 30g，大黄 30g，茯苓 30g，蟹骨 30g，川芎 30g，木香 30g，红花 30g，当归 30g，莲肉 30g，血竭 30g，儿茶 30g，赤芍 30g，乳香 45g，没药 45g，丹皮 30g，麝香 4.5g，白芷 30g，牛黄 1.5g，朱砂 15g，三七 30g，土鳖虫 30g，甘草 30g，杜仲 30g，琥珀 15g。炼蜜为丸，每丸 9g。

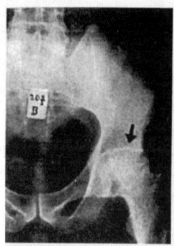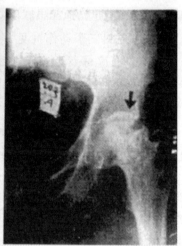

治疗后，缺血性坏死的囊状病变已被新生的骨质所填充，发白骨质的血运也有所改善。

X线片已显示股骨头缺血性坏死的囊状病变及骨纹理发白。

图 2-2-32　患者李某股骨头缺血性坏死治疗前后 X 线片对比

二十、儿童股骨头缺血性坏死

症状：发病早期，儿童常诉膝部疼痛，其实是股骨头病变放射至膝部所致。跛行发生于走久或稍剧烈活动后出现，步行短距离不显。此病临床常遇到，容易误诊。多为单侧发病，常见于 4~5 岁儿童，最小有 2 岁半的，最大 12 岁，常找不到发病原因，偶有外伤史。

检查：凡门诊遇到诉膝部疼痛的儿童，查找膝部并无痛肿症状，就要检查环跳穴及腹股沟韧带下内方有无压痛，髋关节有无轻度屈曲和内收畸形，活动是否受限。立即照双髋正位 X 线片，注意股骨头有无囊状阴影缺损，头的弧形与健侧对比是否光滑圆满，有无塌陷。

分析：此病也叫股骨头骨软骨炎，又称 Perthes 病或扁平髋，其病变特征为股骨头缺血性坏死。发病早期，股骨头出现囊状骨质缺损，但头仍保持原形，此时治疗效果最好。待进展期，头已塌陷，不能复起，终将成扁平髋。及壮，髋关节创伤性骨性关节炎不可避免。

治疗：对股骨头虽有囊状骨质缺损，但仍保持圆形，尚未塌陷者，作者在环跳穴及腹股沟下方的压痛处各按摩 200 下，然后患儿俯卧，双手扶床头，术者握患肢踝关节做对抗牵引，牵后放下，放下又牵 10 下。然后让患儿起床，教会做患髋关节的锻炼，即摆腿、踢腿、画圈三个动作，每日早中晚各练一次，每次 10 下（见髋关节粘连性强直的锻炼）。扶双拐，患肢不承重行走，多数儿童怕同伴取笑，不愿坚持扶拐。3~4 岁小儿也可由父母背负活动，最好能坚持半年不下地行走，内服正骨紫金丹，日 2 次，每次半丸，若小儿服丸药困难，可改丸为蜜膏，即将以上诸药水煎浓缩和蜜为膏。该蜜膏为小儿一个月的药量，试分为 90 匙。每日饭前一匙，一日 3 次服。若有条件者，尚可每周二次从患侧股骨大转子窝处注入川芎嗪及 2% 利多卡因 2mL 各一支，不注入关节囊内，以辅佐按摩，增加血运，每日或隔日一次按摩，大约四周左右，髋膝部疼痛即可减轻，甚至消失。此时教会其父母每日睡下及起床前为儿童各按摩一次，每次 100 下，一月一次来门诊复查，若为外地儿童，也可几次治疗见效后，即教会其父母按摩、锻炼、服药，不承重行走如前，以后 3~6 个月来复诊一次。照 X 线片对比观察，一般半年左右 X 线片显示股骨头部的囊状阴影有骨质填入，一年左右囊状阴影模糊，甚至消失。经治疗后股骨头一般能保持初诊照片时的原状或微有下陷。至此小孩可不扶拐正常行走，但不许激烈跑跳。再继续坚持按摩，做髋关节锻炼及服药一年，以巩固疗效。

预后：接诊的 50 余例病人中，凡初诊时股骨头未塌陷者，经治疗后能保持头的圆形，疗效较好。初诊时股骨头已塌陷者，不能复起，随访的病人中有的已 12 年，正在高中学习，参加学校正常活动，只有剧烈的体育活动不参加，每年复查一次，照 X 线片对比，生活及学习无任何不适，尚在继续追踪观察中。

【病例】

成某，男，3 岁，1976 年 5 月 14 日初诊。

主诉：四个月前右膝疼痛，在就近门诊部治疗，给外搽药及内服药，不见效，渐渐跛行，转至儿童医院，照片诊为右股骨头缺血性坏死，建议做髋关节滑膜切除术，家长有顾虑来我院，照双髋 X 线正位片，显示右股骨头与健侧对比，稍有头形不圆满下陷，但属保持了近正常股骨头形状，头下承重线骨结构中出现囊状阴影。触按右腹股沟下方股动脉内、外侧附近有压痛，健侧压之不痛，右臀部环跳穴附近也有压痛。检查：右髋关节与健侧对比屈曲、内收，内旋稍受限，给予股骨头相应部位的前后侧即压痛处各按摩 200 下，俯卧牵引患肢 10 下，教会小孩不承重锻炼右髋关节前、后、左、右、旋转三个方向的活动，内服正骨紫金蜜膏日 3 次，饭前服一汤匙，约 3 钱药量，扶双拐行走，绝对不许患肢承重，一定要遵守，因头一塌陷，就不可能再复起了。

1976 年 5 月 17 日复诊：按摩如前，检查髋关节锻炼情况，符合要求，来门诊，由母亲背负或抱行，严格管制，未让患肢下地承重步行，遵嘱服蜜膏一日 3 次，从未间断。

1976 年 6 月 2 日复诊：每周 2 次来门诊按摩，都由母亲背来，扶双拐下肢不承重行走，做到了严格执行，锻炼及服蜜膏，从未间断，已教会其父母为小孩按摩，每日睡下后及起床前各按摩一次，每次各 100 下，一个月来复诊一次，每 3 个月照 X 线片作对照观察。

1977 年 11 月 10 日复诊：遵嘱按摩锻炼服药，扶双拐患肢不承重步行已一年半，X 线照片共 6 次，治疗一个月后，患肢即疼痛消失，3 个月股骨头下囊状阴影有骨纹理长入，一年半后囊状阴影消失，有骨纹理相通，恢复正常步行，管制跑跳。

随访 16 年，X 线照片显示右股骨头圆满光滑，无塌陷，不变宽，股骨颈不短（与健侧相近）。已高中毕业，除不上体育外，参加一切课外活动。

随访 23 年，已参加教书工作，一切正常。

二十一、踝部骨折

症状：踝部骨折，多发生于青壮年，是常见的损伤，踝部肿胀，甚至出现畸形，疼痛明显，行走困难。

检查：伤处压痛，有时能感触到骨擦音。照 X 线正、侧位片，了解骨折类型、移位情况和距骨是否错位，以便进行正确的治疗。

分析：踝关节由胫腓骨的踝关节面与距骨的上关节面构成，足背屈运动约 25°，跖屈运动约 40°。由于距骨体前宽后窄。足背屈时，距骨体的宽部进入踝窝（即前部进入踝窝），踝关节稳固。踝关节不能内翻与外翻。当足跖屈时，距骨体的窄部进入踝窝（即距骨后部进入踝窝），踝关节松动，出现侧方运动，因此，足内翻运动范围约 35°，外翻运动范围约 25°，此时踝关节容易发生损伤。所以，当踝部骨折，手法整复时足应跖屈，整复较易成功。因为踝关节面比髋关节和膝关节面小，而所负重量及运动并不小，故手法闭合整复，要求解剖复位。否则将遗留创伤性关节炎，一步一痛，严重丧失劳动力。

治疗：凡新鲜闭合性踝部移位骨折，中医主张采用手法复位，夹板固定。若手法复位不成功或开放骨折，应尽快手术治疗。手法复位时，先按造成骨折的方向，两助手作对抗牵引，然后，术者按造成骨折的反方向整复，但牵引远端骨折的助手，要将患足跖屈，配合术者同方向同步骤整复。复位成功后，固定还要精心观察，不让整好的骨折再移位。若用石膏固定，有因当时肿胀明显，5~7天后，肿胀渐消，石膏管内就有空旷的可能，而造成骨折再移位。所以不能一个月才复查，要在7~10天，再换一个石膏管固定。

【病例一】

李某。2000年10月20日，左足踝部伤后，畸形，来门诊。照X线片显示双踝骨折，距骨错位。手法闭合整复，解剖复位，夹板固定。

有一些老中医未学过解剖，但他们常说，有脱出来的路，就有回去的路。他的手法整复，先顺骨折方向牵引。然后在对抗牵引下，反骨折方向整复。对踝部移位骨折和其他部位的移位骨折，大都按照这样的方法。现代医学骨科书，把踝部骨折的分类、分型加上部位如何受伤，写得非常繁琐，不好学习。

用未受伤的足的踝关节做样板，将棉花垫叠厚，高出内外踝的骨面，以便捆扎很紧时，不压迫内外踝侧的骨质。夹板近端也放一块棉垫，以缓解绷带的压力。准备好两块内外踝部合适的夹板，通过踝关节，但不超过足底，以便夹板捆扎固定后，让病人可坐于椅子上，将患足平踩在地上，轻轻触地锻炼，提早运动。用绷带做成四条可以围绕两圈夹板捆扎的布带。这是在手法整复前，一定要备好的固定物品。

令助手双手握住胫腓骨近端，让更有经验的另一助手，握足背与后跟，跖屈，顺骨折方向对抗牵引，以松解骨断端。

术者双拇指压于胫骨骨折断的近端，双手另四指斜向下，握压于腓骨断端的远端。用力矫正腓骨远端与距骨向外错位的同时，令握足背的助手，将足跖屈，配合将足内翻听到一咔咚响声，足部畸形消失。术者稳住患足不动，助手将棉垫及夹板放于踝骨两侧，并用4条布带捆扎。然后术

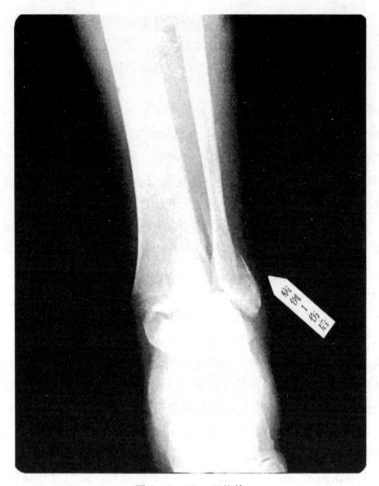

图 2 - 2 - 33 正位片

者检查，调整布带后，外加一个绷带环绕包扎加固，以保持获得的解剖复位。再照一次 X 线片，显示仍解剖复位。听任住院或回家休养。不主张整天卧床，可以扶双拐患足不着地行走，并可坐于凳上，足平踩地轻轻压触。若回家，翌日必须来复查，观察布带是否捆扎过紧或有松动。以后 2 天来复诊一次，直至第 2 周。再照一次 X 线片，观察骨折有无移位。此时，可增加足平踩地的次数和力量。然后，一周来复查一次，直至第 10 周。再照一次 X 线片，若有骨痂生长，则可扶双拐患足平踩地行走。此时扶双拐的作用，不是承载体重而是保护患足不再受伤。当患足达到骨性愈合时，踝关节活动同步正常。

附病例李某，手法复位第 55 天后的 X 线照片（图 2 - 2 - 33、2 - 2 -

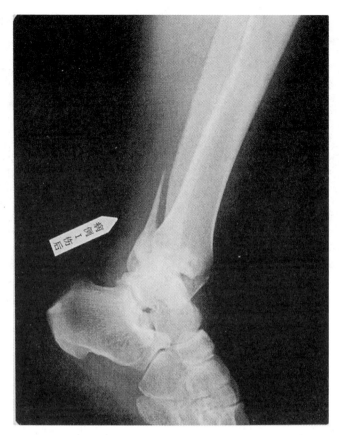

图 2 - 2 - 34　侧位片

34、2 - 2 - 35），显示仍保持原来的解剖复位。自后回家，因在外地，未再取得联系。

【病例二】

孟某。男。28 岁。2001 年 5 月 5 日初诊。诉：来京探亲．过五一节。5 月 5 日和亲人出游，开卡丁车，速度很快，正转弯时，看不见前面，撞上了另一辆卡丁车，致左踝部受伤，当即肿胀，瘀血，不能行走。送创伤外科医院，照 X 线片。诊为左胫骨远端粉碎骨折，用石膏小腿管型固定。回家后，因石膏过紧，痛、胀不能忍受，自己把石膏筒拆了。又去该医院，再给石膏固定。嫌笨重，难受，来我院门诊。征求愿否拆石膏，按摩，夹板固定，同意。

分析：X 线片显示，胫骨远端，虽呈粉碎骨折，但胫骨远端关节面完整，骨片移位轻微。说明骨断端间相互仍有骨衣联系，只要有内外踝部的

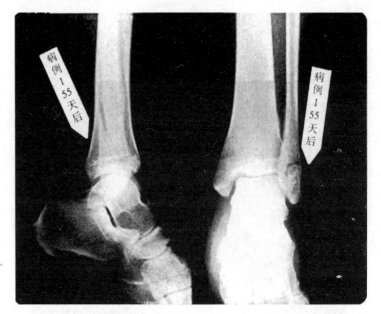

图 2-2-35　　55天后照片（对位良好，有少量骨痂生长）

夹板固定，完全可维持稳固。创伤外科医院，一天先后两次打石膏，均不被病人接受。说明有其不好之处。特别是第一次石膏固定后，骨断端仍在继续出血，而石膏筒内又不能扩容，让病人压、胀、疼痛，如热锅上蚂蚁，自己拆了。第二次石膏虽不像上次痛苦，但笨重，又限制活动，也不愿忍受，这就是不少骨折病人愿意找中医正骨治疗的原因之一。作者仍采用上述第一例"双踝骨折距骨错位"的方法，用夹板固定，但此例的治疗就简单多了。既不要手法复位，又可马上轻轻按摩，消肿去瘀，再上夹板，而且每两天可以复诊按摩，固定一次。扶双拐患足平踩地上，行走但要求走平、走稳、走慢。这就是夹板通过踝关节，但不超过足底，让病人好好锻炼或行走的缘故。如此，病人的感受，要比石膏管筒舒服多了。为了证明这种治疗是否正确，在接诊治疗的第十天，再照一次X线片。显示骨断端，未见移位加大，而且有所好转。三个月后随访，左踝关节无不适。（参见图 2-2-36，2-2-37、2-2-38）。

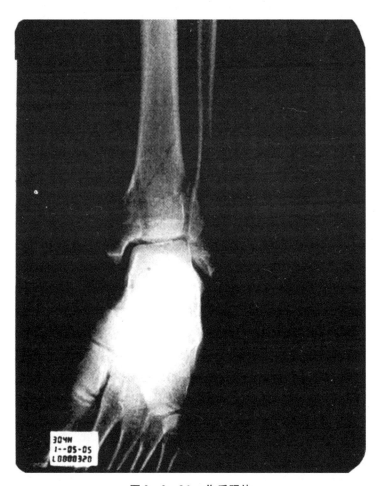

图 2 - 2 - 36 伤后照片

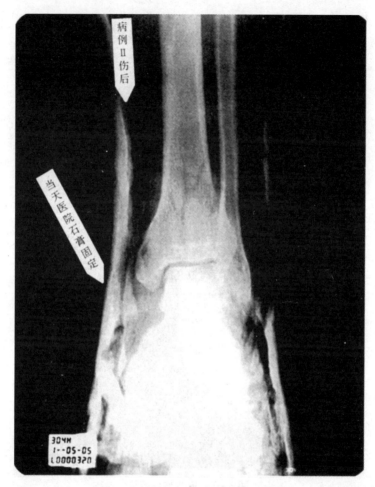

图 2 – 2 – 37　伤后石膏固定后照片

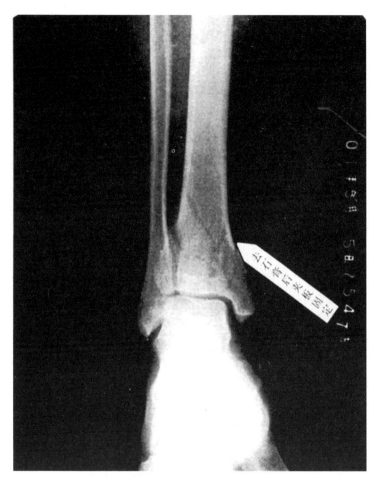

图 2 - 2 - 38　夹板固定、按摩后 10 天复查片（对位良好）

二十二、陈旧性双踝骨折距骨错位

症状：有双踝或三踝骨折的病史，X 线片示距骨外移，踝关节呈现肿胀，以外侧为甚，行走跛，疼痛，尤以站立较久或行走太多时，则跛行更显，疼痛更重，甚至难以举步，残废程度很重，病史长者出现踝创伤性关节炎。

检查：病情久者外踝可触及软韧的反应肥厚性肿胀，关节周围有压痛，以外踝明显。双足对比，患侧前足部可见外展畸形。照正位 X 线片示内外踝骨折已愈合，但距骨外移。

分析：距骨前宽后窄，与胫腓骨组成踝关节，当足背屈时，距骨的宽部进入踝穴，关节稳定。相反，当足跖屈时，距骨的窄部进入踝穴，则踝关节比较活动，可以内收、外展及轻度的旋转运动。由于踝关节负担体重及活动量很大，致双踝或三踝骨折常合并距骨外移，也与此有关。在整复时，应注意达到解剖复位，有的当时虽复位很好，但固定不牢，还可发生再移位，若又未能及早纠正，这就会给病人造成很大痛苦，遗留残废，似此，门诊并不罕见，应引起十分注意。双踝骨折畸形愈合距骨外移，手术矫正是很容易使距骨解剖复位的，这是因为距骨为四方方，上、下、内、外、前五个面，大都是关节面，上面与胫骨相关节，下面与跟骨相关节，内与内踝，外与外踝，前面与足舟骨相关节，虽胫腓骨折畸形愈合距骨体外移，但损伤距骨的关节面不多，遗留残废一年半载者，若无严重创伤性关节炎，只要把内外踝骨折的畸形矫正，距骨很容易就得到完全复位，这是手术能达到疗效满意的重要原因。如何才算整复已达到解剖复位？从主线正位片上，可见胫骨远端关节面的中央是微凸的，而距骨体上方关节面的中央是微凹的，凸与凹相对准就是解剖复位。若有轻度移位，则关节面承受的压力加倍。人体重量是通过踝关节落到地面的，以 1000 米走 1000 步计算，这个承重的耐受，必将损伤踝关节。为减少或防止创伤性关节炎，以扶拐行走为宜，争取早日手术，使距骨解剖复位，才是正确的治疗，切不可按摩推拿锻炼，促使踝创伤性关节炎的提早发生，应加以注意。

治疗：由于双踝或三踝骨折已畸形愈合，中医的保守疗法已不能将外移的距骨复还原位，唯一的办法是手术将距骨完全复位。具体手术方法如下：腰椎硬膜外麻醉，常规消毒，铺单，上充气止血带，在内踝前方切开皮肤，显露踝关节，用一根探针插入，标示出内踝最高点，经此处用骨凿凿断内踝，再在外踝切开皮肤，由上向下斜形凿断腓骨远端，将腓骨远端下翻，至此，距骨与踝关节均暴露在直视之下。用手将距骨向内踝推挤，在 X 线电视屏幕透视下，见距骨处于解剖复位状态（若无 X 线电视机，可摄一踝关节正位片，以观察距骨是否完全复位）。乃用一枚 4cm 长螺丝钉斜形向上钻入固定外踝。再钻入一枚螺丝钉固定内踝。然后，被动活动踝关节，试试其伸屈功能如何，若背伸动作只能达 90°左右，与健侧对比稍受限，可将外踝的螺丝钉拧松一点，在极度背伸情况下，将外踝螺丝钉拧紧，再试试踝关节伸屈运动情况。为稳妥起见，再在 X 线电视屏幕上透视一次，或再照一次踝关节正位 X 线片。若止血带超过一小时，此时可放松 15 分钟再上止血带，直至距骨完全复位为止。然后冲洗伤口，分层缝合，外包从足板向小腿两侧的 U 形石膏托，加强固定，手术即告结束。

【病例一】

张某，女，37 岁，病历号 236237，X 线号 15539，1972 年 6 月 29 日入院。

主诉：右双踝骨折后走路跛而疼痛已两年余。自述 1971 年 2 月 13 日被运煤的车撞伤右踝，到北京某医院急诊，摄片确诊为右双踝骨折，未经整复，石膏管形固定，一周后去复诊，由于肿胀严重，未加处理。32 天后拆除石膏，内踝皮肤感染，在一中医院换药而愈。但踝部肿胀一直不消退，行走疼痛，尤以站立较久或走路太多，跛与痛就更严重，再去此医院，建议做踝关节固定术，病人不同意。曾进行按摩与推拿，因更感疼痛而停止，来我院门诊。检查患侧踝关节活动尚可，照双踝关节正侧位对比 X 线片，患侧双踝骨折已愈合，距骨明显外移，踝关节间隙尚可，创伤性关节炎不明显，建议住院手术，凿断内外踝，将距骨复位，会改善跛行及行走疼痛，病人同意，于 1972 年 7 月 13 日在硬膜外麻醉下，如上述手术方法进行。X 线片示外移的距骨已解剖复位，伤口一期愈合，于 1972 年 10 月 25 日出院。

1983 年复查，诉每日行走累计约达 10 千米，患侧踝关节不痛，阴雨变天无任何不适。双踝关节运动对比，背屈跖屈相同，只是不能穿拖鞋或平底鞋，穿高跟鞋舒服。照足双侧踝关节正、侧位对比 X 线片，患侧未见踝创伤性关节炎现象，距骨解剖复位。1999 年复查，一切正常。

【病例二】

于某，女，25 岁，1977 年 6 月 6 日初诊。

诉 1975 年 11 月 14 日从公共汽车上被挤倒车下，左踝受伤，当即送建国门外诊所治疗，由于行走痛，又转某医院诊为踝创伤性关节炎，建议手术固定左踝关节，不同意，又转某医院，未予治疗，如此辗转直至 1977 年 6 月来我院门诊，照 X 线片，诊为左踝双骨折，距骨外移，建议手术将距骨复位，但由于已有创伤性关节炎，手术后仍可能有轻度行走疼痛，不过比现在会好多了。病人同意，于 1977 年 6 月 23 日如上述手术方法进行复位，良好，于1977年10月恢复半日会计工作。早起下地左踝关节有不灵活感，但比术前好，穿平底布鞋走路不痛，不能穿高跟鞋。患肢踝关节伸屈均比健侧差10°。1977年12月2日来复查，已恢复全天工作，最长走过约2里路，左踝关节不痛，但行走有时偶然发酸，一酸即感站不住似的，过一会儿又好了。

1980年7月19日通信请来复查，3年后的随访，诉说手术后约一年半左右，行走3～4小时患肢无何不适，阴雨变天也没有影响，近年来更不觉得左踝得过病似的。检查：左踝背屈比健侧差5°，跖屈、内、外翻两侧相等，压按踝关节周围无疼痛。

附记：1977年6月23日对于某进行手术时，正值解放军总医院骨科主任卢世璧教授西医学习中医班的理论课结束，来我院临床实习，请他参加手术指导，又请教对这两例手术予以评价。上述两例病人都曾去西医院诊治，因要做踝关节固定术而未接受。作者认为距骨绝大部分为关节面，虽外移也粘连不重，只要将内外踝凿断，把距骨复还原位是完全可能的，不必要将踝关节做死。第一例术后既保持了踝关节活动，又解除了行走疼痛就是证明。卢主任同意我的看法，并认为是一个较好的治疗。由于解放军总医院的此类病人比广安门医院多，故卢主任在1985年第5卷第5期的《中华骨科杂志》登出了同类的总结文章，也将作者的名字列于其后，为使读者更好地了解此种疾病的治疗，故将该文附列于后，谨向卢主任致谢。

附：踝关节调整术治疗不稳定
陈旧性踝关节骨折

踝关节骨折后，若复位不良，踝穴增宽，踝关节不稳定，松动、距骨半脱位或倾斜，日后易发生创伤性关节炎，踝部疼痛，肿胀，行走困难等。若骨折解剖复位，可以减少踝部创伤性关节炎的发生，这些已逐渐为人们所公认。有一些陈旧性双踝或三踝骨折病例，由于初期处理不当，复位较差，踝关节对位欠佳，后期行走时发生踝关节疼痛，常需要进一步手术处理。由于内、外踝骨折畸形愈合或下胫腓关节分离，其间隙内增生的骨或软组织，常常给复位造成困难。为了使陈旧性踝关节骨折正确复位，我们于1972年开始对7例踝关节骨折病人进行了踝关节调整手术，使踝关节得到满意复位，以减少行走疼痛，取得良好效果，现报告如下：

（一）手术适应症

陈旧性双踝或三踝骨折、内、外踝骨折畸形愈合、下胫腓关节分离、距骨向外侧移位或倾斜并有行走疼痛者均可采用调整手术。

（二）手术步骤

1. 踝关节外前方切口：显露踝关节，切开关节囊，显露胫距及内、外踝的关节面，此时常可发现内、外踝与距骨的关节间隙宽度不对称，距骨在踝穴内有侧方活动或倾斜现象。

2. 由内踝尖端向近侧作 2cm 纵切口，显露内踝皮质，经踝外前切口直视下，从骨折处或以距胫关节面为准，水平方向截断已畸形愈合的内踝。

3. 踝外侧切口显露腓骨下段及外踝，由下胫腓关节上方 3~5cm 处横行截断腓骨下段，将腓骨向外下翻开，显露下胫腓关节面及踝关节外侧面，清理及修整下胫腓关节分离处增生的骨质及瘢痕组织。

4. 经踝前外侧切口直视下，将距骨向内侧推移至距骨与胫骨下关节面完全对合为止。在此位置上，纵行切开三角韧带，用螺钉将内踝固定于胫骨上。

5. 保持距骨位置，将腓骨下段复位，在腓骨下胫腓关节平面钻一骨孔，腓骨上的骨孔扩大到稍大于螺钉直径，使钉可在骨孔内滑动，用一螺钉横行穿过下胫腓关节处，即可起到加压作用。如能用松质骨加压螺钉则更好。

6. 调整踝关节宽度：在踝前外切口直视下，将距骨跖屈使距骨后部较窄处位于踝穴部，逐步拧紧下胫腓关节处横行的螺钉，使外踝逐步内移，调整踝关节宽度至内外踝与距骨关节面相接触为止。背屈、跖屈及内外翻踝部，检查距骨无活动受限或松动现象，冲洗后缝合伤口，用石膏托固定。

术后处理：术后 10 天拆线，4~6 周开始活动踝关节，扶拐下地逐步负重行走。

（三）临床资料

本组共 7 例，女 4，男 3，平均年龄 36.5 岁（18~58 岁），除 1 例外均为陈旧性踝关节骨折、距骨半脱位，伤后到手术时间平均 22.5 个月。双踝骨折 4 例，三踝骨折 2 例、外踝骨折 1 例。术前 5 例行走时疼痛，2 例踝关节对位不良。在手术时均见下胫腓关节内骨质增生或瘢痕组织增生。经手术治疗后，平均随诊 27.7 个月（1~5 年），术后 7 例行走均无踝关节痛，可正常工作或步行 10 余里，由本组结果看来，踝关节调整手术解除陈旧性踝关节疼痛效果较满意。

（四）讨论

1. 踝关节骨折解剖复位的重要性

踝关节骨折后解剖复位的重要性越来越被人们所认识。很多作者均主张对不稳定性踝关节骨折进行早期切开复位，以求准确解剖复位。双踝骨折复位不满意常会引起踝穴增宽，或发生距骨倾斜，引起踝关节不稳定，这样很易引起踝关节创伤性关节炎。Ramsey 等人强调踝关节应精确解剖复位，并指出距骨向外错位 1 毫米，即可减少胫距关节面的接触面积达 42%，使局部关节面承受的压力加倍。Wilson 的病例中，距骨有倾斜或移位者，75% 患者均发生创伤性关节炎，其程度与复位的好坏直接相关，只有复位满意才能得到好结果。

所以对陈旧性踝关节骨折合并关节不稳定者，无论有无症状，均应及早进行手术复位，对于踝部尚无症状的病例进行手术，可保持踝关节稳定，减少继发性踝关节创伤性关节炎；已有踝部疼痛的病例进行调整手术，则可减轻或消除疼痛。本组例 1、2、4、7 在术前因踝都疼痛而不能工作，术后踝无痛感，均恢复工作。

2. 在内踝复位的基础上，外踝复位是保持踝关节稳定的关键。

内踝与外踝复位不佳及下胫腓关节分离均会引起踝关节不稳定。

Yablon 在尸体上分别切断三角韧带、内踝、腓侧副韧带及外踝。发现切断外踝后，距骨的移位及踝关节不稳定现象最明显，当下胫腓关节分离，同时有腓骨下端骨折及内踝和韧带损伤时，踝关节是很不稳定的。手法复位易使内踝及距骨复位，而外踝常受到腓骨近侧骨折端及下胫腓关节分离的影响，致复位不满意。此时距骨因受到踝外侧韧带的牵连，可能发生移位或倾斜。这常是手法复位石膏固定后，特别是踝关节肿胀消失后又发生距骨半脱位的原因。在 Morrey 需行踝关节融合的病例中，不少是由于在初期处理时，仅固定内踝，而外踝复位不良发生距骨向外侧半脱位，继发退行性改变所致。例 5 左踝扭伤 4 个月，三踝骨折后，仅固定内踝，而未固定外踝，踝关节仍呈半脱位状态，1982 年 3 月 4 日行踝关节调整手术，固定下胫腓关节，踝关节复位，术后随诊一年行走不痛。

3. 关于下胫腓关节分离的处理

在本组病例中，除内外踝畸形愈合外，有 5 例均有下胫腓关节分离，观察 X 线片，其中有 4 例下胫腓关节有骨质增生改变。在手术时全部病例均发现下胫腓关节内有明显骨质增生成瘢痕增生。这些增生组织均妨碍外踝复位，将其切除后才能使外踝向内侧靠拢复位。如下胫腓关节近侧的骨质切除较多，形成上宽下窄的间隙，则在拧紧螺钉时，外踝反而向外移位，增大了踝关节间隙。

4. 经踝外前方切口直视下进行手术有下列优点：

（1）可以看到踝关节软骨损坏情况。

（2）可根据胫骨下关节面准确确定畸形愈合的内踝的截骨平面。

（3）直视观察下胫腓关节软骨面对位情况。

（4）在旋紧固定胫腓横行螺钉，进行踝穴宽度调节时，在直视下，可使，内外踝与距骨关节面软骨的接触恰到好处。

直接观察踝关节对位的方法比用 X 线电视透视或照 X 线片观察，更为迅速、省时，可靠。

二十三、陈旧性腓骨远端骨折距骨错位

症状：有外伤史，踝关节肿胀明显，表皮瘀紫，疼痛，跛行，比一般踝关节扭伤较严重。

检查：外观可见较重的踝关节损伤，压痛明显，照 X 线片，排除踝部骨折，若无骨折，还应进一步排除有无外踝韧带断裂。具体步骤是，医师要亲自去 X 线室，一手握患足跟骨，另手握足背，使患足尽可能内翻，照一踝关节正位 X 线片，看距骨有无倾斜及倾斜度大小，倾斜角度测量方法是，在踝窝胫骨两个凹面最深点之间作一连线。再在距骨两个凸起最高点之间也作一连线。正常踝关节虽用力将足内翻，此二线也是平行的，至多不会超过 5°。一旦外踝有韧带断裂，这两条线就会出现倾斜的角度，一般 5°～10°，表示有腓距前韧带断裂，10°～15° 有腓跟韧带断裂，15°～20° 有腓距前和腓跟韧带同时断裂，20°～30° 有腓距前、腓距后、腓跟三根韧带都断裂。最好将未伤的另一侧，由医师同样掌握，也照一踝关节正位 X 线片，作为对比，就更有说服力了。有外踝韧带断裂的中医治疗和没有韧带断裂踝关节扭伤的治疗是完全不同的，其预后也不同，应予以特别注意。

分析：胫腓骨下端构成踝窝，中藏距骨，踝关节外侧有腓距前、腓距后及腓跟三条韧带，其坚强度较内侧三角韧带为弱，加上距骨体前宽后窄，当足跖屈时，距骨的窄部进入踝窝，使踝关节处于不稳定状态，容易

发生足内翻损伤，腓距前韧带受到暴力打击而断裂。暴力再大，就会合并腓跟韧带同时断裂。只要有韧带断裂，距骨就会发生倾斜，也叫踝关节错位。若断裂的韧带不对接愈合，距骨就会在踝窝中因行走而发生摩擦，引起创伤性关节炎，一走一痛，影响劳动。

治疗：韧带断裂治疗是令助手将患足极度外翻，术者用宽绷带（布的更好），在小腿下端从内向外缠绕两圈，然后由内向外经踝关节正前方将绷带缠向外翻的足背部缠绕两圈，再绕回到小腿下端，绕一圈，再回到外翻的足背，也绕一圈。如此循环，绑2~3个宽绷带，则患足被固定在足外翻位，使断裂的外踝韧带容易接触。这种断裂的韧带断口，不像切断的伤口平且整齐，而是参差不平的断裂，比切断的伤口容易对接愈合。患足外翻被绷带固定后，不卧床休息，扶双拐患足不下地行走。第三天复诊，在原有固定的基础上，再如上次，加固一个宽绷带，以保持患足继续外翻位固定。然后每周复诊一次，每次去除第二次加上的那个宽绷带，再在外面加固一个宽绷带，直至第6~8周，将所有固定绷带解除，轻轻按摩有痛之处。此时，患足因固定太久，虽放掉了绷带，仍处于外翻位，不要去纠正，只要嘱患者将足放平踩地，一下一下，锻炼100下，一日3次。仍扶双拐，但患足可落地，踩平，轻轻负重行走，如此2周。丢双拐，走平、走稳、走慢，试着行走，直至步行正常，如此，可不留后遗症而愈。

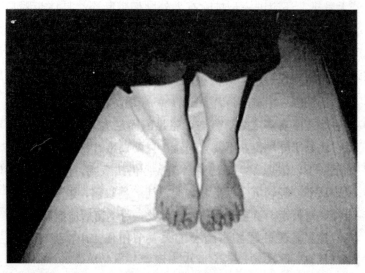

患者双足对比，左足外踝明显比右足外踝突出肥大，其内踝亦如此。

图 2-2-39

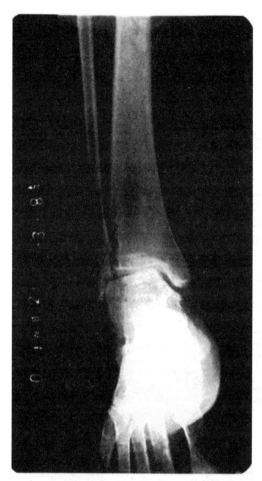

X线片显示：左足踝窝中的距骨向外偏斜且向外错位。腓骨下端3~4cm处有已愈合的陈旧性骨折痕迹。

图 2 - 2 - 40

注：若无外踝韧带断裂的踝关节扭伤，中医是不给固定，休息还要按摩的，临床上踝关节扭伤最常见，韧带断裂并不常见。

【病例】

刘某，女，55 岁，2001 年 5 月 25 日初诊。

主诉：18 岁，高三时，去京郊山区学农。一天，两女生扛抬一长而粗的木料，走在山坡梯田田埂上，左足一滑，跌坐地上，臀部坐于左足上，当即不能站起，行走困难，左足疼痛，肿胀。请一农民，揉揉捏捏，休息一个多月，未进城看医院，也未照 X 线片。稍能走平路，又参加劳动。学农完后，回城，左足走平路尚可，但常易发生左踝关节扭伤，也未注意，经人介绍，来中医门诊。

检查：左踝关节前外方，即跗骨窦处，内外踝两侧，踝关节正前方及3～4，4～5 蹠骨间隙均有压痛，也可以说踝关节周围均有压痛，对比双踝关节，左足显内翻畸形。照 X 线片，左踝关节有距骨倾斜。有创伤性关节炎变化。腓骨远端骨折稍外移愈合。（参见图 2 - 2 - 39、2 - 2 - 40、2 - 2 - 41）。

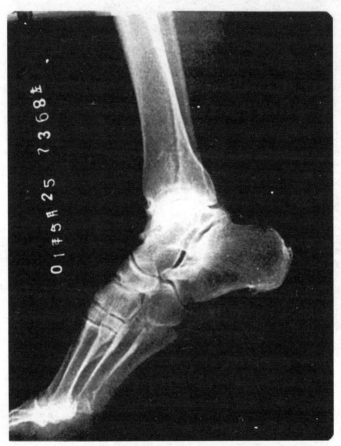

X 线片显示：踝关节间隙狭窄，胫骨与距骨前面骨刺增生，已发生严重创伤性关节炎，症状表现一走一痛。

图 2 - 2 - 41

治疗：建议手术矫正距骨错位，但需要较长时间，方可改善踝关节创伤性关节炎的疼痛情况。不同意手术。给予手法按摩，牵引，治后感觉左踝关节疼痛减轻，活动灵便。告知这是对症治疗，不能根本治好。

二十四、跖跗关节骨折脱位

症状：多因重物掉下砸于足背或车轮碾过引起跖骨基底部小块粉碎骨折合并第 2~5 跖骨向外侧移位，也可第 3~5 跖骨向外移位。若有第 1 跖骨骨折脱位，其移位必向内侧，伤势也较重，这是跖跗关节全脱位，足背肿胀明显、疼痛、跛行、足板不能平踩落地。

检查：足背压痛明显，触动患足的纵弓或横弓，均发生剧痛。照足背正、斜位 X 线片，可了解骨折和脱位情况。

分析：跗骨 7 块，其中楔骨占 3 块，第 1、2、3 楔骨与第 1、2、3 跖骨底相关节。骰骨则与第 4、5 跖骨底相关节。跖跗为平面关节，有轻微的滑动及伸屈运动，其内外侧还可做轻微的内收与外展运动。解剖上第 1、2、3 楔骨正对第 1、2、3 跖骨，若 X 线片显示这些相关节的骨骼稍有轻微的不对位，也应视作有脱位，而引起注意。因为它可以破坏足的纵弓与横弓的结构，使行走发生疼痛，甚至很严重的疼痛，以致于残废。

治疗：新鲜的跖跗关节骨折脱位，作者的治法如下：不用麻醉，第一助手固定踝关节，术者双手分放第 1 与第 5 跖跗关节处，两拇指握足背，两食指托足底，两中指放于足弓部，在对抗牵引的同时，两手对向挤压足的横弓并尽可能将患足跖屈，全脱位或部分脱位即可获得解剖复位。然后在足底放一高出足弓的厚棉花垫，以维持足弓的高度，在第 1 与第 5 跖跗关节处，各放一 U 形纸板，但互相不交口重叠，在足背与足底各留有空隙，以便绷带包扎后，压力集中在第 1 与第 5 跖跗关节处，使跖骨不再能向内、外侧移位。复位良好的标准是 X 线照片上第 1、2、3 楔骨与第 1、2、3 跖骨相对十分整齐，若稍有不对称，应立即再重新手法复位。第 3 日与第 7 日复诊时，在原有绷带固定的基础上，各再外加一个绷带包扎，以加固骨折脱位处的稳定，第 7 天照片，对位仍良好，以后就不会再移位了。平素扶双拐患足不负重行走，待骨折处有坚固骨痂形成，可开始练习步行，一般纸板固定 10~12 周。

预后：由于跖跗关节是足部纵横二弓的主要组成部分，行走时又有轻微的屈伸与内收、外展运动，一旦骨折脱位，虽然手法复位良好，也未再加重损伤，痊愈后跖跗关节大都发生骨性愈合，失去了原有的轻微运动，使足部纵、横二弓原有的轻微生理弹性丧失，而加大了运动的负重，因而随访中病人常诉走稍久足部即有酸痛，若用手术整复，由于加重了损伤与瘢痕粘连，随访的病人就更诉足痛及不能走久，所以作者认为跖跗关节骨折脱位，应视为严重损伤，处理不好，是会遗留残废，严重影响生活和工作的。

附：手法治疗跖骨折合并跖跗关节脱位

跖骨折合并跖跗关节脱位比较少见，其中骨折多在第二跖骨近端，而脱位则有完全与部分之分。由于该处破坏足弓，影响行走，应重视正确复位，以免遗留步履疼痛。我院从1972年用手法闭合复位治疗获得成功以来，共计9例，现小结如下：

临床资料

（1）一般情况：9例中，男5、女4；右足5，左足4；年龄16～52岁，以30～40岁居多，占5例；受伤原因，自行车、电瓶车、小汽车碾压各1例，高处跳下3例，重物倒压足背3例；伤后当天来治者4例，3天来治者2例，于5、8、17天来治者各1例，伤后17天才来治者仍获手法复位成功。

9例中，骨折情况是均有第二跖骨近端骨折，其中1、2跖骨骨折者2例，1、2、3跖骨骨折者2例，2、3、4跖骨骨折1例，其余4例只有第二跖骨骨折。合并第一楔骨及足舟骨骨折者1例，2、3跖骨远端及2、3、4跖骨远端骨折者各1例，皮肤擦伤3例，9例均系闭合性损伤。脱位情况是完全脱位者3例，2～5跖跗关节脱位者4例。3～5脱位者2例，完全脱位都是2～5跖跗关节向外脱位，第一跖跗关节向内脱位，究其原因可能是第1楔骨较2、3楔骨长且粗大，组成的跖跗关节易遭受暴力的打击而向内偏。

（2）手法介绍：在血肿或阻滞麻醉下，第一助手握跖趾关节，第二助手握踝部作对抗牵引，术者两手掌放于跖跗关节内外侧挤合，与此同时，放于足底的双手四指用力恢复横弓，一般骨折和脱位即可复位。然后在牵引下于足底部放一棉花垫以保持足弓，再用两块纸板由跖跗关节内外侧向足底足背包裹，外用绷带包扎固定六周，患足不负重，扶双拐行走。复位成功与否，以足部正位X线片第2、3跖骨对正第2、3楔骨为准，稍有偏差，应予重整参，见图2-2-42。

3. 随访情况：9例中有5例得到随访，时间1～9年，平均5年半，1例失去联系，3例未满半年。从5例随访中，有4例足部外观无畸形，足

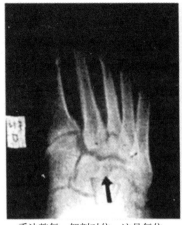 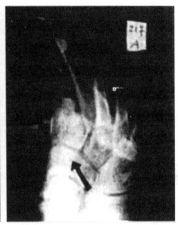

手法整复、解剖对位，这是复位后的当天照片。

城墙砖掉下，砸于足背、致跖附撕裂骨折，跖跗关节全脱位。

图 2 - 2 - 42 跖跗关节骨折脱位

弓不塌陷，双足弓高度相同，但均有行走二小时以上跖跗关节处感轻度疼痛，1 例足弓较健侧塌陷 10°，前足轻度外展畸形，跖跗关节稍僵硬，行走1.5 千米以上足部疼痛。

小结

跖骨骨折合并跖跗关节脱位是一种破坏足弓、会遗留行走疼痛的严重损伤，应重视跖跗关节完全复位。手法复位简便易行，有其可取之处，伤后 17 天来治者亦获成功。复位成功后，足底放一厚棉花垫，保持足弓，再从跖跗关节内外两侧用纸板包裹，外加绷带固定，即不易再移位，固定可靠。为避免轻度脱位之误诊及复位是否完全成功，以足部正位 X 线片第 2、3 跖骨对正第 2、3 楔骨与否，是一个重要而且可靠的依据。

第三章
脱位

第一节　脱位手法概述

凡外伤或其他原因，使关节面的相对关系超出了正常位置之外，称为关节脱位。根据脱位的原因，有外伤性、习惯性、先天性，病理性之分。以时间分，有新鲜脱位和陈旧性脱位；以有无伤口而论，有闭合性和开放性。作者重点叙述外伤新鲜闭合性的关节脱位，这在临床是多见的，以肩关节脱位最多。凡关节完全脱位，必定有关节囊破裂及附近软组织损伤，合并撕脱骨折的只是少数，可随关节复位得到处理。合并关节附近的完全骨折，这是一种严重的复合损伤，超出了单纯脱臼范围，手法较难整复，应谨慎从事。关节脱位诊断较易，它有关节畸形和活动障碍，X线片可显示关节脱位的方向和程度以及是否合并骨折。中医对各个关节的脱位，有一套丰富的治疗手法，将在各个脱位项下叙述。老中医常说："有脱出来的路，就有回去的路。"这里只叙述本人曾经历过的一些关节脱位或具有中医治疗特色者，以遂作者绝不照抄书本，只写个人点滴经验的初衷。

第二节 脱位的治疗

一、下颌关节脱位

症状：常因打哈欠或大笑发生下颌关节一侧或双侧脱位，颏部向前突出，张口，流口水，说话及下咽不便。

检查：一侧或两侧耳垂前方相当于下颌骨的下颌小头处摸去空虚，皮下可触及下颌小头。

分析：下颌关节是下颌小头与颞骨的下颌窝构成，中间有一椭圆形关节盘，既可调节关节运动，又可缓和及减轻振荡。它有上下前后左右侧六个方向的运动，以侧方运动较小。

治疗：下颌关节脱位由于影响说话和吞咽，多能及时就医。手法整复有口外与口内之别，一般复位比较容易。

一、口外法

（1）单侧脱位口外法　患者坐位，头靠墙壁，或助手抱住头部，使之稳定，嘱不要紧张，使咬肌松弛，以左侧脱位为例，术者站于对面，左手掌托颏部，右拇指找到下颌小头，其他四指放于颈后，右拇指向后向上推挤下颌小头，与此同时，左手也配合向上向后推挤颏部，若闻到弹响声即为复位。在向上向后正推挤时，患者会感到酸胀难受，嘱不要对抗，稍忍耐一会。复位后用绷带固定头颏，流质饮食7天，然后去除绷带，改软食，勿大张口，欲大笑或打哈欠之前，先用手掌压住患侧下颌关节，让破裂的关节囊得到愈合，以免变成习惯性下颌关节脱臼。

2. 双侧脱位口外法　坐、站立如上述，术者两拇指找到两下颌小头前缘，两食、中指托住两下颌角，两环，小指放于颏部。姿势摆好后，拇指向后向上推挤，托下颌角之指用力向前推，托颏部之指上抬，如此，两手配合用力，并坚持不懈，不久即可听到一声弹响，复位后用头颏绷带固定，其他治疗如单侧脱位所述。

二、口内法

患者坐于有垫子的地上，头靠墙壁不动，术者站对面，两拇指用纱布包裹，放入口内两侧下颌骨白齿上，其他四指托住两个颌角及颏部，嘱患者不要闭嘴，毋庸紧张，然后术者双臂伸直，两拇指用力下压，扶下颌角之指向前推，托颏之指上抬，两手配合用力。这个力是从上半身通过肩臂直达拇指，较之患者坐凳椅，术者站立两拇指与前臂用力下压要大得多。如此术者既不累，又持久，与患者咬肌相持，直至咬肌松弛，即可听到一弹响声，这是下颌小头滑回颞骨下颌窝的表现。然后将头颏部用绷带固定，其他治疗如单侧脱位所述。作者喜用此种整复手法。

预后：良好。

【病例一】

刘某，女，70岁，1968年5月4日初诊。

诉：一小时前因打哈欠，突然发生口不能闭合，流口水，说话及吞咽困难，即来门诊。

检查：下颌骨向前突出，颧骨下方两侧皮下可摸到一突起硬块，下颌小头处触之空虚，诊为下颌关节脱位。乃放一枕头于地上，嘱病人倚墙而坐，术者站于对面，双拇指洗净，分放于下颌骨两侧白齿上，另四指托于下颌角及颏下。由于病人坐位低，术者两臂可伸直，使两拇指下压之力来自上半身，不仅仅是拇指与前臂之力，因此，在与患者咬肌相持过程中，两手毫不觉累。正用力下压时，病人呵呵诉痛，嘱不要紧张，请勿抵抗，相持约一分钟，在不知不觉中听到一弹响声，脱臼已复位。于头颏部用绷带固定，嘱吃流质7天。

1968年5月11日复诊：诉食流质不饱，常感饥饿，乃去除绷带，改吃软食，嘱若要打哈欠，先用两手掌压住下颌关节，即不会脱位，勿吃太硬食物，也要避免张口大笑。

1968年5月20日复诊：诉已恢复正常饮食，未曾再脱位。嘱3个月内打哈欠或大笑之前，先用两手掌压住下颌关节。

1968年8月20日来复查，3个月期间未敢吃太硬食物，遵嘱打哈欠或大笑之前，先压住下颌关节、一直未再发生脱位，嘱以后仍须如此注意。

【病例二】

张某，女，50岁，1979年8月10日急诊。

诉：12小时前，因大笑发生口不能闭，流口涎，说话、吞咽困难，两个颌关节处疼痛甚剧，曾在附近医院手法整复一次，未成功，痛更甚。

检查：下颌骨向前突出，两侧咬肌触之痉挛发板，压痛，颧骨下可摸到突出的下颌小头，诊为下颌关节脱位，由急诊医师手法复位，也未成功，收住院。作者接手治疗时，考虑已两次手法复位未成功，咬肌僵硬如板，乃于两下颌关节内各注入2%利多卡因2mL，嘱病人勿紧张，告知一定可复位，以安慰患者，待15分钟后，将病人倚墙坐地上，头靠墙壁，令助手固定之。术者站于对面，双拇指用消毒纱布包裹，放于下颌骨两边臼齿上，两臂伸直，上半身前倾，随拇指用力下压，另食、中指将下颌角向前推，两边环、小指将颏部向上托，缓缓加力，如此坚持约3分钟，手上感到患者的抵抗减弱，咬肌渐渐松弛，趁此，两拇指加大下压之力，托颏之指也用力上抬，闻一弹响声、复位成功，病人立即感到轻松舒适。用头颏部绷带包扎固定，流质饮食10天。

1979年8月12日复诊：由于在家饮食方便，复位成功第二天病人即要求出院，来复查，遵医嘱在家疗养，绷带固定尚好。

1979年8月20日来复诊：一直流质饮食，每二小时一顿，仍感饥饿，去除绷带，改成软食，嘱大笑或打哈欠之前，先用手掌压住下颌关节，以免再脱位。

1979年8月31日来复诊：一直进软食，未敢吃硬物，遵医嘱，大笑前先用手掌压住两侧下颌关节，一直未再脱位，改正常饮食，但仍须注意，避免再脱位。

二、肩锁关节脱位

症状：有明显外伤史，诉肩锁关节部疼痛，暴露两侧肩膀对比，可见伤侧凸起，肿胀，肩关节活动受限。

检查：凸起处压之疼痛，锁骨外端高凸处压按有浮动感，探触喙突也有压痛，照双肩前后X线片显示锁骨远端高出肩峰，且锁骨与喙突距离增宽。

分析：肩锁关节由肩胛骨肩峰关节面与锁骨肩峰关节面构成。喙锁韧带有固定关节的作用（喙锁韧带含斜方韧带与锥状韧带两条）。一旦喙锁韧带断裂，肩锁关节即完全脱位，若只有肩锁韧带断裂，锁骨远端向上移位，但不高出很多，谓之半脱位。无论半脱位或全脱位，只要断裂的韧带面新鲜，均可用手法复位，继续维持复位后的稳定，则撕裂后参差不齐的断裂纤维即可长合，因而能获得复位优良的效果。

治疗：患者坐位，上身脱光，不用麻醉，将剪好的直径3cm大小的纸片4～6层，浸湿后可塑形包衬棉花，用胶布粘贴在锁骨远端的高凸处，令助手一手压下肩锁关节，另手托患肢肘部，向上推挤，双手配合用力，术者将已做好，安有尼龙扣条的布带，自肩向肘部用力缠绕两圈，缠绑时助手正上下加压使脱臼复位。然后术者用另一条安有尼龙扣条的布带，将患肢上臂缚于胸廓、前臂用颈腕吊带。为牢靠起见，也可从患侧肩锁关节高凸处如军官皮带加一条斜跨于对侧腰际的布带，以加强复位后的稳定，使肩锁关节不再脱出，治疗即告结束。照双肩前后X线片，以观察复位情况，若不满意，可解除固定重整，也可加厚压垫以增强力量。由于压垫衬有棉花，且面积较大，局部不会发生压疮，斜跨的安有尼龙条的布带，可随消肿而调整收缩，以加大压力，稳定复位。每周照双肩前后X线片一次。以观察是否再移位。复位固定良好达4周者，就不会再脱位而毋庸再照片了。一直固定8～10周，去除固定，然后照双肩前后X线片，复位良好者，可轻柔地被动按摩肩锁及肩关节，并教以自己锻炼（见本书第25页肩关节锻炼），锻炼的力量与幅度由小到大，每日早、中、晚锻炼三次，每次10下。每周二次按摩，直到肩关节恢复运动正常为止。若无做好的安有尼龙扣的布带，也可用8cm宽的膏布固定，不过有的病人对膏布过敏或者天气热的时候较难受，其法如布带自肩向肘用力缠绕两圈即可。

布带的做法：布带长2m，宽8cm，双层折叠缝好，一端缝33cm长与布带等宽的尼龙扣，另端的另一面也缝一条，为固定肩锁关节之用。一人最多使用3条，半脱位者两条即可。

（病例1）

刘某，男，40岁，1981年2月10日初诊。

主诉：骑自行车被后面飞快跑车撞倒，右肩着地，肩部疼痛，立即肿胀，送附近医院，照片示肩锁关节脱位，主张手术治疗，患者不同意转来我院。检查：双侧肩锁关节对比，右侧明显高起，压之浮动感显著，局部肿胀有瘀斑，X线片示锁骨远端与肩峰明显分离，喙锁之间的距离显著增宽。用装胶片的纸盒剪成直径3cm大小的纸片4块，浸湿叠起，外用一层棉花包裹，放于高凸的肩锁关节上用胶布条固定，然后将宽8cm胶布撕下2米长备用，腋下放一拳大棉球，助手一手压肩锁关节，另手托肘部，两手配合用力，使肩锁关节完全复位。术者将8cm宽的长胶布（一端由护士牵好）从乳头上方贴起（已用酒精去除皮肤油脂）经肩锁关节由背部绕肘关节回到胶布的起端，如此绕缚两圈。当正在用胶布缠绑时，术者与助手均是在用力使肩锁关节完全复位的情况下进行固定的。然后患肢上臂用3列绷带环绕绑缚于胸廓上，前臂颈腕吊带。固定结束后，照双肩前后X线片，显示复位良好。

1983年2月17日复诊：照X线片示复位良好如前，为保险起见，在原有胶布固定基础上，再如前在肩肘部用胶布条加固一圈。

1983年2月24日复诊：再照X线片，复位良好如前，在原有二次胶布固定基础上，再用胶布条加固一次。

1983年3月3日复诊：未照片，就在原有三次胶布固定基础上再加固一次胶布固定。

1983年4月7日复诊：照X线片，见肩锁关节复位良好，乃去除多层胶布固定。照双肩前后X线片，两肩锁关节相似，达到解剖复位。嘱锻炼肩关节（见本书第25页肩关节锻炼），锻炼的力量与运动范围由小到大，以不发生患肩疼痛为度。

1983年4月14日复诊：患肩运动较前有进步，给予肩部轻柔的手法按摩及缓慢的肩关节活动。嘱锻炼如前。

1983年4月21日复诊：患肩运动继续有进步，轻柔地按摩及缓缓被动活动肩关节，嘱如前锻炼。

1983年6月21日复诊，因出差在外两个月，返京后即来复诊。检查：患侧肩锁关节无压痛，肩关节前屈上举140°，外展90°，内收正常，后伸摸背达胸6棘突，已完全恢复了患肩的运动功能。照X线片，两侧肩锁关节等平，可以停诊，半年内不参加重体力劳动。

三、肩关节脱位

症状：有明显外伤史，肩关节活动明显受限，肩三角肌塌陷成方肩，局部疼痛，肿胀。

检查：肩峰下触之空虚，锁骨下可摸到肱骨头，使患肢肘部紧贴同侧胸壁则手指不能摸到对侧肩峰。虽然肩关节脱位拉伤腋神经和血管比较少，还是应该对比检查患肩外侧皮肤感觉有无减退与桡动脉搏动情况如何。照X线片可了解脱位的类型及是否合并骨折，偶伴有肱骨大结节撕脱骨折者，它可随肩关节复位而复位，不必单独处理。

分析：肩关节由肱骨头与肩胛骨的关节盂构成，是球窝关节，加上关节囊松弛，为人体中运动幅度最大和最灵活的关节，它有前屈上举、后伸、内收、外展、内旋、外旋六个方向的运动，此外还可做环转运动。但另一方面，关节的稳定性也较差，尤以关节囊的前下部比较薄弱，因此，肩关节脱位往往经此处脱出。

治疗：肩关节脱位整复方法很多，作者喜用手牵足蹬法，即 Hippocrates 法，此法既简单易行，只须一人操作，又安全实用。伤员仰卧，术者坐于伤侧床边，双手握住伤肢腕上，右侧用右足，左侧用左足伸入伤侧腋下，术者在手牵足蹬的姿势下，缓缓用力下牵、外旋、内收，切忌急踩，在如此坚持下，于不知不觉中闻一弹响，然后使伤肢肘部紧贴同侧胸壁，手掌能摸到对侧肩膀者为复位成功。按此姿势在腋下垫一拳大小脱脂棉花球，用 3 列绷带将上臂环形缠绕固定于胸前，前臂用颈腕吊带。照 X 线片，证明复位成功。第 3 天复诊，去除绷带，进行手法按摩（见本书第 10 页肩关节手法），但是手法比较轻柔，前屈上举的动作是在内收情况下举起，以避免肱骨头冲击关节囊的破裂口，如此不会发生肩关节再脱位，也不会产生肩关节粘连，尤以年岁较大者，可避免形成肩周炎。按摩后绷带固定如前，如此每二天按摩一次，直至伤后 3 周，就不用绷带再固定了。至此，破裂的关节囊愈合，肩关节的运动也接近正常，这是中医治疗肩关节脱位的一个特点。若遇患者体格壮健、肌肉发达，或精神十分紧张，使手法复位失败者，可于肩关节囊内注入 1% 利多卡因 20mL。肩关节囊内注药的具体步骤是：严格常规消毒，在肩峰的稍下方，用普通针头直刺入，即可达到肩关节囊内，将 20ml 的利多卡因完全注入。3~5 分钟后，病人因不痛而放松了思想上的紧张与肌肉的痉挛，再用手牵足蹬法，常可获得成功。

四、肘关节脱位

症状：为临床常见的一种脱位，以肘后脱位为多，多发生于青少年。有明显外伤史，肘部肿胀，疼痛，不敢活动。

检查：主动和被动伸屈关节及前臂旋转活动均明显发生障碍，查肘关节伸直时，肱骨下端内外髁与尺骨鹰嘴三点在一直线上及肘屈曲成 90°3 点为一等边三角形的关系紊乱。X 线片可显示移位程度和是否合并骨折。

分析：肘关节是全身最复杂的一个关节，由 3 部分组成，即由肱骨滑车与尺骨半月状切迹、肱骨小头与桡骨小头凹及桡骨环状关节面与尺骨的桡骨切迹三者构成，共同包括在一个关节囊内，有伸屈及旋转功能。脱位整复后现代医学多主张长石膏后托固 3 三周。解除固定后，极力反对按摩推拿，深恐引起肘关节的骨化性肌炎，这会遗留残废的严重后果。当患肘尚处于肿胀、疼痛及屈伸功能障碍时，粗暴的按摩与强力的被动伸屈会增加原已受伤之处的重复损伤，这的确有发生骨化性肌炎的可能。作者曾目睹不是中医的巫士，对病人采取偷袭的办法，乘患者不备，突然大力将患肘强屈强伸，与此同时还狂呼嘿、嘿两声，这种乡野村夫，怎能归类为中医。按正统中医正骨主张的早期活动，青年人整复还原后固定 5 天，中老年人固定 3 天，解除固定后用轻柔的手法以活血化瘀，微微活动以通利关节。作者从事中医正骨工作以来，还未发生过一例骨化性肌炎。中医固定的目的是减轻疼痛，因为肘关节一旦复位是很稳定的，加上患者有受伤与疼痛经历，即使医师鼓励其活动，也绝不会发生再脱位。那种长石膏后托固定 3 周，有的甚至时间更长，是不适宜的。待解除石膏托后，肘关节几近无屈伸及旋转功能，局部肿胀如灌香肠，软组织僵硬明显，若不及时按摩与被动活动关节，等待自然恢复，对青年患者须 4~5 个月才能运动正常，对中老年患者甚至有遗留部分屈伸及旋转功能障碍的残废可能，一得之见，愿与同道商榷。

治疗：患者卧位，一助手握住患肘上臂，第二助手握前臂，术者站于患侧，双拇指按着尺骨鹰嘴，双四指环抱肱骨远端，姿势摆好后，令助手做对抗牵引，与此同时，第二助手缓缓将前臂屈曲，术者双拇指向前下推挤尺骨鹰嘴，同时双四指配合将肱骨远端向后拉，脱位即可整复，此时，肘后骨突的三点关系恢复正常，且可被动自由伸屈。然后用绷带将肘关节作"8"字形固定，限制其自由伸屈，或用纸板做"L"形后托，前臂颈腕吊带，固定 3 天后，来门诊解除绷带，于患肘作轻柔按摩及被动缓缓屈伸，用力大小以微痛为准，视情况最多固定 5 天并给予自由活动。由于鹰嘴窝与鹰嘴构成的肘关节是很稳定的，不易再脱出。如此 30 天，最多两个月即可达到运动功能正常，恢复原来工作。

若有侧方移位（多为向外侧移位），应先矫正之，然后再整复肘关节后脱位。矫正之法是一手握肘上内侧向外推，另手握肘下向内推，两手配合用力即可获得侧方移位的矫正。

若合并有肱骨内上髁撕脱骨折，当肘关节复位正常，骨折片也同时得到Ⅱ度或Ⅰ度的复位。有文献报告，骨折片含在关节腔内，那是 X 线片的重影，完全脱位的肘关节是含不住骨折片在关节腔内的，偶有治疗经验不足，复位时将肱骨内上髁骨折片推入肘关节腔中，在熟练的医生手中是绝不会发生的。万一发生，也可用肱骨内上髁Ⅲ度骨折的手法整治之（见肱骨内上髁Ⅲ度骨折篇）。

愈后：良好。作者所治的肘关节脱位，无一例发生骨化性肌炎，也没有肘关节遗留屈伸功能障碍者。

五、桡骨头半脱位

症状：由于小孩蹲地玩耍，牵其站起或提助小孩上台阶，手腕被牵拉了一下，立即啼哭不止，前臂处于旋前位，不敢活动，这种桡骨头半脱位多发生于 2~3 岁小孩。作者曾遇到一位 11 岁的病人，这样大的年岁得此病是少见的。

检查：患肢不敢活动，给予最喜爱的玩具也不敢用伤肢来接，而是以健手索取，这是该病的独有特征。

分析：当小孩的肘关节被过伸牵拉时，桡骨头突向前方，肱桡关节内负压力增大，将原本比较松弛的肘前关节囊吸入肱桡关节内，使过伸前突的桡骨头不能回复原位，这就是小孩桡骨头半脱位的发病因素。

治疗：跟随老中医学习，观察其治疗此病，真可谓手到病除。只见他一手托肘，另手握腕，尽量一屈，随即将前臂过伸后旋，其间可闻一轻微弹响，应声而愈。前后不到一分钟，小孩正在啼哭，叫大人带出诊室，云小孩若敢用患手接物，就可回家，嘱以后复发可再来急诊，一俟长大，就不会再脱位了。以后不仅大夫，门诊护士也会整此脱臼了。

六、经舟骨骨折月骨头状骨关节脱位

症状：有跌倒手掌撑地致伤史，手背肿胀，疼痛，腕关节活动明显受限。

检查：鼻烟窝处压之疼痛，这是舟骨骨折之故（只有月骨周围脱位，该处是无压痛的）。手腕背部可触及一高凸硬块，压之痛（若桡侧三指半有手指的感觉障碍，为月骨压迫正中神经所致）。让手掌放桌面下压，疼痛明显，不敢用力。照 X 线片，侧位头状骨不在月骨的凹形关节面上。有人形容头状骨与月骨的关系如仙人掌栽在花盆中，若有脱位则头状骨的头就不在月骨的凹形关节面的花盆中而脱向手的背侧，这可明确诊断。正位片上由于舟骨骨折，失去了正常的舟骨形状，月骨也由四方形变成三角形。正位片没有侧位片容易看出脱位。

分析：腕骨八块、舟、月、三、豆、大、小、头、钩。前四块小腕骨组成近排，后四块组成远排，共两列。其中近排的月骨与远排的头状骨相关节。月骨与头状骨的关节脱位，是跌倒手掌撑地的暴力经过舟骨造成骨折，余力未尽，冲向月骨头状骨的关节面，使之脱位。这是腕关节中最常见的一种骨折脱位，也是一种较严重的损伤，若误诊，可致腕关节遗留残废。作者因从事腕舟骨骨折的研究，1982年获卫生部科技成果奖后，中央电视台曾予以报道，因此东到武汉，南至广西，西到新疆，北及黑龙江均有患者前来求治，故经历了新鲜与陈旧性经舟骨——月骨头状骨脱位20余例。凡伤后18天以内来治者，均获手法复位成功。一个月以上者，均告失败，改用近排腕骨切除术。这些被误诊的病人，无论手法或手术治疗，都会遗留不同程度的腕关节运动功能障碍，伤后耽搁时间长较时间短者障碍大。手术近排腕骨切除较之手法复位者运动功能障碍大，但由于几乎不能活动的腕关术后获得了较好改善，因此病人对手术是满意的。

治疗：新鲜脱位在3天以内者，不用麻醉或于月骨头状骨之间注入2%利多卡因4ml，一助手握前臂，患手旋前位，术者两拇指压按于手背头状骨上，双手另四指分别握住患手拇指及小指侧，在对抗牵引下，拇指压头状骨向掌侧，两食指在手掌根部顶推斜向掌侧的月骨复还原位，如此配合用力，并坚持一会儿，当感到弹响时，是复位的表现。照患腕侧位及正位尺偏的X线片，可见头状骨已进入月骨凹形关节面，而且舟骨的骨折线也显现清楚。然后按舟骨骨折用纸板加压垫法治之（见舟骨骨折篇）。月骨头状骨的脱位，一旦整复，若不再遇暴力，是不易再脱出的。每月更换纸板一次，待舟骨骨折愈合后，去除固定，每周2~3次手法按摩，并教会病人做腕关节锻炼（见腕关节锻炼），以恢复患腕运动功能。无论如何精心治疗，腕关节部分运动功能的丧失是不可避免的。因为月骨头状骨关节脱位后，关节囊及其周围组织受到很大损伤，复位后，待损伤的软组织一愈合，应立即活动腕关节，以恢复其运动功能。但由于舟骨骨折须要固定，不能活动，这一矛盾只有迁就骨折，但这可能需要数月的固定，使腕关节发生粘连并僵直，虽按摩理疗，亦不易恢复其正常的运动功能。若伤后4天才来治者，由于月骨头状骨周围已有不同程度的粘连，作者均收入住院，在臂丛麻醉下，先将患腕掌屈、背伸、桡偏、尺偏，反复运动，直至患腕完全松开，接近正常运动范围后，方用上述治新鲜脱位的手法进行复位。一次不成,再重复进行。由于经验的积累,伤后 18 天才来治疗者,也获得手法复位成功。一个月以后才来治疗者,手法复位无一例成功,改用近排腕骨切除。具体步骤如下:臂丛麻醉,上止血带,在严格消毒铺布后,沿桡骨茎突切 5 厘米长切口,斜行凿去桡骨茎突少许,以开大手术视野,但不可切除桡骨腕关节面的 1/3,以免关节不稳,然后用骨膜起子分离粘连,去除已折断的舟骨,再去除月骨及三角骨,豆骨不必去除。然后冲洗创口,缝合关节囊及皮肤,用石膏托固定一周。然后解除固定,教会病人锻炼腕关节(见腕关节锻炼)。术后两周拆线,并进行轻柔的每周 2 次按摩,能获得尚满意的腕关节运动。进行带破坏性手术,是因为此时虽切开整复,也很难将月骨头状骨关节复还原位,其后恢复腕关节运动功能就更难了。

【病例一】

韩某,男,45 岁,1983 年 8 月 25 日初诊。

主诉:一周前不慎从一米多高的卡车上摔下,右手掌撑地,当即右腕疼痛,逐渐肿胀,皮下出现瘀斑,腕关节活动困难。送医院照片,诊为腕舟骨骨折,用石膏固定。但疼痛越来越重,来我院门诊,拆去石膏,摄片发现除舟骨骨折外,还有月骨头状骨脱位,乃收入病房。翌日在臂丛麻醉下,先用手法将粘连完全松解,然后按前述手法闭合复位成功,给予纸板加压垫法治疗(见舟骨骨折篇)。

1983 年 9 月 25 日来复诊,去除纸板,摄片复查,月骨头状骨关节对位良好,舟骨骨折断端缝隙见小,仍纸板固定如前。

1983 年 10 月 25 日来复诊,去除纸板,摄片复查,舟骨骨折断端间隙继续缩小,再用纸板固定如前。

1983 年 11 月 25 日来复诊,去除纸板,摄片复查,舟骨骨折线模糊,有愈合趋势,仍纸板固定如前。

1983 年 12 月 25 日来复诊,去除纸板,摄片复查,舟骨骨折已愈合,不必固定,嘱自由活动,并教以手腕锻炼方法,10 天后来复查。

1984 年 1 月 6 日来复查,测量患腕背伸 40°,掌屈 45°,尺偏 20°,桡偏 10°,腕关节掌背侧均有压痛。给予按摩,轻柔地被动背伸、掌屈、尺桡偏,并旋转活动腕关节,手腕锻炼如前。

1984 年 1 月 9 日来复诊,按摩,被动轻柔地活动腕关节如前。

1984 年 2 月 1 日来复诊,每周 2 次按摩,患腕背伸 50°,掌屈 55°,尺偏 40°，桡偏 20°。尺桡偏已正常，自动锻炼如前。

1983 年 3 月 1 日来复诊，每周二次按摩，患腕背伸 60°，掌屈 65°，尺桡偏正常，因要出差，停诊。

【病例二】

郑某，女，22 岁，1982 年 5 月 4 日初诊。

主诉：三个半月前，开车床，左手绞入机器内，使左腕极度背伸而致伤，当即手腕肿胀，疼痛，不能活动，县医院摄片，云"未见异常"，外用洗药。一个月后肿胀消退，发现腕部畸形，活动疼痛，到唐山骨科医院，照片诊为月骨周围脱位，未麻醉，用手法整复未成功，建议手术。后来我院门诊，检查：左腕背隆突畸形，月骨部压痛，腕关节背伸 5°，掌屈 10°，尺偏 10°，桡偏 0°，手指关节活动正常，手指无感觉障碍，照片显示经舟骨——月骨头状骨脱位，建议腕骨近排切除，方可恢复腕关节的活动。病人同意，收入院。于 1982 年 5 月 12 日在臂丛麻醉下，于左腕背侧横切约 4cm 长，用骨膜起子剥离粘连，取出 3 块舟骨碎片及完整的月骨、三角骨，并切除腕关节腔内残余的瘢痕组织，缝合切口，术后检查腕部畸形已消失，被动活动腕关节运动功能尚好，外用石膏托固定。

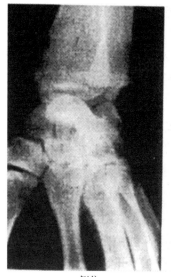

侧位

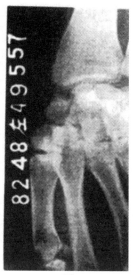

正位

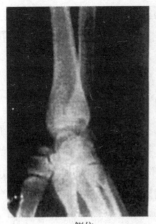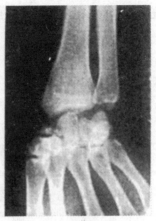

侧位　　　　　　　　　　　正位

手术切除近排腕骨后头状骨与桡骨远关节面相关节

图 2 - 3 - 1　患者郑某治疗前后 X 线对比片

1982 年 5 月 22 日去石膏托，拆线，伤口一期愈合，教会腕关节锻炼。

1982 年 6 月 1 日经锻炼后，腕关节自动活动，背伸 15°，掌屈 20°，尺偏 20°，桡偏 10°。开始给予轻柔的按摩，并被动活动背伸、掌屈、尺桡偏及旋转腕关节，手法以发生轻度疼痛为止，不可粗暴，因病床紧张动员出院。

1982 年 8 月 1 日每周来门诊按摩 3 次。检查：患腕背伸 25°，掌屈 30°，尺偏 30°，桡偏 15°，要求回家疗养，同意，嘱坚持腕关节锻炼，每日 3 次，每次 10 下。

1984 年 3 月 6 日来复查：云住院 20 天，在门诊按摩两个月，回唐山后第 3 天就上班，做后勤工作，一年后恢复原来的开车床工作，左腕关节无任何不适及疼痛，干车工，左手力量尚够用。检查：左腕关节背伸 70°，掌屈 40°，尺偏 40°，桡偏 20°，与右腕相比，右腕关节背伸 80°，掌屈 70°，尺桡偏相同。照 X 线片，左腕头状骨顶替近排，与桡骨远端关节面相关节，大小多角骨及钩状骨与桡骨远端关节面相距较远，肉眼观察患手手背，不见明显缩短，在两手背对比观察下，患手稍显短缩。嘱患腕仍须爱护，不宜参加重体力劳动。（参见图 2 - 3 - 1～图 2 - 3 - 5）。

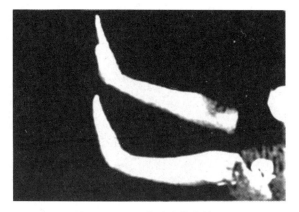

图 2 - 3 - 2　术后腕背伸情况

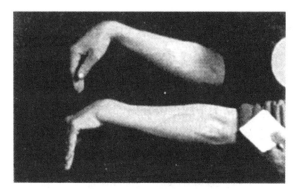

图 2 - 3 - 3　术后腕掌屈情况

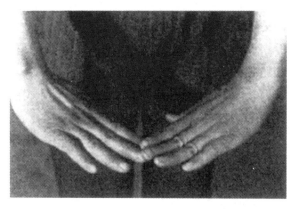

图 2 - 3 - 4　术后腕桡偏情况

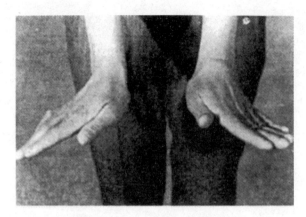

图 2 - 3 - 5　术后腕尺偏情况

七、掌、指关节脱位

症状：掌、指关节脱位较常见，尤以拇掌、指关节脱位更多。有明显外伤史，多见球类运动员，局部肿胀，疼痛，指呈屈曲畸形。

检查：掌指关节脱位后，局部压之疼痛，掌指与指间关节活动功能明显受限，照 X 线片能明确诊断，既可除外撕脱骨折，又可指导手法复位。

分析：掌指关节由掌骨小头与第一指骨底相关节，一旦外伤脱位，常见指骨底滑向手的背侧，掌骨小头脱向手的掌面。掌骨小头的关节面呈球形，指骨底的关节面呈卵圆凹形，这种关节对手法复位是有利的。倘偶迂掌骨头被拇长短屈肌腱卡住，则应切开复位，但在临床并不多见。

治疗：不用麻醉或从伤指的两掌骨间两侧给阻滞麻醉。

术者一手握腕并用食中指在手的掌面顶住掌骨头，另手拇食指握住患指用力牵引，并缓缓屈曲患手的掌、指关节，顶掌骨头之指向上托举，即可复位。复位后患指关节可自由屈伸，然后用一铝制压舌板或烤弯的竹片在患手握拳姿势下固定 5 天后，去除固定，轻柔按摩并活动患手关节，鼓励病人握拳锻炼，每周按摩 2 ~ 3 次，直至关节运动恢复正常为止。由于固定日期短，又有按摩及自家锻炼的帮助，因此能较快恢复正常运动。

八、髋关节脱位

髋关节由股骨头与髋臼构成，是一个比较稳固的关节，必须有很大的暴力才能使之脱位。1976 年 7 月 28 日唐山大地震，我科派出救灾组，曾治疗髋关节脱位 18 例，这在平时是遇不到的。依照脱位后股骨头的位置，可分后脱位、前脱位、中心脱位三种，以后脱位较多。

1. 髋关节后脱位

症状：多由车祸、高处跌落、屋塌等传达暴力引起，有明显外伤史，患肢呈内收、屈曲、内旋、短缩畸形、疼痛，不能行走。

检查：臀部可摸到股骨头，被动运动下肢或髋关节引起剧痛，坐骨神经是否受伤亦应注意检查。照 X 线片可以明确诊断及排除是否合并骨折。

治疗：伤后立即送到门诊者，可不用麻醉。3~5 天方来医院者，用腰麻或全身麻醉。患者仰卧于有铺垫的地上或诊察台上，术者横跨站于病人大腿两旁，患者双腿置于术者胯下，一助手双掌分按于两髂前上棘，以稳定骨盆，一助手握患肢踝部，一助手双拇指按于股骨大粗隆部，术者右前臂套住患肢腘窝，姿势摆好后，四人配合用力，缓缓将患肢髋膝关节屈曲至 90°，然后用力上提，并摆动患肢，握踝的助手此时要下压小腿，双拇指按于大粗隆的助手用力将股骨头推向髋臼，此时若听到弹响，是股骨头回纳入髋臼的表现。在术者牵引患肢的姿势下，将病人抬回病床，用胶布作皮牵引，挂重 5~7kg，维持患肢于外展伸直位 3 周，然后去除牵引，患肢不承重扶双拐下地行走。教会做髋关节锻炼（见髋关节锻炼）。3 个月后照双髋 X 线正位片，观察股骨头无缺血性坏死现象，方允许去拐走行。此时仍是患髋试验步行阶段，不可长时间行走，宜逐步恢复行走活动，髋关节锻炼仍须坚持进行。

2. 髋关节前脱位

症状：有明显严重外伤史，患肢较健侧为长，且呈外展外旋姿势，疼痛，不能行走。

检查：一活动患肢即引起剧痛，腹股沟韧带附近可触及股骨头，照 X 线片可以明确诊断。

治疗：患者体位，用或不用麻醉和稳住骨盆的操作，一如后脱位。另一助手双手紧握患肢踝关节，术者站于病人两胯之间，双拇指按住股骨头，姿势摆好后，三人配合用力，握踝的助手先外展外旋牵引，再缓缓改为内收内旋，与此同时，术者一手推顶小粗隆下方，另手将股骨头推向髋臼，若闻及响声，是复位成功的表现。术后的牵引、挂重、扶拐下地及何时步行均按后脱位处理。

3. 髋关节中心脱位

症状：中心脱位较少见。当受到比髋关节后脱位更大的暴力，使股骨头向髋臼窝冲击而发生臼底的粉碎骨折致中心脱位，严重者股骨头能完全突入盆腔，局部疼痛，患肢不能活动。

检查：患肢畸形不显，疼痛，不能活动，股骨头进入盆腔者，有下肢短缩，须照 X 线片方能确诊。

治疗：有两种复位方法，一是手法复位，一是骨牵引逐渐复位。

（1）手法复位　新鲜患者硬膜外麻醉后，仰卧于 X 线机台上，一助手用床单从会阴经腹背在肩上斜对患肢握住布单，准备对抗牵引。另一助手双掌分压两髂前上棘，以稳定骨盆。术者握患肢踝上，再一个助手握膝上以加强牵引力。姿势摆好后，在术者统一号令下，配合用力，首先垂直牵引，然后外展牵引，再内收牵引，如此反复进行，牵引 20 分钟后，照髋关节 X 线片，若未复位，再进行牵引，直至复位成功。给皮牵引，挂重 5kg。活动同骨牵引。

（2）骨牵引逐渐复位　在患侧做股骨髁上骨牵引，挂重 15～20kg，健侧同时做骨牵引，床尾抬高 15cm，以增强效应。此种治疗约须半个月左右方能牵出股骨头复还原位。在复位后仍须继续牵引 8～10 周方可去除牵引。在此期间，每日放下牵锤，给予髋关节被动的内收、外展、屈伸及旋转运动，希望塑造较平整的髋臼。牵满 10 周去牵引后，可扶双拐，患肢不承重下地行走，教会做髋关节锻炼（见髋关节锻炼）。五个月后，照 X 线片，无股骨头缺血性坏死者，可患肢负重行走，但仍须坚持锻炼，不走长路，逐渐恢复正常步行。

预后：髋关节运动功能可获满意结果。

【病例一】

郭某，男，36 岁，1988 年 5 月 11 日初诊。

半天前被汽车撞伤，当即左髋部及右前臂肿痛，不能站起，送宣武医院，照片诊为左髋关节中心脱位及右桡骨远端反柯雷氏骨折，无病床转来我院。神志清楚，血压正常。给股骨髁上作骨牵引。周四作者查房，未借出 X 线片，未提治疗意见。第二个周四查房时，见股骨头嵌入髋臼底，头未完全突入盆腔，建议用手法拔出，争取臼底能获得比较好的平整，大家同意。翌日在硬膜外麻醉下，如上述 4 人配合牵引，约 10 分钟，在手术台照 X 线片，股骨头未拔出，再反复牵引 15 分钟，照双侧髋关节正位 X 线片，股骨头拔出，髋关节间隙与健侧等宽，送回病房，挂 8kg 重牵引。第三周查房，作者取下牵引锤，给患髋内收、外展、屈伸及旋转运动，稍有疼痛，以屈曲疼痛最甚，如此每日按摩，推拿一次，第七周去除骨牵引，扶双拐患肢不承重下地行走，教会髋关节锻炼。伤后70天测量患侧髋关节后伸10°，前屈120°，外展30°，内收、内外旋正常，只屈曲稍有疼痛。1988年8月19日伤后100天丢拐步行，但不走长路，一累即休息。嘱仍坚持髋关节锻炼，照X线片复查，髋臼底粉碎骨折已愈合，髋关节间隙仍保持正常，无股骨头缺血性坏死，可以出院。（参见图2-3-6）。

【病例二】

王某，男，25岁，1988年10月18日住院。

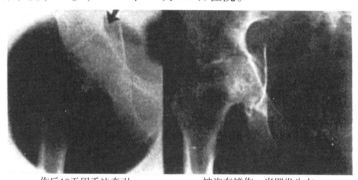

伤后10天用手法牵引，　　　　被汽车撞伤，当即发生左
　　复位成功　　　　　　　　　髋关节中心性脱位

图2-3-6　郭某髋关节中心脱位治疗前后X线对比照片

今早8点从3米高梯子上摔下，当即左上臂及左髋部疼痛，不能站起，送来我院。照X线片诊为左髋关节中心脱位，左肱骨干骨折，收住院。肱骨干骨折用夹板固定，在左股骨髁作骨牵引，挂重18kg，健侧也做骨牵引，以加强患侧的平衡牵引力，床尾抬高18cm。牵至1988年11月3日计16天，照片显示左股骨头已复位，髋臼骨折也有所平复，去除健侧骨牵引，患侧牵引重量改为8kg。牵至1988年12月27日共计70天，去除患侧骨牵引，扶双拐患肢不承重下地行走，并教会做患肢髋关节锻炼。至1989年1月30日共94天，照双髋X线正位片，髋臼骨折已愈合，关节间隙与健侧等宽，无股骨头缺血性坏死，允许患肢步行，但不能走太久，仍须坚持髋关节锻炼，逐渐恢复患肢的正常步行，可以出院。

九、距骨周围错位

症状：有机动车撞伤或高处掉下的明显外伤史，踝及距跟关节活动受限，尤以内外翻受限明显，站立足底不能踩平，行走痛且不稳。

检查：踝及距跟关节附近压之疼痛，双足对比能显出病侧足跟有轻度内翻或外翻畸形，摄片可明确诊断。

分析：距骨周围脱位是指距骨与跟骨关节、距骨与小腿关节、距骨与足舟骨关节因受外伤而脱位。此种脱位在临床不多见，而周围脱位常见的只是距跟关节的跟骨内翻与足前部内旋或跟骨外翻足前部外旋。确切地说，是错位而不是脱位，完全脱位是更少见的。当然距舟与距骨小腿关节的间隙也会有少许变化，但主要是距跟关节的错位。

治疗：新鲜患者不用麻醉，术者一手握足跟，另手握足前部，嘱患者放松，勿紧张。先牵引一会，并将踝关节跖屈、背屈，随即将距跟关节内翻、外翻，即可得到复位。若双足对比，跟骨畸形未完全得到纠正者，可重复再进行手法，直至复位为止。复位后，被动活动对比可见双踝关节的跖屈、背屈及距跟关节的内翻、外翻，患侧已得到恢复正常，主动运动也较原先有明显改善，站立足底能踩平。每周 2～3 次治疗，教会做踝关节锻炼（见踝关节锻炼）直至踝关节恢复正常功能为止。

【病例】

张某，男，52 岁，1990 年 8 月 16 日会诊。

患者于 1990 年 7 月 14 日在人行横道经过时被急驶来的摩托车撞出几米外跌倒，急送 304 医院，诊为颅底骨折、颧骨骨折、左小指骨折、急性颅脑损伤、失血性休克。经抢救 7 天，生命征平稳，逐渐身体康复，下地行走，发现足底站立时不能踩平，行走不便且痛，于 1990 年 8 月 16 日请作者会诊。检查：双足对比右跟骨呈轻度内翻，右足前部显内收状态，右踝关节正侧位 X 线片初看无明显异常，再照双踝关节对比的正侧位 X 线片，可见两侧的距跟关节间隙及距舟关节间隙不相等，患侧有明显变化，乃在硬膜外麻醉下，将踝及距跟关节反复活动，松解粘连，直至跟骨内翻、足前部内收轻度畸形完全矫正后，用石膏托固定。第 5 天去除石膏托，给踝关节附近僵硬的肌肉和韧带予以按摩，并给踝及距跟关节被动运动，治后下地行走，右足底踩地能放平，但疼痛，踝关节活动仍受限，教会做踝关节锻炼（见踝关节锻炼），每周 3 次按摩，共治疗 3 周，踝及距跟关节活动明显进步，疼痛大为减轻，教会家属自己按摩，遂停诊。

第四章

养生

第一节　养生概述

　　读了6年医书并留学院附属医院工作了8年，无论从书本还是在老师与同事之间，从未谈论过养生之道与锻炼身体的问题。1955年奉调北京学习中医，上课讲《黄帝内经》，就谈饮食有节，起居有常。春三月如何养生，冬三月如何养藏，寒暑燥湿风，喜怒悲忧恐，应如何适应与调节。到临床跟随老中医学习正骨，又强调锻炼身体，每晚教练"达摩洗髓易筋经"一种少林派功术。开始是不得已而为之，练习半年后，自觉较前精力充沛，饮食倍增，手劲有力，从此习而不辍，以迄于今。深深体会到一个人要寿而康，注意养生之道是很重要的，如果长寿而不健康，其意义就不无遗憾。因此自觉学习鸣天鼓、按眼睛以求老来耳目聪明，摸面以防脸皮折皱，揉唾液腺以阻流口水，擦鼻以治过敏性鼻炎，拍胸以震心，揉肚以健胃，捏腹以减肥，不忍尿，日求大便二次，便后必洗外阴与肛门并趁此而按摩前列腺。有的项目坚持了40年，从不间断。自觉年近耄耋，精神矍铄，面带光泽，微有红润。70岁退休后，尚能从事中医正骨手法治疗的工作，每周五个半天，这是身体健康的表现，而且写病历不戴眼镜，坐车上能听磁带放音。在庆幸老而不衰之余，愿将锻炼心得与同道商榷。

第二节 养生诸法

一、明目

眼为视器，由眼球、视神经及眼的附属器官组成。人是通过眼睛辨认外界事物的，保护好视力十分重要。有云寿而康，这个康字非常有意义，视力佳是健康的重要组成部分。根据中医书籍的记载及自己对解剖、生理和老年病学的了解，按眼睛为的是保护好视力。这个锻炼是在早晨睡醒时在床上用双手小鱼际肌由鼻侧向眼球外方平行一下一下擦去，共擦100下，也可擦到眼球舒适为止，使醒后惺忪的眼睛舒适、灵活而不涩。擦时用力大小，以眼球感到舒适为度。接着使双眼球由左向右上下环形转动10下，再由右向左上下环形转动10下，然后上下垂直活动10下，左右平视活动10下，再由右上眼角斜向左下眼角活动10下，又由左上眼角斜向右下眼角活动10下而结束对眼睛的锻炼。作者擦眼30年，目前写病历仍不需戴眼镜，只是字写得比过去大了些。如此转动眼睛是因为眼外肌有上下直肌、内外直肌和上下斜肌，一共六条肌肉悬挂并运动眼球，这些肌腱互相紧密相连，形成坚固的腱环，抱住眼球，这就是我将眼球先环形转动，再上下、左右、斜行各个方向转动眼球的解剖基础。按摩可以加速眼球的血液循环，旺盛新陈代谢，运动眼肌能使眼球在视物时更好地调节视力。实践证明按眼是有明目作用的。

我退休后20余年，每次眼科检查均记载双目白内障，但自觉生活、工作、学习如常，未予理会，直至2001年秋，双目视物模糊，看书报须借助放大镜，才去同仁医院检查，视力双目0.1，乃决定做晶体置换术，术后，左眼0.8，右眼0.6，双目视网膜正常，眼球运动良好，明目锻炼，虽未能防止白内障的发生，但术后如此好的视力，锻炼为之打好基础，其功不可没。

二、聪耳

有的中医书籍讲鸣天鼓可使老年耳聪，耳是位听器官。听觉感受器接受空气震动，借以辨别外界事物，位觉感受器借以维持身体在静态或动态中的姿势平衡。耳包括外耳、中耳和内耳，外耳与中耳之间有一鼓膜隔开，空气经外耳道达于鼓膜，另一途径的空气由咽口经咽鼓管入鼓室，使鼓室内气压与外界相同，以保持鼓膜的平衡和正常功能。听觉好，也是寿而康的重要组成部分。鸣天鼓是在擦眼睛之后，接着用两手掌分别捂住各边外耳道，食指叠在中指背侧放于颞骨乳突根部，食指从中指弹下打于头皮上以震动听神经100下，谓之鸣天鼓，然后双手掌在耳廓外一压一放以扇动鼓膜100下而结束对听器的锻炼。作者70余岁时，在黄山天都峰上，能听清松涛与流水之声，说明坚持锻炼鸣天鼓能使耳聪。

我于84岁开始，逐渐发生稍远或稍低的声音，尤其是快而连续的声音就听不清楚，这就是老年神经性耳聋的表现，但门诊看病及听电话，因为近而无碍，聪耳的锻炼虽不能防止老年神经性耳聋的发生，但也可延缓其发生。

三、摸面

面部皮肤由肌肉直接牵拉，易起皱纹，皮肤表层细胞，经常脱落，但表皮具有很大的再生修复能力，这就给鹤发童颜，有了用武之地。为对抗脸部的衰老，摸面可起到一定的预防作用，摸面的具体做法是接着鸣天鼓之后，先用右手掌顺额部由上向下擦摩左半脸部，接着左手掌顺额也由上而下擦摩右半脸部，各擦50下，也可擦至面部微微发热为止。

我今已85岁，虽不能避免眼袋微有泡起与鼻唇沟稍有深陷，但还不十分老态，且面部皱纹较少，黑痣或老年斑不多，脸有光泽，皮显红润，这都是每日摸面从不间断的结果。

四、揉唾液腺以阻流口水

三对大型的唾液腺包括腮腺、下颌下腺及舌下腺。腮腺位于耳垂的前下方，下颌下腺位于下颌骨体内面，舌下腺位于口腔底舌下深部。按摩唾液腺是作者治过老年人的流口水，后自己也偶有紧张时不禁流唾液，这有碍观瞻，乃用按摩治之，坚持多年，获得了痊愈。具体锻炼方法是在擦面之后，接着用双拇指肚分放两耳垂下前方各按摩100下，然后贴于下颌骨体旁按摩100下，再将右拇指肚放于口腔底部也按摩100下。唾液腺的血管和神经分布比较丰富，神经又有感觉神经末梢和分泌神经末梢，后者是由交感和副交感两种神经支配的。按摩三对大型唾液腺，可使神经兴奋与抑制两种作用同时加强，持之以恒，必对老年性流口水有效。

五、擦鼻治过敏性鼻炎

作者曾治疗过敏性鼻炎的病人，用擦鼻法获得疗效。后自己因清洗鼻孔，学象吸水于鼻，再喷出，引起鼻窦炎及过敏性鼻炎，也用此法而愈。擦鼻的具体锻炼是揉唾液腺之后，接着双手拇指指间关节屈曲90°，用拇指第二节指骨背面贴于鼻骨两侧，上下来回擦动按摩100下，或按摩到鼻部发热为止。

六、拔升头颅防治颈椎病

用自我按摩及拔升头颅的方法，可防治颈椎病。我由于中年时，即偶有眩晕、不适，甚者会天翻地转，闭眼而不敢睁开，以至呕吐。随着年岁增大，发作较前频繁。照颈部 X 线片，方知为颈椎病，这是颈椎骨质增生，使椎动脉供血不足的一种表现，为避免病情继续加重，乃自我按摩，然后，拔升头颅。如何自我按摩？先找出头颈部疼痛点，在两鬓发际附近和脑后正中骨包附近及枕骨与第一颈椎交界两侧，即风池穴处和颞骨乳突两侧，即耳垂后方骨突起附近，以上四处都找到有压痛点。然后在七个颈椎的横突部位，即颈部左右两侧和颈椎横突与颈椎棘突之间的间隙软组织处，即颈旁与颈后两侧的中间地带，这两处上、中、下三个部位，都找到了压痛点。还有肩胛冈的冈上窝两侧，即肩上稍后方，及肩胛骨的脊柱缘边上两侧，也找到痛点。凡找到压痛的部位，都要给予按摩，每处100下，按摩后，接着拔升头颅。方法如下：左侧身卧，双手十指交叉合掌，放于脑后枕骨部位，两手合力向正中上方用力拔升（也可叫牵引）时间是20个呼吸（若眩晕重者，可拔升50个呼吸，效果更好。前者约3~4分钟，后者也不过10分钟左右）。然后，姿势与抱头和用力同前的情况下，将头颅尽可能后仰，也是数20个呼吸。再尽可能将头颅向前低俯，数20个呼吸。然后将头颅离开枕头左侧边缘的外边，仍然是双手十指交叉合掌，但左手前臂压左侧的下颌体（左边的下巴），右手前臂压右侧头颅（右边的耳上方），头放于正中方位，尽可能向左肩正中方向侧倒，数20个呼吸。然后，改右手前臂压右侧的下颌体（右边的下巴），左手前臂压左侧头颅（左边的耳上方），头放于正中方位，尽可能向右肩正中方向侧倒。数20个呼吸。然后，仍左侧身卧，抱头的姿势和拔升用力同前，改右手前臂压右侧头颅，左手前臂压左下颌体，将头颅尽可能斜向左肩部前下方向，并尽可能使头斜着低俯，数 20 个呼吸。然后，改右侧上半身转为斜向枕头右侧边缘的外边，抱头姿势和拔升用力同前，将头颅尽可能斜向右肩部并尽可能将头斜向右肩部方向后仰，数 20 个呼吸。然后，改身体右侧身卧，仍双手十指交叉抱后脑枕骨部，但左手前臂压左侧头颅，右手前臂压右下颌体，将头颅尽可能斜向右肩部前下方向，并尽可能将头斜着低俯，数 20 个呼吸。然后，改左侧上半身转为斜向枕头左侧边缘的外边，抱头姿势和拔升用力同前的情况下，将头颅尽可能斜向左肩部并尽可能将头斜向左肩部方向后仰，数 20 个呼吸，然后改侧身卧，用两手掌，分别托两侧下颌体（两边的下巴），用力将头颅向正中上方托举，这是重复将头颅拔升一次，数 20 个呼吸。以上九个方向将头颅向正上方拔升，然后，将头后仰、前俯，再将头颅正中向左肩侧倒，再向右肩侧倒。然后，将头颅向左肩前下方向斜着低俯，再向右肩背后方向斜仰。然后，将头颅向右肩前下方向斜着低俯，再向左肩背后方向斜仰。最后，两手分托下巴，将头颅上举，也就是重复一次拔升。这九个动作，都是在牵引情况下，运动头颈关节，它对 X 线片上的颈椎间隙狭窄，及颈椎间孔变形、缩小和颈脊髓硬膜前后受压病例的改善有帮助。它可以扩大间隙狭窄，也可以扩大椎间孔，并减轻脊髓的挤压，还可以促进局部血液循环，增强新陈代谢，使病情得以缓解，较少发作甚至不发作。

七、捏腹以减肥

人体肥胖，实际是脂肪的堆积，脂肪在人体内分布很广，但主要分布在具有很大伸展性的腹部、大网膜等处，成熟的脂肪细胞没有分裂和繁殖能力，是由小脂滴在胞浆中逐渐增多并彼此融合形成一个大的脂肪细胞。使胞体膨胀到很大。据此，肥胖挺肚之人，是靠脂滴在无数脂肪细胞中扩大胞体而将腹部隆起的。设想挤压腹部的皮下脂肪，可否由机体代谢而进入脂肪细胞的脂滴，由于被挤压排斥，再从脂肪细胞中返回血流中去呢？因而采取了捏腹以减肥的办法。具体做法是：接着拔升头颅之后，平卧屈膝至 90°，双手平放耻骨上的腹中线两侧，用拇食二指对捏起一块肚皮，其余三指与手掌的大鱼际肌也对捏起同一块旁边的肚皮，使脐以下的腹部大部分皮下脂肪被捏在两手掌之中，用手劲使力挤压，初捏时，表皮甚痛，继续捏了几天之后就不太痛了，然后，双手食指放于脐孔中的上缘与拇指对捏，其余三指如前捏住腹中部皮下脂肪，然后再捏腹上部，捏住后使劲挤压，每次挤压时间为 10 个呼吸，也可重复 1~2 次。然后变换方向，以腹中线为准绳，用右手四指与大小鱼际肌对捏，与腹中线平行，从脐下捏起腹部的皮下脂肪，也是 10 个呼吸；再捏脐中部，这是挤压的重点对象，肥胖之人，起初不易捏起，慢慢就可抓起一大把；再捏脐上；最后在腹壁与腰际之间两侧各挤压皮下脂肪一次。右手捏累了，可用左手替换，每次挤压时间各为 10 个呼吸，也可重复 1~2 次。若用标准体重计算 176cm 身长，减去 110cm，体重应 66kg。作者 65kg 的体重，一直保持了 30 余年，可能与捏腹减肥不无关系。许多女性以此法减肥，收效明显。

八、便后清洗二阴并按摩前列腺

前列腺位于膀胱颈与尿道交界处，尿道穿前列腺而出，一旦前列腺增生，必将引起排尿困难，甚至尿潴留，严重者须手术切除，这会给患者带来很大痛苦，为预防前列腺肥大，作者在不惑之年以后，每于大便后用水清洗，先洗阴囊及龟头，既清洁了生殖器，又有凉水及捏揉以刺激阴囊与睾丸，可促进男性激素的分泌。有男性激素的分泌，就可延缓人的衰老。然后清洗肛门，使内痔还纳，痔疮不易出血，肛裂不易发生，并趁此将右手中指伸入肛门，给前列腺进行按摩，具体做法是，用右手中指从肛门伸入约 5~6cm，向前摸即可触及前列腺，形似栗子，质地坚实，可顺时针与逆时针方向各按摩 100 下，如此坚持 20 余年，从不间断，迄今小便通畅。

九、膝关节的保养

腿是人体的运载工具，一旦腿部有病，不能稳健步行及从事身体锻炼，许多中老年人的心脑血管病、糖尿病、肥胖症，就会随之加重或发生。两腿最重要部位是膝关节。因为下肢的髋关节与踝关节都有骨骼架构维护，比较稳定，而膝关节却是一个平面关节，又是人体最大的关节，且结构复杂，全靠软组织来维持稳定和运动，是两腿最容易出毛病的地方。因此，早早注意防护与锻炼膝关节，避免人老先老腿的问题发生，对身体健康是很重要的。

在公园众多锻炼的人群中，有人双手扶膝半蹲式左右旋转膝关节，也有人蹲下起立，起立又蹲下，或爬楼梯来锻炼它，这些动作都增加了膝关节的摩擦，会加重它的病痛，是不正确的。但可锻炼如下一些运动，是有益的。

一、躺卧，右腿伸直，膝关节不许弯曲，踝关节极度背屈，并用力尽可能高的抬腿 5 下，逐渐慢慢增加到 10 下，20 下。然后如法练左腿，起床前或晚睡下锻炼 1 次，早晚各锻炼 1 次更好。适宜年老体弱的人，用这种方式锻炼。

二、也可站立位，右手扶住稳固物体，左足站稳，右腿伸直灌劲，膝关节不许弯曲，踝关节极度背屈，将该腿向前后上下用力踢抬 5 下，逐渐慢慢增加到 10 下、20 下。然后转身如法练左腿。也是早或晚锻炼 1 次、早晚各锻炼 1 次更好。这种锻炼的动作，使膝关节周围上下的肌肉、肌腱、韧带和关节囊非常紧张（所谓灌劲），达到使这些软组织获得最大的弹性与张力，持之以恒，两腿就会强壮有力，步履轻快，远胜护膝器来保护膝关节。

三、然后，再练以下方法：站立如肩宽，平稳，双手十指交叉合掌，两臂伸直，随腰下弯，双手下压的同时，双足后跟用力抬起，然后落下，随即伸起腰来，双手向前伸起的同时，双足前端用力抬起，而后落下。这些动作是按序连贯进行的，练 5 下，逐渐慢慢增加到 10 下，20 下。

四、也可双足站与肩宽，腰部挺直，然后缓缓的深吸气，气从丹田升至头顶的同时，下垂的双手掌平托向上，抬高至胸前，至此，配合默契的双足后跟用力抬起而后落下。随即缓缓的深呼气，气从头顶下降丹田，双手掌也反转向下压，此时双脚前足趾及脚板抬起而后落下。练 5 ~ 10 下。然后身体立直，双手虎口分放于腹部中线两侧，由肋骨下缘用力平压腹部，直推至下腹耻骨处。如此，由上向下两手虎口平压推腹部 4 下，使腹部及全身感到舒适。上述二、三、四项全练，效果更好，它适宜中老年人锻炼。

注：丹田在脐下三寸。气是意念领导的。作者认为，练时似真有气从丹田上升头顶，又从头顶下降丹田，这实际是腹内膈肌随吸气而下降，随呼气而上升的膈肌运动现象。它的一上一下运动，带动了心肺肝肾等内脏的运动，对人体是十分有益的。

五、然后坐于石凳上，双前臂交叉，用右手握住左小腿肚内侧，左手握住右小腿肚内侧，由小腿肚上方向下用力捏按 100 下。然后两手分开握住各自边的两小腿肚外侧，用大拇指贴在胫腓骨近端前上外侧肌腹处（即足外翻肌腓骨长短肌起点处），另四个手指贴在小腿肚后侧上方，向下用力捏按 100 下。在捏按两小腿肚内外侧的时候，配合双足后跟及前足端抬起、落下，一下一下的使按摩效果更好。然后又双前臂交叉，右手握住左大腿内侧上方，左手握住右大腿内侧上方，由大腿根部向下用力捏按至膝关节附近100下，然后两前臂分开握住各自己两边大腿外侧上端，由大腿根向下用力捏按至膝关节附近100下。以结束两腿的锻炼。为什么坐下按摩两腿的肌肉，它使肌肉一张一弛。因前四项锻炼，使肌肉十分紧张，两腿内外侧各按摩100下肌肉会得到松弛，这样让肌肉的血流与代谢旺盛。若能持之以恒，虽老也不逊中年人的步履矫健（请看大多数老年人的步履是蹒跚的）。此语决非夸张，乃我实践经验之体会也。

十、膝关节疼痛的自我按摩

人到老年，常发生膝关节疼痛，这是因为它已经用了那么多年，遭到磨损，所以常有上下楼膝关节疼痛，蹲下困难，甚至跛行。它虽然是常见多发病，但也是可以预防和自我按摩治好的。如何预防就是我上节讲的防止人老先老腿的锻炼方法。如何自我按摩，有以下办法，这是作者亲身经历的体验。

（一）膝关节内侧疼痛

一般膝关节痛，先发生在膝内侧，因为膝关节内侧副韧带较之外侧副韧带扁而宽，不如后者坚韧有力，加之膝关节有轻度外翻，故易于损伤内侧副韧带。用手摸触膝内侧的关节间隙处（即膝关节缝处）就会找到痛点。然后坐凳上，屈膝90°，在痛处自我按摩200～400下。一日一次或晚睡前、早起后各按摩一次更好。膝外侧副韧带可以自己摸到，只要将右小腿架于左大腿上，用手摸膝关节的外侧，有一条索状坚韧的纤维带，即是膝外侧副韧带，上方起自股骨外上髁，向下止于胫骨外侧髁（由于膝内侧副韧带扁而宽自己摸不出来）这条副韧带很短，约一寸多长，主要作用是稳定小腿。它的起止点处，也要摸触，看有无压痛，有则如膝内侧关节间隙处的疼痛一样，按摩200～400下。只要持之以恒，膝内侧的疼痛是可以按摩治好的。治好以后，还要不断每日在该处按摩100下，就可以防止不复发。这种病都是老年人才得的。老了最重要的工作，就是保护好自己的身体健康，所以不要停止病痛部位的自我按摩。膝外侧副韧带虽然坚韧有力，但是若有"O"型腿畸形或外伤打击，也可以引起疼痛，有痛就要自我按摩，方法一如膝内侧疼痛。

（二）膝关节前下方疼痛

膝关节前下方发生疼痛的频率很高，也比较严重，且需要自我按摩的时间较长。因为膝关节上面有一块髌骨（俗称膝盖骨），髌骨上面又盖了一层又长又大且强劲有力的股四头肌肌腱的延续部分，向下止于胫骨粗隆（即膝下约 3cm 的骨突处）。自髌骨尖止于胫骨粗隆的部分，叫髌韧带，它厚实而坚韧，可以在髌骨尖下面摸到一条较宽厚而坚韧有力的纤维带，即是。髌骨的作用是加强股四头肌的力量（大腿前面一条长大而厚实的肌肉叫股四头肌），使人行走或跑步时，提抬小腿更有劲，也更方便。但是它也增加了股骨髌面的关节与髌骨关节面之间的摩擦（即股骨与髌骨关节面的摩擦），日久容易引起膝关节病变而疼痛。人走路是左脚立地，右脚提起前行，这时身体重量完全压在左膝关节上，膝关节所负重量，就可想而知了。老人几十年行走过来，膝关节遭到磨损并引起疼痛，是难免的。为什么青年人没有膝关节痛，因为青年人膝关节磨损不重，加上大小腿的肌肉张力与弹性又好，起到了很好的护膝器作用。老人组织退化，膝关节磨损又重，所以膝关节痛有人叫它老年病。在髌韧带两侧，各有一块脂肪垫，它是髌韧带的弹簧垫，绷紧得久了，就会使脂肪垫机化、肥厚、变硬，它反过来又使髌韧带更绷紧而增加髌骨关节面的摩擦，这地方，中医叫膝眼。当按压查找膝前下方有无疼痛时，除要查髌尖的骨质部及其下膝关节间隙处之外，髌韧带两侧的脂肪垫处也要压按看有无疼痛，凡有疼痛的地方，都要分别各自按摩 200 ~ 400 下。一日一次，若晚睡前及早起后各按摩一次更好。按摩髌韧带两侧的脂肪垫，不仅可以消除疼痛，而且可使机化和变硬的脂肪垫逐渐变软，变薄，以减轻股骨与髌骨关节面的摩擦，以防止疼痛。这也是作者实践中得到的认识与体会。自我按摩膝关节痛，最好的按摩姿势，是每当上楼时，左脚站于一个楼道的台阶上，右手扶楼梯栏杆，右脚悬起不落地，身体的重量落在左膝关节上，用左手一、二、三、四指尖，正对膝关节前下方痛点，四指尖各半，分放于髌韧带两侧，进行按摩，在按摩的同时，左大腿与上半身，上下屈曲运动，配合左手指尖可按摩到膝前下方的最痛点，这会使按摩的效果更好。持之以恒，哪怕半年、一年，只要从不间断，一定可以将膝关节最痛、最重、最顽固的这些痛点治好。若右膝疼痛，则右脚立地，左手扶栏杆，左脚悬起，右手指尖按摩之，一如上述的按摩左膝前下方的方法。若老人体弱支撑不住站于楼道台阶按摩的体位，可坐于凳上，屈膝 90°，在膝前下方的痛处，自我按摩，不过这种姿势按摩，需要的时间更长，见效也更慢，要有耐心。但也是一定可以自我按摩治好的。其他半膜半腱肌及股二头肌肌腱止点处（即膝关节内外侧，偏后的两条索状的纤维带，可明显摸到）及腘窝即膝后面的疼痛点，也可自我按摩。若髌骨四周边缘的骨质上，摸触到疼痛，也可在痛点上，如上法按摩。若膝关节伸不直，即伸直达不到180°，可用绷腿的办法治好。公园里，有人把脚后跟放在栏杆上，手压膝关节，这就是绷腿。以上这些膝关节病变所引起的疼痛。只要持之以恒，下定决心，自我按摩2～3年，不管膝关节病痛有多严重，都能够自我按摩达到上下楼不痛。这是我亲身经历的进言。

十一、防治腰椎滑脱

用自我按摩及不倒翁式的滚摇和弓腰蹲下锻炼的方法，可以防治腰椎滑脱。青年时我在家乡与同龄人，常用一根木扁担，两人右手掌对握一端，手臂伸直，互相用力推挤对方，力小者会被推后退，则为输。玩此游戏，曾有一次把腰扭闪而疼痛，影响活动，乡间既无医院，更不要说骨科医生，是把盐炒热，用布袋装好熨烫伤痛处，卧床休息而愈。自后弯腰活动范围受限，一累腰部常感酸痛，也不知如何注意。1994年健康体检，照X线片，发现腰4椎体滑脱，已达二度（图2-4-1），自后一发生腰及骶骨侧疼痛，即自我按摩。然后做不倒翁式的滚摇和弓腰蹲下，即可腰痛消失。

按摩方法如下：在床上，侧身睡于不痛侧，病侧手指握拳，用第二指掌关节的骨高凸处，按摩腰骶侧的最痛点，若手累，稍休息，再按摩，直至疼痛减轻为止。每日二次，睡前及早晨醒后为之，比较方便。由于自我按摩，一发生腰骶痛，即能及时治疗，较易见效，按摩后，立即在床上做不倒翁式的滚摇。

滚摇方法如下：屈曲髋、膝关节，腿贴腹部，双手十指交叉合掌，紧抱双小腿下部，让上身抬起，再背部卧下，撬起臀部，如不倒翁式的前弯后仰，共50～100下。然后起床，双足站与肩宽，踩平，两手握稳固支持物，弓腰蹲下，用臀部向下去触碰双足后跟部位，20下。腰不痛时，不按摩，但早晨醒后在床上做不倒翁式的滚摇及起床后弓腰蹲下的锻炼，仍每日一次，从不间断。根据解剖、生理、病理，我们知道腰椎椎体前有强劲的前纵韧带，椎体后有后纵韧带，还有棘突间和棘上韧带，在椎体两侧有

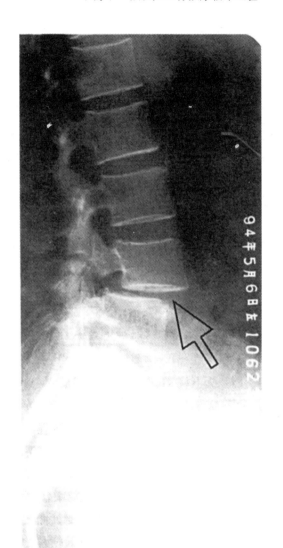

图 2 - 4 - 1　腰 4 椎体滑脱二度，腰 4 椎弓峡部断裂明显

黄韧带，还有横突间韧带等等。它们盘根错节的连接，并不是很容易让椎体向前滑脱而达损伤马尾神经。由于滚摇和弓腰蹲下，使向前滑脱的椎体有向后退的趋势。还有因偶然姿势不当，而发生椎间关节错位的情况，引起腰骶部痛，这种滚摇及弓腰蹲下的锻炼能使之得以错位还原，这是我患腰 4 椎体滑脱的亲身体会，愿提出供参考。

十二、按摩阴囊阴茎

近年随着对外开放，性研究公开和谈论也多起来了，过去我虽作为医生，对此，也不敢造次。其实我在锻炼鸣天鼓、擦眼睛以求耳目聪明的同时，也进行生殖器的按摩。即仰卧，裸下体，双手掌合抱全生殖器，包括阴茎、阴囊、睾丸等两手合掌搓揉，一下一下，向足趾方向 100 下，再同上姿势，向头颅方向，一下一下搓揉 100 下。而且再反复搓揉 2～3 次。然后，右手掌从下腹至阴茎根向龟头方向摸按下去，与此同时食、中、环三指也摸触左侧阴囊与睾丸，一右手掌，一左手掌，一下一下，各按而摩之100 下。然后右手掌横放于两大腿根连合处的阴囊底部，包含睾丸与阴茎，向头颅方向，也即从阴囊背侧向下腹部由下向上，一下一下，摸而按之，100 下。再左手掌同上姿势与方法，摸按 100 下。以结束按摩。其手法与力量均以生殖器感觉舒适为度。它对人的延缓衰老及身体健康是有帮助的。

十三、达摩洗髓易筋经功术

达摩洗髓易筋经是少林派功法，随老中医杜自明学正骨，他每晚教练此功一小时。杜老是四川成都满族人，有当兵义务，世代习武。初学时是应付老大夫的一片心意，练功半年后，自觉精力充沛，饮食倍增，手劲有力，于是无论严冬酷暑，从不间断，以迄于今。起初由于工作忙，每早只练 20 分钟，后卸下科负责工作，每日锻炼 40 分钟。为了解达摩洗髓易筋经的根源，在北京图书馆找到了有关书籍。达摩洗髓易筋经成书于 1895 年，作者周守侔，四川巴县人，清科举人，幼年体弱多病，后从少林空悟禅师练洗髓易筋，仅年余，病去身健，乃阐释洗髓易筋功法，以济世惠人。据云："洗髓主定，易筋主运，习洗髓能收心养性，习易筋能强筋壮力。久练能内清静外坚固，可登上寿之域"。

达摩洗髓易筋经的具体练法如下：

（一）韦驮献杵第一势

两脚站与肩宽，灌劲立定，口吐长气乃吐故纳新。

挺膝收腹，头颈端正，二目平视，然后，左手由身侧曲肘提至胸前，并指翘掌在上，掌心向右，指尖向上，距胸约一拳，同时右手并指，掌心向下，由胸前下按，稳于小腹前一拳处。姿势摆好后，左臂至掌指隐隐灌入最大手劲，用力前推，但手臂并不移动。右手如按虎头一般下压，使双手臂及掌指隐隐力壮如牛。手虽灌以大劲，但决不允许鼓腹憋气，相反，要以鼻调息，心境平静，如抽蚕茧之丝地一呼一吸，吸气时，气从脐下三寸的丹田升起，沿腹后轻匀地冉冉提升至喉头，再数呼气，呼气从喉头下至丹田。此呼吸既缓慢又细匀，精神也集中在数呼吸上面。如此循环往复的一呼一吸为一字数，共默数十个字，作为此节的完毕，然后下接韦驮献杵第二势，此乃外练筋骨内练气之谓也。以后十余节都是姿势摆好后，双手及臂一定要灌之以劲。久练则弱筋会变成强筋，使手臂有力。一呼一吸是以意领气，气随意行。将人的纷乱思想引导到默数一呼一吸上去，使心静意平，而膈肌有节奏的上下运动，上及心肺，下达肝肾脾胰胃肠，都得到了它有意运动的抚慰，似此既约束了意志精神，又锻炼了五脏六腑及关节肌肉，久之自会身强体壮，精力旺盛。杜老中医传授达摩洗髓易筋经时是每一节数 20～30 个字数，每晚要练功一小时，到我自己练时，由于工作忙，减为 10 字数，约 20 分钟即可练完。还有，老大夫云，他吸气时，丹田之气能上到头顶，但我只能升到喉头，若强升至头顶，会感到人不舒服（如图 2-4-2）。

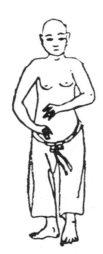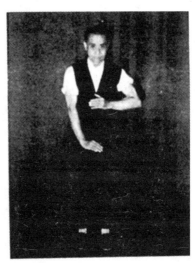

图 2-4-2　韦驮献杵第一势

（二）韦驮献杵第二势

接前势，右手提上与左手平，两手翘掌，向前推移，至双臂平直，旋即分展为两翼，成侧平举位，直掌，掌心朝天，臂手灌劲，姿势摆好后，默数 10 个呼吸，即十个字数，它的灌劲、运气均如第一势所述（如图 2 - 4 - 3）。下接韦驮献杵第三势。

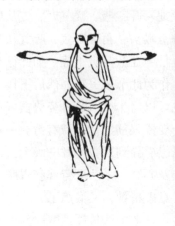
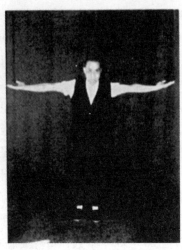

图 2 - 4 - 3　韦驮献杵第二势

（三）韦驮献杵第三势

接前势、翘掌、两臂伸提至前斜上方头顶处，状如托天，肘伸直而灌劲翘掌，指尖相对，勿相碰，相距一拳。两膝挺直，十趾抓地，眼仰视指尖，姿势摆好后，默数 10 字数同前（如图 2 - 4 - 4）。

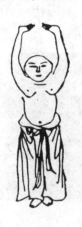
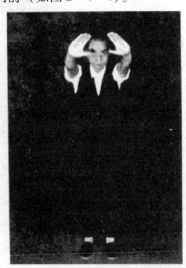

图 2 - 4 - 4　韦驮献杵第三势

（四） 摘星换斗势

接前势，两臂用力，向两侧下降成侧平举位，钩掌曲肘，左臂移向后背，其前臂尽量上提，掌心向背，诸指紧贴同侧背部，下体不动、上体半左转。同时右手翘掌，指尖朝上，向左前方推出，然后向内钩掌，两目注视右手掌心，默数 10 字数，（如图 2 - 4 - 5A）。左侧功毕，上体转正，将右手收回至胸前，再沿右侧胸廓移至背后，如上述左臂姿势。然后左臂自背移至胸前，翘掌向右前方推出，钩掌作上述右手姿势，灌劲于手臂，默数 10 字数（如图 2 - 4 - 5B），功毕。然后两臂均收至背后，手背相碰，掌心向外。

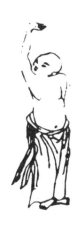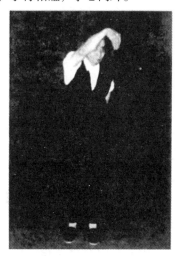

图 2 - 4 - 5A　摘星换斗势 A

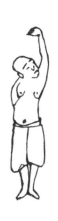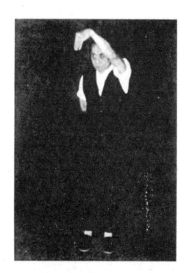

图 2 - 4 - 5B　摘星换斗势 B

（五）出爪亮翅势

接前势，掌心朝外，两臂伸展经两侧向前平举，俟两臂于正前方相平行时，两掌心转面向上，两臂用力前引灌劲，两目视手，腿挺直，足灌劲、蹬地，呼吸字数同前（如图 2 - 4 - 6）。最后用力握拳曲肘，收至腰间。

（六）倒拖九牛尾势

接前势，取左弓箭步，前踏后蹬，右臂灌力握拳，向右胁腰部运行，提于腰之侧，曲肘拳眼对腰部，如提千斤重物似的灌劲。左臂在胸前灌力握拳、曲肘，上臂外展与肩平，前臂仍保持垂直，拳心向内，灌力钩拳，如要拉下千斤，但呼吸匀细，心境平静，同时头徐徐转向左方，两目注视拳心，默数 10 字数同前（如图 2 - 4 - 7A）。功毕两臂收回，于小腹前交叉，换为右弓箭步，左臂之姿势如前述右臂之姿势，右臂姿势如前述左臂之姿势，即换一个与左弓箭步相反的右弓箭步姿势，再默数 10 字数（如图 2 - 4 - 7B），最后两臂收回，握拳于小腹前交叉。

（七）九鬼拔马刀势

接前势，开拳，左手灌劲向前方上举，继向左侧方下降，放于背后，如摘星换斗左臂姿势，然后右手上举过头，绕至头后，掌心抱头，头随向左转，四指紧贴对侧耳门，颈用力使头向右转，而右手又用力拖头使之向左转，二力互相对抗，右肘则尽力后张，以练颈劲。二目向左平视，默数 10 字数（如图 2 - 4 - 8A）。然后头向前转正，同时左手绕至头部右侧，如上述右手抱头姿势，右手则转至后背如前述左手姿势，默数 10 字数（如图 2 - 4 - 8B）最后左臂外展，呈侧平举，钩掌，收至胸前，与此同时，右臂亦自背部收至胸前，下接三盘落地第八势。

（八）三盘落地势

接前势，两腿呈骑马式，两足分开，相距三脚许，足尖稍向内关，膝向外开，髋膝关节均近 90° 角，十趾抓地，两足站稳，两手从胸上提，自耳旁翻掌向下，悬空放于两大腿外方，灌劲至手，目瞪口闭，缓缓深呼吸，默数 10 字数，膝向外开姿势，练一段时间之后，要改为膝向内关，以调节股内侧肌、缝匠肌与股外侧肌、阔筋膜张肌之平衡，避免练之日久，会发生大腿一侧肌痉挛（如图 2 - 4 - 9）。然后弯腰俯首，两臂入胯，其肘过膝，掌心相对，两臂进退五下，握拳灌力，直腰，将臂平举胸前，掌心向上，用力如托重物，收至两乳外侧，握拳起立，两足并拢。下接饿虎扑

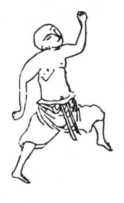

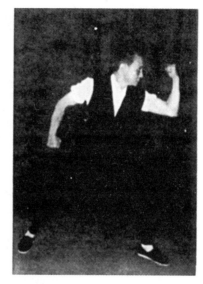

图 2 – 4 – 7A 倒拖九牛尾势 A

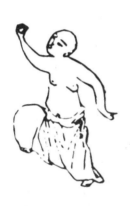

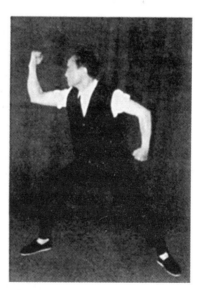

图 2 – 4 – 7B 倒拖九牛尾势 B

食第九势。

（九）饿虎扑食势

接前势，两手握拳，取左弓箭步，两足踏实弓腰，同时五指微曲分开，掌心向上，自两侧托举平头，缓缓钩指，使掌心向下，五指勿须并

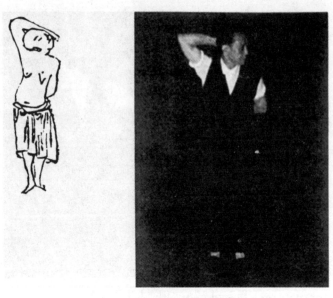

图 2 - 4 - 8A　九鬼拔马刀势 A

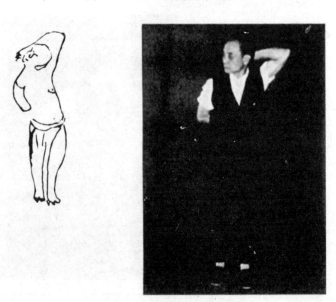

图 2 - 4 - 8B　九鬼拔马刀势 B

拢，经头部两侧向前落于右足前，五指尖分开着地，直臂灌力，昂头前视，如虎扑食，默数 10 字数，（如图 2 - 4 - 10A）。功毕上身起立，向后转身，换成左弓箭步，如上述右弓箭步姿势，呼吸数如前（如图 2 - 4 - 10B），最后起立站直。

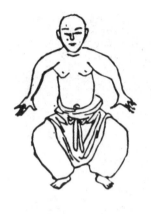

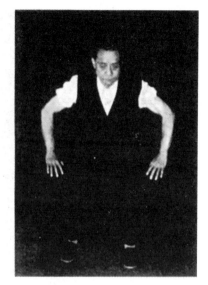

图 2 - 4 - 9　三盘落地势

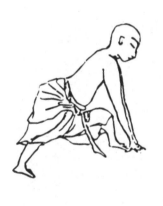

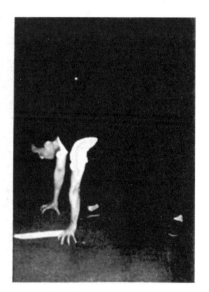

图 2 - 4 - 10A　卧虎扑食势 A

（十）打躬势

接前势，两足平立，相距一拳，两手抱头，掌心紧贴耳门，弓腰直膝俯首，尽量使头接近两膝，缓缓深呼吸，默数 10 字数（如图 2 - 4 - 11），最后挺身直立，手仍抱头。

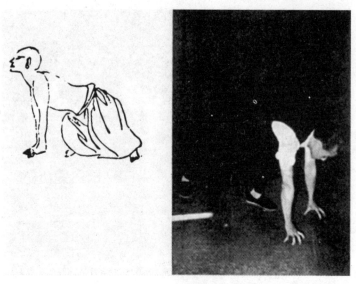

图 2 - 4 -10B　卧虎扑食势 B

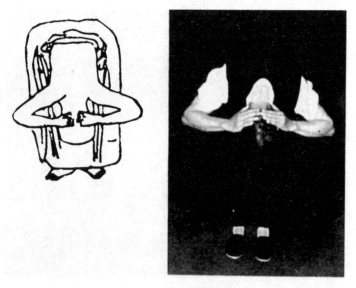

图 2 - 4 -11　打躬势

（十一）躬尾势

接前势，两手上移至头顶，十指相嵌，抱头，继而手心翻转向上，两臂尽力伸直托天，旋即手心由向前转而向下，贴胸前缓缓滑下，挺膝，弯腰，掌心尽量使之贴附脚尖（或地面），昂头前视，足尖着地，足跟点起，

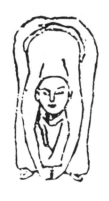
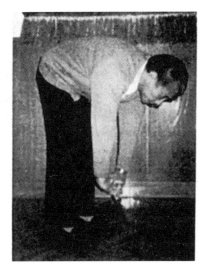

图 2 - 4 - 12　躬尾势

呼吸配合足跟起落动作，即吸气时足跟点起，呼气时足跟落地，如此一呼一吸，默数 10 字数（如图 2 - 4 - 12），随后挺身直立，两臂前平举，掌心向前，指仍相嵌。接大鹏展翅第十二势。

（十二）大鹏展翅势

接前势，两臂向左右分开，呈侧平举，使两臂与躯干成 90°，而腕关节与前臂也摆成 90°，且指尖朝前，这一姿势使两肩及双上肢肌肉灌劲力强，触之坚如硬索，似此锻炼，持之以恒，焉有不将弱筋易成强筋之理。姿势摆好后，默数 20 字数，加倍字数，为增强臂力也（如图 2 - 4 - 13），最后钩掌，收回前臂，贴于腰际。

（十三）翻掌运臂收功势

接前势，将朝前两侧的手指转成朝天，钩掌，收至腰胁旁，再向前直肘平举，翻掌心向下，平向两侧外方划圈，再收至腰胁旁，又如上述向前直肘平举 6 下。然后双手虎口贴胸前，垂直下滑至小腹，再提至胸前，贴乳直下，以熨胸腹 6 下，接着两手放大腿外侧掌心向上，双手缓缓上提至胸前，同时双足尖点起，并与深吸气配合一致。然后提至胸前的双手翻掌向下压，同时足跟徐徐落地，与缓缓呼出废气配合一致，谓之收功。如此深吸气，足点起，手向上提；深呼气，足徐徐落地，手向下压，共 3 遍，谓之吐故纳新（如图 2 - 4 - 14 与图 2 - 4 - 15）。吐故纳新乃吸入新鲜空气，吐出体内废气，三遍做后，顿觉胸腹气爽，全身舒适。至此，"达摩

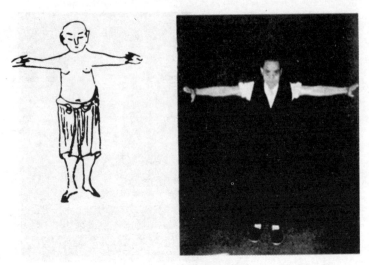

图 2 - 4 - 13　　大鹏展翅势

洗髓易筋经"的功术练毕。

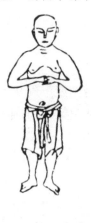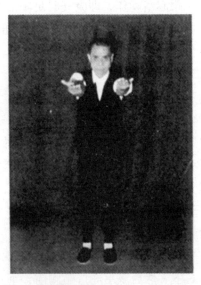

图 2 - 4 - 14　　翻掌运臂

养生之道，方法很多，我不喜欢吃药，主张锻炼，具体的做法是，每日一早醒来，立即明目、耳聪、摸面、揉唾液腺、擦鼻、拔升头颈、捏腹，大约 20 ~ 30 分钟，然后起床，洗漱、上厕、清洗二阴及按摩前列腺，饮一杯豆浆或牛奶，去附近公园慢跑 500 ~ 1000 米，做达摩洗髓易筋经功，这一阶段约 30 ~ 40 分钟。这是在退休以后才获得如此充裕的时间。在职期

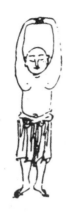

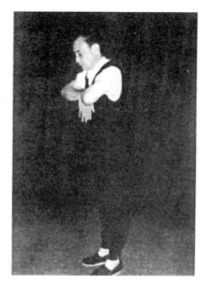

图 2 - 4 - 15　收功势

间，多用早睡早起，床上及野外的动作就只能减半进行。但无论寒冬酷暑，救灾或出差，从不间断，以迄于今。能获得今天的健康，得益于坚持锻炼，公园里锻炼的方式方法，五花八门，择其最适合自身条件且感兴趣的功术，进行锻炼，然后持之以恒，一定能达到却病延年，长寿而且健康的目的，愿有志者试之。